U0113785

中国家庭自疗

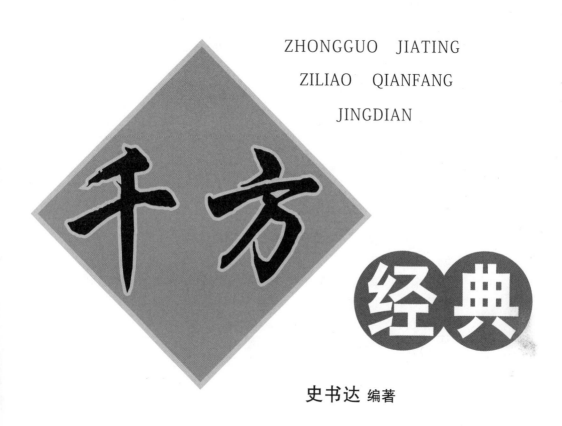

ZHONGGUO JIATING
ZILIAO QIANFANG
JINGDIAN

千方

经典

史书达 编著

这是一部让中国百姓自己能够治病的书，堪称现代家庭保健良医。

内蒙古科学技术出版社

图书在版编目（CIP）数据

中国家庭自疗千方经典 / 史书达编著. — 赤峰：
内蒙古科学技术出版社，2020.1
ISBN 978-7-5380-3151-5

Ⅰ.①中⋯ Ⅱ.①史⋯ Ⅲ.①验方—汇编 Ⅳ.
①R289.5

中国版本图书馆CIP数据核字（2019）第209293号

中国家庭自疗千方经典

编　　著：史书达
责任编辑：季文波　张文娟　那明　张继武　许占武　马洪利
封面设计：永　胜
出版发行：内蒙古科学技术出版社
地　　址：赤峰市红山区哈达街南一段4号
网　　址：www.nm-kj.cn
邮购电话：0476-5888970
排　　版：赤峰市阿金奈图文制作有限责任公司
印　　刷：内蒙古爱信达教育印务有限责任公司
字　　数：1080千
开　　本：700mm×1000mm　1/16
印　　张：51
版　　次：2020年1月第1版
印　　次：2020年1月第1次印刷
书　　号：ISBN 978-7-5380-3151-5
定　　价：88.00元

如出现印装质量问题，请与我社联系。电话：0476-5888926　5888917

前　言

近年来，自我保健和家庭自疗越来越受到人们的重视，人们不再满足于生病看医生，稀里糊涂地被动用药，而是更希望参与到自己的治疗中。同时，开展家庭自疗也是当前医学发展的新趋势。推广和实施家庭自疗，既能节省时间，又可减少医疗费开支，对改变我国一些地区缺医少药的状况，提高人们健康水平具有十分重要的意义。

本书正是为适应家庭自我保健和自我治病的需要而编写的。书中在对每种疾病进行简要介绍的基础上，给出相应的治病药方，每条方后都有百姓验证实例，更突出了内容的可靠性和实用性。全书共收录实用药方1043条，是从数万条药方中精选出来的，每条方都有来源出处，荐方人均有真名实址记载，举例都是真人真事。本书堪称是广大百姓自我治病的真实记录集，也是自我保健经验交流之大成。

本书所收录的药方都经过成百上千人使用验证，疗效确切，针对性强，使用方便，可治疗内科、外科、妇科、儿科、骨伤科、五官科、肿瘤科、皮肤科等各科近300种疾病，既有常见病、多发病，又有疑难重症。比如治疗反复不愈的感冒，顽固性高烧不退，久治不愈的肺结核，吃药始终降不下来的高血压，经常发作的冠心病，以及肾炎、尿失禁、糖尿病、眩晕、风湿瘫痪、中风半身不遂、癫狂症、耳聋、颈椎病、骨质增生、子宫肌瘤等，只要按医院确诊的病症选方，一般都能获得满意的疗效。甚至一些癌瘤绝症，有的采用书中之方治疗，也有痊愈的希望。

本书的突出特点是，最适合广大百姓自学自用。不论有无医学基础，都能一看就会。特别是可治疗中老年人所患的各种疾病。

需要特别说明的是，因每个人的病情不一样，体质等方面也有差异，本书药方不可能对所有人都有效。当病情严重或用药无效时，应立即到医院诊治。本书不能包治百病，因病有阴阳表里之分，证有虚实寒热之别，有的人用这个方适应，有的人就不适应；有的人吃苹果过敏，有的人注射青霉素不但没治好病，反而添了大麻烦……因此, 对一些病的治疗不能按一个模式生搬硬套, 而要区别症状, 做到辨证施治。

总之, 本书如能对人们的健康有所帮助, 编者将倍感欣慰。

本书编写过程中, 参考和引用了我国部分中医药杂志和相关书籍的资料, 以及公开发表的名医名人资料, 因条件所限, 不能一一联系作者, 在此只好深表谢忱。

由于时间比较仓促, 书中难免有疏漏之处, 真诚欢迎广大读者提出宝贵意见。

史书达

2019年9月

中国家庭自疗 千方经典

致读者

▨▨ 偏方能治病，千万要对症

中国民间广泛流传的验方、偏方是我国传统医学之瑰宝，是前人成功经验之结晶。对于许多疾病，特别是某些疑难病，只要严格地坚持按病症对号入座就能药到病除。凡称药者，大都属以毒攻毒，既有以热散寒、以实补虚的物理反应，也有以碱制酸式的化学反应，有的作用剧烈，有的作用缓和，适宜什么，禁忌什么，病状与药物、剂量、治疗时间等，来不得一丝一毫的马虎。到目前为止，其中的许多机理还未弄明白，所以使用时更需谨慎。

某报报道，周师傅老伴患有关节炎病，经常发作，很痛苦，总想找个偏方治一治。有一天听一老妇讲，蓖麻籽（俗称大麻籽）剥去壳捣烂和刺儿菜（中药叫小蓟）一起揉擦关节痛处，可治好关节炎。她求医心切，也没有问清楚用量，就于当天开始用30颗蓖麻籽和一些刺儿菜用力揉前胸、后背及大腿等处。由于用量过大（应该是7颗蓖麻籽，7株刺儿菜）而使皮肤浮肿，呈紫红色，并伴有发冷发烧等症状，造成了严重的皮肤中毒，花了2000余元医药费才治愈。

近闻某离休干部不知从何处获悉"鱼胆明目"的偏方，既忽视了用药数量，又未曾查对病情，竟一次给年仅12岁、据说视力不好的孙子连服4条鲤鱼（重1.5千克以上）的苦胆，结果造成孩子全身性严重中毒，两天后双目失明，终因抢救无效而死亡。

据此，必须给广大读者提个醒，偏方虽然能治好病，但有的偏方传来传去也有误差之处，故对用量一定要弄清楚，并要按量用药，才能达到预期效果。切不可盲目加大用量而危害身体健康。

用药和治病是相互关联、严肃认真的事。目前，假医假药事件时有发生，坑害民众。许多家庭自行用药还停留在较低的水平上，或受医学知识水平以及经济承受能力的影响，很容易以偏概全，错用偏方，专吃名药或便宜药，如效果不好，则延误治病时机。据观察发现，越是名医越是精密考究，深知其中奥妙和利害。同属一病，同用一方，还需进一步分出层次等级，区别对待；相反，那些非行家里手者，才显得比较随便，甚至毫无顾忌，常常闹出大大小小的事端，当引以为戒。

许多教训告诉我们，利用偏方治病，千万要对症。要想充分发挥各类秘验偏方在防病治病方面的作用，必须注意以下五点：

1. 一个人有了病，在病因还没有明确之前（未确诊时），不可盲目寻方配药自治，也不可随意到药店买药服用，应由医生确诊之后，再按可靠药方购药，对症治疗。

2. 当病人身体特别虚弱，到医院治疗有困难时，可以自己寻方治疗，但最好由熟悉的医生审查一下药方，确认药方配伍、剂量都没有问题时再进行自治。当一个人同时患有多种疾病时，不要盲目寻方自治，否则容易出现用药方治好了此病，但又加重了另一病症的状况，甚至可能导致严重后果（这叫顾此失彼）。同时患有多种疾病的人，只有到医院去治疗才较为安全。

3. 有病或无病者，往往都有过敏症存在。有的人注射青霉素过敏，有的人对一些食物（包括无毒中草药）也过敏。有这样过敏症的病人，最好不要盲目自治。要懂得，如过敏严重，救治不及时也会危及生命。

4. 用本书之方治疗疾病之前，要对想使用的药方先做到心中有数，该禁忌的要禁忌，该慎用的要慎用，切不可有丝毫马虎。一切准备妥当后，觉得用这个药方没有问题时，再开始用药治疗，以确保万无一失。

本书的个别药方中，有的药物毒性剂量已大大超过了正常规定范围，用方人一定要做到小心谨慎。对于这样的药方，儿童、孕妇、老年人要绝对禁用。

在使用药方时，最好先找一位熟悉的医生帮助审查一下药方，征求一下内行人的意见，看是否可用。对一般有毒性的药物也应慎重服用。对非用不可的有毒药物，最好在初次使用时，将一剂量的药分成两剂量来试用。通过多次小剂量服用后并无任何毒副作用现象发生时，可逐渐恢复一剂量应用。但服药期间也要做到随时观察病人，以预防意外情况发生。对存疑又想用的方剂，可先用某些动物做试验，以求稳妥安全。

5. 重大疑难病患者在使用本书药方治病之前，为慎重行事，一定要有经验丰富的中医师指导与配合,观察治疗过程和效果,这样对医患双方都有益处。

本书使用方法综合提示

在使用本书药方治病之前,必须先到医院进行确诊。如属急症,应先用西药控制住病情,以免发生恶化。当病情稳定后,可加用或单用中医中药方法治疗,这也叫做中西医结合疗法。西药治标比较快,中药治本效果较好。如确诊为属于慢性病,西药就远不如中药治疗效果好,这时应对症选择比较好的药方进行治疗。

本书药方可治近300种疾病。针对每一种疾病均编入了一至多条行之有效的方剂和方法。对每一位患者来说,只要从对应病种的有效方法中,再优选出适合自己病情且又容易实施的方剂和方法,就完全可以将病治愈。为了能够收到满意的效果,编者建议采取综合疗法,即选择口服药的同时,又要选用膏(散)药外敷(包括脐疗法)患处,或者再加穴位按摩,或者加用自尿疗法或醋蛋液疗法。这样的综合疗法,比单一的药物疗法要强许多倍,不仅能缩短治疗时间,治疗效果也相当好。

例如,贵州龙里县解放街109号蒸气治疗诊所张维忠在信中说,他以前未行过医,受到本书中第20条蒸醋气治感冒方法的启发,成立了蒸气治疗诊所。自开诊以来,治好无数病人。他之所以能治好这么多的病人,主要是采取综合疗法:既内服药又加外敷药,既按摩又熏疗,既拔罐又艾灸,凡是能用得上的方法,尽可能都用上,因此收到的治疗效果特好。他的具体做法是:在蒸气熏疗的同时,扎针放血、拔火罐、贴膏药、吃中药,一气呵成。他用这种方法一次治愈王元荣的下身瘙痒症,两次治愈郑永华的胃溃疡,王志云的肝炎,李希芳的严重感冒,王贵英的鼻窦炎。

为此,编者希望所有读者都能勤恳学好这部医书,敢于实践,既能选准主治方,又能同时应用综合疗法。只要这样做,一般病症均能治愈。

对于初学医术者再强调一下:经过本书学习后,不要以为自己掌握了治病方法就盲目开始为人治病,这样容易造成不良后果,甚至有可能摊上人命官司。小病可以义务为人治疗。对于大病,尤其是对一些疑难病症的治疗(如内脏出血、骨折、中风昏迷、癌瘤病等),在没有十分把握的情况下,不要按书中之方轻率操治。最好让患者家属先把病人送到医院去治疗,以防止病情恶化或贻误治疗时机。在经医院或一些名医治疗毫无效果的情况下,可以征得病人及其家属同意,按书中的药方对症试治。

为了防病治病，读者朋友最好把书中的附录二至附录四全盘掌握，以便随时随地应用。精通这几种疗法，可不必请医生，不打针、不吃药，花钱不多或根本不用花钱，就能把病治好。这几种治病法，最适合平民百姓自己防病治病。经过无数的病人验证，只要坚持进行治疗，对数种疾病均有较好的治疗效果。

本书涉及药名数百种，其中有许多药名是地方名和土药名，在药物大典上也查不到这些药物的出处。其主要原因是，书中的药方来源复杂，均从全国各地收集而来，尤其来自于民间的偏方占很大比例，因此在药名上叫法各异。其实，这种情况并不奇怪，我国地域辽阔，民族众多，药物类别繁杂，东西南北中是很难有一个统一叫法的。对于一些有古怪药名的医方，编者之所以把它们收录在书中，是从全局角度考虑的，一些人看不懂的药名，不等于这条药方无用。也许这条药方就来自于某一个少数民族地区或某一偏僻小镇，那里的人一看就懂，当地就产这种药，这条方对那里的人正好对路。

为了把一些土方怪名弄明白，编者建议：①可向你周围的名医或老中医请教。②查阅医药大辞典或全国中草药汇编类资料。最好是购一部这方面的书，作为身边永久的"药学博士"。③对于请教别人与查书都弄不明白的药物，就不要专门大费脑筋了，可以先放一放，说不上啥时候，突然从与某人的交谈中或从某一本书上就可得到这一药名的答案。

药方中有些药买不到怎么办？很简单，那就不要强行使用这条方，可选其他药方试用。为什么有些药在目前的药品市场上买不到？究其原因，就是药品经营者的经营原则，即哪种药品销得快，就经营哪种药品。这就是说，他们经营的都是销量大的常用药，不是常用药，他们都尽量少进或不进，免得资金与药品的积压。因此，就造成了常用药易买，不常用的药买不到的局面。但也不绝对是这样，往往在一些城市的大药店里，药品种类比较齐全，这就需要用药人自己耐心去寻找了。

书中有些药方在配药的味数上竟达十几味，甚至二十味以上，这叫大处方。对于这样的大处方，所有的药味不一定都能够顺利买到，买不到时怎么办？每个方里都有主药、辅药之分，购药原则应该是：主药不能缺，对辅药中实在购不到的，短缺一两味也不是绝对不可以的。

由于毒性较大的药物，如雷公藤、生川乌、生草乌、轻粉、砒霜等，都属国家控购药品，一般平常人是买不到的，必须由当地医疗部门的主治医师开处方或出证明方能

中国家庭自疗 千方经典

购到。

用书中之方治疗几个病人后效果不佳时应怎么办？编者建议：应立即停药，而后查明原因。有很多情况是因用方人对本书一遍也未看过，或者对本书学习得不透彻，致使选方不准（或盲目用方），或者用药时没掌握用药多少个疗程，或者购的药物质量低劣等等。编者认为，治疗效果不好的更主要原因大多数是所选用的药方与病情根本不对症。比如说，头痛有多种，有脑膜炎头痛、脑震荡后遗症头痛、头风性头痛、神经性头痛、感冒性头痛，而盲目只选　个头痛方来通治这几种头痛病，是很难奏效的。现在伪劣药品仍然存在，买不到真药也是很难治好病的。例如，安徽合肥市望江路153号王瑞国来信说，他患奇痒湿疹后，按本书第457条方治疗好几天，一点效果都没有，原以为这条方是无效的。为了查找原因，他用鼻子嗅一嗅药，才发现樟脑是假的。最后在药店又买了真樟脑，只涂几次就治好了奇痒湿疹。由此可见，此条药方是有效的。

本书所收药方都是有效方，只要学好这部书，会选方、会利用，做到对症下药，就一定能收到良好效果。

中国家庭自疗千方经典
ZHONGGUO JIATING ZILIAO QIANFANG JINGDIAN

目 录

目

录

目
录

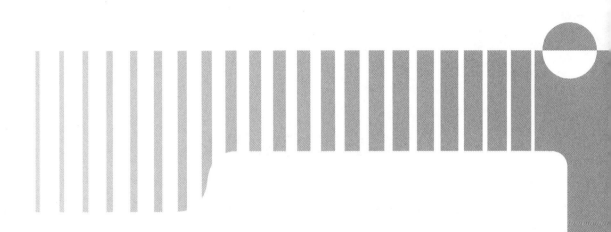

ZHONGGUO JIATING ZILIAO

QIANFANG JINGDIAN

传染性疾病

感冒与流行性感冒

感冒是临床上常见的外感疾病,它是上呼吸道感染(简称上感)的俗称。上呼吸道包括鼻腔、咽部及大气管部位。各种病毒和细菌都可引起这些部位的感染。临床表现为鼻塞、流涕、喷嚏、流泪、咳嗽、咽痛、头痛、发热、恶寒等。流行性感冒简称流感,是流行广泛,且症状较重,由流行性感冒病毒引起的急性呼吸道传染病。流感起病急,发冷或寒战,体温迅速增高,大多数在39℃以上,伴有头痛、关节疼痛等全身中毒症状;上呼吸道炎症轻微,可出现咽干痛或声嘶等。中医称"上感"为"感冒"或"伤风",称"流感"为"时行感冒"。本病一年四季均可发生,以冬春两季为多见,年龄性别之间发病率无明显差异,但婴幼儿与老年人体弱者,发病率高些。

1. 治感冒鼻塞方

在过去漫长的岁月里,我几乎每年的夏秋两个季节总要患上几次感冒,每次都伴有严重鼻塞,特别是进入花甲之年后更为频繁。饮食起居等方面只要稍有疏忽,病魔就乘虚而入,而且还常常碰到"封冻性"的鼻塞,双鼻孔完全受阻,使得我终日张着嘴巴,非常难受。

一次,为联系件小事到老友家串门,只见满头白发的老友把剥好的蒜瓣、葱白、鲜姜放进一个小罐里,用一根小木棍在小罐里捣拌,把三味组合物捣拌得烂如泥浆。一问方知其奥秘,原来老友正在制作治疗感冒鼻塞的偏方。

从此,每逢感冒鼻塞,我就用老友传授的方法自我治疗。几次医治,都收到了药到病除的理想效果。

配方及用法:蒜瓣25~30克,葱白25~30克,鲜生姜25~30克。各物洗净吹干后放入一个合适的器皿里,捣研成糯糊状(切成片或块亦可,但效果稍差),加水250毫升煎煮,煎好后将成品分成6/10和4/10两份。首次温服6/10,服后需注意保暖,用不了1小时,即会满身大汗,立感两鼻畅通,全身舒爽,时隔五六小时后再服4/10。两份为1剂,一般连服2剂即可痊愈;初患者服1剂即可解决问题;儿童剂量减半或减去2/3也可，婴幼儿最好别服。此方一般无副作用，服后如有短暂的不适感，喝些醋或冷开水即可缓解。

我用自制偏方治愈感冒鼻塞的消息被一些人得知后，纷纷前来询问此方，我自然原原本本作了介绍。凡服用此方的人无一不收到满意效果，这真是一个不是良药胜过良药的偏方！

荐方人：江苏射阳县大兴乡　张超

百姓验证

● 湖北武汉市青山区罗春莲，女，51岁，工人。她来信说："我一年要患好几次感冒，经常到职工医院打针吃药，不但给我带来了痛苦，还耽误了我许多宝贵时间。用本条方治疗后，已过去两个季节，未再患感冒。"

● 四川成都市293信箱张武刚，男，31岁。他来信说："有一次我被同事传染得了感冒，一整天头昏昏沉沉的，并伴有咳嗽。用本条方治疗，仅服用两次，就感觉头脑清醒，也不咳嗽了，感冒竟然好了。"

"我有个朋友患感冒，鼻塞、发烧，脸色很差，整个人都无精打采，吃康泰克也不见效。我让她用本条方试试，并告诉她我的感冒就是用本条方治好的。她用本条方治疗一次后症状就减轻了，又继续服用，感冒很快就好了。

● 辽宁凤城市玉龙镇庚成宏，男，25岁。他来信说："我用本条方治愈了20多人的感冒。此方对伤风感冒很有效果。"

2. 我服冬青汁治感冒很有效果

去年2月，我得了重感冒，服感冒药疗效甚微。无意间，我喝了一勺冬青汁，感冒变轻。于是我连服3天，感冒基本痊愈。又加服1天，彻底治愈。

配方及用法：取冬青叶少许榨汁，每次饮用3毫升，日服3次。

荐方人：安徽淮北发电厂　李令峰

百姓验证

● 河北黄骅市师范学校刘玉玺，男，48岁，干部。他来信说："我按本条方只服药3次就治好了自己的感冒。"

我的治感冒良方

1989年冬，我患感冒咳嗽半月余，就医吃药花钱不少而病情无减。后来，我根据药物性能自配一方试治，服用2剂病就好了。1990年冬，我将自配的方剂介绍给6位患感冒咳嗽的患者试用，皆收到了良好效果。

配方及用法： 核桃10个，银花10克，生姜20克，冰糖30克。将核桃去壳取仁，与银花、生姜、冰糖一起加水煎熬，熬至冰糖全部溶化为止，然后取药汁服用。每日1剂，分2次服，连服1~2剂。

荐方人： 四川南江县红四乡　袁太江

引自： 广西科技情报研究所《老病号治病绝招》

百姓验证

● 重庆市忠县石宝坪山龙滩邓明材，男，81岁，退休教师。他来信说："邓经于（51岁）患重感冒，用本条方只1剂就治好了，此方很管用。"

● 陕西宝鸡县拖拉机厂牟掌权，男，56岁，退休。他来信说："我们全家大人小孩感冒都用本条方治疗，轻者1剂愈，重者2剂即愈。此方简单省事，花钱少无副作用。我用此条方治好感冒患者达200多人。"

 APC治好了我的感冒

感冒是人生中最普通的"小节目"。以前我感冒时不吃药挺两天就能不治而愈，最多也不超过7天。这回可不行了，于是由我先生、姐姐、妈妈、朋友们组成的"抢救小组"迅速诞生，运来了一批丸、散、片、冲剂，我的床前整个成了新开张的药铺。

这时的我头脑虽在"发热"，但心里却很明白：这些药不能乱吃，吃杂了会"牺牲"的。我原来部队里的一个新兵，因感冒吃了几片四环素，马上浑身过敏，血象迅速变化。第二次看病又吃这种药，造成血小板迅速下降，经受了残酷的折磨后，最终被几片药夺走了生命，当时年仅19岁。于是我便采取"按兵不动"的做法，只吃中药，以待病情缓和。可是三四天过去了，病情不但没见好转，反而连饭也吃不下了，走路东倒西歪，像个"瘟鸡"！正在这时，有个朋友来电传授经验：他的病症与我完全一样，只吃APC喝开水就迅速好了。我先生当天就买了40片APC，在我比较怀疑的目光下，监视我

吃下1片，并给我服了一些红糖姜水，2小时后，我感觉越来越好，难受的症状逐渐消失了！（郭小瑞）

引自：1996年第3期《健康顾问》

百姓验证

● 湖南泸溪县长坪乡刘泉清，男，19岁。他来信说："我妹妹患感冒，头痛发热，吃了一些药不见好转。我用本条方为她治疗，用药3次就好了，花钱很少。"

● 北京顺义赵全营镇王冬梅，农民。她来信说："我对医学一点不懂，胆子又小，不敢给别人治病，但是用本条方治好了自己的感冒。"

● 重庆市潼南县米心镇唐永伦，男，61岁，技师。他来信说："我按本条方治好6名感冒患者，均用药1剂即愈。"

 我服醋蛋液减少了感冒的发生

1982年我从鹤岗市中级人民法院离休，因身体不好常患感冒，很苦闷。自试服醋蛋液后，往年三两天就感冒一次，现在已经5个月了，也没有大的感冒，有时遇到小感冒，吃点药或者喝碗热水就过去了。

荐方人：黑龙江鹤岗市　王凤章

注：醋蛋液治病法，请见本书附录三。

百姓验证

● 湖南泸溪县长坪乡王溪村刘泉清，男，19岁。他来信说："我身体一直不好，极易患感冒，自从服醋蛋液后再也未感冒过，精神和身体状况都明显好转。"

 我自从用了"鼻内水疗法"，5年未患感冒

德国《快报》曾刊登了一个预防感冒的"鼻内水疗法"。

具体方法：用手心捧起一些水放在鼻孔前，用两个鼻孔同时吸水（不要让水吸入喉咙），然后让水自然流出。如此重复3～5次。接着用手指按住一鼻孔，用另一鼻孔使劲呼气3次，将余水喷出。再换另侧鼻孔同样呼气3次。最后用擤鼻涕的方法将鼻孔内的余水用力擤出。此时嘴巴应微张，以免水进入耳中。

德国慕尼黑一名叫巴约格的医生已

传染性疾病

坚持使用此法30年，从未患过感冒、咳嗽、流鼻涕。

我从1988年底即开始用此方法，每天早晨坚持洗鼻子，到现在早已养成了习惯。在这期间从未患过感冒、咳嗽、发烧和头痛，数十年的过敏性鼻炎也明显好转。实践证明，用此法预防感冒确有效果。此法简便易行，也容易养成习惯。我的体会是：

（1）可以在早晚洗漱前，先用香皂洗净手，然后低头弯腰双手捧水，使水漫过鼻孔，稍用力将水吸入鼻孔，再使水自然流出或稍用力喷出。

（2）开始用此法时，鼻内有点"呛"得不舒服，时间长了自然就不呛了。

（3）吸水时不过于用力，同时要弯腰低头，吸入鼻孔内的水就不会进到喉咙里去了。有时可能吸到嘴里，不要过于担心。

（4）在自来水龙头下洗脸最为理想。如用脸盆，则应先撩水在盆外洗净手，然后再捧水洗鼻子，而擤鼻孔余水时可擤在盆外边，以免鼻涕污染净水。

"鼻内水疗法"之所以有预防感冒的作用，我认为有以下两种原因：

（1）日常生活中，空气中的灰尘、细菌、病毒不断吸入鼻腔内滞留在鼻黏膜上，洗鼻时借流出的水，把鼻腔内的灰尘及附在灰尘上的细菌、病菌随水和鼻涕喷出，就减少了病菌和病毒在鼻腔内繁殖的机会，间接预防了细菌和病毒的传染。

（2）使用"鼻内水疗法"冷水经常刺激鼻黏膜，就使鼻黏膜产生耐冷的抵抗力，若天气发生变化或受冷空气刺激，也不至于引起反应，从而达到预防感冒的目的。

荐方人： 山东淄博市　王方舟

百姓验证

● 吉林通化矿务局铁厂都培新，男，43岁，工人。他来信说："我家人都爱感冒，每年总要有几次。自从按本条方治疗后，家人未再患感冒。有时稍有症状，用'鼻内水疗法'仅一次就治愈了。此条方使我全家受益，既不花钱又可治病。"

● 江苏靖江市新建路徐熙来信说："我用本条方做鼻内水疗，两年来从不间断，每天必做，收到了很好的效果，从未感冒过。"

 我30年未患感冒的绝招

我今年70多岁了，患有多种慢性病，

但30年来，我却很少感冒，经常是全年

不感冒。大家都问我有什么高招，其实很简单，办法就是用自来水洗鼻子，每日5次（早晨起床、早饭后、午饭后、晚饭后和睡觉前各洗1次）。

方法：左手把水龙头开关，右手五指并拢，与手心形成凹陷状，接水后用鼻子往里吸，稍停后再喷出，连续10次即可。遇有感冒症候，可多洗几次。只要能持之以恒，必见效果。

百姓验证

● 辽宁清原县湾甸子镇王安才，男，53岁，农民。他来信说："我用本条方，一分钱未花就把感冒治好了。"

● 广西玉林市江岸开发区丘家旭，男，63岁，退休干部。他来信说："我近年来经常感冒，鼻子不通气，还咳嗽，虽不是大病，但终日萎靡不振，很痛苦。自从我用本条方自治后，感冒便与我无缘了，就是流行性的感冒，我也未被传染上。"

8. 我用凉水洗鼻可治疗多种病

我已是74岁的老人了，仍头脑清醒，身体健康，精力充沛，生活得很充实。

在14年前，我经常患感冒，鼻子不通气，头疼眩晕，还咳嗽，右眼患有白内障病，终日萎靡不振，真是痛苦极了。虽然不断去医院治疗，用过多种药物，但仍时有复发。经人指点，用凉水洗鼻子，当时我是半信半疑，只是试一试，不料洗过一段时间，觉得感冒减轻了，鼻子通气了，头也不那么疼了。后来我又洗眼睛，现在白内障病也见好了，眼睛异物也小了。

我老伴看我洗好了，他也用凉水洗，他把患了多年的肺气肿也洗好了。

方法：早晨刷牙漱口后，打开自来水龙头，先洗洗手，然后将手的五指并拢，成弯曲形，兜住水往鼻梁上泼7～9次，接着再洗眼睛。洗眼睛时，把水泼在印堂穴和两眼眉中间，边泼水边吸气。要闭嘴从牙缝里吸气，把吸入的新鲜空气咽下去，吸气7～9次，注意别把水吸到嘴里。

引自：1997年3月1日《老年报》

百姓验证

● 贵州平坝县204信箱刘鸣菊，工人。她来信说："我母亲经常感冒鼻塞，睡觉都睡不好，用本条方一治就好了。"

传染性疾病

中国家庭自疗千方经典

 我喝茶加洗脚防治感冒效果好

从1991年3月开始，经过3年12次实践，我探索出一种"感冒不用药，喝茶加洗脚"的预防和治疗感冒的良方。

方法：当天气突变双足冰凉、身体不适时，马上喝一大杯热茶（茶叶10～15克，热开水50毫升左右，浸泡10分钟以上），接着用50～60℃的热水泡脚15～20分钟，水量以浸过踝关节，周身感到热乎乎为度。隔2小时后，再如法重复1次。（张发生）

引自：《健康报》

百姓验证

● 福建福清市融城镇吴鹏飞，男，70岁。他来信说："我本人经常感冒，自从坚持按本条方介绍的方法做，现已有2年多未患感冒了。"

 我每天一杯白开水，很少患感冒

我有一个专治感冒的单方，是江山市卫生局的老周传给我的。自从使用以来，一直非常有效。

1989年，我43岁，那年我隔三差五得感冒。尤其在夏天，更是频频发作，无法避免。每逢发作，便头痛发烧，鼻孔不通，闷得发慌，筋骨酸痛，坐立不安，迷迷糊糊，只想睡觉。APC、板蓝根、速效感冒丸全吃过，葡萄糖点滴也挂了，效果就是不明显；医院跑了一趟又一趟，毛病就是好不了，有时反而越闹越厉害。一折腾几天，便眼窝深陷，脸无血色，浑身无力。

老周得悉我的情况，热心地教给我一个单方：每天早晨起床后，空腹喝一杯白开水，冬天趁热喝，夏天凉凉喝，1天喝1杯，坚持天天喝，感冒自然好。

我如获至宝，从第2天起便照方做了。果然，感冒很快就好了。

光阴似箭，日月如梭，转眼8年过去了，而我竟一直没再感冒。我从心底里感谢老周，又把这个办法告诉年逾古稀的叔叔。谁知时隔不久，老人家的感冒咳嗽就痊愈了。后来跟我学的人越来越多，甚至于一些经常胃疼腹泻者也收到"水下病除"的效果。

据几位颇懂医理的白发老翁分析，这个单方的保健机理是洗胃排毒。用时髦的话概括，便是净化人体内部环境，防止内脏中毒。于是，我常常想，若能让更多的人了解它、掌握它，岂不是更好吗？

为此，特欣然命笔，写下这篇短文。

注：文中老周，名怀仁，浙江江山市江郎乡人，现年63岁，已退休，但身体仍很硬朗。

引自：1997年第8期《中国保健杂志》

百姓验证

● 新疆乌鲁木齐市碱沟陈培政，男，63岁，退休。他来信说："我以前经常患感冒，在医院住院治疗，花了很多钱。后来，我用本条方没花钱把感冒治好了，而且很长时间也不再感冒了。

● 重庆市巫溪县城厢镇陈忠良，男，58岁。他来信说："我原先经常感冒，头痛、胸闷、流鼻涕，因家庭困难一直没有去医院治疗，每次感冒需七八天才能有所好转。自从我每天坚持用本条方治疗，就很少患感冒了。分文不花就能治病，这方真是太好了。"

● 山东龙口市诸由镇李树业，男，63岁，农民。他来信说："本条方不但对感冒有效，而且还可以促进血液循环，防止脑血管病，排出体内毒素。现在我们全家、邻居每天都坚持用此条方，很多人已不再患感冒。"

 我从不感冒的诀窍

我不易感冒，诀窍是：在平常或受点凉稍有感觉时，即将食指和中指并拢，按摩鼻下人中部位和脑后颈正中的风池部位，各按200下左右，就可免除感冒之苦。

荐方人：安徽省滁州市沙河中学李荣辉

百姓验证

● 云南西盟县粮食局李世云，男，57岁，公务员。他来信说："以前我平均每个月至少得一次感冒，自从我用本条方按摩再也没患过感冒。有时天气突变，我就即时按摩，感冒从未发生。"

 我一直不患感冒的绝招

方法：在每个节气的第一天用食指按摩人中、风府（在哑门穴上凹陷中）穴各20次，也可于早晨起床穿衣或出门时各按二穴位20次。总之，当你觉得身上冷或准备下冷水前要先按摩上面介绍的穴位，两手同时按也行，一只手前后各按20次也可。在接触有感冒的人时，按二穴20次保证传染不到你，大概是由于按此二穴邪气不得进，正气能保留，以正压邪之故。

百姓验证

● 福建厦门市体育路17号叶文武，男，68岁，干部。他来信说："我按本条方进行锻炼，并长期坚持，近年来几乎不患感冒，从而达到了防病健身的目的。此方确实有效。"

● 陕西西安市自强路姜旭峰，女，61岁。她来信说："我以前经常患感冒，每次需去医院打针才能好转。自从每天早晨坚持用本条方进行按摩，再也没患过感冒。"

● 辽宁鞍山市铁西区八家子徐忠卫来信说："我的儿子6岁，从满月起便咳嗽，曾患过肺炎、气管炎。每到冬季，经常感冒，引起发烧咳嗽，几乎每周必去医院，有时半夜也得去治病，折腾得全家人也跟着他感冒。从去年11月份开始，每到节气，就按本条方疗法做，至今半年未去医院，消除了冬季常去医院的烦恼。"

13. 我用贯众治流感100例均见效

配方及方法：贯众30克，加水600~800毫升（水位平药）煎至300毫升左右过滤，加入糖精0.15克，或加入适量糖，装入瓶中（备用汤剂须加防腐剂，同时加热）。每天3次，每次100毫升左右，连服2天。

疗效：治疗100例，均有效。

引自：《新中医》（1976年增刊第2期）、《单味中药治病大全》

百姓验证

● 山西长治市城区角沿村窑背街李荣生，男，46岁。他来信说："我小儿子患感冒一星期没有好转，吃了感冒胶囊、康必得也没有效果，以致引发了气管炎。他前几次也是这样，必须打针输液才能好，每次都要花费几百元。这次我按本条方为他治疗，买了5剂药仅服3剂病就好了，既节约钱又省事，同时痛苦小，真是太令人高兴了。"

● 贵州纳雍县毕纳路李元发来信说："我老家发生了流行性感冒，患者苦不堪言。我用本条方为他们治疗，竟使所有患者很快痊愈了。全村人无不称赞这条方的疗效。"

 14. **我用茵陈蒿防流感效果好**

配方及用法： 茵陈蒿全草6～10克（1人用量），加水熬至药液相当于生药量的3～4倍时即成。每次口服20～30毫升，每日1次，连服3～5日。如作治疗用，每日2次。

引自：《新医药通讯》（1973年第27期）、《单味中药治病大全》

百姓验证
● 甘肃秦安县郭加乡胥毅，男，30岁。他来信说："我母亲每年冬季都患感冒，住院花药费近千元。后来用本条方治愈，再未住过医院，节省了很多医药费。"

 15. **代代相传的鸡蛋酒治感冒非常有效**

民间治疗感冒的方法很多，在山西吕梁山区，传播较为广泛而且代代相传的是鸡蛋酒治疗法。

方法： 酒250毫升，倒进锅里煮，蒸发掉酒精，再打入一个鸡蛋，搅散后，加一匙白糖，同时对开水冲淡饮用。

按语： 村里人有个经验，每当身上出现恶寒、鼻塞的感冒症状，即配鸡蛋酒，喝上一杯盖被休息，第二天起来，鼻塞、流涕、喉痛等症状就可以大部分消失。

有的家庭发现气候变化，遇上风雨，不管三七二十一都要喝一杯鸡蛋酒预防感冒。

1985年有某局局长和我一起下乡，每次患上感冒都很严重，不是吃药就是打针，痊愈后隔不了几天感冒又会发生。有一天下地劳动淋雨感冒，房东赶紧端来一杯鸡蛋酒，他喝下后第二天就好了。

引自：《偏方治大病》

传染性疾病

中国家庭自疗千方经典

百姓验证

● 广东广州市五羊新城寺右新马路彭宗堂,男,35岁,保安员。他来信说:"1998年9月,我爱人得了重感冒,在当地个体医生处花了20多元钱,不但未治好,反而咳嗽加重,发高烧不止。后来我用本条方为她治疗,服药2剂就治好了。"

● 四川成都市龙泉驿区平安镇蒋康健,男,27岁,农民。他来信说:"我用本条方治好10多人的感冒,轻者一次即愈,重者3~5天痊愈。"

● 广西贵港市邮局李素玲来信说:"我用本条方治愈5名感冒初期患者,花费均不足3元。"

16. 我应用本方治感冒有效

配方及方法: 防风18克,细辛5克,白芷18克,黄芩18克,川芎18克,羌活12克,苍术18克,生地35克,水煎服。

此方经多年使用,已治愈千余人。

荐方人: 四川蒲江县大兴　毛海源

百姓验证

● 四川广汉市汉源泉路冯启培,男,66岁。他来信说:"有一次我患了很严重的感冒,用本条方就治愈了。后来我爱人也患感冒,在医院治疗10多天不见好转,用此条方治好了。"

● 江西大余县南安镇北门河赖和明,男,54岁。他来信说:"我用本条方为他人治疗感冒特有效,几年来治好的感冒患者多达几百人。"

● 广东韶关市武江南路166号蔡保,男,70岁。他来信说:"我家人和亲戚每次感冒发烧时,我均用本条方为他们治疗,一般用药1剂治愈。"

17. 我家人患感冒用本方一治就好

配方及用法: 双花30克,连翘30克,芥穗18克,薄荷叶18克,黄芩30克,川贝15克,石菖蒲18克,藿香18克,神曲12克,白蔻12克,木通15克,滑石48克,大黄30克,菊花30克,上药共为粗末。一般用药15~18克,重者不超过50克。将药放在盖碗内,用开水冲入盖好,浸至适当温服,1日2剂,小儿酌减。一般1剂即愈,重者不过3剂。

疗效:此方为河北庆云县孙剑涛家

传,后经辽宁清原县湾甸子镇王安才验证确实有效。

荐方人:辽宁清原县湾甸子镇二道湾村　王安才

百姓验证

● 重庆荣昌县东门小区安居工程13号楼张万财,男,66岁。他来信说:"几年来,我家人患感冒都不用去医院,均用本条方治愈。邻居们的感冒也是用此条方治好的。"

18. **我用三油治感冒非常有效**

配方及用法:香油80克,薄荷油40克,樟脑油40克。三油调匀装瓶备用。此油专治由流感引起的头痛、腹痛等症,平时涂于嘴唇周围和鼻腔内可预防感冒。

用时将此油少许涂抹于疼痛部位,有效果。

荐方人:辽宁清原县湾甸子镇二道湾村　王安才

百姓验证

● 四川乐至县建设局赵春荣,男,71岁。他来信说:"本人经常感冒,使用本条方很快治愈。"

19. **我用干葱和醋治好感冒病人无数**

配方及用法:干大葱两棵(100~150克),食醋100~150毫升。空腹生食大葱,

用醋送服。一般1剂便好(退烧止咳有效)。胃有毛病的患者慎用。

百姓验证

● 贵州遵义市遵义铁合金厂朱伟,男,42岁,干部。他来信说:"本厂退休职工吴成新患感冒,在厂职工医院打针吃药1个多月,花药费200多元未愈。后来用本条方治愈,只花了10元钱。"

传染性疾病

●新疆乌鲁木齐十月拖拉机厂朱奉慧，男，60岁，退休。他来信说："我以前患感冒，往往1个月也不愈。吃感冒通、克感敏和打针，根本不管用。后来用本条方1天就治愈了，真是花钱少，疗效快。"

●四川荣昌荣隆何念书的哥哥下鱼塘受凉得了感冒，他让哥哥用本条方治疗，起初他哥哥不信，当他吃完1根葱以后，鼻子就通气了。1小时后，他哥哥不得不举起大拇指说："这条方真灵。"有一次，何念书的邻居患了感冒，花了10多元钱也未治好，而用此条方仅花几角钱就治愈了。到目前为止，何念书用此条方已治好了10多人的感冒。

20. 我用蒸醋气方法治感冒十分有效

感冒者，坐在室内关闭窗和门，把一碗食醋（约200毫升）放入容器内置于电炉或煤炉上，让蒸气散发于全室，要猛吸醋蒸气，15分钟后，涕水不流，鼻塞通畅。

注：醋蒸气在空气中能杀菌，在鼻内和肺部也同样杀菌，因此可达到治疗的目的。此方由本人亲自验证，十分有效。

荐方人：广西玉林市兴业县大平山镇梁佐祥

百姓验证

●贵州龙里县解放街109号张维忠，男，70岁，退休。他来信说："我是个医学爱好者，但从未行过医。我利用本条方蒸醋气治感冒十分见效后，又经过实践验证五六个人都很有效。因而，我从中受到启发，申办了一所蒸气疗法诊所。开诊20多天以来，每天接待患者虽不算多，但从实践中，不断总结完善了我的蒸气治病新疗法。这种疗法不但能治感冒，对五官科的病也能治好。只要针对病情，把药物（中草药）放入罐内，蒸出药气，让患者直接呼吸，口腔有病就用口呼吸，鼻部有病就用鼻呼吸，眼部有病就用蒸气熏眼……轻病20分钟可愈，重病半个小时就会有效果。"

●广西南宁市乡镇企业局黄素群，女，66岁，退休。她来信说："我本人患感冒，用本条方治愈。"

●陕西渭南市新建路蔺恒健，男，62岁，干部。他来信说："我孙女感冒后伤风咳嗽，我用本条方仅两剂便为她治愈了。"

21. 防治感冒良效方

配方及方法: 7个葱头、7片姜,一把糯米熬成汤,食时对入适量醋,防治感冒保健康。

现代药理研究证实,米醋有杀灭流行性感冒病毒作用,既能治疗感冒,又能预防流感,安全有效。生姜含姜辣素、芳香醇、姜烯、茨烯、氨基酸等成分,性味甘辛而温,是一味芳香性健胃药,有暖胃止呕、发汗解表、散寒驱邪、解毒镇痛功效,主治风寒感冒、胃寒呕吐等症。大葱性味温辛,主要成分葱蒜辣素,能杀菌健胃、刺激呼吸道和汗腺管壁分泌,起发汗解表作用,主治外感风寒、头疼寒热等症。糯米能健胃和中,益气扶正,有"多食使人贪睡"作用。因此,此验方是防治伤风感冒的良方。(王安民)

引自: 1996年12月16日《陕西老年报》

百姓验证

● 江苏扬州卫生站刘宁生,男,47岁,医师。他来信说:"我用本条方仅1次就治好一位流感发高烧患者。"

22. 我用大葱汁治感冒一夜可愈

方法: 取约10厘米长的葱白一段,捣烂取汁,睡前服一酒杯,一夜治愈感冒。(此方疗效比阿斯匹林还佳,无副作用)

如因感冒咽喉疼痛时,可取葱白竖切,切面朝里,敷脖颈睡觉,一夜治愈。(李肃)

引自: 1997年8月18日《辽宁老年报》

百姓验证

● 浙江舟山市普陀区沈家门北安路13号司永明,男,67岁。他来信说:"我用本条方治愈10多人的感冒,效果特别好,一般一夜过后感冒症状就消失了。"

传染性疾病

中国家庭自疗千方经典

23. 我感冒鼻塞滴吗啉胍立通

感冒较早出现的症状大多是鼻塞、流涕，此时往鼻腔滴入2~3滴吗啉胍眼药水，同时用手指挤捏鼻子两侧，使药水均匀分布于鼻腔、鼻甲黏膜上，2~3小时1次，症状重时滴药勤些。此法可以抑制病毒对鼻甲黏膜的刺激，降低黏膜充血，减少渗出，从而改善鼻塞、流涕症状。用于预防感冒也有较好的效果。

荐方人：北京市朝阳区　赵宏伟

百姓验证

● 四川达县龙会乡八村四组彭兴田，男，71岁。他来信说："我患感冒鼻塞，鼻滴吗啉胍，鼻塞立通。"

24. 我感冒用自疗导引术医治有效

方法：

（1）将两手掌互搓至极热时，在脸部（包括额、眉骨、眼角、两耳以及鼻孔两侧等部位）及颈项两侧部位摩擦，一直摩擦至全部发热为止。随即用自己的左手大拇指紧捏住两鼻孔，停止不动（既不呼气，也不吸气，静止不动），只将两眼球用力向左右摆动，至视力紊乱，眼泪欲滴出时停止。随即松开鼻孔，同时开口尽量吐气，并自然调息。如此连续施行三四次后，感冒迹象即可无影无踪。

（2）寒冬季节，每天早、午、晚都能认真依照上法实行自疗导引术15分钟或20分钟，就能避免冬天患感冒。

要领：

（1）做本导引术时，必须抛除杂念，心平气和，思想集中，方符合要求。

（2）按摩时，宜不快不慢，不轻不重；上下摩擦与转动摩擦时，应神随手动，手行神行，宜肉贴肉、皮贴皮，以不伤及皮肉为原则。

（3）做本导引术时，坐、立、卧各姿均可施行，室内可以做，室外也可以做。不过在室内做时，空气必须流通。

（4）在未用手指捏紧鼻孔前，最好先呼一口气，再慢慢以鼻孔吸入新鲜空气后（不呼出），用手指捏紧鼻孔。

说明：

（1）本导引术的动作，能促进面部和鼻腔、咽喉、眼睛、颈项各部的血液循环，增进外在抵抗力，并升高其内在温度，从而将匿藏于其中的滤过性病毒（一

般感冒有三分之一是由滤过性病毒引发的）杀死。

（2）本导引术除对感冒、流行性感冒、头痛具有防治效果外，对急性中耳炎、内耳炎、耳硬化、耳鸣等症均有防治之效。

（3）本导引术对增强视力与听力，预防耳聋，营养脸部组织，保持皮肤弹性，消除皱纹，治头脑昏沉等均具有很大裨益和效用。

（4）如果经常按摩导引，常擦鼻能调肺，常擦脸能健脾，常擦眼能明目，常擦耳能补肾而又聪明减肥，有祛病驻颜防衰等作用。

百姓验证

● 山东威海市谢振刚来信说："我最易感冒，每次流行感冒，我总是逃不过。上次感冒，发烧、咽喉痛、全身无力，按本方施治很快就痊愈了。"

● 江西一建公司兰太清患感冒，用本条方自疗后，仅几个小时就好了。此后又做了3次，至今一直没有患感冒。他的爱人也做过，效果相当好。

25. 我以生姜加感冒通敷腕脉处退高烧迅速见效

方法：取拇指般大小生姜一块，洗净后切为两半。将2片感冒通（如是"热伤风"用感冒清）研成粉末涂撒于姜片切面上，再将涂撒了药粉的生姜片切面分别紧贴在感冒发热患者左右手腕内侧中医把脉处，并用医用带状胶布把姜片固定在手腕上，松紧以药粉不散落为度。可退热。（马宝山）

引自：1996年10月4日《家庭保健报》

百姓验证

● 江苏镇江市官塘桥乡家甸村周以荣，男，73岁。他来信说："王纲菊，女，53岁。一般每月发高烧3～5次，多时8～10次。经多家大医院诊治，始终不明原因，历经4年，百治无效，花费上万元。后经我用本条方治疗2次痊愈，不再复发。后来我又用此条方治好高烧患者多人。"

● 河北尚义县安宁街58号刘宣麟，女，48岁。她来信说："邻居家女孩高烧严重，我用本条方为其退烧，10分钟后体温恢复正常。"

传染性疾病

中国家庭自疗千方经典

26. 我用一针退高烧法治愈很多病人

一般病人感冒发烧39~40℃，用药或不用药几天不退，可常规消毒后，在耳朵上的耳尖穴（见图1）用三棱针或毫针、缝衣针双侧点刺放血，见血为度。一般15~20分钟开始退烧，3~5小时体温恢复正常。

我在多年的临床实践中，用此法对患者进行治疗，多是一次即愈。

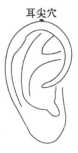

耳尖穴

图1

百姓验证

● 辽宁凌源市五家子乡楼上村任学中感冒发烧，经用此方治疗，3个多小时后就不发烧了，感冒也好了。

● 江苏泗阳洪阳医院季选洪，男，71岁，退休。他来信说："我孙子在2000年冬季患感冒发高烧，在医院吃药打青霉素，花了几十元钱还是不退烧。后来我用本条方治疗，经过10分钟，体温降至正常，真是一针退烧。"

● 甘肃兰州西固区兰化22街区王忠华，男，63岁，退休。他来信说："兰州铁路局董海开，男，29岁，患胃癌晚期，同时发高烧40℃，经医院多次退烧都退不下来。用本条方治疗，10分钟后体温恢复正常，后来一直没反复。"

● 江西乐安县派出所李芳纪，男，30岁，警察。他来信说："我儿子3岁，有一次发高烧，在医院打针花费100多元不退烧。用本条方治疗，6小时后就退烧了。后来我又用此条方治好了几个人的高烧不退症。"

27. 穴位按摩可治感冒

脚部选穴：39，40，41，45，34，6，70。（见图2）

按摩方法：39，40两穴要用拇指和食、中指从踝骨两侧凹处捏住，向上推按，双脚取穴，每次每脚每双穴推按5~10分钟。41穴用拇指点按，力度要强些，双脚取穴，每次每脚每穴点按5分钟。45穴用拇指、中指捏揉，双脚取穴，每次每脚每穴捏揉5分钟。34穴用按摩棒大头自下而上推按，左脚取穴，每次推按5分钟。6，70穴均分别用按摩棒小头点按，双脚取穴，每次每脚每穴点按3~5分钟。每日按摩2次。

手部选穴：①一般伤风感冒取主穴

20，双手互相摩擦至双手大鱼际部发热为止；配穴取22穴，用香烟灸，每手每穴3分钟。②如有鼻塞、流涕加1,3,43三穴，每手每穴指压3分钟；如症状较重，改用香烟灸，每手每穴3分钟。（见图3）

注：手脚穴位按摩治病法与按摩工具，请见本书附录一。

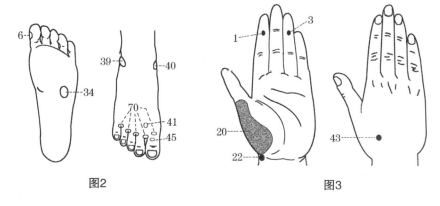

图2　　　　　　　　　　图3

传染性疾病

痢 疾

痢疾是指以腹痛、里急后重、泻下赤白黏液为特征的一种疾病。它是由于感受外邪和饮食内伤,大肠气血壅滞,血络损伤,传导功能失司所致。

 我用此方50年治痢数百例均痊愈

配方及用法: 取市售糖水山楂罐头;或生山楂30~50克,水煎加食糖适量。每次少则服150毫升,多则可服500毫升。一般1次即可止痛止泻。孕妇慎用,泻止则停服。

疗效: 经反复验证,本方确有温脏止痛、止泻之功,对多种原因所致的腹泻及菌痢均有效。

引自:《四川中医》(1990年第12期)、《单味中药治病大全》

百姓验证

● 贵州纲雍县饲料厂李元发,男,52岁,工人。他来信说:"我叔叔李龙义患痢疾,日泻8次,吃泻痢停不顶事,随后又到医院打针输液观察,花去费400多元仍无好转。后来用本条方治疗,服药2剂泻痢停止了,一共才花了10余元钱。"

● 湖北洪湖市医院昌占银,男,33岁。他来信说:"我爱人由于饮食不当引起腹泻,在本村卫生院打针吃药不见好转。她服用本方2剂便痊愈了,花费不足10元钱。"

29. **我用盐灸法治痢不计其数**

人患痢疾时,若转为慢性,请试用盐灸疗法,既省钱又省力,遇有此病,不妨一试。

方法: 取食盐1克左右,放入神阙(肚脐)凹陷处,再滴入2~3滴温开水,使盐湿润后,用火罐灸(拔)之。若无火罐,可

中国家庭自疗千方经典

用二号茶缸代替, 为加大杯的拔力, 用水涂杯口一圈拔之, 不亚于火罐。拔火罐时, 为避免火烧肚皮, 可把火具做成灯座形放在肚脐边点燃聚热后拔之。

荐方人: 河南许昌县五女店北街刘全掌

 我用本方治愈泻痢患者数百人

抗日战争时期, 我求学于福建沙县, 曾患痢疾, 日泻数十次, 致体瘦如柴, 步履艰难。幸得一老师珍存的治痢疾验方, 就方抓药, 1剂服之, 痢止而愈。后来同学亲朋纷纷来取良方, 50余年来, 以此方治愈痢泻症者不下数百例。现将此方抄录如下:

(1) 腹痛有风时: 当归5克, 藿香3克, 槟榔3克, 茯苓6克, 地榆5克, 薄荷3克, 车前子9克, 萝卜子9克, 甘草3克, 陈皮3克, 黄芩5克, 白芍6克, 水煎服。

(2) 腹无痛无风时: 在 (1) 方中, 除去黄芩、陈皮2味, 将当归改为3克, 并增加茅根6克。

注意: 一般肠胃不佳、泄泻者均可服。

 我用石榴皮治痢疾效果好

我今年67岁, 过去常患痢疾, 粪便里有黏液, 有时微有红色。在卫生所吃些

传染性疾病

药也不见效。后来我想起了母亲生前说过石榴皮治痢疾，便弄了3个石榴的皮熬了一碗汤，一次服下去，大约是下午4点服下的，第二天上午大便时就随粪便下了3条蛔虫，都是死的，痢疾也好了。

荐方人：河南鲁山县马楼乡　郝建文

百姓验证

● 山东临沂市罗庄区唐沙沟唐功晓，男，26岁，画师。他来信说："有一次我母亲患了痢疾，我用本条方为她治疗，上午服下，下午就好了，一分钱也没花。"

● 广西桂林市七星路50号周维新，男，67岁。他来信说："王汉琛患痢疾，在岩溶卫生院服药未见好转，后来用本条方一剂治愈。"

32. 我用白酒加糖治痢胜过痢特灵

配方及用法：好白酒50毫升，倒入细瓷碗内，加红糖、白糖各25克，点着，等火快灭时用半碗凉开水冲沏喝下。此方消炎洗肠、补寒祛疾，1次痊愈。

百姓验证

● 河南台前县马楼乡村康希存用此方治好了老白头的痢疾。这位老人得痢四五天，吃痢特灵、黄连素都不管用，可是用上本条方立刻就好了。后又治愈痢疾患者2人。

● 云南建水县朝阳路94号普华，男，68岁，干部。他来信说："有一次我突然拉肚子，两次便像水一样，服黄连素片无效。当晚又泻了5次，次日继续泻，我用其他方治疗仍未好，反而加重达1小时一次。后来我用本条方治疗，服药后立即见效，治好病仅花了2元钱，而且至今未复发。"

● 新疆阿克苏市英巴格路6号邢恺源，男，54岁，干部。他来信说："我儿子在上海一家医院工作，有一次巡回医疗，吃生海鲜得了肠炎，腹泻伴有脓质粪便，一天要上厕所十几次，服西药无效。我用本条方加倍治疗，仅几次就治好了。"

"我们家属院陈延良患肠炎，腹痛难忍，经市医院诊治很长时间，效果不佳。求我医治，我也是用此条方为他治愈的。"

● 辽宁清原县湾甸子镇二道湾村王安才，男，53岁，农民。他来信说："有一位肚子疼腹泻的老人来找我医治，我按本条方介绍的方法，用60度白酒烧红糖、白糖给他治好了。"

33. 我用家传方治疗急性细菌性痢疾屡试屡验

配方及用法： 白芍、马齿苋各30克，当归、白头翁各20克，黄连、黄芩、槟榔、木香、枳壳、甘草各10克，焦山楂40克。上药水煎，空腹温服。年老体弱者及儿童用药量酌减。下痢赤多加红糖（另冲）30克，地榆15克；下痢白多加白糖（另冲）20～30克；痢下赤白加红糖、白糖各15克；有表证选加葛根、荆芥、藿香、薄荷各10克；有积滞，痢不爽，腐臭难闻加大黄、枳实、莱菔子各10克；呕吐加姜半夏、竹茹、生姜、藿香各6克；肛门无灼热，小便不赤黄，舌苔不黄腻者去黄芩、黄连。

疗效： 此方乃家传，我临床验证近30年，屡试屡验，轻者1剂，重者2～3剂即痊愈。

荐方人： 新疆霍城县　丁四明

引自：《当代中医师灵验奇方真传》

百姓验证

● 福建厦门市体育路15号叶文武，男，68岁。他来信说："黄梅珍，女，45岁。在2000年8月23日突然腹痛，伴有恶心呕吐，腹泻、便次增多，量减少，继而发高烧39℃，大便出现脓血。医院确诊为细菌性痢疾。患者因家庭经济困难，怕花钱而来找我治疗，我按本条方只用药5剂就为她治愈了。"

34. 我用烧大蒜治各种痢有效率100%

方法： 将紫皮大蒜埋在柴炭火中，烧熟扒皮吃饱，1次即愈。用其他蒜蒸食也可。

荐方人： 黑龙江省林口县双丰乡苑光利

百姓验证

● 河南郑州市政七街八号院李树彬，男，74岁。离休。他来信说："我和儿子均患了痢疾，用本条方治疗，均愈。"

传染性疾病

我用五种药片治急性菌痢百治百愈

配方及用法： 土霉素0.5克，痢特灵片0.2克，TMP片0.2克，强的松片10毫克，普鲁本辛片15毫克。上药为1次服用量，每日2次。

疗效： 服药后当日临床症状基本消失，次日逐渐恢复正常。一般3日后大便镜检呈阴性。此方适用于成人急性菌痢患者。

注意： 若患者在愈后1～3天内感口苦、饮食欠佳，可口服酵母片18克，乳酶生片0.3克，每日3次，1～2天症状即可消失。

引自：《实用西医验方》

百姓验证

● 四川达县龙会乡七村三组彭兴田，男，71岁。他来信说："我用本条方治愈了王和文的急性菌痢，此方效果确实好。"

我用两种西药片治急性菌痢效果好

配方及用法： 长效吡哌酸3克，甲氧苄氨嘧啶0.4克，1次口服。

疗效： 发热者平均13.49小时恢复正常，腹部症状和粪检1.5天后正常，痢疾菌2天转阴。

引自：《实用西医验方》

百姓验证

● 湖北大悟县大新镇九组周行勇，男，25岁，农民。他来信说："我侄女患急性菌痢，我用本条方为她治愈，仅花几角钱。"

● 福建尤溪县溪尾乡埔宁村纪儒，男，27岁。他来信说："蒋某因饮食不卫生患了急性痢疾，吃过几种西药均不见效。我用本条方为他治疗，药到痢止，而且花钱也不多。"

用仙鹤草煎服治痢160余人均痊愈

龙芽草（仙鹤草）可治痢疾，曾　　闻某草泽医久矣，以未深信，故不试用。吾乡杨若鹏将军，于民国二十九年（1940年）任钱江岸军指挥官，由前线归来，谓军中患痢者甚多，西药爱美丁不胜供给，取乡人验方，用龙芽草一味煎服汁，病院中160多人，皆经四五日而痊愈。

引自：《中医单药奇效真传》《潜厂医话》

百姓验证

●广东广州市五羊新城寺右新马路19号彭宗堂，男，35岁，保安员。他来信说："去年我外甥陈友生患了严重痢疾，到个体医生处打针吃药，花钱50多元，治疗2天未愈。后来用本条方仅服药2剂就治愈了。"

 我用老翁传授的秘方治痢疾无不效验

相传明朝贵州安顿汨洲刘官水桥寨有位姓罗的青年农夫。因吃馊了的饭菜而患了急痢，腹痛一阵紧似一阵。那时附近村寨无人行医，他只得捂着肚子去十里外求人治病。不料，走了七八里，便因腹泻腹痛加剧而躺倒在地。

这时，恰巧一位老者路过这里，发现正在呻吟的青年农夫。老者急忙蹲下去问："喂！后生，你咋的了？"青年农夫畏寒发热、头昏脑涨、四肢无力，他痛得咧着嘴勉强支撑着讲了腹痛原因。老者安慰青年农夫几句话后，随即在田边地角采来一种绿茵茵的名叫马齿苋的野菜，说："你把这种野菜嚼下去，可能会治疗你的病。我去帮你喊人来。"

青年农夫忍着腹痛，把老者采摘来的野菜慢慢咀嚼后吃了下去。大约过了半个小时，他的腹痛就减轻了，腹泻次数也明显减少。待他的家人来到时，他精神好转，已能站立。他又采了不少马齿苋带回家，洗净后单味水煎服，每日服3次，10后病体痊愈。

后来，水桥寨痢疾肆虐，青年农夫背着箩筐，提着锄头，去田边地角、河塘堤坝上挖来马齿苋送给乡亲们治痢。（雷国刚）

引自：1996年8月27日《生活与保健》

百姓验证

●福建尤溪县溪尾乡埔宁村纪儒，男，27岁。他来信说："我父亲常患痢疾，多次治疗，花钱无数，总是不能根除，时好时坏。后来我用本条方为他治疗2天就好了。"

传染性疾病

39. 我用醋蛋治痢1剂见效

这是一个经过实践检验的有效验方，主治热性或湿热性的痢疾、腹泻。一般1剂见效，2剂痊愈。

方法：将250毫升左右食用醋（米醋用低度的，9度米醋应用水稀释）倒入铝锅内，取新鲜鸡蛋1~2个打入醋里，加水煮熟，吃蛋饮汤，1次服完。

荐方人：广西蒙山县　覃熟才

百姓验证

● 江西泰和县城南路67号万凤麟，男，46岁，工人。他来信说："有一次我回乡探亲，晚餐时，妹妹吃了田螺后，突然感到腹痛剧烈，随即泻水样便，一次比一次厉害。这时我想起本条方，马上按方配制醋蛋给妹妹服用，仅1次即便欲消失。此方治毒痢疾确实有效，既经济又方便。"

● 广西南宁市乡镇企业局黄素群，女，46岁。她来信说："本人患腹泻，用本条方仅两次就治愈了。"

40. 我应用旱莲草治痢效果佳

民间流传着以单味旱莲草泡水口服治菌痢的方法，其效果不逊于氟哌酸、磺胺类药及芍药汤等方药，常常只需服用2~3次即可治愈。

例一：患者陈某，男，25岁，农民。患者2日前因进食不洁而腹痛，里急后重，解黏液便带少量脓血，日十余次，肛门灼热，伴口干口苦，小便黄，舌红，苔黄腻，脉滑。大便常规检查提示为细菌性痢疾。立即将干旱莲草30克加热开水300毫升，泡15分钟，分2次服，每日1剂。服药后当天患者大便次数明显减少，为黄色黏液便，无脓血，腹痛减轻，里急后重不显，肛门尚略有灼痛。第二天泻稀便2次，便后有少量黏液，其他诸症均消失。共服药3天而告病愈。

例二：周某，男，2岁。其母代诉患儿于就诊前一日起无明显诱因而解黏液便8次，无脓血、呕吐、寒热等症，口唇稍干，小便量正常稍黄，大便常规检查提示为细菌性痢疾。立即将干旱莲草按前述方法泡服。当日患儿大便减少至4次，为少量黏液便，次日仅解稀便1次，第三天大便恢复正常。

旱莲草全国各省均产，药房常备，田间水沟旁也随处可见，因断其茎溢汁如墨,故俗称"墨汁草"。一般中药书载其性味甘、酸、寒,功能养肝益肾,故现多用于治肝肾阴虚之证。其实《新修本草》首载其药时就记载"主血痢"。后世医家治痢时不知何故而弃之不用,唯流传于民间,我偶尔获得,用之即验。故结合临床,究其原旨,为不使其治痢之功效被埋没,发掘以献于同道。

荐方人: 广东新会市大泽镇 杨冬梅 赖登红

百姓验证

● 福建尤溪县溪尾乡埔宁村纪儒,男,27岁。他来信说:"有位10岁男孩,因放学回家进食生冷食物,晚上突然腹泻,口干,肚子痛。清晨起床到村卫生所口服西药治疗而不见效之后,其母又将孩子带到乡医院治疗3天仍无效。转而又到我处治疗。我一查小儿身虚,受风寒感冒发烧,即用本条方给药,当日泻止,3日后恢复正常。"

41. 我用鲜地榆治菌痢效果超过痢特灵

陈某,男,44岁。1971年夏,患小腹阵发性胀痛,解稀便,伴有血丝胶冻样物,滞下腹胀,每日4～6次,在某医院诊为"菌痢",给予氯霉素、土霉素、痢特灵等治疗,绵延月余不愈。即以地榆茎叶鲜品60克,分2次煎服,服后腹痛坠胀停止,便中血丝及胶冻样物消失,大便成形,遂愈。

引自:《四川中医药》(1985年第6期)、《中医单药奇效真传》

百姓验证

● 湖南衡阳市清水塘周永平,男,33岁,工人。他来信说:"邻居张要生的小孩患腹泻,服药效果不佳。我用本条方为他治疗,三四个小时见效,效果非常好。"

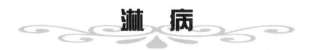

淋 病

淋病是由淋病双球菌感染引起的、以尿道炎症性改变为主的泌尿生殖系统急性或慢性传染病,主要由不洁性交传染,也可间接通过某种带菌物品传染。临床表现是患病2~3天后，开始从尿道流出黄色黏液或脓性分泌物，尿道口红肿，小便时有灼热感，有时伴尿频、尿急、尿痛、小腹拘急或腰痛等症状。女性淋病患者，除排尿频数，排脓尿外，尚有白带增多、宫颈的周围糜烂等症状。

42. 本方可治淋病

配方及用法：取氟哌酸胶囊1克（每粒含量为0.1克，共10粒），饭后1次服完，次日症状减轻，3日可愈。身体虚弱或严重肾功能损害者慎用，或可酌情减量分次口服。治疗期间1周内不可性交。

广西柳州地区收容教育所，1993年使用氟哌酸治疗男女生殖器淋病共100例，1次口服治愈率达100%。服药期间仅个别人产生头昏、恶心、纳差等不良反应，次日均能自行消失。

荐方人：四川中江县北山北塔村黄光松

百姓验证

● 云南西盟县粮管所李世云，男，55岁，干部。他来信说："我单位职工刘跃患淋病，在个体诊所打针2次花400多元未愈。后来我按本条方为他治疗，只服1剂药就见效了，现在已完全好了。以后用本条方又治愈一名此病患者。"

梅毒病

梅毒是由苍白螺旋体所引起的一种全身慢性传染病，传染途径主要有性交传染、母婴传染、输血传染及产道传染、医源性传染等。它几乎侵犯任何年龄的人和全身任何器官，并可产生多种多样的症状和体征。

临床分为I期、II期、III期梅毒。I期梅毒：可表现为硬下疳及腹股沟淋巴结肿大。II期梅毒：皮肤黏膜出现多种多样的皮疹（如斑丘疹、玫瑰糠疹、脓疱疹）及瘙痒、灼热感、全身淋巴结肿大、骨关节疼痛剧烈、角膜实质炎和视网膜炎等。III期梅毒：除皮肤黏膜损害外，血管、内脏、骨骼、神经系统均可受累或损害，甚至造成残疾或死亡。本病在新中国成立后曾绝迹，近年又有所发现。中医称之为"疳疮"、

中国家庭自疗千方经典

"横痃"、"杨梅疮"等。

 43. 我使用傅青主的治梅毒方有效

目前,在我国一些开放城市相继发现了一种极为严重的梅毒——梅毒性心脏病。这种病民间又称之为风梅毒心,它主要来源于不洁的性交行为。过去中老年人常见此病,而今在极少数青年人中也发现了它。感染上了梅毒螺旋体,就会引起生殖器患病,同时部分螺旋体通过血液进入心脏及大血管,并生长繁殖,不断释放大量梅毒素,使主动脉壁受到破坏,形成主动脉瘤,再逐步导致心脏负担加重,诱发心肌梗死。一旦心脏不能代偿时就必然发生心力衰竭,严重时主动脉瘤像炸弹一样引起破裂导致死亡。

那么,梅毒可治吗?

其实,在我国古代、近代的一些医书上已有答案,梅毒并不是不治之症。很多读者一定读过香港梁羽生先生的武侠小说《七剑下天山》,恐怕谁都对书中的那位神医奇侠傅青主记忆犹新吧!傅青主在历史上确有其人,名傅山,字青主,明末清初山西省阳曲(今太原市)人,排行第二,故又称之傅老二。这里撇开他那神奇的武功不论,专讲他的医术,较之小说中所描写,真是有过之而无不及。他生前特别注重民间秘方、偏方的收集整理,且治病不拘学派,用药不依方书,应手辄效,名重一时,被后人称为"医圣"。

傅青主所施用的治梅毒方有下列几种。

方一: 金银花200克,当归100克,白术100克,土茯苓50克,天花粉20克,甘草25克。以上各味药水煎服,连服10剂则病愈。

方二: 人参50克,白术50克,当归50克,黄芪50克,大黄50克,金银花50克,土茯苓50克,石膏50克,甘草15克,远志15克,天花粉15克,柴胡10克。以上各味药水煎服,服用2剂后,上述药方减去大黄、石膏2味,再加上茯苓100克,连服4剂后,可治愈其病。

当梅毒侵害到人的鼻咽时,常会鼻色变黑、鼻柱自倾,甚至腐烂外溃,甚为严重。此种情况用下方治之。

方三: 金银花150克,玄参150克,麦冬100克,桔梗50克,甘草50克,天花粉30克,丹砂(生冲)5克。以上各味药除丹砂外水煎服,服用10剂则全身梅毒尽数驱出体外,可望根治。

梅毒入体侵骨,毒素散于骨髓之中,可采用下方治疗。

方四: 白茯苓100克,土茯苓100克,当归100克,柴草100克,金银花100克,生甘草10克。以上各味药拌水、酒各半煎服,连服10天剂后,病即可痊愈。

引自:《神医奇功秘方录》

传染性疾病

百姓验证

● 山东栖霞市栖霞镇付井村衣玉德，男，60岁，农民。他来信说："本市大柳家乡段庄村冯连卿患重症梅毒，在乡医院治疗10多天没有效果，反而越来越重。又到市人民医院治疗，用尽各种药还是疼得厉害，药费花了1700多元。家人只好把他抬回家另想办法。后来听本村刘东海说我能医治，便来找我。我到他家一看，患者阴部周围溃烂已有碗口大，阴茎皮肉全无，只剩下神经了，病情特别严重。我当即用本条秘方之二为他施治，服药4剂时，即有效果。由于药效的作用，把小腹下部攻破了一个口子，从里面往外流脓水，又续服6剂后，基本痊愈，整个治疗过程才花药费600余元。"

 44. **我用本方治梅毒200例，有效率100%**

主治: 男女各期梅毒。

配方及用法: 土茯苓20克，了哥王9克，九里明10克，苦李根6克，甘草5克。上药均为干品量，共碾研为粉末，蜜制为丸，每丸重9克，早晚各服1丸。

疗效: 30多年来单用本丸治疗Ⅰ～Ⅲ期梅毒患者200例，治愈率90%，有效率100%。其中Ⅰ～Ⅱ期梅毒150例全部治愈，Ⅲ期梅毒50例治愈30例，好转20例。

按语: 梅毒，分为先天性和后天性两大类。先天性梅毒主要是胎传所致；后天性梅毒主要是性接触传播，梅毒螺旋体菌虫进入体内而得病。梅毒如得不到及时治疗，菌虫一天天繁殖可由Ⅰ期、Ⅱ期发展到最严重的Ⅲ期梅毒，这时梅毒螺旋体菌虫已扩展到全身各部位，如再不治疗可导致终身残废直至死亡。

根据中医的发病机理，治疗本病宜清热解毒、杀虫消炎。方中土茯苓祛湿热、利筋骨，了哥王、九里明、苦李根解毒杀虫、消炎、去腐生新，甘草和中解百毒。全方配伍恰当、严谨，故对治疗本病有特效。

荐方人: 广西柳州市华医中草药特色研究所　唐汉章

引自:《当代中医师灵验奇方真传》

百姓验证

● 贵州纳雍县饲料厂李元发，男，52岁，工人。他来信说："邻村一周姓女青年外出务工，由于生活不洁，染上梅毒。因难以启齿，就四处暗访医治，花钱近万元，但是病却没有治好。后来我用本条方为她施治，果然有效。"

狂犬病

狂犬病俗称"疯狗病"、"恐水症",是一种中枢神经系统的急性传染病,由弹状病毒科的狂犬病病毒引起。人患狂犬病,主要是被患狂犬病的疯狗或其他病兽咬伤、抓伤引起,伤口接触含有病毒的动物唾液也可感染。

人感染病毒后一般经1~3个潜伏期后发病,但也有短至一周或长达数年后才出现症状者。患者早期症状有发热、头痛、乏力、伤口周围刺痛感、流涎、流泪等,继而出现兴奋性增强,吞咽或饮水时喉头骨肉发生痉挛,甚至听到水声或其他轻微刺激均可引起痉挛发作。发病3~5天后,患者转入麻痹、昏迷,最后呼吸和循环衰竭而死亡。

 45. *我家世代相传的治狂犬病方很有效*

配方及用法:生大黄10克,斑蝥3克,糯米200克。先把糯米铺在锅上,把两种药放在糯米上,微火烘干,等糯米呈金黄色,连同两种药共研成细末。用药末冲温糯米酒,在被疯狗咬伤后第13天左右一次服下,千万不要过早或过迟,否则无效。

反应:服药后在家休息,2小时左右小便时开始疼痛,发尿淋症一样经常要解小便,但每次不多,很痛。当解小便不再痛时,证明恶毒泄尽。如还感觉痛,应再服1次才可万无一失。我腿上曾被疯狗咬去一块肉,就是服此药治好的。

荐方人:江西崇义县龙沟乡中学谢纲洪

百姓验证

● 贵州绥阳关阳镇酒厂吴锦刚来信说:"我姐姐的孩子被狗咬后,伤口很大,共缝了5针,当天下午狗突然死去,被认定是条疯狗。当时家人跑了许多地方都没有买到狂犬疫苗,在没有办法的情况下,我用本条方为他治疗,90天过去了,孩子安然无恙,全家人都非常高兴。"

我应用本家传百年方治狂犬病效果非常好

主治：狂犬病。

配方及用法：斑蝥3个，川黄连10克，江米10克。将3味放砂锅内，炒黄为末。1次服，用黄酒送下。

禁忌：铜、铁，勿走荞麦地、棉花地，百天以外再剃头。

引自：广西医学情报研究所《医学文选》

百姓验证

● 江西泰和县城南路66号万风麟，男，52岁。他来信说："去年12月份我帮人送橘子，不料被其家的狗咬了一口，留下牙痕2个并且出了血，我按本条方买药服用，一直安然无恙。后来我又把此条方送给另一位熟人试用，没有不良反应。"

囊虫病

囊虫病是猪肉绦虫的幼虫寄生于人体所致的疾病。系因吞食猪肉绦虫虫卵引起，主要通过污染的蔬菜、水与手指经口感染。表现为癫痫型（局限性或全身性大发作、失语、幻视、复视、幻觉、痴呆、精神性癫痫发作）、脑室型（剧烈头痛、呕吐等）、脑膜脑炎型（头痛呕吐、颈项强直等）、脊髓型（截瘫、感觉障碍、大小便潴留等）。脑颅CT对膜囊虫有较大诊断价值。肌肉及皮下组织囊虫：可见皮肤、肌肉上的大小不等可以移动、不痛不痒的皮下结节。眼囊虫病：可以生于眼的任何部位，多有头痛、视力障碍及相应的压迫症状。

 我用穴位贴敷法治脑囊虫病很有效

配方及方法：砒石（信石、人言、红矾）10克，巴豆7个，斑蝥3个，珍珠1只（大），轻粉3克，银珠15克，狼毒50克（或蜂蜜适量）。先将斑蝥去头、足、翅；

中国家庭自疗千方经典

巴豆去皮，焙干研末；砒石、轻粉、银珠研细末；新鲜狼毒捣成泥状。诸药调和捣匀而成糊状即可外敷，分敷于双太阳穴（外眼角斜上方）、印堂穴（双眉中间）、神阙穴（肚脐上）。外敷3~4小时，察看皮肤，以出米粒状丘疹为度，然后除去外敷药贴，即可达到治疗效果。

疗效： 共治疗3例，皆治愈。

注意： 使用本方药外贴1次未愈者可于半个月再敷贴1次。禁忌小米饭，荞面，辛、辣、甜食物，牛羊肉类1周以上。皮肤易起水疱、易感染者禁用。敷药用完后深埋土中。

荐方人： 山西长治县　孔梦庚
引自：《亲献中药外治偏方秘方》

百姓验证

● 程某，男，41岁。开始见抽风，并发现皮下有囊虫结节。经多处医院诊断为脑囊虫病。经常头痛，癫痫反复发作，病情逐年加重，后发展至嘴歪眼斜，语言障碍，声音嘶哑，多处出现囊虫结节。服本方数十剂，诸症相继消失而愈，未见复发。

● 辽宁宽甸县西门外教师高某患有癫痫病多年，反复大发作，每月发作数次。服苯妥英钠等抗癫痫药物无效，后经沈阳医科大学附属医院确诊为脑囊虫病。依据本条方治疗，敷药一周后癫痫发作次数明显减少，头痛减轻。故半月后又外敷药贴一次，其后癫痫病停发，至今已获痊愈。

乙肝病

病毒性肝炎是由多种肝炎病毒引起的传染病，可分为甲型肝炎、乙型肝炎、丙型肝炎、丁型肝炎、戊型肝炎五种。其主要病变为肝细胞变性、坏死及肝脏间质炎性浸润。临床表现主要为疲乏、食欲不振、肝肿大及肝功能异常，部分患者出现黄疸，极少数呈重症经过。病毒性肝炎传染性较强，传播途径复杂，发病率较高。乙、丙、丁三型易演变成慢性，或发展为肝硬化，并有发生肝细胞癌的可能。

乙型肝炎主要通过血和血制品，经针刺、注射、手术、母婴传播和生活上密切接触而传播。乙肝病人在潜伏期传染性很强，在发病前的2~3个月就有传染性，发病后2个月仍可以有传染性。慢性乙肝病人带毒可持续多年，人群普遍易感。我国是乙肝高发区，HBV感染率平均为10%。

48. 我用蚂蚁粉治愈乙肝和肝硬化

我于1974年患肝炎，经多次住院以及常年服药治疗均不见效，病情逐渐加重，行动困难。离休后，病情进一步恶化，不得不再度入院，经全面化验及CT检查，判断已发展至肝硬化，我对治疗失去了信心。后来听说蚂蚁粉对乙肝、肝硬化治疗效果好，便抱着试试看的态度买了1000克。按期服用2个月后，去医院做肝功、转氨酶、乙肝、丙肝和蛋白比例等计19项检查，除澳抗尚呈阳性外（很多正常人澳抗也呈阳性），其他全部正常。

目前，我对生活充满信心，健康恢复得很快，吃得香，睡得好，早晨锻炼1个小时也不觉得累，看来我可以安度晚年了。

荐方人： 辽宁辽阳市　胡启中

百姓验证

● 内蒙古巴林左旗浩尔吐乡三组王兴贵来信说："本村王丽卉，女，24岁，经常胸肋疼痛，在乡卫生院诊断为乙肝。我用本条方1个月为她治愈肝病。"

● 湖北武汉市汉口汉宜路41号白远兰，女，60岁。她来信说："我用本条方治好乙肝患者10多人。"

49. 我饮自尿治乙型肝炎有效

幼儿时代，我遵医嘱给正在吐血的肺结核患者饮尿，学会用尿液涂擦伤口治疗跌打损伤。1974年的一天深夜，我的双眼突发红眼病，灼痛异常，遂急中生智取自己的新鲜尿液蘸湿眼睛，顿时疼痛减轻。到天亮起床时，眼睛赤红已消失。1978年11月化验表明，我患乙型肝炎。第二天我开始饮自己的尿，每天1~2次，结果很快恢复了健康。多年来，我试用饮尿法治疗感冒、痢疾、胆囊炎、轻度烧伤、头昏头痛等，均一一见效。后来对许多肝炎患者实施饮尿疗法，他们的顽疾都消除了。

注： 尿疗法，请见本书附录三。

荐方人： 湖北荆门石油化工总厂陈文一

我吃蒲公英治好了乙肝

我于1985年12月离休。离休前，身体状况欠佳，曾4次住院治病。离休后，我十分重视健身。为了摸索健身新途径，从1993年起，吃起了蒲公英。

蒲公英，是多年生草本植物，含白色乳汁，叶片倒披针形，羽状分裂，花冠黄色，花丝分离，白色，外表绿褐色或暗灰绿色，根茎入药，有解毒、消炎、解热的作用。一般春、夏开花前或开花时连根挖出。

近两三年来，每年春暖花开的时候，我都要去郊外挖蒲公英。既是春游，又是采药。回家后将蒲公英洗净控干，切碎装罐，少加点盐，多添点醋。一罐菜能吃三五天。吃完了，又接着出去采。如此不断地采，不间断地吃，一直吃到霜降。

我之所以连续3年来不断吃蒲公英，仅仅是为了清热泻火。服用的实际结果表明，它不仅能清热泻火，更重要的是能够解毒。1982年，我左眼上眼皮上出了个形似玉米粒大的黑瘤，经常疼痛。为此，我多次去大医院求诊，但都收效甚微。无奈，我只好顺其自然，任其发展。1993年吃蒲公英半年后，眼上的黑瘤竟不见了。我让老伴看，老伴左摸右按，笑着说："奇怪，真奇怪，黑瘤就是不见了。"更令人高兴的是，我的乙肝病基本痊愈了。1992年11月22日进行五项指标化验时，HBC呈阳性，说明病毒正在发展。吃了一年多蒲公英，到1994年3月9日五项指标化验时，HBC变为阴性。由此可见，蒲公英对乙肝也有治疗作用。

自从尝到吃蒲公英的甜头后，我对蒲公英更重视了，不但吃叶，而且也吃根；不但当菜吃，而且还熬水喝。

荐方人：河南新安县　楚雪

传染性疾病

百姓验证

● 陕西西安市临潼区徐杨乡王军虎，男，42岁。他来信说："教师王小刚在体检时发现患有乙肝，3年来在几家医院治疗，共花医疗费1万多元，但是疗效却不令人满意。经我推荐，用本条方并结合51，52条治疗3个月，病情得到了控制并已明显好转，而且花费仅是以前医疗费的1/10，现仍在治疗中。"

51. 我服醋蛋液使乙肝等病好转

我从去年7月初开始服醋蛋液，直到本月18日才暂告一段落。因我过去曾患过十二指肠溃疡，为避免醋蛋液对肠胃的刺激，服醋蛋液时加入的蜜糖量基本上是同醋蛋液量相等。我服醋蛋液之前，患有多种慢性疾病：一是40多年的内痔，大便时只要稍一用力就会滴血；二是自从1985年患乙型肝炎后，小便尿色黄红且气味难闻；三是两小腿内侧经常浮肿；四是10年来经常有肛下坠的感觉；五是长期血压偏低，收缩压12.0千帕（90毫米汞柱），舒张压6.7～8.0千帕（50～60毫米汞柱）；六是随着年龄增长记忆力有明显的减退。服3个醋蛋液后内痔已痊愈，小腿浮肿同时消失。服4个醋蛋液后尿色开始转清，异味随着消失，肛坠的感觉基本上也没有了。血压目前已基本上恢复正常，收缩压16.0千帕（120毫米汞柱）左右，舒张压9.3千帕（70毫米汞柱）。记忆力也有所好转。据一些服醋蛋液的老同志介绍，醋蛋液治疗肩周炎和因内寒所引起的胃痛效果也很好。有两位离休的女同志都患肩周炎多年，手上举困难，向下活动不能接触背部，服一个多月醋蛋后病情均大有好转。

荐方人：广东肇庆市　费朗

注：醋蛋液治病法，请见本书附录三。

百姓验证

● 云南彝良县牛街镇32号李连禹，男，35岁。他来信说："四川筠连县的郑全，原患病毒性肝炎，现在见饭有反呕现象，不思饮食，上腹部有胀满感，困倦，夜不能寐，四肢酸痛无力，身体消瘦，好感冒，在多家医院治疗无效。我按本条方为他治疗，只用了9个鸡蛋就痊愈了，现在体重比原来增加了5千克。"

我应用季德胜蛇药片治乙肝好得快

乙肝是国内外医学界所公认的多发病。我国为乙肝高发区,患者多达1亿以上,并且大部分发展为持续性肝炎,向着肝硬化、肝癌发展,也有转化为血癌的。所以,防治乙肝已成了当务之急。

虽然目前尚无医治乙肝的特效药,但这并不是说乙肝就不可治愈。我在长期实践中摸索出一套综合治疗的方法,已治愈多人,现介绍给大家。

(1)患者要树立坚强的信念,自始至终保持乐观的心态,坚持服药,适当进行体育锻炼并注重营养。千万不要悲观厌世,在精神上被打败。俗话说:"笑一笑,十年少,愁一愁,白了头。"只要心情舒畅,病就好了一大半。

(2)药物:采用季德胜蛇药片(每盒400片)。根据"一病可以用数方,一方可以治数病"的原则,我们用"蛇药片"治乙肝。

服法:视症状服药。20天为1个疗程。成人每次5~8片;6~16岁每次3~5片;6岁以下每次2~3片,日服3次,温开水冲服。一般1个疗程能痊愈。因地理条件、体质营养状况各异,1个疗程未愈者,要继续服药。在第2个疗程开始时,可照说明先服一瓶乙肝宁,隔2天后再服一瓶齐墩果酸片。隔2天后,再服用蛇药。总之,照上述顺序,循环服药,千万不可停止。因乙肝本身很顽固,所以需长期治疗。实践证明,利用本方法治疗,一般可治愈。个别配合不当,出现反常现象的即使在短期内不能痊愈,也可有效地缓解病情。

注意:

(1)已婚患者3个月内禁止行房事,否则病情必会复发。

(2)辛、辣食物皆宜少吃,严禁酒类,儿童不准吃巧克力。

(3)1个疗程的后2天,用绿豆炖瘦猪肉、猪肝吃。有条件用绿豆炖团鱼吃更好。

(4)常食新鲜蔬菜、水果、动物肝等。早期患者可常食乳、蛋、鱼类、豆制品等高蛋白食物,多食蔗糖、果糖等高热量食物;慢性期或中期以后的患者,宜吃豆腐、鱼类等。

荐方人:贵州德江县玉溪街 姚升多

百姓验证

● 广西三江县丹洲镇村梁汉斌来信说:"本村青年梁建佳患乙型肝炎半年多,到镇医院打针吃药见效甚微,后改服中药亦时好时坏。最后用本条方自治,服药20天后,到医院化验检查,肝功能正常,乙肝病好了。"

● 广东广州市五羊新城寺右新马路16号彭宗堂,男,38岁,保安员。他来信说:"一朋友患乙肝病,到处医治,花费1万多元没有治好,后来我用本条方花300

传染性疾病

元为他彻底治愈。以后又用此条方治好其他两位朋友的乙肝病。"

● 广西宾阳县新桥镇民范群英村王世和来信说："我17岁的女儿患乙肝，用本条方服药40天后，经化验一切正常，才花270元钱。"

 53. 我用本方治乙型肝炎有效

配方及用法： 连翘15克，栀子15克，柴胡10克，丹参15克，茵陈50克，元胡15克，白术15克，黄芪20克，龙胆草25克。上述中草药可以制成汤剂、丸剂、冲剂或胶囊等剂型。

本中药特点： 可清热解毒、舒肝理气、健脾利湿、活血化淤，消灭乙肝病毒，增强人体免疫力，减少肝脏纤维化，达到治疗目的。

百姓验证

● 黑龙江哈尔滨市道里区宋森，男，70岁，离休。1984年6月体检发现表面抗原阳性，诊断：乙型肝炎，无症状病毒携带者，医生建议定期复查。7月25日，初诊来哈尔滨市第一医院复查，表面抗原阳性，无自觉症状，肝脾不大。8月22日在哈尔滨市第一医科就诊，开始服中药60剂。11月25日化验结果表面抗原阳性。11月26日开始服用本汤剂，共服60剂。1985年3月14日表面抗原阴性，为方便起见改服冲剂。4月18日又进行化验，表面抗原阴性，以后仍服冲剂。9月5日作了全面抗原体系统化验，各项指标均正常。为了巩固疗效，又连续服用，半年内3次抗原体系统化验均为阴性。

● 黑龙江哈尔滨市道里区盛仙梅，女，45岁，工程师。1984年3月20日从南方公出回来后自觉肝疼痛，全身不适，乏力、厌油、纳差，到哈尔滨市第一医院就诊查体：无黄染，肝在肋下1.0厘米、质软，脾未触及。化验结果：转氨酶125，表面抗原阳性。诊断：急性无黄疸型乙型肝炎。在门诊曾服用护肝片、复肝宁、肌苷片等，病情好转。1985年5月，临床症状加重，表面抗原阳性，在传染病院住院治疗3个月，肝功恢复正常。乙肝五项化验，表面抗原阳性、e抗原阳性、核心抗体阳性。患者前来哈尔滨市第一医院肝炎科就诊，服用本药物汤剂、冲剂共120剂。1987年4月份，化验结果：表面抗原转为阴性，表面抗体阴性，e抗原阴性，核心抗体阴性。直到现在没有复发。

● 黑龙江哈尔滨市科委王滨生，男，50岁。1993年2月机关体检发现乙肝表面抗原阳性，转氨酶60，症状表现为无力、多汗、纳差，门诊定为乙型肝炎。服用本药方汤剂53剂后，症状好转，食欲增加，表面抗原转阴性，表面抗体出现阴性，转氨酶降低，效果显著。

● 江西于都县马安乡李桃园来信说："林怀祥，男，36岁。在县医院诊断为乙型肝炎，曾服中药90剂，西药无数，但效果不佳。后来我处，我按本条方为他服药60剂，共花药费1000元左右，就治好了他的乙型肝炎病。"

黄疸型肝炎

中医学理论认为，肝炎的临床表现繁杂，常因发病缓急、正气盛衰、体质差异，以及感邪轻重之不同而各具特征，或见目黄、身黄、小便黄赤，或见胁部胀痛，或见纳差、腹胀、乏力，或见恶心、呕吐、厌油，或未见有任何不适而已染病者。其病因主要起于湿、热、郁、虚，病变涉及肝、脾、胆，临床分为黄疸（阳黄、阴黄）型和无黄疸型两大类。现就黄疸型肝炎从湿、热、郁、虚病状说起：①黄疸初起，轻度目黄或黄色不显，畏寒发热，头重身疼，倦怠乏力，脘闷不饥，小便黄，苔黄腻，脉浮弦或浮数。这是湿热兼表之表征。②身目黄色鲜明，发热口渴，心烦欲呕，脘腹满胀，饮食减退，小便短赤，大便秘结，苔黄腻或黄糙，舌质红，脉弦数或滑数。这是热重于湿的表征。③身目俱黄，黄似如橘色鲜明，身热不扬，头重身困，胸脘痞满，食欲减退，口渴不欲多饮，便稀不爽，小便短黄，舌苔厚腻微黄，脉象弦滑或濡缓。这是湿与热的表征。④黄疸急起，迅即加重，高热烦渴，呕吐频作，脘腹满胀，疼痛拒按，大便秘结，小便短少，烦躁不安，苔黄糙，舌边尖红，脉弦数或洪大。这是热毒炽盛（急黄）的表征。⑤起病急骤，变化迅速，身黄如金，高热尿闭，衄血便血，皮下斑疹，或躁动不安，甚则狂乱、抽搐，或神情恍惚，神昏谵语，舌苔秽浊、质红，脉弦细而数。这是内毒内陷（急黄）之表征。⑥面黄晦暗，脘内腹胀，食欲减退，大便溏薄，神疲畏寒，苔白腻，质淡体胖，脉沉细而迟。这是寒湿阻遏之表征。⑦身目发黄而晦暗，面色黧黑，胁下有症块胀痛，皮肤可见赤纹丝缕，舌质紫或有瘀斑，脉弦涩或细涩。这是肝郁血瘀之表征。根据上述七条表征，医者加以辨证施治即可。

本病与西医论述的黄疸含义相同，都是指出现巩膜及全身黄染。凡可引起黄疸的疾病，如急性病毒性肝炎、各种肝硬变、胆道疾患等，都可参照本解释辨证施治。

传染性疾病

我应用茵陈蒿汤加减治黄疸468例，有效率100%

主治：一切肝病引起的黄疸。

配方及用法：茵陈30克，栀子、黄柏各12克，党参、苍术、香附各15克，郁金12克，干姜6克，五味子10克，灵仙15克，甘草6克，大枣6枚（31克）。上药入水（约500毫升）煎服，每日1剂，分2次服下。小儿可加白糖适量调匀，当茶饮。呕吐者加半夏9克；有热、两胁不舒者加柴胡9克，黄芩12克，白芍12克。

疗效：治疗患者468例，轻者2剂而愈，重者4～5剂痊愈，有效率100%，治愈率99.8%。经实验证明，本方服用1剂后，黄疸指数和谷丙转氨酶可迅即降至正常数值。

荐方人：山东省临沂生建耐火材料厂王荣亮

引自：《当代中医师灵验奇方真传》

百姓验证

● 江苏扬州市柴油厂工会吕健华，男，55岁，干部。他来信说："我爱人有一段时间感觉浑身乏力，食欲不振，常有恶心呕吐之感，且小便发黄，手上也有明显的黄色素，并且日趋严重。我发现此症状与急性黄疸型肝炎相似，就选用了本条方，1剂吃下后就感觉有效，人也舒服多了，吃完3剂到了厂卫生所化验，结果一切正常。后又连服2剂，以巩固疗效。这次治疗总共花去60多元，半个月病人完全康复。"

● 新疆石河子油机厂刘燕群，男，69岁，退休。他来信说："陈保龙之子陈建，24岁，12岁时得过一次肝炎，当时住142团医院治疗已愈。去年5月经医院检查又患黄疸型乙肝，住院治疗4个多月，花去医药费3万多元。由于家庭经济困难，多数是借来的钱，到后来已无处可借了，由朋友介绍找到我。我用本条方为他治疗，当服完5剂药后，去医院检查一切正常。后又续服5剂，乙肝病就痊愈了。"

 我应用瓜香散治各种黄疸疾病数百例，效果颇佳

主治：阳黄，满身如金，如黄疸型肝炎、胆囊炎等。以黄疸为主见证者皆可用之。

配方及用法：甜瓜蒂15克，白丁香10克，茵陈15克，广郁金9克。上药共研极细末，贮瓶备用，勿泄气。取本散少许，交替吹入两鼻孔中，每日3次，以鼻中流尽黄水为度，或用本散擦牙，使口流涎水，效果亦佳。

疗效：经治各种黄疸性疾病数百例，退黄效果颇佳。通常3～5天即可效，有效率达97%以上，轻者病愈，重者缓解。若

能配合内治,则奏效更快。　　　　　　　　引自:《中药鼻脐疗法》

 我用大黄麦芽汤治急慢性黄疸型肝炎效果好

配方及用法:酒蒸大黄40克,生麦芽30克。上药水煎服,儿童剂量酌减。

疗效:此方治疗急性黄疸型肝炎11例,一般服药当天尿量即增加,黄疸在6~8天内消退,肝功能在3周内恢复正常。

引自:《浙江中医杂志》(1985年第5期)、《单方偏方精选》

其他型肝炎症

 我花2万元没治好的肝炎用此方治愈了

乙肝阳转阴是痊愈的主要标志。目前治疗乙肝的有效药物甚少,我们探索10余年，用化肝1号2～4个月转阴率在90%左右。现特奉献此方供患者试用。

配方及用法： 青黛170克，血竭150克，沉香90克，犀角90克（或水牛角180克）。上药粉碎过筛，制成丸或片剂1000粒，日服2次，每次10粒。

待抗原转阴后再用下面方治疗：冬虫夏草90克，蜂尸170克，西洋参90克，刺五加90克。上药粉碎过筛，制成片剂1000粒服用，服法同上。

禁忌： 服药期间，忌烟、酒、辣椒、葱、蒜；严重胃炎、胃肠溃疡患者及孕妇禁服，月经期停服。

荐方人： 河南省淇县高村乡吕庄夏合保

百姓验证

● 河南浚县来店乡来店村梁秋玉来信说："我10年前患了慢性肝炎，跑了很多家医院，花了2万多元，病也没治好。后来得此方，服用3个月我的肝炎就治好了。"

 以鸭跖草治急性病毒性肝炎均痊愈

配方及用法： 鸭跖草30～60克。每天1剂，水煎分2次服，15～20天为1个疗程，不加用其他药品。食欲差者，可静滴葡萄糖液。

疗效： 此方治疗急性病毒性肝炎100例，均达到临床治愈标准。

引自：《浙江中医杂志》（1995年第2期）、《单方偏方精选》

百姓验证

● 浙江萧山市临浦镇付一村付兆兴，男，49岁。他来信说："本地张吾成患肝炎，我用本条方为其治疗20多天后，他感觉好多了，现在已回到工厂上班。"

 我利用陈皮红枣已治愈肝炎患者多人

配方及用法： 陈皮30克，红枣10粒，水煎代茶喝，可加少量白糖。

荐方人： 福建尤溪县　纪长球

我应用此方治各类型肝炎均产生了好效果

此方已应用多年。它对各类型肝炎病毒都有较强杀灭作用，有效率达95%以上，治愈率达80%，远期疗效经多年观察无复发者。

配方及用法： 黄花小眼草10克，红糖100克，鸡蛋7个。将黄花小眼草同鸡蛋一齐放入500~750毫升清水中，煮沸20分钟（煎药时用砂锅），把每个鸡蛋用竹器捣10个孔，再煮10多分钟。然后用此药液冲化红糖，吃鸡蛋喝汤，1次服完。每日服1剂，服完后盖被子出汗。病轻者5~7剂痊愈，病重者15剂可愈。

引自： 1994年9月5日《河南科技报》

肺结核

肺结核是由结核杆菌引起的慢性肺部感染，咳嗽、胸痛、咯血、潮热、盗汗、消瘦、血沉增速为其主要临床特征。结核菌从病人或带菌者的呼吸道分泌物排出，并随灰尘飞扬于空中传染他人，尤其是开放型肺结核患者，其痰液更是主要的传染源。另外，咳嗽、喷嚏也可污染空气。在人体抵抗力降低的情况下，极易感染结核杆菌而发病。

本病属中医学"肺痨"、"痨瘵"、"肺疳"等范畴。先天禀赋不强，后天嗜欲无节，酒色过度、忧思劳倦、久病体衰时，正气亏耗，为内因；外受"痨虫"所染，邪乘虚

传染性疾病

43

而入，而致发病。一般来说，初起肺体受损，肺阴受耗，肺失滋润，继而肺肾同病，兼及心肝，阴虚火旺，或肺脾同病，致气阴两伤，后期阴损及阳，终致阴阳俱伤，并见心肝脏腑功能损害的危重结局。

按疾病发生的先后及人体的免疫力，肺结核可分原发和继发两种类型。初染者多见于儿童，机体无免疫力而全身反应强。继发者是再次感染，多见于成年人，指机体有免疫力，病变有局限化倾向，局部反应较强。

 我服醋蛋液使肺结核病大有好转

我49岁，因患肺结核病退休了，一直用链霉素、雷米封治病，但病不见好，吃不下饭，营养摄取不足，身体瘦弱。大夫说营养上不来，对治病不利。后来，我开始服醋蛋液，目的是增加些营养。只喝了几个醋蛋液，果然如愿。我的饭量大大增加，即使有什么上火的事，也不影响吃饭。谁见我都说我胖了，我也觉得身上有了力气，真叫人高兴!

荐方人：黑龙江齐齐哈尔市碾子山区 朱桂香

注：醋蛋液治病法，请见本书附录三。

百姓验证

● 广西田阳县琴华乡月华村杨展，男，38岁。他来信说："我在29岁那年患肺结核咯血，住院治疗2个多月，花去医疗费2000多元，因怕花钱太多，病情还没有完全好就出院了。过了4年多，此病又复发。后来我用本条方治疗，肺结核痊愈。"

 我吃白芨糯米粥治好肺结核

1955年我在湖北商业干校学习，经医院体检，确诊为浸润性肺结核，当时我才26岁。从那时起，我先后在荆州干部疗养院（结核病院）及其他十几家医院治疗，打针服药从未间断过，但总是时好时坏。1968年春，再次拍片检查，发现病情又有发展，体重已从65千克降到41千克。这时一位亲戚告诉我"白芨糯米粥"（以下简称药粥）治肺结核的配方与疗效。于是我半信半疑地到药店买了1千克白芨，焙干磨粉，每天早晨煨一碗糯米粥，粥熟后放一羹匙白芨粉，放半汤匙白糖（因白芨味苦），当早饭吃下。吃了1个多月（没有服其他抗痨药物）之后，自觉症状消失，精神很好。连续吃了3个月的药粥后，不仅精力充沛，而且体重增加到56千克。我再次到医院检查时，医生说我的肺病好了。当时我真不敢相信，于是又到另一家医院拍片检查，还是那个结论。从此以后，再也没有发现肺部有什么问题。

前年，我的表侄患肺结核病，公开治疗怕未婚妻知道后和他吹，偷偷地跑到边远地区求医，除买回几瓶雷米封和维生素AD胶丸长期服用以外，还特地买了注射器让家人给打链霉素。这样经过1年多时间的治疗也没治好，后来按我的经验每天吃白芨糯米药粥，只吃了3个月就痊愈了。后来我又向周围其他肺结核患者传授这种方法，他们的病也都治好了。我觉得用白芨糯米粥治疗肺结核确实好，不仅方法简便，而且疗效快。（徐守正）

63. 我用蛤蚧尾巴配药治肺结核治愈率高

10多年来，我用此方治愈很多肺结核患者。一般内服7天见效，1剂药分3天服完，连服3~4剂治愈，病情较重者需服7~8剂。

配方及用法：蛤蚧一对（干品，药店有售），白石英（河南农村叫白马牙石，无毒）9克，甜杏仁、玉竹、瓜蒌仁、白芥子各6克，白芨9克。把一对蛤蚧尾巴剪下，用100克食油炸焦，再把白石英放火上烧红，取出放凉后，与蛤蚧尾巴一同研细。然后杀1只纯白毛鸭，去掉毛和内脏，加水

传染性疾病

与以上7味药放入砂锅内煮至肉烂为止。吃药渣、鸭肉，喝肉汤（剩余的药汤当晚煮沸加盖，以防变馊），每天1次，分3天吃完。以上为1剂量。

注意： 从开始吃药到停药后100天内，不吃辣椒和醋，禁房事。

荐方人： 河南省新郑县辛店乡北楼村　靳志远

引自： 广西科技情报研究所《老病号治病绝招》

百姓验证

● 四川合江县甘雨镇张正平，男，69岁，退休。他来信说："本村黄恒玉在广东打工时患上了肺结核病，曾治疗3年多时间，花费1000多元未见好转。我用本条方为她治疗30天，花费300元，病情显著好转。以后又按此方继续服用，现已痊愈。"

我用马钱子鸡蛋治肺结核获奇效

配方及用法： 取马钱子12克，砸碎，用开水浸泡1小时，再放入鸡蛋7个，文火煮1小时，将鸡蛋捞出，用冷水浸泡片刻，然后放回药液中泡1小时，捞出鸡蛋放凉备用。煮鸡蛋过程中谨防弄破鸡蛋，破鸡蛋应弃去，绝对不可食，因马钱子有毒。每日早晨空腹吃1个用马钱子煮的鸡蛋，7天为1疗程。间隔7天，再继续下1个疗程。

引自：《偏方治大病》

百姓验证

● 杨某，女，33岁。患肺结核1年，消瘦，闭经，五心烦热。经X线摄片诊断：右上肺结核。用链霉素引起耳聋、耳鸣，于是停用抗痨药。服用马钱子煮鸡蛋4个疗程，右肺阴影消失，症状好转，复查血沉在正常范围，月经始来2次后，停经怀孕。

我利用鸭子炖黄精治肺结核收到满意效果

罹患肺结核的中老年人，采用下列食疗方法可获满意疗效。

宰杀家鸭（不分雌雄）1只，加黄精10克，不得加盐，清炖吃肉喝汤，每天吃1次，分7次于1周内吃完。坚持连续服食2~3个月，此症便可明显好转或痊愈。此方经济、简便、易行且无副作用。（高云阁）

引自： 1997年7月10日《老年报》

淋巴结核

本病主要指发生于颈部淋巴结的慢性感染性疾患。常结成串, 累累如贯珠, 中医称"瘰疬"。临床以起病缓慢, 初结块如豆, 皮色不变, 坚硬无痛, 后渐大成串, 将溃时皮色暗红, 溃后脓水清稀, 久不收口, 可形成窦道或瘘管, 又名"鼠疮"。

66. 我三叔用蛇油治鼠疮治愈多人

我三叔不是医生, 但却用此方治愈了好多人的鼠疮, 其中有两位是我的亲属。

配方及用法: 活蛇1条, 上等豆油500毫升。二者装入瓶中密封, 待蛇化成油后, 用蛇油涂患处, 每日数次。(杨海峰)

引自: 1995年7月14日《健康生活报》

67. 我献出的治淋巴结核特效方

我是一名中学生, 从小喜欢医学, 经常注意收集一些验方, 现将治淋巴结核的验方奉献给患者。此方专治老鼠疮，西医叫它"淋巴结核"。得了此病莫着慌，只需一物豆腐浆，温热勤洗疮疤上，杀菌消毒除脓疡。再用火罐拔背缝，连洗带拔配合上，每日1次不间断，不出十日必好转。

荐方人：陕西洛川县中学　冯春红

中国家庭自疗千方经典

百姓验证

● 辽宁凌源市沟门子乡东杖子村杨永利用本条治好了陈永志的老鼠疮。用药第三天颏下偏右侧所生之疮脓自出，肿也消了，没花一分钱。

68. 我以守宫鸡蛋治疗颈淋巴结核很有效

主治：颈淋巴结核

配方及用法：生鸡蛋1个，活守宫（俗称"壁虎"）1只。将生鸡蛋用镊子轻轻敲一个小圆孔，直径约1厘米，用镊子将活守宫放入鸡蛋内，外用蛋壳封住孔口，涂以泥土密封，烘干后去壳（以不枯焦为佳），研末装瓶备用。每日服活守宫鸡蛋1个（约粉末30克），10日为1个疗程。

疗效：轻者只需1个疗程，重者2~3个疗程可痊愈或明显好转。

荐方人：江苏泰县顾高人民医院　夏晓川

引自：《当代中医师灵验奇方真传》

百姓验证

● 王某，女，28岁，于1年前患左侧颈部淋巴结核，经中西医治疗未见好转。近2个月结核突然明显肿大，皮肤不红、黄硬，按之不痛，推之不移，大约6厘米×6厘米，伴有四肢乏力，急躁易怒，舌淡红、苔薄白，脉沉细。用守宫鸡蛋治疗，1个疗程后痊愈，1年后随访未再复发。

● 贵州纳雍县饲料厂李元发，男，52岁，工人。他来信说："我朋友患淋巴结核，按之不痛，呈黄色硬块，经中西医治疗，花费几千元无效果。后来我用本条方为其治疗，1剂显效，2剂痊愈，至今未复发。"

● 四川乐至县乡镇企业局赵荣春，男，71岁，干部。他来信说："我儿子赵文平患淋巴结核，用本条方治愈。"

结核性胸膜炎

结核性胸膜炎是胸膜受结核杆菌感染所引起的胸膜炎症。结核杆菌进入胸膜的途径有三：肺内（包括肋骨、脊柱）结核病灶直接蔓延；结核杆菌沿肺内淋巴管逆流至胸膜；经血液循环到达胸膜。本病分干性（纤维蛋白性）胸膜炎和渗出性（浆液纤维蛋白性）胸膜炎两种。①干性胸膜炎起病较急，主要症状为胸痛，如胸侧腋下部痛，深呼吸或咳嗽时加剧，累及膈胸膜时，痛可放射至颈、肩或上腹部。可有发热畏寒，肢体乏力和周身不适。体检可发现患侧呼吸运动受限制，胸侧腋下部有局限的胸膜摩擦音。②渗出性胸膜炎发病较急剧，有的则缓起，常有高热、多汗、食欲减退和全身不适。早期渗出液不多，可有明显胸痛，随着胸膜渗出液的增多，则胸痛症状减轻或消失，出现气促或胸闷胀，病人喜患侧卧。体检常见胸廓饱满，呼吸运动减弱，患侧叩诊呈浊音或实音，语颤、呼吸音减弱或消失。大量积液者，可使气管和心脏向健侧移位。

69. 我用本方为女儿治疗结核性胸膜炎不到2个月即愈

主治：结核性胸膜炎。

配方及用法：连翘、百部、鱼腥草各等份。上药共研细粉，过罗，炼蜜为丸，每丸含药粉约4.6克，每次2丸，每天3次，温开水送服。临床治愈（症状消失，X线检查无胸水，血沉正常等）后再巩固治疗2个月。

疗效：用此方治疗结构性渗出性胸膜炎9例，其中有4例是经西药治愈后没能坚持巩固治疗的复发病例，胸水少至中等量，用于诊断和治疗抽胸水1~2次，均单用此药，在4周左右治愈。有5例是经西医内科治疗时间较久（最少1个月以上），病情仍然较重（原症状仍存在，胸水仍多，血沉仍快），加用此药治疗，病情很快改善，在4~8周治愈。

荐方人：河北唐山市第二医院中医科冯国庆

引自：《当代中医师灵验奇方真传》

传染性疾病

百姓验证

● 新疆乌鲁木齐朱奉慧，男，60岁，退休。他来信说："我的二女儿朱文艳患了结核性胸膜炎，在新疆第二人民医院诊断并住院治疗4个月，花钱1500多元，但效果不明显，仍存有积水，胸膜肥厚未能消除。该院的医生说此病已治不好，不要再浪费钱了。我当时很生气，回家后用本条方为我女儿自治，不到2个月，经B超、拍片检查，胸膜已基本正常，且无积水。现在一切正常，花费不到30元钱。"

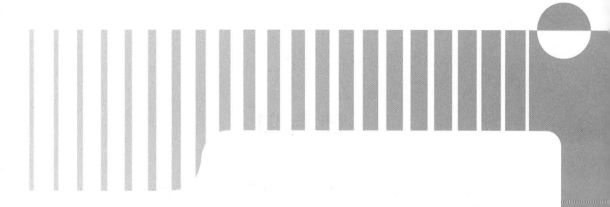

ZHONGGUO JIATING ZILIAO
QIANFANG JINGDIAN

呼吸系统疾病

肺气肿

肺气肿是指肺泡的过度充气，肺泡壁过度膨胀，肺组织弹性减弱，使肺容积增大，肺功能减低的慢性肺部疾患。按其形成的原因可分为慢性阻塞性肺气肿、老年性或衰退性肺气肿、代偿性肺气肿和间质性肺气肿四类。其中以慢性阻塞性肺气肿危害最大，发病率较高，多于中年人，常可导致肺源性心脏病及呼吸衰竭等严重后果。

70. 我用鸡蛋鲜姜治好10年的肺气肿

我今年59岁，从小就有咳喘病。特别是1984年以来病情加重，转为肺气肿。患病就住院，有时夏天也得住院，吃遍各种药也不见好。1995年9月份，我从报上看到鸡蛋鲜姜治咳喘的偏方后，就天天吃，吃1个多月就好了。现在不咳不喘，走路干活与同龄人一样，走出了病痛苦海。

配方及用法： 取鸡蛋1个打入碗中，鲜姜1块（如枣大小）切碎，把鲜姜放在鸡蛋里，再取一小碗凉水一点点倒入，边倒边搅，最后放入锅里蒸成鸡蛋羹食。

荐方人： 黑龙江佳木斯　王祉孚

百姓验证

● 新疆克拉玛依准噶尔市场王顺向（修理工），他来信说："我用本条方治好岳父患了好几年的肺气肿病。"

● 辽宁风城通远堡镇北桥街24号高继国，男，80岁，离休。他来信说："军队离休人员丁志华，男，82岁。患肺气肿10多年，冬天严重，经常吃药输液，但都只是暂时缓解。我用本条方为他治疗，一个月后病状减轻。"

● 云南金平县金河镇村黄代祥，男，60岁，退休。他来信说："本镇官立本患支气管炎、肺气肿多年，到处求医未愈。我用本条方为他施治，已基本治愈。现仍服药，以巩固疗效。"

中国家庭自疗千方经典

我邻居用此方一个月治愈肺气肿

我的邻居是一位老人，77岁，患肺气肿，在医院花了1400多元钱也没治好。后来用此方治愈，至今已有2年未犯病。

配方及用法：水白梨500克，薏米50克，冰糖30克，加水一大碗，共煮熟。每天服1次，连服1个月。

荐方人：河南方城县工商所　陆极

百姓验证

● 安徽合肥省委大院余萍，女，38岁，公务员。她来信说："我父亲患有肺气肿哮喘，我用本条方为他治疗1个多月，病情就得到了缓解，现在上楼梯也不喘了。"

 我采用三子猪肺汤治老年肺气肿效果佳

每年冬春季节，一些老年肺气肿患者的病情就一天天地加重起来，稍一活动就会出现胸闷、憋气、气急、呼吸困难、咳喘等症状。经过打针、吃药治疗后，诸证明显减轻，但稍不注意，又因受凉、劳累而重新发作。这样长期反复发作，不仅影响日常生活，还背上了沉重的思想包袱，认为自己的病没法治了。

近年来，我在临床上采用三子猪肺汤治疗老年性肺气肿，疗效较显著。一般服1~2剂后，胸闷、气急、咳喘等症状即可明显减轻，服3~4剂后症状会全消失。现介绍如下，患者不妨一试。

配方及用法：鲜猪肺1个，五味子（捣碎）12克，葶苈子12克，诃子（捣烂）9克。先将猪肺洗净，切成条状，将以上3味中药用干净纱布包好，连同猪肺一起放入砂锅内，加水600毫升，用火煎煮。待猪肺熟烂，药液煎至300毫升时，取出药包，食猪肺喝汤（吃时不加盐或酱油，可加入适量香油）。1剂可分6次服，每日3次，2日内服完。每次服时都要加温后再服。每周可服2剂。如服2~3剂后症状未完全消失，可隔几天再服1~2剂，一般即可治愈。本方对慢性支气管炎也有较好疗效。（李子云）

引自：1996年第10期《老人报》

呼吸系统疾病

百姓验证

● 广西南宁市沈阳路56号305房农宣芝，男，55岁，工人。他来信说："我有一次患感冒咳嗽，到药店买伤风胶囊、止咳散等多种药，吃后都无效果，而且咳嗽越来越厉害，右脑部疼痛，连翻身都困难，手也不能上举。当时我很痛苦，到广西武警医院拍片检查确诊为支气管炎和肺气肿。因无钱治疗，就回到家按本方自治，几天后症状就全消失了。为了巩固疗效，我又服用1个疗程，现在病已完全好了。"

● 辽宁清原县湾甸子镇二道湾村王安才，男，53岁，农民。他来信说："村民李富有患肺气肿，经常咳嗽气喘，我用本条方予以施治，只用4剂药就治好了，仅花100多元钱。至今已5年未复发。"

咳　嗽

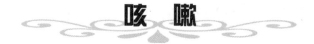

一旦你的喉咙发痒，你是很难控制住自己不当众大咳的。尽管咳嗽非常招人，但它本身并不是病，而是一种机体的保护性反射。

依据持续的时间和咳出物，我们可以判断咳嗽的病因：突发性的咳嗽往往是吸入了异物引起的保护性咳嗽；感冒引起的咳嗽往往持续数天；慢性、持续性的咳嗽多是病理性的，病因可能是吸烟、变态反应、哮喘、慢性支气管炎、肺气肿、肺结核、肺癌等。

咳出物的性质、颜色、黏稠度提示我们疾病的性质和严重程度。一般来说，若干咳伴背、腿痛，发热、头痛、咽喉痛，可判断为流感；若痰变为黄绿色，则提示病菌已上行感染，多是上呼吸道感染、支气管炎、鼻窦炎等；若咳嗽伴有呼吸困难、喘息、胸闷，可诊断为支气管哮喘；如果咳出粉红色血痰或是黄色铁锈样痰，并伴有胸痛、头痛、发热、呼吸困难，则可能是感染了肺炎。

咯血是一种严重症状，如果发生，应立即去看医生。它潜在的病因有可能很严重，也可能并不严重。有时牙龈出血、鼻出血可能被误认为咯血。咯血一般是鼻腔、咽喉、气管、肺血管破裂所致。最常见的原因是感染，如支气管炎、肺结核、肺炎等，肺癌、血友病也会大量咯血。

我用此方治咳嗽屡用屡效

经由一老中医传授此方，治疗咳嗽用之临床，多获效。

配方及用法：嫩桑叶9克，陈皮6克，杏仁6克，五味子6克，当归6克，云苓6克，半夏6克，甘草6克。上药水煎，分2次服。

此方妙在一味嫩桑叶。树之有叶，犹人之有肺；人以肺呼吸，植物则以叶呼吸；以其叶治肺，实有同声相应、同气相求之妙。故临证中屡用屡效。

荐方人：江西瑞金县九堡卫生院刘先启

百姓验证

● 福建福清市融城镇后埔吴鹏飞，男，70岁，退休。他来信说："我岳母咳嗽已有2个多月了，84岁的老人难忍咳嗽之苦，虽经医院治疗，始终不见好转。后来我用本条方为她治疗，连服5剂即见效，现在完全好了，老人家非常高兴。"

● 山东威海市新华厂谢振刚，男，31岁，工人。他来信说："有一次我弟弟患流感，咳嗽不止，吃西药不见效。后来按本条方服药5剂，病告痊愈。"

● 河北正定县东落堡乡西相村王重学，男，66岁。他来信说："本村的蔡秀花，女，69岁，患顽固性咳嗽，我用本条方为她治疗，1剂治愈。"

 我哥哥服醋蛋液使咳嗽消失

我身患冠心病和冠状动脉硬化，经常胸闷，视力减退，后又患肩周炎。严重时穿衣手背不过来，一到冬天，稍微受点风寒，就咳嗽不止，经常咳出眼泪，有时半夜咳醒全家人。为此，我吃了不少西药和中药，收效不明显。后来，我抱着试试看的心情，用醋蛋液自治。在连续服8个醋蛋液后，病情均有明显好转。入睡不再吐长气，不感到胸闷了；眼睛也比以前明亮起来，不戴眼镜看报也不像以前那么

吃力了；手臂可以抬起来，穿衣不再感到吃力；咳嗽止住了。我信服醋蛋的疗效，决心坚持服用下去，同时将此方介绍给多病的哥哥。我哥哥是个65岁百病缠身的老人，一到冬天，老年性气喘咳嗽折磨得他日夜不安，咳嗽起来眼泪鼻涕齐流，带泡泡的白黄色浓痰一吐就是一小堆，非常痛苦。他服用了5个醋蛋液后，病症消失了，醋蛋液竟起到了止咳化痰作用，连他早年患的第5节脊骨的骨质增生病

也有了明显的好转。

荐方人:湖南邵东县胜利街　姚斌

注:醋蛋液治病法,请见本书附录三。

百姓验证

● 四川乐山市五通桥区跃进84号赵启明,男,78岁,退休。他来信说:"街道干部赵素芸咳嗽十几年,各类药吃了不少,病情只能缓解,不能根治。我用本条方为她治好了,现在已不再咳嗽。"

● 黑龙江大庆市林源油厂徐志水来信说:"我儿子徐林几年来最易感冒,一感冒就得一星期左右,通过吃药打针才能好,每次都要花几十元。即或感冒大症状治好了,但咳嗽还仍然不断,得继续吃银翘片、甘草片、咳必清,身体不能很快恢复正常。上次他又感冒,我用本条方给他治,仅用几天时间,感冒咳嗽就一齐好了。以后再未患感冒。"

● 河北正定县东落堡乡西相村王重学,男,66岁。他来信说:"王洪珍,女,72岁,患咳痰病,大口吐痰,用多种中西药治疗效果不佳。我用本条方为她治疗,10天治愈。后来用此条方又治愈许多此病患者。"

75. 我用冰糖食醋治久咳气喘有好效果

我是一名中年职业女性,因体质弱,免疫功能差,1989年秋由感冒引起呼吸道感染,大咳不止,危及生命。后经住院治疗,有些好转,但从此便落下慢性支气管炎的病根,稍遇风寒,便会旧病复发,食不甘味,夜不能寐,痛苦不堪。

去年冬,朋友介绍给我一小偏方,我将信将疑服用1个月,病情大有好转,不仅咳嗽减轻了许多,其他病的症状也有较好改善。

配方及用法:冰糖500克,食醋500毫升(最好是陈醋或香醋),置砂罐或陶钵内,用文火煎熬至冰糖完全溶化,冷却后装瓶备用。每日早晚各1次,1次10毫升,空腹服下。此偏方制作简便,口感良好,效果显著,服后无副作用。凡有气喘、咳嗽、痰多等症的老少朋友均不妨一试。(陈原)

百姓验证

● 广西贵港市邮局李素玲,男,56岁,干部。他来信说:"我用本条方治好2人的咳喘病,此方比止咳糖浆还灵验。"

我睡觉含姜片止咳有奇效

我小时候，常常闹咳嗽，一咳就要好长时间，非常苦恼。有一天，妈妈在外面听人家说，晚上睡觉嘴里含片生姜，能止咳嗽，就怀着半信半疑的心情，让我晚上睡觉时含2片生姜。说也奇怪，连含了两三天以后，咳嗽就基本上好了。为了巩固这意想不到的效果，我又含了两三天，咳嗽完全好了。

去年冬天，我不慎受风寒，感冒咳嗽，又引发了心房纤颤，住院治疗后感冒好了，验血各项指标都正常了，胸部透视、拍片也都没有发现什么问题，可就是咳嗽老不断。止咳药水不知喝了多少瓶，治气管炎的消炎药也不知吃了多少，总不太管事，尤其是晚上躺下咳得更厉害。于是，我又用含生姜的办法来试治。果然含生姜的第1天，咳嗽就有所减轻，第4天竟基本上不咳了，又过了两三天，全好了。

含生姜能治咳嗽，其实是很有科学道理的。生姜味辛辣，是一种散发风寒的药物。一般的咳嗽，大多是由于受了风寒，生姜正好能散发寒气，祛痰解毒。

具体方法：将生姜洗干净，先切去一小块，使生姜有个平面的切口，然后再切1~2毫米厚的薄片，晚上睡觉时将1~2片姜片含在腮帮的一侧或两侧，开始嘴里会感到有些麻辣，过一会儿就适应了。第二天起床时吐出。在含的过程中，如果嗓子发痒要咳嗽，可用牙齿轻轻咬一下生姜，使姜汁与唾液一起慢慢咽下。姜汁通过喉部时能抑制嗓子发痒，可以减少咳嗽。如果条件许可，白天也含含姜片，治咳嗽的效果会更好。（王宝烈）

百姓验证

● 湖南辰溪县长坪乡玉溪村刘泉清，男，19岁。他来信说："受天气变化影响，我父亲时常咳嗽，却不肯用药。我用本方为他试治，5天就治好了，没花一分钱。"

● 重庆市潼南县米心镇三村唐永伦，男，61岁，技师。他来信说："我用本条方治好12人的咳嗽，均5~6个晚上痊愈。"

● 河北荣城市南孟镇北乡村孟花改，女，37岁，农民。她来信说："我爱人咳嗽不止，在医生那开3剂药吃了也未见好转。我按本条方为他治疗，几天就痊愈了。"

呼吸系统疾病

77. 我用香油煎鸡蛋治咳嗽真灵

我老伴近日患感冒引起咳嗽，夜不能眠，吃药不见效。后来用香油煎鸡蛋2个，煎时加姜末、白糖少许，服用当天即见效，服2剂痊愈。

荐方人：辽宁沈阳退休干部　刘名成

百姓验证

● 江苏泗阳医院季选洪，男，71岁，离休干部。他来信说："我老伴患重感冒，咳嗽不止，胸闷气短，曾用感冒灵、止咳喘片、急支糖浆治疗，又输液6天，仍未见好转，反而咳嗽加重。在没有办法的情况下，我用本条方为她治疗，仅服药4剂咳喘就止住了。"

● 湖南洪江市水利局蒋伯寿，男，60岁，退休。他来信说："我女儿患感冒引起咳嗽，白天还好，到了晚上和早晨起床时，就咳嗽不止，晚上也难以入睡，到当地乡卫生院治疗过几次，花药费50多元，也未见效。后来用本条方治疗，仅花4元钱，就把咳嗽治好了。"

● 山东龙口市诸由镇李各庄李树业，男，63岁，农民。他来信说："本条方治咳嗽是非常有效的。不必吃其他止咳药，这条方很多人用了都很有效。"

78. 我用生梨川贝冰糖治肺热咳嗽比止咳糖浆效果好

配方及用法：生梨1个，川贝母3克，冰糖10克。将梨洗净后连皮切碎，加冰糖炖水服；或用大生梨1个切去皮，挖去心，加入川贝母3克盖好，放在碗内隔水蒸1~2小时，吃梨喝汤，每日1个。

按语：据传，清代有一位上京赶考的书生，路过苏州，向名医叶天士求诊。书生诉说："我只是每天口渴，时日已久。"叶天士诊其脉，问其症，劝他不要继续上京赶考了。书生听后，心里惧怕，但应试心切，没有听从叶天士的劝告，继续北上。赶到镇江时，听说金山寺有个老僧医道高明，便去求治。老僧告诉书生，每天以梨为食，口渴吃梨，饿了也吃梨，连续一百天，病症自会消除。书生按老僧的嘱咐去做，果真治好宿疾。书生高中回家途中又去见叶天士，讲了金山寺老僧替他治病的全过程。叶氏觉得老僧的医术比自己高明，就改名换姓，到金山寺拜僧为师。

引自：《小偏方妙用》

百姓验证

● 广西桂林市临桂二七一队关彩文，男，63岁，他来信说："有一次我感冒了，到卫生所打针加服止咳糖浆就是不好。后来我用本条方很快就治好了，才花8元钱。"

 我用白矾陈醋大葱敷脚心治陈年久咳显效

成人咳嗽是一种常见的多发病。现将经过十几年实践，既经济又有效的单方贡献给大家。

配方及用法： 白矾50克，陈醋30毫升，大葱白（用最下端带须根的，1寸长）3根。将白矾碾成细末；大葱白洗净埋在热灰里烧熟，然后取出捣碎成泥，与白矾粉、陈醋一起拌匀。晚上睡觉前洗脚，擦净后将药按男左女右包在脚心上。用此方轻者1次病除，重者重复3次即愈。

百姓验证

● 辽宁建昌县老大丈子乡范文海用本条方治好了他二姐已患3年多的咳嗽病。

● 贵州镇远县金堡乡姚茂林用本条方治愈了他舅舅患了35年的老年久咳病症。

● 陕西宝鸡北方照明公司田万春来信说："我厂附近老李的女儿患感冒后落下咳嗽症，到市区医院吃药打针20多天毫无效果，痰多，阵发性咳嗽，咳急时连气都喘不出来，脸憋得通红。用本条方连贴3次，咳嗽即止。另外，我小孙子感冒受凉引起阵发性咳嗽近10天，到区儿科医院打针吃药无效，也是用本条方治愈的。"

 我利用款冬花加糖治好复发性咳嗽

一妇人有咯血史（支气管扩张症），1972年冬受寒复发性咳嗽，服药日久不效。恐其久咳出血，即购款冬花30克，分成3份，用一份加冰糖2块（10克左右），冲泡开水一大碗（约500毫升），嘱其在1天内服完，第二天即咳止病愈。

引自：《新中医》（1981年第3期）、《中医单药奇效真传》

百姓验证

● 江苏通州市忠义乡河东村六组季贤妙，男，50岁。他来信说："我用本条方治好数十名气管炎咳嗽、顽固性咳嗽患者，均在3~5日内见效。"

● 广西博白县国税局东平分局冯巨峰，男，49岁，干部。他来信说："中江村65岁的蒙十八，患气喘咳嗽已两年多，吃药打针毫无效果。当地几位医生对此病人均束手无策。1999年2月25日，我用本条方为她治疗，仅用3天时间，花3元钱而治愈。"

● 广西宾阳县新桥镇民范群英村王世和，男，54岁，农民。他来信说："我用本条方治好妻子、女儿、外甥三人的感冒咳嗽，每人才花2元钱药费，其中两人服药2天痊愈，另一人服药3天痊愈。"

81. 我爱人久咳用仙人掌加白糖一个多月治愈

王某，男，56岁，干部。咳嗽10余年，每年冬季加重，近1周来发热，黄痰黏稠不易咯出，舌红苔黄，脉浮数。服新诺明及氨茶碱片无效，改用仙人掌100克（鲜品去刺），加白糖30克治疗，1日分2次口服，4日痊愈。

引自：《四川中医》（1987年第10期）、《中药单药奇效真传》

百姓验证

● 福建南平市火车站台后水南里汤冬信，女，60岁，退休。她来信说："我爱人经常咳嗽，并带有脓痰，多次到厂医院去治，都无济于事。后来我用本条方为他治疗1个多月，现在已不再咳嗽了。"

82. 我应用橘红皮为母亲治发烧咳嗽2剂即愈

主治：咳嗽痰多、气喘等症。

配方及用法：橘红皮9克，川贝母6克，黄芩12克。将上药焙干研末，每次服6克，日服3次。

按语：本方所治之咳嗽是由肺经郁热、灼津液为痰所致的咳嗽气粗、痰鸣气喘。方中橘红皮具有理气祛痰功能，川贝母具有清肺止咳功能，黄芩可清利肺经之虚热，三药相伍，共奏清肺止咳、除痰之功。

民间传说，清初有一官吏，性情暴躁，在广东化州为官时，曾患咳喘病，请遍当地名医诊治，服药效果不显。每遇季节、气候变化，或心情不好，则咳喘复发，甚是痛苦。一日夜间，大雨不止，咳喘骤发，咳声不止，张口喘促而坐，夜雨倾盆，不便延医，只有急叫使女取平日所取之药再煎服。使女因屋内无净水，准备到井中打清泉，但因雨急路滑，恐怕耽误时间遭到责骂，仓促间顺手悄悄取阶前缸中的雨水倒入药罐，以此水煎药。一会儿药煎成后，官吏服下自觉病情缓解。仍再服，咳喘大减，并能平卧熟睡。第二天，官吏一觉醒来，精神爽快，心中欢喜，但一转念思想，又感到十分奇怪，此药平日服用平平，昨夜显效，怪哉！遂把昨晚使女叫来细问情况，初时使女心惊胆战，不敢实说，后官吏软硬兼施，使女才实言相告。大家议论纷纷，不得其解。后来，有一幕僚看到州衙瓦上有橘红之落花甚多，风雨把落花带入缸内，可能是橘红治好了咳喘病，后试之果然应验。于是，橘红止咳化痰、平喘便驰名于世。

引自：《小偏方妙用》

呼吸系统疾病

百姓验证

● 辽宁抚顺市露天区新屯街18委吴广明，男，28岁，工人。他来信说："我母亲患感冒，发烧咳嗽很严重，到诊所输液，咳嗽却越来越厉害。于是我按本条方为她治疗，由于橘子皮不好研末，就用水煎了让母亲服下1剂，服药后咳嗽就减轻了，又服了2剂，咳嗽已基本好了。"

● 新疆乌鲁木齐航空公司刘领军，男，70岁，退休。他来信说："汪帝钧咳嗽胸闷、咳痰不出，已持续一个多月，很难受。我告诉他用本条方治疗，服药3天即愈，至今未犯。"

83. **我用枇杷叶治咳嗽有特效**

用枇杷树叶治小儿成人咳嗽，效果很好。

方法：采新鲜枇杷树叶3～4片，洗净后放入小锅中煮出汁，然后加糖，色淡红、无味。日服4次，三餐后，临睡前各服3匙。

荐方人：安徽含山经委　秋枫

支气管炎

支气管炎是一种常见的呼吸系统疾病，多由感染及物理、化学刺激或过敏反应等引起。多见于寒冷季节或气候突变时，临床上主要表现为咳嗽和咳痰。引起本病的病原体主要是病毒和细菌。临床上根据症状将它分为急性支气管炎和慢性支气管炎。

84. 我用冰糖橘子蒸水喝治好慢性气管炎

我从小就患有支气管炎，一旦感冒便不停地咳嗽。到了中年这毛病虽然有所好转，但进入老年期，旧病又复发了。前年秋冬季交替期间，我因感冒引发了支气管炎，咳嗽十分厉害，又打针，又吃药，折腾了20多天，花去医疗费100多元也没治好。

正在这时，我的侄女来看我，她说这个病容易治，她的公公曾得过此病，是喝冰糖和橘子蒸的水治好的。我服用了此水后，果然很有效。现在时过2年了，虽然

在季节交替时，我有时还会感冒，但气管炎再也没有复发。

方法：将橘子放在一个瓦罐里（每次剥2个橘子），放上水和适量的冰糖，用文火隔水蒸。水烧开后，再蒸5分钟左右，连水带橘子肉喝光吃光。每天上午、下午各1次，坚持喝五六天就收效。病情严重的，可以多喝几次。

荐方人：江西省德安县广播电台郭学柱

季来临都要咳嗽一段时间，吃些药后就好，但是不几日又犯，始终不去根。后来我用本条方为她治疗几次，现已2年多没有咳嗽了。"

85. 我用本方治气管炎一般4个月根除

本人枳多年临床经验总结一方，治气管炎有效率100%，治愈率79.8%，有的治后7年无复发。现介绍如下：

此方对长年咳嗽、慢性支气管炎、支气管哮喘、肺气肿的不论哪个季节发作，疗效迅速，且药物制作简单。

配方及用法：百部、全瓜、杏仁各200克，龙眼肉100克，川贝、猴姜各150克，金毛狗脊80克，竹油70克，板蓝根250克，共研末。每日2次，每次10克，开水冲服。忌吸烟、饮酒及食用产气食物。一般3天见效，6个月治愈。

荐方人：河南省汝州市人民医院揭海鹰

百姓验证

● 湖南泸溪县长坪乡马王村刘清泉，男，22岁。他来信说："我父亲患气管炎，每年冬天都发作，还干咳。我试用本条方为他治疗，用药几天就见效了，也不再咳嗽了。"

86. 我门诊部治气管炎方，有效率100%

我门诊部积多年经验的治气管炎验方，有效率100%，治愈率80%。

该方适用于长年咳嗽，慢性支气管炎，不论冬、夏阵发性发作的支气管哮喘或肺气肿。药物制作简单，疗效迅速。

配方及用法：柏壳300克，叶下珠250克，地虱150克，冬虫夏草100克，共研末。每日2次，每次10克，开水冲服。忌吸烟、饮酒。一般20天内减轻，3个月治愈。

荐方单位：河南淇县高村镇吕庄医疗中心门诊部

百姓验证

● 云南马关县城板子街39号王天华，64岁，工人。他来信说："我用本条方

呼吸系统疾病

治好一位老妇人已患20年的气管炎，用药时间还不到1个月。现在她面色红润，精神饱满，一直未再复发。"

87. 我患气管炎30多年，用姜蜜香油鸡蛋治5次就见效了

我患气管炎病已有30多年历史，试用生姜、蜜、香油、鸡蛋进行食疗效果甚好。

具体方法：将2个新鲜鸡蛋打入碗内搅碎，加入2汤匙蜜，1汤匙香油和2个蚕豆大的鲜姜（去皮薄片），置锅内蒸熟，早饭前空腹趁热吃下，每天1次，连吃5次即可见效。

此方既有营养，又能治病，无任何副作用。（姜新）

引自：1996年2月28日《中国老年报》

百姓验证

● 福建石狮鹏山学校陈进碧，男，58岁，教师。他来信说："我爱人因感冒而转为慢性气管炎，经医院多方治疗未愈。后来用本条方结合84条方治疗，病症消失。"

88. 我舅舅用此方治好了多年的气管炎

我舅舅患支气管炎多年，先后经几家医院治疗不见好转，后来求得此特效方，用药3天后痊愈。现介绍如下：

配方：白茯苓9克，川贝、杏仁、桑皮、甘草、五味子、京半夏、当归、陈皮各6克。

熬药与服药：

第一剂药：第一天下午5点熬，晚上9点服。

第二剂药：第二天晚上9点熬，第三天早上7点服。

第三剂药：第四天早上7点熬，中午11点服。

最后，三剂药渣全部合在一起，第五天下午5点熬，晚上9点服下。

每剂药熬1次，加冰糖1次服下。无论病情轻重，一般3剂药服完后除根。

禁忌：服药期间忌烟、酒、茶、盐、葱、姜、蒜、辣椒等物。

荐方人：安徽怀宁县医院　赵松南

百姓验证

● 重庆市巫山县福田镇四组谢远杰，男，65岁，农民。他来信说："我侄女谢天芝患支气管炎27年，经常吃药打针也不见效果。这次病重在床，到医院治病花费250元未愈。后来我用本条方为她治疗，服药3剂，花钱17.20元，现病已基本痊愈。"

● 湖北武汉市汉口汉宜路41号白远兰，女，60岁。她来信说："我用本条方治愈气管炎患者上百例。"

● 河南商丘农机校段锦田，男，70岁，退休。他来信说："我患支气管炎6年多，哮喘不断，每次感冒必犯，每年冬季必犯，常年吃药，花费近2万元。后来我用本条方5天就治好了，再未复发过。"

89. 我喝醋蛋液治慢性气管炎有很好的效果

我是个慢性气管炎患者，每天总感觉有东西堵在喉咙里，咳不出，咽不下。尤其是早晨，连喘气都费劲。后来在睡觉前喝下两口醋蛋液，第二天早上就觉得嗓子眼不堵了。到现在我连喝了4个醋蛋液，精神头越来越好。

荐方人: 黑龙江鹤岗市　孟宪文

注: 醋蛋液治病法，请见本书附录三。

百姓验证

● 河北唐山市古治区南范东工房宋继广来信说："滦县南范各庄乡后仁里庄宋兰英患支气管炎长达5年之久，曾多次到市区医院、开滦医院治疗，花药费上千元，不见好转。我推荐她用本条方治疗，当服用5个醋蛋液后，病情明显好转，服用10个后病情基本消失，现在自感身体状况良好。"

90. 我用气管灵丸治慢性气管炎有效率100%

主治: 慢性气管炎所引起的咳嗽、哮喘。

配方及用法: 川贝、蒌仁(去油)、黄芪各25克，枇杷叶、陈皮、乌梅各12克，杏仁(炒)、半夏、桔梗、百部、诃子肉、桑白皮、五味子、麦冬、天门冬、地龙各9克，

呼吸系统疾病

细辛、干姜、莱菔子、枳壳、葶苈子、黄芩、甘草各6克。以上药物混合，过120目筛粉碎，用干热及射线方法消毒灭菌，制成重6克的蜜丸。每日2次，每次2丸，饭后半小时温开水送服。

疗效：治疗患者5600例，治愈（用药15天内咳嗽、哮喘症状消失）4480例，好转（用药15天内咳嗽症状明显减轻）1120例，有效率100%。

荐方人：辽宁省辽阳市部队医院医师　刘志林

引自：《当代中医师灵验奇方真传》

百姓验证

●广东吴川市黄坡卫生站林顺余，男，62岁，乡医。他来信说："黄坡镇官江管区新田村林泽海，63岁，每年冬天都咳嗽，感冒时加重。在个体诊所前后治疗1个月，花去500元，用了一些抗生素、激素类药品，病情反而加重。后来我用本条方为他治疗5天咳嗽即止，又服药2个疗程加以巩固，至今未再咳嗽，总共花了60元钱。"

91. 我用鲤鱼炖野兔治气管炎有特效

选择大而鲜的鲤鱼1条，野兔子1只，把鲤鱼的鳞和五脏去掉，扒去野兔的皮并去掉五脏，而后各切成小块，混合放入锅中炖，适当放入调料，熟后可食，吃完为止。经调查，治愈率达90%。此法不仅可食到味美的鱼肉，还可去掉病根。

（1）鲤鱼的大小可依野兔来定，基本比例为1：1。

（2）在炖时是否放盐，这要根据个人的口味来定，放盐不可太多，因为它是一种主食。

（3）对急、慢性气管炎均有治疗效果。

（4）治疗时，少量喝酒是可以的，切忌过量，不要吸烟。

（5）一般1次为1个疗程，1个疗程就可以去掉病根。

荐方人：河北固安农专　新磊

百姓验证

●广东揭阳市西郊朝阳桥西温金锋按此方治好了邻居的气管炎病。

●陕西勉县段家坝乡霍家村毛焕文用此方为他12岁的小女儿治疗气管炎，使患病12年，到处治除不了根，经常复发的顽症得以康复。

●黑龙江绥棱县四海店镇河村张连举用此方治好了本屯急慢性气管炎患

者5名。

● 河北曲周县办公室卢培艺，男，57岁，职工。他来信说："我于2000年患感冒，经医院检查确诊为支气管炎。气候一变冷喉咙就有痒的感觉，用过不少药物也不见好转。后来我用本条方治疗，已彻底治愈。"

 92. 我以西瓜加蜂蜜麻油姜枣治气管炎两次可愈

将一个2～2.5千克重的西瓜切开一个小口，去籽留瓤约3厘米厚，放进蜂蜜150克，麻油150克，鲜姜100克（切成片），大红枣10个（去核），然后将瓜皮盖好，放进锅内固定。锅里加水至瓜的1/3处，炖煮1个半小时后，热饮瓜汁，同时吃一点姜片。

瓜汁以一次饮完为好，小儿酌减。治疗期间，忌吸烟及吃辛辣的食物，也不能吃枣肉。久病患者，可在次年夏天再饮1次，2年可见效。

百姓验证

● 辽宁抚顺市露天区新屯街18号吴广明的母亲患气管炎30多年，用许多方法治疗均不见效，后来用此方治疗，仅用2剂就去根了，至今未复发。

● 河南郑州市上街区二十里铺岳速才的三女儿患气管炎，住院治疗多次，未能根治，后使用此方治疗一次就好了，至今未犯。

● 四川岳池县东外街58号杨仁玉来信说："本县九庄镇黄芳原患支气管炎20年之久，感冒咳嗽不止，气喘、气急、无力，经县医院确诊并治疗均无效，花钱很多。我用本条方为其治疗一个多月，花钱不足10元，就能参加体力劳动了，至今未见复发。"

● 海南临高县工业局林礼端，男，67岁，干部。他来信说："我儿子因感冒引起迁延性咳嗽，反反复复近两年之久，吃中药、中成药不见效果，时轻时重，他感到特别苦恼。后来我用本条方自配药为他治疗，仅3天就好了。"

● 四川乐山市五通桥区跃进街14号赵启明，男，78岁。他来信说："我患肺气肿、慢性气管炎17年，经常打针吃药，先后花药费千元不见效。后来用本条方与96条方联合治疗，才花药费15.50元，就治好了以上病症，至今一直未再犯。"

呼吸系统疾病

93. 我母亲患气管炎只用栀子等药包足心治疗很快痊愈

配方及用法: 栀子、桃仁、杏仁各6克,白胡椒2克,江米7粒。5味共研成细末,用鸡蛋清调匀后摊在纱布上,然后包扎于脚心(男左女右)。一般当天扎上,次日就愈。

禁忌: 烟、酒。

百姓验证

● 湖南沅江市灵支局欧阳落耕用本条方治好了小坡村二组曹老官儿子的气管炎。

● 江苏响水县公安局李猛来信说:"我母亲庄国香患气管炎6年多,每年冬天寒流一到,就躺在床上咳喘不止,经县人民医院、中医院治疗,中药、西药用了许多,始终不见效果,每年的医药费都需400~500元。后来我用本条方为她治疗,没想到老母亲的气管炎很快痊愈,至今未见复发。"

● 新疆阿瓦提县农机局骆春莲来信说:"我患有多年的气管炎,吃了无数的药,就是不见好。后来我用本条方治疗,只服1剂药,气管炎就好转了。"

● 吉林蛟河市白石镇一中王涛的二叔患气管炎病,经常发作,很痛苦,花了好多钱都没有治好。用本条方贴足心治疗,谁也没有想到,这个在大医院都没有治好的病,竟神奇般地治愈了。

 94. 我战友的气管炎用木鳖子调蛋清贴双脚心治一次就好了

配方及用法: 木鳖子3克,炒桃仁、白胡椒各7粒,研成细末,用白皮鸡蛋清调匀,贴双脚涌泉穴。此期间内需静卧休息15小时,两脚放平,1次即愈。

百姓验证

● 四川黔江民族职业高中马新风利用此方将一位60岁的老人已患了35年的慢性气管炎治愈了。他说此方真灵。

● 河北巨鹿县小寨乡小寨村刘堂由,男,53岁。他来信说:"我的战友刘会印经常去山西省卖气管炎药,用他的药能好几天,但是不去根。他本人就有气管炎,用自己的药也不见效,我让他用本条方治疗,仅一次就好了。他说仅3味药加

中国家庭自疗千方经典

蛋清一次治愈气管炎，此方太妙了，真是好方。"

● 贵州惠水师范学校王兆美，男，65岁，教师。他来信说："我的亲属患气管炎一年多，多方求治无效，花药费几百元。后来求助于我，我用本条方让他自治，结果1剂治愈。我学校的同事患气管炎，也是用此条方1剂治愈。"

● 山西太原市北城区办事处杨建政用本条方治愈了68岁的离休干部余永至患了近10年的慢性气管炎，仅花4元钱。原来余永至在部队医院做手术埋线无效，后来采用许多方法治疗，花费3000多元，一直未治好。这次用此条方如愿了。

今年62岁的李有声患气管炎12年，不能闻烟味、油漆味，不能平睡，有时前边垒4个枕头坐着睡，几年来到处求医，用了6000元多元治不好，一直有轻生的念头。杨建政用此条方为他治疗，两次花费18元，现已痊愈。他说："现在什么都不怕了，烟味、油味都不在乎了，再也不用坐着睡觉了。"

离休干部罗瑞川，患气管炎9年，平时咳嗽气短，连楼梯都不能上，几年来花费8000多元也没有治好。后来杨建政用此条方给他试治了4次，现已痊愈。

95. 我用癞蛤蟆鸡蛋治气管炎效果确实好

制法：取活癞蛤蟆1个（大者为佳）、生鸡蛋1个，将鸡蛋从癞蛤蟆口里塞进腹腔内（若癞蛤蟆口小，鸡蛋塞不进去，可将癞蛤蟆口角两边剪开一些），然后用普通的白棉线缝好癞蛤蟆嘴巴，勿使鸡蛋滑出。把癞蛤蟆用黄泥涂裹，放在烧柴草的灶膛里烧烤，以外涂的黄泥开裂为度。

用法：取出泥团，待冷却剥开，癞蛤蟆也随之剥去，将烤熟的鸡蛋去壳，趁热吃掉。每天按此法吃1个鸡蛋，一般儿童连吃3个鸡蛋，成人连吃5个鸡蛋即可见效。

引自：《偏方治大病》

百姓验证

● 王某，男，25岁，山西蒲县白家庄村人。从小有咳嗽、咳痰病史，曾多次治疗未愈；做过贴背治疗，也不见好转。X线片示为慢性气管炎，轻度肺气肿。每遇冬季发作，发作时咳嗽气喘，胸部憋闷，紫绀，呼吸困难。每次发作需用氨苄青霉素和链霉素及止咳剂，才能缓解。此次又来就诊，嘱其按上述方法吃4个癞蛤蟆鸡蛋试治，随访冬天在野外劳动筑路，至今也未复发。

我用本方治气管炎有特效

主治: 慢性气管炎。

配方及用法: 杏仁7枚,栀子9克,桃仁6克,胡椒和大米各7粒。上物共研细末,取适量鸡蛋清调之,以布敷贴脚心(男左女右),一般6~7次即可见效。

疗效: 治疗患者17例,痊愈率80%。

荐方人: 湖北蕲春县花园乡医师祝贺

引自:《当代中医师灵验奇方真传》

百姓验证

● 福建福清市融城镇后埔街吴鹏飞,男,70岁,退休。他来信说:"老朋友陈振朝患支气管炎病10余年,曾到数家医院治疗,花钱数千元而效果不佳。后来我用本条方和103条方联合为他治疗,现已基本治愈。"

支气管哮喘

支气管哮喘,简称哮喘,是由嗜酸性粒细胞、肥大细胞、T淋巴细胞等多种炎性细胞参与的气道慢性炎症。临床上表现反复发作的喘息、呼吸性呼吸困难、胸闷或咳嗽等症状,并可出现广泛多变的可逆性气流受限及气道不可逆性缩窄。发病原因复杂,大多为在遗传的基础上受到体内外某些因素的激发而产生。支气管哮喘病程长,反复发作可并发肺感染、肺气肿、肺心病,严重发作时有可能发生自发性气胸等。本病可发生于任何年龄,但半数以上在12岁以前发病。

 我用木鳖子桃仁敷足心治好气喘病

我父亲患哮喘病10余年,中西药吃了不少,但一直无法断根,用下方很快治愈。

配方及用法: 木鳖子、桃仁(炒)、杏仁各10克,白胡椒7粒,均研成粉末,用鸡蛋清调匀,敷在双脚心15小时。人静卧,将两脚平放。一般用药1剂即愈。

荐方人: 广西上思县　谭春文

引自: 广西科技情报研究所《老病号治病绝招》

百姓验证

● 山东栖霞市栖霞镇付井村衣玉德,男,60岁,农民。他来信说:"我表弟之妻患支气管哮喘多年,不能干活,活动多一点就喘得厉害,在寒冷的冬天更严重,常年靠吃百喘朋来缓解。后来我用本条方为她治好了,现在她身体强壮,并能干些体力活了。"

98. 我居住的小区有位八旬老人喝蜂蜡治好30年的哮喘病

我居住的小区里有一位82岁的老人,患有哮喘病,病史长达30年,发作时只能坐着睡觉。后来,得一喝蜂蜡治哮喘的偏方,只服用三四天,便可躺下睡觉了,连服1500克蜂蜡后哮喘病彻底痊愈。以后她把此方介绍给许多哮喘病人,服用者多见效。现将此方献上,愿解除所有哮喘病人的痛苦。

配方及用法: 蜂蜡、红皮鸡蛋、香油。将蜂蜡50克放在锅内,打入鸡蛋(根据自己的饭量能吃几个打几个),蛋熟马上放一勺香油(以防大便干燥),出锅即吃。每早空腹服用。

注意: 服此药方不吃早饭。多喝开水,以免大便干燥。7天1个疗程,休息3天,再服。

引自:《老年保健报》

百姓验证

● 内蒙古赤峰市政协徐荣生,男,75岁,退休。他来信说:"邻居赵玉兰患哮喘几十年,经多次治疗,并吃了十几剂中药均不见好转。后来我让她用本条方治疗,现在她的哮喘已明显好转了。"

99. 我用丝瓜藤滋水治哮喘有效

丝瓜藤滋水,是把丝瓜藤蔓剪断后从根部吸收的营养液,无色透明,有清香味。用容器盛接,口服外用,有祛病美容之功效。

我老伴原是桐乡市出名的"病号教师"。35岁时哮喘病转化为肺心病,瘦如

呼吸系统疾病

柴棒，头发发白，丧失工作能力。诸如头刀猪血、北瓜冰糖、蝙蝠、蛤蚧、人参、泥封蛤蟆等等民间单方都试过，息斯敏、氯喘片、氨茶碱等西药也服过，效果甚微。后来我坚持给她服用丝瓜藤滋水，每年约20千克。三年出现奇迹，哮喘病治愈，肺气肿消失，重返讲台，年年出满勤，而且越活越年轻。今年已57岁，却满头乌发，红光满面，皮肤白嫩，陌生人见了说她顶多只有45岁。22年的哮喘不再复发，医院诊断结论，哮喘病根治。消息外露，求治者甚多，按介绍饮服"滋水"，治愈哮喘病人，就近乡邻的不完全统计已有200多人。台胞胡某回乡探亲，得知此消息，特地上门求治其病。我给其3千克丝瓜藤滋水让他连续饮服3个月，哮喘病彻底治愈。胡先生病愈返回宝岛时，感激万分。

丝瓜藤滋水为何有如此效？我曾经将其送上海生化研究所检验，得出的结论是：止咳、化痰、润肺、理气、抗过敏，能治哮喘关键是抗过敏。所以丝瓜藤滋水治哮喘曾荣获浙江省优秀发明铜奖，我还曾出席在庐山、广东召开的全国非药物、民间疗法学术研讨会，并获优秀论文奖。

据报载，日本一位73岁的妇女，脸无皱纹似年轻姑娘，她青春常驻的秘方是：从小用丝瓜水搽脸而不用化妆品。（吴健生）

关于丝瓜藤滋水的有关问题解答如下：

（1）什么叫滋水

丝瓜，有的地方叫天萝。丝瓜藤滋水，即丝瓜藤生长的营养物质。丝瓜藤从根部吸收液体养料，将根基剪断或破皮后会渗出液体，它清澈、透明，略有青草芳香，此谓滋水。它不是丝瓜中的水，也不是用丝瓜藤、叶榨取的水。丝瓜炒熟当作蔬菜吃，鲜丝瓜藤切断后煮水当茶饮，对哮喘病也有疗效。

（2）丝瓜的种类和栽培

丝瓜无论是食用的和药用的，还是绿色和白色，都可以盛接滋水。

栽培丝瓜应在立夏前后，将丝瓜种子撒在房前屋后空闲处，毛叶长出需要搭棚架，让瓜秧头往上蔓延，并施草木灰等肥料，还要在根部培土，使之发达，茎秆粗壮、绿叶肥厚则滋水就多。如果家住城镇无处种植丝瓜，可请农村的亲朋种植，到时候盛接滋水就可以了。

（3）滋水服用对象

无论男女老幼都可服用，无毒副作用。至于疗效长短，应根据患者的体质和病史等具体情况而定。我的家乡有个3岁幼儿只服1年滋水病就好了。而湘乡市永秀乡的姚某3岁得病，现在71岁，她服了3年方才痊愈。如今哮喘已不再复发，人能平卧，还能做烧饭、带孙子等家务活。我爱人服了10余年滋水才治好哮喘。台胞胡某回乡探亲期间，饮服3个月滋水，哮喘病痊愈返回台湾，至今4年未复发。

中国家庭自疗 千方经典

总之，只要有信心、有恒心，坚持服用几年丝瓜滋水，哮喘一定会好起来的。

（4）关于接滋水的方法

为使读者易于理解，今给出接滋水的图示（见图4），患病读者只要照样做就可以了。

荐方人：浙江桐乡市水电局　吴健生

引自：1997年第8期《中国健康杂志》

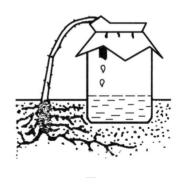

图4

百姓验证

● 广西三江县丹洲镇梁汉斌，男，69岁，教师。他来信说："我于1994年得了支气管炎，经南京军区32380部队医院诊断为喘息性支气管炎及过敏性哮喘。经多方医治，花费800多元，仍未见好。用本条方治疗，喝了9千克丝瓜藤滋水后，哮喘得到缓解。"

● 江苏阜宁县体育场汤新影，女，45岁，教师。她来信说："我朋友陈玉，平时稍有点凉就咳嗽，饿了咳，累了咳，说话多了也咳嗽，若是感冒咳嗽则更甚，日夜不能平躺。中西药吃了无数，花钱无数，就是治不好。经常咳嗽的上气不接下气，浑身冒汗，连小便都咳出来，有时一天要换几次内裤，痛苦万分。后来我用本条方为她治疗9天，就再也没咳嗽。半月前，她患感冒也只是咳嗽几声就不药而愈了。"

● 福建仙游钟山卓泉吴捷榜，男，70岁，退休干部。他来信说："我因吸烟过度，咳嗽增多，用本条方治疗加戒烟就不咳嗽了。"

100. 我用本条方治好了30多年的慢性气管炎和哮喘病

甘肃省中医院的老中医杨先生，从医40多年，提供了一个民间流行的治疗哮喘效方，介绍如下：

有一位成年女性，工人，自幼患哮喘。初中读书时，于夏秋间游泳后，病势加剧。10余年来，病情与日俱增，虽正年富力强，但常喘声吼吼痰辘辘，俨若老人之状。不论冬夏，哮喘一发，吼吼喽喽，抬肩喘息，咳嗽不绝，气憋面赤，汗出溱溱，痰涎上涌，涕泗滂沱，擦颈捶胸，坐卧不

呼吸系统疾病

宁，急躁烦闷，苦不堪言。近10年来，到处求医，有时也住院治疗，稍有缓解，即行工作。但常在上班期间咳喘突发，不得不中途休息。西药、中药、土方草药，不知吃过多少，针灸、按摩、理疗，确也难以数计，均不见效。

一次，病情加剧，咳嗽、哮喘再难忍受。在无可奈何的情况下，家人给买了3剂传抄来的什么"专治气管炎，不论轻重3剂去根"的中药方（方附于下）。如法煎服，随感发热、恶心、头昏（当时正感冒），黏性凉痰连吐不已，并腹泻几天，之后，不喘了，也不咳了。闻隔壁炒菜的油味，甚至在其卧室炒菜，也不咳不喘了。

原方： 青木（青木香，也称木香）、双皮（桑白皮，也称桑皮）、青下（清半夏，也称半夏）、西茯苓（白茯苓，也称茯苓）、甘草、当归、川贝母、杏仁、五味子各6克。

服法： 第一天晚上，煎服第一剂头煎（药渣留存）；第二天早上，煎服第二剂头煎（药渣留存）；第二天中午，煎服第三剂头煎（药渣留存）；第二天晚上，把所留存的三剂药渣同纳一罐，再煎一次，顿服。

注意： 每次服药之后，接着再喝一杯冰糖水。

禁忌： 治疗时，禁止吸烟，禁食辣椒、葱、蒜、酒（"酒"恐系"韭"字之误）。从治疗时起，7天内禁止同房。

这张处方来自病人辗转传抄，鲁鱼亥豕，在所难免，如欲试用，务将所列药物进一步弄清，以免发生不良反应。

体会：

（1）原方似以二陈汤为基础，去掉陈皮，加入川贝母、杏仁、桑白皮、五味子、青木香、当归而成。个人认为，它的重点在于祛痰而兼平喘止咳。似以痰多质稀，久且喘咳，舌苔白腻而无新感外邪，寒热不著，证属湿痰者较为适用；至于痰黄而稠，咯吐不利，热证明显者或寒证显著者，均恐其效不著。是否如此，有待实践证明。

（2）原方之所以有效，关键在于青木香。青木香，即马兜铃根，又名土木香、独行根等。它的功用及副作用有："治风湿，并治痈肿，痰结气凝诸痛。治热肿、蛇毒，水磨服之。治蛊素，酒水和煎服之，毒从小便出。"（张石顽）"治血气。"（《大明》）"利大便，治头风瘙痒秃疮。"（李时珍）"亦为散气药，故疝家必需。"（冯楚瞻）其性味为辛苦冷，有毒。《肘后方》用治蛊毒，以"兜铃根30克为末，水煎顿服，当吐蛊出"。"独行根有毒，不可多服，若多服则吐利不止。"（马志）"其根吐利人。"（《本草纲目》）由此看来，青木香在原方中所起的作用，主要是吐利痰液；配当归以治血气。积痰去，血气调，而病自愈。

（3）对原方及服法的几点看法和设想。

①原材料嘱取药3剂，从第一晚开始到第二晚服完，这实际上等于取1剂各18克的药，于24小时内将头煎分3次服，二

煎一次顿服。《肘后方》吐蛊，用兜铃根30克，水煎顿服。今原方用18克而分服，则吐利之力自弱，身体较强或积痰不多者，可不吐利。

②五味子用量也是18克。李杲："五味子收肺气，乃火热必用之药，故治嗽以之为主，但有外邪者，不可骤用，恐闭其邪气，必先发散而后用之，乃良。有痰者以半夏为佐，喘者阿胶为佐，但分两少不同耳。"按哮喘之发作，多因新感外邪所引起。这一点，也应注意。

③杏仁用量也是18克。据说，有些地方对于杏仁的炮制方法，是把干燥的苦杏仁放于铁勺里，在火炉上一炒即得。用这种炮制方法炮制成的杏仁，用上18克，毒性如何，也应注意。

④半夏用量也是18克。半夏温燥化湿，为治湿痰之要药，如属阴虚燥痰，即不宜使用，较大用量更不可用。

⑤原方药物共计9味，每味都是18克，而无主次之分，似欠恰当，也应予以考虑。

⑥哮喘一证，也有寒热之分，虚实之辨，种种不同，原方究以何者较为适应？似不可一见哮喘而概用之，以免影响疗效，甚或发生不良反应。

⑦早些年即有人持此方和大家研究过，可惜当时因为传抄多误，未加认真研讨。但多年后它仍流传于病人之间，说明它还是有一定的疗效。否则，早已自行灭绝。再加上近来个人目睹该患者服药前后俨若两人的情况，虽仅1例，也实属可贵！故特简介如上，以供医务工作者参考。错误之处，请予指正。

补记：患者在新婚之后前往夫家探亲，道路遥远，感受风寒，又加饮食不当，先后曾复发过2次。但均较治前轻甚，又各连服3剂，即告痊愈。这说明该方对于治疗哮喘复发，疗效亦同，且无不良反应。

百姓验证

● 辽宁凤城县宝山乡白村姜洪清来信说："我用本条方治好了30多年的慢性气管炎和哮喘病。以前，我走路上气不接下气，平时不能干活，每年的药费四五百元，中西药吃了不少，就是不见效，我已失去治病信心。后来一想，自己才41岁，还年轻，应该再治一治。偶然的机会，获得此方，经试用，奇迹出现了：用了12剂药，总共才花了30元钱就把病彻底治好了。现在不咳不喘，面色好看，也胖了。每天还能干些活，恢复了健康。我还用此条方把另外2名慢性气管炎患者也治好了。"

● 福建石狮市杆头乡施性再，男，51岁，农民。他来信说："亲属患哮喘病10年，去了多家医院没有治好。我用本条方为他治疗，服6剂药就好了，至今也未复发。后来我又用此条方治好2人的哮喘。"

● 辽宁朝阳北四家子乡解家村解海秋来信说："我的亲属患有10多年的气管

呼吸系统疾病

炎，到处医治，花了上千元钱也没有治好。后来我按本条方让他买3剂药试试，他服完后果然见效。又服了3剂药，气管炎病就全好了。邻村一位气管炎患者，我也是用此条方为他服用3剂药治愈的。"

101. 我用蝙蝠酒治支气管咳嗽哮喘有效

主治： 先咳嗽，后胸闷、气喘、嗽中有声而鸣，遇有特异气味，咳嗽尤甚。

配方及用法： 用夜蝙蝠1个，放火边烤干，轧成细末。用黄酒2份、白酒1份混合好，再与蝙蝠细末混合服用。

疗效： 一般用药1剂即愈。

说明： 夏季服无效，须在冬季服用。酒的用量可根据年龄大小酌情增减，一次服完。

荐方人： 河北　李淑君

引自： 广西医学情报研究所《医学文选》

百姓验证

● 江苏响水县灌东盐场小区蒯本贵来信说："盐场工人杨井宝患支气管哮喘多年，经附近县医院及盐城、连云港和淮阴等多家医院治疗均未见效果。后来我用本条方为他治疗，用药1剂症状基本消失。"

102. 我用蛤蟆肚装鸡蛋法治哮喘6例均获痊愈

配方及用法： 蛤蟆1个，鸡蛋（最好是白鸡下的）1个。将鸡蛋从蛤蟆口内装入肚中，然后把蛤蟆用纸包上，取阴阳瓦2块（即瓦房上糟瓦1块，盖瓦1块）盖好，外用泥敷半指厚，置于火炉上烘烤，蛋熟取下。将瓦揭开，剖开蛤蟆，取出鸡蛋，去壳食之，随后饮黄酒适量。

疗效： 此方治疗哮喘6例，均获痊愈。

引自： 《四川中医》（1987年第2期）、《单方偏方精选》

百姓验证

● 四川汉源县九乡镇任晓林，男，45岁，农民。他来信说："邻居郝从连患支气管炎几年，我用本条方为他治愈，至今未复发。"

我30多年的气管炎用西瓜露治一次就基本痊愈了

西瓜露制作方法：挑选一个2~3千克重的西瓜，切开一个小口，把西瓜肉挖去，留瓜瓤约3厘米厚，然后放入150克蜂蜜，150克香油，100克鲜姜片，10枚大红枣（去掉枣核），再把切下的小盖扣上，放进锅里固定好，锅内添水（水面应当低于西瓜切口部分），用火炖一个半小时左右。

趁热喝西瓜里的露汁，一边喝西瓜露，一边吃少许姜片，但不能吃西瓜里的大红枣，最好是一次喝完，然后睡半个小时。如果一次喝不完，下次再喝的时候必须炖热。

一般来讲，夏天喝了西瓜露，当年冬天就能见效。如果病程较长，可在来年夏天再喝一次。这样连续服用2次，即使不断根也会大有好转。小孩服量可适当减少。喝完西瓜露之后，不能吸烟，不能吃辛辣食物。（张裕兴）

引自：1996年9月12日《老年报》

百姓验证

● 江苏扬州市小码头黄东旭，男，38岁。他来信说："我患有30多年的气管炎，每年夏季鼻塞，冬季常犯咳嗽、胸痛，有时哮喘，吃药、输液只能暂时缓解。后来我用本条方治疗，服用一次就基本痊愈。我准备明年夏季再服用一次，以求巩固疗效。"

 我以蒸霜雪糖水治愈好多人的气喘病

配方及用法：扫下头一两次霜雪一碗，再加上100克红糖，放在锅里蒸霜雪糖水，连服2剂即可治好。

我妻子因患哮喘而去世，几个子女均患此病。1980年春节，路遇一位大嫂介绍此方，给几个孩子照方服用，皆治愈。后来又用此方治愈数人。

荐方人：河南开封尉氏县寺前张村刘劲

百姓验证

● 辽宁凌源市李国春用此方治好了本村一位患有多年气喘病的患者。

● 广西武宣县洪狮村陈多宣利用本方治好了他外婆长达20年的气喘病。

● 贵州镇远县乡政府姚茂林用此方治好了他妻子医治5年无效的哮喘病。

支气管扩张咯血

支气管扩张为常见的慢性支气管化脓性疾病，由支气管感染、阻塞，支气管发育缺损与遗传因素所致。其病理改变主要为支气管壁损害而形成囊状或柱状扩张，支气管黏膜有溃疡，毛细血管扩张及血管瘤。其临床特点为长期及反复咳嗽、咯脓痰、咯血，重则患者可伴发肺纤维化、肺气肿，出现呼吸困难及杵状指（趾）。

105. 我用秘红丹治好邻居已患5年之久的支气管扩张咯血

主治： 大咯血（诸如支气管扩张、肺结核、肺癌等因热伤肺络所致者）。

配方及用法： 大黄10克，肉桂10克，山药20克，白芨15克，川贝10克，生三七10克，生代赭石50克。诸药各研细末。前6味混匀，每用4～6克，以生赭石末煎汤送服（汤煎成倒出时无须澄清，微温，趁混浊状服。赭石末沉渣再服时另加水煎煮即可）。病情急重者每隔2小时服1次。一般服药两三次即见效。血止后酌情继续服药一两日（每隔4小时服1次），然后以养阴清热汤剂调理。

疗效： 治疗支气管扩张咯血28例，肺结核咯血20例，肺癌咯血4例，全部有效。

按语： 秘红丹为近代名医锡纯先生治疗吐血效方，原方由川大黄、油桂、生赭石三药组成。在原方基础上加川贝母、白芨、山药、生三七诸品治疗大咯血，扩大了原方的适应范围。全方具有清热降逆，止咳止血之功，药性平和，疗效可靠，屡用屡验。

荐方人： 云南曲靖地区医院医生曾金铭

引自：《当代中医师灵验奇方真传》

百姓验证

● 湖南溆浦县水田庄乡曾社祥，男，49岁，教师。他来信说："我邻居张云祥患支气管扩张有5年之久，病发时只觉得咽喉一热就出血，多次进行治疗，但只是当时生效，天凉受寒就再犯。我用本条方为他治疗，服1剂药见效，服2剂药就痊愈了。"

胸膜炎

胸膜炎是指壁层胸膜和脏层胸膜的炎症。正常人的胸膜腔内有少量的液体，但如果胸腔内渗出的液体量超过吸收量就会产生胸腔积液。由于胸膜与胸内器官连接紧密，当胸内器官发生病变时，最常见的是结核性胸膜炎。

106. 我食两次蜂蜜鸡治愈胸膜炎

我于1988年秋患胸膜炎，住院治疗多天不见病情好转，此时朋友介绍了一验方，服2次病就痊愈了，至今从未复发。后来我把该方介绍给许多患者，无不获效。此方对干湿性胸膜炎均有效。

配方及用法： 每次1只鸡（男雌女雄好），200毫升蜂蜜。先把鸡杀死去杂洗净，放入锅中加水，用文火将鸡炖得烂熟后，再把蜂蜜倒入锅中，5~10分钟后即可服用，稀稠一起吃。

荐方人： 河南方城县拐河镇政府 孙家声

百姓验证

● 广西宾阳县新桥镇王世和，男，47岁。他来信说："我于1999年9月17日患胸膜炎，用本条方服药15剂，只花27元钱而治愈。"

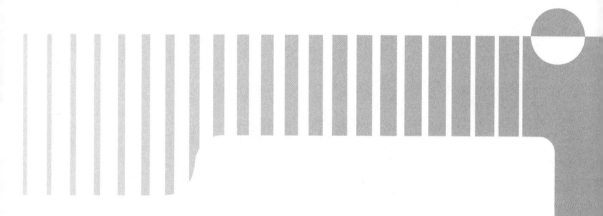

ZHONGGUO JIATING ZILIAO
QIANFANG JINGDIAN

消化系统疾病

呃逆（打嗝）

呃逆，俗称"打嗝"，是指气逆上冲，喉间"呃呃"连声，声短而频，令人不能自制。有几分钟或半小时一次的，亦有连续呃七八声才停的。本症可由多种原因（如受凉、手术等）引起。

107. 我老伴打嗝用此方法很快治愈

引起呃逆的原因众多，一般可分为功能性呃逆和器质性呃逆两类。

功能性呃逆多数为正常健康人，在饭后、酒后或突然受到某种刺激后引起。这种呃逆一般短暂，多由于吞咽时食物经过食管刺激膈肌所致。

器质性呃逆病因较复杂，可分为中枢性呃逆和周围性呃逆。中枢性呃逆多见于脑部病变，如脑炎、脑肿瘤、脑积水、脑膜炎及脑血管意外等，当这些病变波及延髓出现频繁呃逆时，往往预示病情有恶化征兆。此外，中枢性呃逆还可见于尿毒症、急性和慢性酒精中毒、伤寒、中毒性痢疾等。周围性呃逆主要由迷走神经与膈神经受刺激所致，但其他部位神经受刺激后也可引起呃逆。胃肠道、腹膜、胸膜、肺等部位的病变是引起呃逆的主要病因。

因此，当产生呃逆后，特别是当呃逆不止、反复发作时，千万不能轻视，应及时到医院进行检查，尽早查清病因，确定是器质性还是功能性的。如果是器质性呃逆，应着重治疗引起呃逆的原发疾病，随着原发病的痊愈，呃逆也会随之消失。

功能性呃逆可以不予治疗或进行心理治疗，常用的方法有药物、物理方法等。对于顽固的功能性呃逆，可用穴位封闭疗法或针灸、按摩、膈肌反搏方法治疗。

在民间也流传着许多治疗呃逆的验方，如有一种速止呃逆的简便方法：当发生呃逆时，可迅速用自己的双手拇指和食指分别捏住双耳向两边揪5~6次，约5分钟，呃逆便可停止。若继续呃逆，仍用此法再重复2~3次，一般效果较好。还有一种方法：在嘴里含一小口水，并准备好随时吞咽的动作，当呃逆将要发生的一瞬间把水吞进肚里,呃逆便能止住。若一次不成功,可重复做几次,呃逆即会停止。

（罗照春）

引自: 1997年3月24日《辽宁老年报》

百姓验证

●辽宁西丰县房木镇赵源渊,男,64岁。他来信说:"我老伴有打嗝的毛病,我用本条方为她治愈。"

108. 我用口嚼咽红糖法治呃逆立即见效

我去年得一打嗝病(呃逆),到医院治疗几天不见好转。后来友人告诉我一方:在要打嗝时将50克红糖分2次送入口中嚼碎咽下,停约一个小时再吃一次,立即见效。我应用此方后,呃逆一天就痊愈了。

荐方人: 河南西华址坊乡诸葛学校 三水合一

百姓验证

●陕西咸阳市干休所崔惟光,男,76岁,离休干部。他来信说:"干休所老干部曹某患呃逆1周,很严重,我用本条方一次为他治愈。"

109. 我按摩膻中穴治呃逆迅速获效

呃逆,祖国医学认为是胃气上逆动膈而产生。膻中为任脉气会穴,又称上气海,具有宽胸理气、宁心安神之功。近年来,我在农村医疗实践中,按摩膻中穴治疗呃逆症50余例,均获速效、显效。

方法: 让患者平卧床上,两腿屈曲,腹部放松,以中指点按其膻中穴(两乳头连线中点)。患者当即就会感到舒服,施术不到2分钟,便可恢复正常。

荐方人: 江西上犹县卫生院医生 钟久春

百姓验证

●湖北潜江市苑兴机械厂何桂珍,女,42岁,下岗。她来信说:"有一次我突然不停地打嗝,非常不愉快,用本条方治疗,1分钟就止住了。"

消化系统疾病

中国家庭自疗千方经典

 我用瓜蒌治好重症型呃逆

今年夏初，我因开窗睡觉受凉，夜半熟睡中突患呃逆，起床饮了口白酒。当时嗝虽止住了，但病根没除，次日又呃逆不止。于是用单方治疗，熬柿蒂茶喝。由于病情加重，以往这种行之有效的验方，这次却不见效果。"嗝"越来越厉害，一连四五天没有止住，由一般性呃逆发展为膈肌痉挛。最后，夜晚不能入睡，白天说话受阻，饭吃不好，严重影响了身体健康。后打听到一个单方：瓜蒌（一味中药）熬汤服用，效果很好。介绍人说，他家一位老人，曾患膈肌痉挛，住院治疗没有治好，最后买了2个瓜蒌，熬汤服用后治好了病。按照介绍人说的方法，我买了几个瓜蒌，洗净后把皮、瓤、籽一起入锅熬汤，服1次就有所好转，次日又服用1次，呃逆彻底痊愈。

荐方人：河南郾城县政法委干部翟民建

百姓验证

● 山东莱阳市城关镇田淑秀，女，50岁，农民。她来信说："我公公得了呃逆症，我用本条方为他治疗一次见效，几次就痊愈了。"

 我用喝水加弯腰法治打嗝非常见效

打嗝，不仅很痛苦，有时还很尴尬，且越着急越止不住。我以亲身体会向朋友们介绍一种治打嗝妙法：取一杯温开水，喝几口，然后弯腰90度，作鞠躬状，连续弯几次腰，直起身来后，你就会发现，嗝已经被止住了。（常培信）

百姓验证

● 陕西咸阳市干休所崔惟光，男，76岁，离休干部。他来信说："我所老干部宁某，呃逆不止，到医院治疗无效。我让他用本条方治疗，仅一次就治愈了。"

 我父亲用柿蒂竹叶煎水服治打嗝有特效

多年前，我父亲患呃逆连续打嗝三四天，全家焦虑不安。祖母四处寻找医治打嗝的药，最后用柿蒂和竹叶蒂煎水服，父亲服后痊愈。今年4月底，我弟弟也患呃逆连续打嗝，他在休宁县城求医服药七八天，用了许多药，仍不见效。我知道后，即叫我妻子搭车送去100张竹叶。我弟媳在县城药店买不到柿蒂，她到市上买了100个柿饼，取下柿蒂，将二者混合，分3剂煎水让我弟弟服。我弟弟连服两三天，打嗝的病情由缓解到痊愈。（吴友良）

引自：1996年第10期《祝您健康杂志》

百姓验证

● 河南洛阳市民族路6号院雷振兴，男，80岁。他来信说："我在2年前患呃逆，打针、吃药、针灸、按摩均未能治愈，后来用本条方治愈了。"

 我用心痛定治顽固性呃逆27例全部有效

顽固性呃逆药物治疗往往难以奏效，近年来临床用心痛定（硝苯吡啶）治疗27例，效果显著。27例均在呃逆发生后舌下含服心痛定10毫克，结果1次奏效19例，2次奏效7例，另1例次日又复发，再含服10毫克愈后未复发。（常怡勇）

引自：1997年11月13日《老年报》

百姓验证

● 河南平顶山市人民医院白凤林，男，61岁。他来信说："李喜庆患呃逆病已有3年之久，不犯病的时间少，后来我用本条方1次为他治愈。"

 我以嚼咽砂仁法治呃逆11例全部有效

配方及用法：砂仁2克。将上药慢慢细嚼，嚼碎的药末随唾液咽下，每天嚼3次，每次2克。

疗效：此方治疗呃逆11例，全部有效，病程短者一般2次即可见效。

引自：《浙江中医杂志》（1988年第3期）、《单方偏方精选》

百姓验证

● 刘某，男，35岁。在食凉粉后，晚间突然呃逆大作，持续三昼夜不解。呃时全身颤动，呃声响亮有力，伴脘腹胀满，纳食不佳，大便溏，舌苔白腻，脉弦。曾服用丁香柿蒂散3剂，无疗效。遂用上方，当晚呃止，随访1年未见复发。

115. 患呃逆用本方治一次即愈

友人曾介绍一治呃逆方，1分钟内见效，简单易行，在此献给大家以解临时难堪。

方法：两腿直立，上身正直，两臂上举经头顶百会穴相交。以左手捏右耳轮，右手捏左耳轮后，两手臂向上提拉，同时百会上顶，行腹式深呼吸，只此一提拉，呃逆立时可止。

荐方人：河南郑州铁路局　周垂

引自：1997年第7期《老人春秋》

百姓验证

● 广东省广州市五羊新城寺右新马路113号彭宗堂，男，35岁，保安员。他来信说："我公司秘书得了呃逆症，不能进食，水也无法喝，影响了工作和学习。后经别人介绍求我治疗，我用本条方施治，仅1次就止住了他的呃逆。"

116. 我连续打嗝好几天，用此法治很快就好了

打嗝时，要以把脉的要领止嗝。将右手的无名指放在左手腕有脉搏的位置，再把中指、食指放上，然后左右移动位置，直到三根手指均感到有脉搏为止。此时，深深吸一口气，并停止呼吸，用力以三手指压迫脉搏，呼吸停止到极限后吐气，同时放松手指。如果还不能止嗝，再做一次。只要位置正确，一次就能止嗝。

引自：广西民族出版社《男女回春术》

百姓验证

● 云南思茅市第二小学张德谦，男，60岁，教师。他来信说："打嗝虽然不是什么重病，但是也非常难受。有一次，我连续几天打嗝，睡觉吃饭也不安宁。后来我按本条方试治，不吃药不打针，不花一分钱，一做真灵，不到一分钟，打嗝现象全没了。"

食管炎

食管炎是发生于食管段的炎性病变,可有急性、慢性和反流性食管炎。患者多有饮食不当史或胃、十二指肠溃疡疾病史,有典型的胸骨后烧灼痛,进食后加重(尤其在进食过热、过酸食物后)。部分患者吞咽困难,甚至有恐食感。

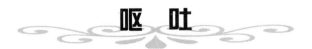

117. 我用痢特灵甘油治食管炎有效率100%

配方及用法: 痢特灵、甘油。将痢特灵片剂0.1~0.15克磨成粉状,加在100毫升甘油中调匀,于饭前将5毫升药油含于口中,徐徐咽下,饭后再将余下的5毫升按同样方法咽下。每日4次,分别于早、中、晚和睡前服用,直至临床症状消失。一般15天为1个疗程。若为反流性食管炎应同时加用胃复安10毫克,每日4次,口服。

疗效: 经江苏常州市第二医院内科临床观察,有效率100%,用药最短3天,最长15天见效。经第一疗程治疗全部有效。

引自:《实用西医验方》

呕 吐

呕吐是胃内容物经口吐出体外的一种复杂的反向性动作。此种动作可将有害物质排出,具有一定的保护性作用。但剧烈持久地呕吐可以引起水电解质紊乱、代谢性碱中毒及营养障碍。

118. 我用一针止吐绝招治好许多病人

有些病人经常恶心呕吐,汤药无法 进口,这是令人很伤脑筋的问题。此时给病人耳朵上的耳中穴做常规消毒后扎上一针，能使呕吐立止，汤药可进。在没有针的场合，用大拇指与食指相对夹耳中穴，同样有止吐效果。

耳中穴说明：在耳轮向内转的终端脚上。（见图5）

多年来，我应用此法对患者进行治疗，屡用屡验，已治好许多病人。大家都认为此方法疗效独特。

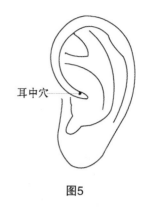

耳中穴

图5

百姓验证

● 四川乐至县劳动镇新观音街全祖武利用此方止吐，效果神奇。

● 福建尤溪县溪尾乡埔宁村纪儒，男，27岁。他来信说："我母亲身体一直不好，前几天偶遇风寒，呕吐不止，吃不好睡不香，属植物性神经紊乱，经我用本条方治疗2次就不吐了，又能干家务活了。"

"姜某，男，56岁，患有胃病及肺结核，经市医院治疗好转后固家。后来又因劳累过度，卧床不起，服药不进，吃啥吐啥。我去诊之，见他病情危急，遂用本法治疗，1小时后症状减轻，汤药可进。"

● 北京市房山区南尚乡土村王化风，男，65岁，农民。他来信说："有一回我爱人恶心呕吐，我急忙用本条方与119条方为她施治，8分钟后恶心呕吐症状消失了。"

119. 我应用点穴止吐法治病无不取效

近几年来，我们在临床实践中，发现一个疗效较好的止吐穴位，称止吐穴（自己命名）。经应用于临床治疗呕吐20例，均获效。现将粗浅的体会简介如下：

（1）穴位：本穴位于手掌面，腕横纹正中直下0.5寸处，即大陵穴直下五分。两手共两穴。

（2）治法：术者以中指指腹或拇指指腹对准上述穴位，点按2~3分钟，呕吐轻者点一侧，重者点两侧。

（3）主治：各种原因所致的呕吐，如急慢性胃炎、胃肠炎、溃疡病、消化不良等引起的呕吐，神经性呕吐，药物刺激所致的呕吐，以及流感等外感引起的呕吐等。

（4）疗效：治疗20例，均有效，一般点穴1次即可，少数需2次。20例中点穴1

次的16例，2次的仅4例。其中呕吐完全消失，再无复发的17例。

（5）本法对各种呕吐均有较好效果。对其他方法治疗无效的呕吐，也能迅速奏效。尤适用于山区、农村及医药条件简陋的单位。

百姓验证

● 山东威海市纺织厂于丽华的儿子有一次上吐下泻不止，利用此方法止吐，当时见效。

● 吉林辽东县泉太乡德智村任彦春的女儿身体不好，经常呕吐，后来采用此方法1次治愈。他说这种方法对不愿吃药不愿打针的人来说，是个绝招。

● 湖南炎陵县东风乡三口村古云会利用此方治好了自己和他人的呕吐，他说效果极佳。

 120. 我用连苏饮治疗各种原因呕吐有效

主治： 各种原因引起的呕吐，对寒热夹杂之呕吐尤其有效。

配方及用法： 黄连3克，紫苏5克，煎10~20分钟，或用滚开水浸泡（加盖）15~30分钟，取药汁50~100毫升，分少量多次频频呷服。若湿热重者倍用黄连。

疗效： 治疗腹腔内脏炎症（胃炎、肝炎、胆囊炎、腹膜炎、胆石症等）、颅内压增高（脑炎、高血压脑病、脑震荡等）、代谢与内分泌疾病（尿毒症、电解质紊乱、早期妊娠等）、周围感觉器官病变（急性迷路炎、内耳眩晕症等）所致的呕吐200余例，均能在服药后2小时内停止呕吐或大大减轻。

荐方人： 湖南省祁东市医院　罗飞
引自： 《当代中医师灵验奇方真传》

百姓验证

● 江苏泗阳县青阳镇文村朱文其来信说："本村孙翠侠长期呕吐、头痛10余年，每次发病需到医院进行抢救，打针吃药，一直未能根除。后来我用本条方为她治愈，现已有3年未复发。"

消化系统疾病

胃 病

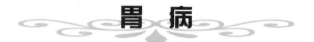

各型胃炎（浅表性、萎缩性、胃酸性、胃窦性）及胃溃疡、胃寒痛、胃脘痛等病的统称为胃病。有的人患胃病时间久了，而又始终未能治愈，人们往往又把它称为"老胃病"。

 我用陈艾红糖曾治愈胃病患者百余人

配方及用法：陈艾30～50克，红糖50克。将红糖加水50毫升，煎成浓汁，再加入洗净的陈艾合炒，然后加水200毫升，煎10分钟左右，热服。

我用此方治胃痛患者百余例，获良效。婴幼儿腹痛者，用红糖混陈艾嚼喂服，亦收效。

引自：《中医药奇效180招》

百姓验证

● 广东广州市五羊新城寺右新马路113号彭宗堂，男，35岁，保安员。他来信说："1998年9月回家探亲时，才知我姐姐患胃病好几年了，在当地吃了不少中西药，花了许多钱，病一直未得到根治。她骨瘦如柴，整天不能吃东西，夜晚睡不着觉，心口处好像有什么东西塞住一样。后来，我按本条方只用3剂药就治愈了她的胃病。以后经常向家里打电话询问，我姐高兴地说，此条方太神奇了，她身体长胖了，胃病一直未复发。"

● 广西南宁市沈阳路65号农宣芝，男，55岁，工人。他来信说："我患胃病40多年，长期吃药，只能缓解，一直没能根治。用本条方与125条方联合医治，胃病完全好了，而且现在什么都敢吃了。"

● 四川旺苍县广旺汽车修理厂羊裔洪，男，36岁。他来信说："申体亮于2001年突发胃病，先后去多家医院治疗，花去万余元的医疗费也不见效果。后来找我医治，我用本条方与123条方联合治疗，不到3个月就彻底治好了他的胃病。"

中国家庭自疗千方经典

我的表姐夫用小黄莲子泡酒喝治好了胃病

我的表姐夫患有"老胃病"，四处求医治疗没效果，感到很苦恼。去年上半年，我的表哥从部队寄回一个治病的单方，表姐夫按单方上讲的方法配药内服试治，果然收到了良好的效果，病好了，到现在未见复发。

方法： 用粮食白酒1000毫升，小黄莲子200克，红糖0.5～0.8千克，泡成药酒饮服，每饮2汤勺，连服一段时间病便愈。治疗期间应禁吃刺激性食物。

荐方人： 四川省富顺县 王梁华

引自： 广西科技情报研究所《老病号治病绝招》

百姓验证

● 贵州纳雍县饮料厂李元发，男，52岁，工人。他来信说："我爱人患胃病达6年之久，在本县医院治疗，前后花掉600多元，仍无缓解。后来用本条方治疗，才花10元钱，就将此顽固性胃病治好了。"

 我和老伴同吃猪肚子双双治好胃病

我和老伴都有胃病，吃了猪肚后胃病都好了。

配方及用法： 把猪肚洗干净，在每个猪肚内装入150～200克用白纱布包好的黑胡椒，并放入50～100克花生仁，将猪肚扎上口煮熟，然后弃除胡椒纱包布，待温热时把猪肚切成片，与花生仁、汤放上油盐炖熟。每天早上吃一小碗，一般吃2个即好。

注意： 煮时不放盐。冬天吃为好，有冰箱夏天也可以吃。

荐方人： 河南省唐河县 刘松林

百姓验证

● 四川南部县柳树乡李德美，男，49岁，教师。他来信说："我侄子杜光典患胃病，先后吃过三九胃泰、斯达舒等，但只是暂时缓解，后来我用本条方为他治愈。"

消化系统疾病

124. 我喝小米粥治好了很重的胃病

1948年秋,部队进驻抚顺市后,我的胃病越发严重了,到了一吃东西就疼痛难忍,甚至呕吐的地步,吃药也不管用。那是我一生中最痛苦的日子。

当时,有一位山东籍的干部,看到我一天天消瘦,关心地劝我:"小米有营养,山东妇女生小孩时大都吃小米和芝麻,你不妨也吃点小米养养身子。"从那以后,我便与小米结下了不解之缘。开始时我每餐只吃一小碗小米稀粥,后来增加到一中碗,由稀到稠,又由稠到半干饭。说来真怪,自从吃了小米,我胃没痛也没吐,3个月后就能和常人一样饮食,身体也好多了。为了防止胃痛复发,我再也不敢狼吞虎咽,而是细嚼慢咽,最多吃七分饱,渐渐地,我的胃完全恢复了正常。

1960年,我被调到山西工作。有一次,我到红星大队征兵,看到一位老饲养员吞食面起子(小苏打),一打听,是他胃痛,不吃面起子挺不住,于是我将自己喝小米粥治胃病的事告诉了他。2年后,我因执行公务又来到了红星大队,当问起老汉的胃病时,他笑哈哈地说:"管事,好了,全好了!现在吃高粱米饭、黏豆包都不碍事。"

我一位战友的父亲原先也靠喝面起子水止胃痛,后来采用喝小米粥加大红枣(每天7个)的办法,3个月就治好了多年的胃病。(康泰高)

引自: 1996年7月2日《家庭保健报》

百姓验证

● 湖北省武汉市红钢城105街李清友,男,73岁。他来信说:"我患胃出血,经武钢职工医院检查,胃已大面积溃疡,十二指肠球部溃疡,且胃下部有一良性肿块。住院治疗3个月血虽止住,但未完全好。后来我将本条方与1015条方配合使用,治疗一段时间后胃就不出血了,皮肤也有光泽了,人也胖了。"

125. 我用此妙方治好表哥的胃病

我表哥30多年前得了胃病,严重时喝口水也得吐出来,瘦得皮包骨头,拄着拐杖走路也非常艰难,吃药打针不见效。后遇一远方老翁,他说:"狗肚儿(狗胃)里装7个鸡蛋,煮熟后吃蛋、肚儿,喝汤(宜淡,可分几顿吃完),我的胃病就是用此方治好的。"当时很难找到狗肚儿,就用猪肚儿,想的是有病乱求医,行不

中国家庭自疗千方经典

行试试看。这样，连续吃了3个猪肚儿装鸡蛋，果然逐步恢复了健康。30多年过去了，从未复发。现在我表哥60多岁了，身强力壮，啥都能干。

荐方人：河南省襄城县　冀景坤

126. 家传治胃病方疗效好

主治：胃炎、十二指肠溃疡。

配方及用法：黄连（需用姜黄炒，以制其寒）、木香、柴胡、当归、黄芪、白芍、枳壳、白术、甘草、茯苓取等量加薄荷少许研末，和匀，饭前每服9克，日3次，7天为1个疗程。

自1993年以来，此方已为上千名各地胃病患者使用，无论病程长短均有良效。

荐方人：浙江省台县寒山康复门诊部朱天辉

127. 我临床应用几十年的治胃病屡治屡验方

我是一名退休医师，在几十年临床实践中，摸索出专治胃病的中、西药方各一，屡治屡验，疗效极好。现将这两方献出。

中药方： 当归、黄芪、桂枝、大枣各30克，陈皮6克，甘草20克，水煎服，每日1剂，分3次服，连服7天。

西药方： 维生素C42片，维生素$B_6$42片，痢特灵21片。维生素C与维生素B_6每次2片，痢特灵每次1片，每日3次，7天服完。

注： 中药汤剂须在饭前服，西药须在饭后服。

荐方人： 陕西省平利县凤凰乡退休老中医 吴清明

百姓验证

● 吉林长白山县财政局陈敏，女，42岁。她来信说："本县小学生张丽患胃疼2年多，曾多方医治效果不佳，用去医药费2000多元，后诊断为慢性胃炎、胃寒性疼痛。我用本条方仅1周为她治愈此病，才花药费30多元。"

● 辽宁凌海市卫生防疫站刘艳伟，女，50岁，检验师。她来信说："我母亲患胃病，平时胃部不适，食欲减退，经市医院确诊为浅表性胃炎。我用本条方为她治疗，仅服药一周，效果极佳。现在病已痊愈半年有余，身体很好，饮食时胃部无不良感觉。"

● 湖南溆浦县教育工会何士桂来信说："本县观音阁乡杨秀玲被确诊为糜烂性胃炎，在医院多次治疗，花费800多元未见效。后来用本条方治疗，连服6剂药痊愈，至今已两年未复发。"

萎缩性胃炎与胃窦炎

慢性萎缩性胃炎是慢性胃炎的一种，临床上可有腹部轻度压痛，舌乳头萎缩，贫血和消瘦等，属中医之"胃脘痛"、"呕吐"等范畴。

胃窦炎也属慢性胃炎范畴。本病系多种致病因素综合作用于胃窦黏膜而产生的炎症、变性、萎缩等慢性病理改变过程。本病迁延，反复发作。本病有浅表性和萎缩性两种。其临床症状，浅表性多有上腹饱胀，上腹疼痛，嗳气，食欲减退，腹泻或便秘等；萎缩性除上述症状外，有消瘦，食面食不舒，饮醋较适等。

128. 我生食大蒜治好30余年的胃窦炎

我患胃病已30余年,胃镜检查诊断为萎缩性胃窦炎(上皮细胞增生),多年来求治于中、西医仍缠绵不愈。最近试食生大蒜两月余,胃病竟获康复。胃胀、胃痛消失,食欲大增,胃镜生化检查均正常,困扰我几十年的胃疾就这样痊愈了。

方法: 每天晚餐取两瓣生大蒜,去皮洗净捣烂后和着稀饭食下(能生嚼则更好),餐毕漱口及口嚼茶叶,以解除口中异味。(金玉华)

引自: 1997年7月10日《老年报》

百姓验证

● 云南昆明市拓东路李家修,男,67岁。他来信说:"我于1984年在昆明陆军43医院经胃镜检查发现患有浅表性萎缩性胃炎,用猴菇菌片、胃复安及中药治疗仍口出腐臭味,胃酸少,胃胀闷,食量少,消化药长年不断。1997年到昆明延安医院检查,萎缩性胃炎依然如故,住院77天花去治疗费18398元,除输爱维治、葡萄糖液外,又用胃复春、藏药仁青芝党、诺迪康复、保安康、天赐康、维霉素等药治疗,但胃里的病状依然不减,每天饭量仅二三两,稍多吃一口都不行。自1998年8月9日开始用本条方和129,131条方联合治疗60多天,只支出180余元,就使胃病症状大减。之后又加服云南白药胶囊半个月,每日3次,每次3粒。如今食量倍增,一切不适应症状全消,康复如常人。"

● 江苏靖江市新建路165号徐熙来信说:"本市朱下路焦惠芬患胃窦炎一年多,久治不愈,我用本条方为她治愈。"

129. 我服苡仁粉治愈多年的慢性萎缩性胃炎

方法: 将薏苡仁洗净晒干,碾成细粉,每次取苡仁粉50克,同粳米100克煮粥,熟后加入饴糖30克,每天2次。

我经3个多月的服用,已治愈了多年的慢性萎缩性胃炎。

说明: 薏苡仁健脾、补肺、利尿、清热、排脓,饴糖益气补中、缓急止痛,两药合用,药性缓和,味甘而无毒性,又是一种清补健胃的食品。慢性萎缩性胃炎,属虚、寒、热者,均可服用。

引自:《中医药奇效180招》

消化系统疾病

95

中国家庭自疗千方经典

百姓验证

● 广西田阳县那波镇卫生所韦保凡，男，68岁。他来信说："村民韦建章患胃痛有10余年，经医院检查为萎缩性胃炎，长期服用胃药，疗效不明显，花药费很多。后来我用本条方为他治疗，收到了明显的效果，并且花钱不多。"

浅表性胃炎

浅表性胃炎多表现为病程缓慢，可长期反复发作，临床表现多不规则且无典型的症状。多数患者有中上腹部饱闷感或疼痛、食欲减退、恶心、呕吐、嗳气等。

130. 我服三七治好40年的浅表性胃炎

我1949年便得了浅表性胃炎，经常处于烧心、吐酸、胃痛状态，稍不注意，如多吃或受冻即大痛。我也服过不少中、西药，有的药刚开始还能管用，时间一长就无效了。

1988年退休后听人介绍，胃病可服用"三七"（中药）治疗。于是，我买来了150克"三七"碾成粉末，每次服半汤匙，每天3次，用温开水送服，1周后出现效果：胃口渐开、胃痛消失，继续服完药，至今病未复发。患有此病的人不妨一试。

注意：有胃溃疡、胃出血的人不宜服用。（戴一鸣）

百姓验证

● 重庆市忠县石宝坪镇山龙滩村邓明材，男，84岁。他来信说："本县石宝涂井乡何成禄，男，35岁，患浅表性胃炎，我用本条方为他治愈，只花10元钱，至今未复发。"

我用肉苁蓉治慢性浅表性胃炎很有效

张某，52岁。纳少不知饥多年，时感脘部灼热痛，不吐酸，不嗳气。数月前经胃镜检查示慢性浅表性胃炎。用中西药治疗，初期症状有好转，后效果不显。形瘦色悴，脘部按之稍痛，脉弦数，苔薄白，舌质红微干，辨证为水亏火旺，肝气犯胃，治宜崇本抑末。遂取肉苁蓉若干，洗净、晒干为末，每次服5克，1日3次。服用500克后，食欲大振，脘部灼痛已除，并告意外收获，10余年阳痿已愈。遂投原方500克，如前法，再服1个月，巩固疗效。

引自：《中医杂志》（1989年第6期）、《中医单药奇效真传》

百姓验证

● 河北沙河市西各泉乡西村郝占魁，男，农民。他来信说："村民陈某患浅表性胃炎，到处医治，疼痛难忍，一年多的时间不能正常吃饭，体重下降，花许多钱也不见效。后来用本条方经过20天的治疗，病症已基本根除。"

132. **我服蜂巢治好20年的慢性胃炎**

蜂巢是蜜蜂酿蜜、贮粮、生儿育女的重要场所，它不仅含有极为丰富的营养物质，而且还能治疗许多疾病。蜂巢有消炎、杀菌、消肿、止咳、镇痛、清热解毒等作用，对胃炎、肠炎、鼻炎、气管炎、痢疾、肝炎等疾病有显著的疗效。

我是离休教师，今年70岁，患慢性胃炎达20年之久，长期服用中西药无效。可是仅服用蜂巢2个疗程（20天）就治好了，未再复发。我老伴患鼻炎长达8年之久，到许多大医院也没治好，仅服蜂巢3次，竟治好了。将此方介绍给邻居，也收到满意的效果。在此献出来，供胃炎、鼻炎及支气管炎患者试用。

配方及用法：每次取蜂巢5克，放在嘴里慢慢细嚼，然后咽下，每天2~3次，空腹服最好；或者将蜂巢放在热锅中与一个鸡蛋一块炒熟吃。

注：凡养蜂者都有蜂巢，各地都可买到。

荐方人：河南省民权县程庄乡彭庄胡彦居

消化系统疾病

百姓验证

● 新疆额敏168团陈雨秋，男，61岁，教师。他来信说："我患慢性胃炎，上腹部不适，进食后加重；嗳气、恶心、食欲不振，在连队卫生室及团医院多次治疗不见好转。带过2个505神功元气袋，服用4盒旺胃宝，花去200多元还是好了又犯，后来，我用本条方治疗，仅花15元钱，服药40天，一切症状消失，至今未犯。"

● 江苏阜安县体育场汤新影，女，45岁，教师。她来信说："我儿子去年5月连续两天不想吃饭，胃痛、上吐下泻，发热并伴有腹痛、头晕，不能起床上学。到县医院花30多元开了一些药，说一定管用，可他吃了不到3分钟就都吐了出来，喝水也吐。我用本条方和141条方联合为他治疗，用药一次，烧就退了，不吐不泻，也不头晕了，一天后就完全好了。"

● 黑龙江牡丹江市小蜜蜂集团李殿臣，男，60岁。他来信说："本市教师王凤娥患慢性胃炎，用本条方治疗一个月，不但胃炎好了，慢性鼻炎也好了。"

133. 我用蒲公英治疗慢性胃炎效果好

配方及用法： 蒲公英（全草）25克，白芨10克。水煎2次混合，分早、中、晚3次饭后服。

疗效： 王某，男，患慢性胃炎10多年，经常发作，近年来逐渐加剧，到多家医院治疗无效。用此方治疗，服药7天后，胃病基本痊愈，观察8个月未见复发。

荐方人： 黑龙江省明水县崇德镇卫生所　牟井有

引自：《当代中医师灵验奇方真传》

百姓验证

● 湖北十堰市东风汽车公司余国富，男，46岁，干部。他来信说："我患浅表性胃炎，胃部很不舒服，疼痛，而且饭量减少。用西药洛赛克治疗2个疗程，疼痛缓解，但是没有过多长时间，胃部疼痛又恢复到治疗前的状态。后来我用本条方治疗，现在胃痛基本消失了，而且饭量也正常了。"

● 新疆乌鲁木齐市工学院王志成，男，50岁，工人。他来信说："我经新疆医科大学附属医院诊断为慢性胃炎，经常疼痛，用本条方治疗后疼痛消失。此方反复应用有良效。"

我坚持手脚穴位按摩治慢性胃炎效果佳

慢性胃炎的典型症状为：缺乏食欲，胃部膨满感、重压感，嗳气，嘈杂；胃酸过多的典型症状为：吞酸、嘈杂、酸性嗳气，伴有痉挛性便秘，食欲正常或亢进，有时于食后1~2小时发生胃痛。

辨证参考：慢性胃炎多继发于急性胃炎，也有的是由于过度饮酒、吸烟而诱发；许多慢性疾病如肝硬化、肾疾病、结核、贫血、心脏疾病、呼吸器疾病、胃溃疡、胃扩张等，也可并发慢性胃炎。

早期慢性胃炎可自查，用手指按压食指第二指节与第三指节中点的指背外侧35穴点，如有压痛感，即可确诊。

脚部选穴：15, 22, 23, 24。（见图6）

按摩方法：15穴点用按摩棒大头推按，双脚取穴，每脚每穴每次按摩5分钟；22，23，24三穴要连按，用按摩棒大头从22穴点斜推至24穴点，双脚取穴，每脚每三穴每次按摩5分钟，每日按摩两次。每次按摩后饮蜜蜂花粉水300毫升。

手部选穴：用梅花针反复刺激手背35穴点，强力按摩手心18，68穴点，每手每穴3分钟，每日数次。（见图7）

注：手脚穴位按摩治病法与按摩工具，请见本书附录一。

消化系统疾病

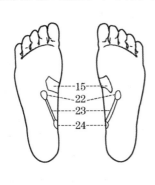

图6

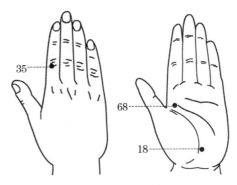

图7

百姓验证

● 山东莱阳市沐浴店镇赵树德说："去年以来，我按本条方进行按摩，收获不小。已患10年多的慢性胃炎和膝关节痛，过去久治不愈，靠吃胃特灵、消炎痛维持，经1个月按摩后再也不用吃药了。有时犯病，一按摩就缓解了。至于临时性疾病，如眼痛、咽喉痛、肩胛痛者很快就可以按摩治好的。"

● 重庆市荣昌县东门小区3号楼张万财，男，66岁，退休。他来信说："我的老伴患有严重的心痛病，吃药打针都不见效。后来我用本条方按摩法为她进行治疗，只几天就痊愈了。"

胃脘痛

胃脘痛是指上腹胃脘部近心窝处经常发生疼痛，多由饮食不调、情志刺激、脾阳素虚、感受外寒、胃火下降所致。

135. 我用胃寒散治胃脘痛112例有效率100%

配方及用法： 附子6克，肉桂4克，干姜10克，苍术10克，厚朴6克，白芍15克，红花10克，元胡12克，枳壳10克，米壳4克，吴茱萸10克，黄芪12克。上述生药研细，过100目罗成粉，装包，每包4克，每次服1包，每天服2次。

注意： 孕妇禁服。

按语： 20世纪40年代末和50年代初，在洪洞的古楼街有位魏老先生治胃痛很出名。他在街上摆个摊，并挂着一张纸，上写着："胃痛吃一包，一时三刻管保好。有钱没钱捎一包，十人九胃少不了。"

逢会赶集的人宁肯不吃不喝，也要买几包胃寒散拿回家。曾经有一个学生大雨着凉，胃痛得特别厉害，买了几包胃寒散，回家后仅喝了一包，不一会疼痛就消失了。经过观察验证，胃寒散对急慢性胃炎、胃痉挛、胃癌等均有效。

属于脾胃阳虚或阴寒痼冷者，用胃寒散都能见效。从1972年到1981年经过临床观察112例，其中有43例在服3~9剂后症状消失，69例服20剂左右疼痛消失。还观察到不论青年和老年发生的胃痛，谁服胃寒散而痛不缓解，则应怀疑是胃癌的早期阶段。

百姓验证

● 乔某，女，39岁，干部，1980年6月初诊。该患者胃脘疼痛10余年，反复发作，时轻时重，痛时放射至背部，遇冷加重，有时感到冷气撞心，嗳气吞酸，纳呆少食。经过地区医院钡餐造影发现有1.5厘米×2.1厘米的龛影。胃镜检查,胃底可见1.4厘米×2.3厘米的溃疡,底白薄,边缘潮红,诊断为胃溃疡(活动期)。口服胃寒散23包疼痛减轻,未有大发作,食欲增加。连服一个半月,造影复查,钡餐造影龛影消失。

● 北京顺义县大孙各庄镇孙东复来信说:"我老伴患急性腹痛已有20多年的病史了,曾在县医院检查并治疗两次,也在镇和村的卫生院治疗过,吃过痢特灵、胃得乐、胃酶素,还输过两次吊瓶,花药费1000多元仍不见好转。后来又发展为腹痛腹泻,不敢吃冷食物。我用本条方为她试治,自配药连吃1个月,她的病就全好了,一共花费不到15元钱。"

● 广东省广州市五羊新城寺右新马路113号彭宗堂,男,35岁,保安员。他来信说:"有一位40多岁的妇女经别人介绍来找我治病。原来她患胃病10多年,到处求医,在广州中山医科大学治疗两次,只是得到缓解,始终不能根治,已累计花药费5万多元。身体骨瘦如柴,平时喝口水也要吐出来。真是有病乱投医,听说我能治此病,就找到我。我立即用本条方为她治疗,两个星期后,她10多年的胃病彻底治好了,体重也增加了4千克,各种食物都能吃了。此次治疗才花药费50多元。"

● 黑龙江龙江县鲁河乡东发村王志才来信说:"本条方配伍严谨合理,对近期患的胃痛症治疗效果好,有的1包就康复如初,最多不超过5包。病程长的需连续用药,其止痛效果最好。"

● 四川自贡市沿滩区富全镇4组宗燮维,男,69岁,退休干部。他来信说:"我有一亲属患胃痛一年多,服多种药物不见好转,花费好几百元。后来我用本条方给她医治,服1剂药就好了,仅花几元钱。现在吃睡都好。"

136. 我应用黄芩莱菔汤治胃脘痛100例有效率100%

配方及用法: 黄芩、炒莱菔子(杵)、姜半夏、陈皮、土炒白术、炙甘草、柴胡各10克,党参、茯苓各15克,水煎服。酸水过多加煅瓦楞子10克,白芍15克;苦水过多加生军6克;清水、甜水多者加鲜生姜10克,大枣7枚;兼有轻度溃疡者加白芨20克,乌贼骨10克(杵)。临床症状缓解改服胃酶素善后。

疗效: 治疗100例,其中痊愈84例,好转16例,全部有效。

引自: 《江苏中医》(1991年第7期)、《实用专病专方临床大全》

消化系统疾病

百姓验证

● 四川射洪县医院白天明，男，47岁。他来信说："我县仙鹤乡女青年白小华，上腹部（胃脘）疼痛，腹胀嗳气，呕吐酸水，食欲不振，经当地卫生院治疗，打针吃药花去100余元未见好转。经我用本条方治疗1周，仅花30余元，病情得到了缓解。"

137. 我用此方治好百余人的胃脘痛

配方及用法： 牵牛子（黑丑、白丑）120克，硫黄60克。牵牛子半生半炒。用大红萝卜1个，挖空放入硫黄，然后用挖掉的萝卜片封闭，用麻线缠好，放入砂锅内加水煮2小时取出，将硫黄倾出弃去，萝卜晒干，与牵牛子共研细末，和水为丸，或用糯米糊为丸。每日早、晚各服1次，每次6～10克，淡盐汤送下，孕妇忌用。

疗效： 治愈百余人，疗效较好。

百姓验证

● 辽宁省清原县湾甸子镇二道湾村王安才，男，53岁，农民。他来信说："我用此方治愈了张祺的胃脘疼痛症。"

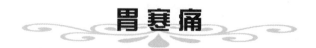

胃寒痛

胃寒痛主要表现为胃脘隐痛、喜暖喜按、饭后痛减、空腹痛重、四肢清冷。

138. 我用巧食鱼法治胃寒痛效果显著

取鲜鲫鱼一条（约250克）去鳞、鳃及内脏，洗净，生姜30克洗净切片，橘皮10克，胡椒3克，共包扎在纱布内填入鲫鱼肚里，加水适量，文火煨熟，加食盐少许，空腹时吃鱼喝汤。

近年来，我用此法治疗胃寒气冷型疼痛、食欲不振、消化不良、虚弱乏力等症百余例，效果显著。

荐方人：江西省上犹县卫生院钟久春

胃酸型胃病

 我以蚌蛤粉治胃酸型胃病有效率100%

配方及用法：蚌蛤粉300克，枯矾粉150~200克，甘草粉100克，炼蜂蜜500~600克。将以上三种粉末放在大碗内，混匀后加入高热的炼蜂蜜，待发泡冷却后即成服用药。每日饭前用开水送下10~15克，胃病严重者可服极量20克。每日服3次，对于严重患者可4小时服1次，服3日后减为6小时服1次，一直把药服完。

注：买回河蚌，去肉取壳洗净，用煤火烧透或铜锅大火炒黄或烧透，取出研为细粉即是蚌蛤粉；以食用明矾放在铜锅内干烧脱水，冷却后研为细末即是枯矾粉；甘草在中药店内买回用火烤干，研为细末即是甘草粉；蜂蜜放入干净无油的锅内脱水即成炼蜂蜜。

禁忌：凡辛、辣、刺激食物，酸类食物禁食。

说明：非胃酸型胃病不属此方治疗范围，胃酸型十二指肠溃疡同样可治疗。

消化系统疾病

西药医治无效,后来我用本条方为他治愈。"

● 河南内黄县口腔门诊部段经国,男,27岁。他来信说:"邻居段书贵长年患胃病,口吐酸水,多方治疗花费上千元无效。后来我用本条方为他治愈,仅花9.3元钱。"

● 重庆市忠县石宝坪镇山龙滩村邓明材,男,84岁。他来信说:"本村邓学平,男,39岁,患胃酸性十二指肠溃疡,在福建花2000多元治疗无效。经我用本条方治疗痊愈,至今未复发。"

140. 我用胃舒平蘸蜂蜜吃治酸痛型胃病很灵验

配方及用法: 蜂蜜1.5千克,胃舒平300片。每日3次,每次3片。用筷子夹胃舒平蘸蜂蜜吃,争取多吃蜂蜜,最后蜂蜜和胃舒平一同吃光。一般用药1剂痊愈。

荐方人: 黑龙江省绥棱县四海店镇半截河村 张连举

百姓验证

● 辽宁本溪县田师傅镇铁刹山村张明财,男,43岁。他来信说:"我爱人患胃酸性胃炎,用本条方治疗,病痛得到缓解。"

各型胃炎胃痛病

141. 我用服鸡蛋壳粉的方法治好许多胃痛病人

方法: 鸡蛋壳若干,文武火炒黄,研末。每天服一个鸡蛋壳的量,分2次或3次用开水吞服。

荐方人: 河南省郸城县城关镇赵海伦

中国家庭自疗 千方经典

百姓验证

● 河南郑州市政七街31号常正光来信说："我患慢性胃炎20多年,中西药吃了不少,始终没有完全治好。后来我抱着试试看的心态用本条方自治,连续服用10天就治好了我的慢性胃炎。2个月前,我儿子也患了胃痛,我按此条方给他服用3次,胃痛就消失了。"

● 云南省怒江州办公室和光益,男,51岁,干部。他来信说："我平时喜欢饮酒、喝茶,但是如果过量了就会引起胃酸,咽喉疼痛。我按本条方介绍的方法制了些鸡蛋壳粉贮存起来,遇到胃痛、胃不适时就服用两三次,每次均见效。同时我还介绍别人服用,也收到了好的效果。"

● 福建尤溪县溪尾乡埔宁村151号纪儒,男,27岁,医生。他来信说："我舅舅患胃病多年,曾多次治疗,仍时好时犯,人乏力、纳呆、消瘦,几年来花医药费1500多元,还是整天痛苦不堪。后来我用本条方为他治疗,服药3天后疼痛大减,又继服几日病愈。"

● 河南洛阳市民族路9号院雷振兴,男,80岁。他来信说："我老伴患胃病已4年多了,平时常吃些胃舒平、胃友等药,花费近千元也未根治。后来我用本条方为她治疗,一个月后便痊愈了。"

142. 周安淘用苦胆豆治好十几人的胃痛病

我乡周安淘是一个10多年的严重胃病患者。1990年2月他去宁夏做工的时候,听当地人讲猪苦胆装黄豆晾干后吃治疗胃病有特效,便按照听来的方法试用,吃了6个猪苦胆的黄豆,胃病就好了。至今无论吃什么东西,做什么重活均未复发。他写信把这个方法告诉给同乡胃病患者王长华、张家财等10人,他们按此方法一试,果真胃病都好了。

方法: 将鲜猪苦胆洗干净,装上洗干净的黄豆,用绳将口扎紧,挂在墙壁上晾干。每天服3次,每次服3粒黄豆,糖水吞服。病轻者服3个猪苦胆的黄豆即愈,病重者服6个猪苦胆的黄豆可愈。

荐方人: 四川省璧山县政府　赵昌合
引自: 广西科技情报研究所《老病号治病绝招》

百姓验证

● 河北巨鹿县小吕寨乡刘堂由,男,53岁。他来信说:"我患有多年的胃病,吃过很多药,如三九胃泰、快胃片、胃舒平、胃友等,均不见明显效果。后来我用本条方治疗,3个苦胆才吃了一个半,就觉得胃部宽松舒服,继续服完后此症痊愈了。"

143. 我爱人服醋蛋液解除了长期慢性胃痛

我爱人患慢性胃痛,什么胃药都用过了,未好转。平时她只能吃早稻米,其他品种大米一吃就发病,长年为此大伤脑筋。另外,她还不沾油腥和酒类。去年腊月初开始试服醋蛋液,仅用3个醋蛋液就基本上解决了问题。春节期间能放心大胆地吃了,睡眠也恢复正常,精神状态极佳,也不心慌腿软了。

我服用醋蛋液后,最明显的效果是解除了多年神经性头痛睡不好觉的毛病。目前,由于坚持服用,我这快50岁的人,好像年轻了许多,精力比前几年都充沛。

荐方人: 湖北省天门图书室　赵于静

注: 醋蛋液治病法,请见本书附录三。

百姓验证

● 辽宁岫岩县张德珍,男,70岁,干部。他来信说:"我和老伴都有胃病,我是胃溃疡消化不良,老伴是慢性胃炎和消化不良,经常发作,吃了很多药,花了很多钱就是不能根治,时好时坏。用本条方治疗后,胃不胀痛了,也不难受了,消化能力也增强了。而今食欲大增,感觉消化和各方面都很好,精神也好,我们已养成了喝醋蛋液的习惯。"

144. 我用酒烧鸡蛋治好了经常性胃痛病

我的胃经常疼,做过各种检查未见异常,但疼痛有增无减。有一次,姥姥让我用酒烧鸡蛋吃,吃了几回,胃竟然不疼了。

方法: 将50毫升白酒倒在一个耐烧的碗内,并在碗中放一个生鸡蛋,然后把酒点燃烧鸡蛋,酒烧光了,鸡蛋也可以吃了(蛋黄有点稀是正常的)。(李伶)

百姓验证

● 江苏启东市万安乡王呈镇王安德来信说："我从小就有胃酸过多疾病，30岁时又患上了胃、十二指肠溃疡。两种病集于一身，曾服中西药不计其数，大小医院开的中药处方摞起来有六七厘米厚，花钱无数。邻居都说我得的是癌症，没药可救了。家里人更是为我着急上火。后来试用本条方和139条方治疗，结果只用10天时间，就彻底治愈了我的胃、十二指肠溃疡和胃酸过多。"

145. 我治胃痛宿疾178例均痊愈

刘某，男，48岁，嗜酒，患胃痛宿疾多年，常反复发作，服辛香温胃散寒药品，病情暂得缓解，不得根除。一日，因饮酒和进冷食，旧病复发，疼痛难忍，来我室就诊。临床症状：剑突下呈阵发性剧痛，有灼烧感，拒按，口苦，喜冷饮，食欲不振，嗳气不断，大便稀溏，苔黄白浊腻，舌质淡红，脉沉滑。我诊为"因脾虚湿热内郁，堵滞胃脘而

致"。拟从苦辛开泄，补气健脾论治。采用蒌壳15克，清夏、枳实、党参、白术各12克，黄连、干姜、玄胡、砂仁、木香各10克，甘草6克方剂治疗，连服数剂，病得痊愈。

从1983年以来，我采用上方先后治疗胃痛宿疾患者178例，均得痊愈。

荐方人：四川省合川市食品厂 邓增惠
引自：1997年第11期《农家科技》

百姓验证

● 广东连州市连州镇法元村8号邵庆焕，男，67岁，教师。他来信说："本镇欧阳雄经市人民医院诊断患十二指肠球炎、红斑充血性胃病，到处求医无效，我用本条方和126条方为他治疗，2个月后便治愈了。"

● 四川合川市南津街办事处居民尤某，38岁，患胃病3年，用本条方3剂治愈。

● 四川合川市垫片厂王某，68岁，患胃病10余年，服用本条方9剂治愈。一年后回访未见复发。

146. 我用白鸡加黑白丑治胃痛效果好

**配方及用法：白鸡1只（公母、老小均　　可），黑、白丑100克。将鸡去毛剖腹，除

消化系统疾病

去腹内物,同黑、白丑一起捣烂,再用芝麻油炸熟,分若干次吃完。

荐方人: 河南省郏县冢头乡　郭自冉

百姓验证

● 郭妻,1979年患胃痛,着气(情志所伤)即发,可长达20多个小时,多次吃药无效。服此方1剂病去,2年多未复发。又将此方介绍给20余名患者,效果均好。

● 新疆阜康石油基地骆志光,男,64岁,退休。他来信说:"我原患胃病,胃及肚脐周围痛得很严重,做胃镜检查为幽门侧糜烂,在医院住院治疗过两次,始终没有治好。后来我按本条方治疗,胃病现已痊愈了。"

● 四川资阳市丰裕镇资样村王清河,男,60岁。他来信说:"1986年我爱人患胃痛病,红薯、干饭、鸡蛋都不敢吃。后来我用本条方为她治愈,再生气或吃什么都不痛了。"

147. 我用专治胃胀疼痛效方治好数百病人

配方及用法: 大麦芽、山楂片、鸡内金、白术、神曲、椰片各等份,在锅内烘成黄色后,研成细末过筛(越细越好)。每当胃痛、胃胀不适、胃寒或不愿吃饭时,可将一汤匙药面放入碗内加开水调稀,温热时一气喝下,每天早、晚各服1次(饭前服)。

此方已使用20多年,治好数百人,极有效。

荐方人: 黑龙江省依安县三兴镇村　高洪川

百姓验证

● 新疆石河子148团蒋良成,男,60岁,退休。他来信说:"老母84岁,胃胀痛,中西药吃过许多均无效,用本条方治疗,服4剂而愈。现已有近1年未出现胃胀痛。"

● 四川冕宁县泸沽镇十组余兴华,男,37岁,农民。他来信说:"我爱人患胃气痛1年多,腹部每天都是硬的,我用本条方3天为她治愈。后来她又胃痛,也是用此条方治愈的。"

● 湖南桃江县灰山港镇大树村高根普来信说:"我老伴患胃痛多年,每次到金沙洲医院治疗,都花费几十元。后来我用本条方为她治疗,1剂好转,2剂痊愈,没有再复发。"

中国家庭自疗千方经典

148. 坚持手脚穴位按摩可治各种胃痛

引起胃痛的病很多，常见的有急慢性胃炎、胃或十二指肠溃疡、胃痉挛、胃神经官能症等。

脚部选穴：15, 22, 23, 24。（见图8）

按摩方法：15穴点用按摩棒大头按揉，双脚取穴，每次每脚每穴按摩5分钟。22, 23, 24三穴连按，用按摩棒大头从22斜推按至24，双脚取穴，每次每脚每三穴推按5分钟，每日按摩2次。

手部选穴：18, 42, 68。（见图9）

按摩方法：18, 68两穴均用梅花针刺激，双手取穴，每次每手每穴刺激2分钟。42穴要用拇指扣食、中指强力捏揉，双手取穴，每次每手每穴捏揉2分钟。

注：手脚穴位按摩治病法与按摩工具，请见本书附录一。

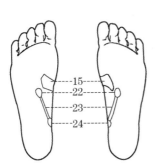

图8

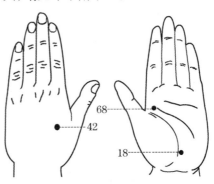

图9

百姓验证

● 广东郁南县东坝镇粗石村余国英，男，58岁，农民。他来信说："我爱人患极度胃下垂，去医院治疗多次，总是反复，花费上万元。后来我用本方为她按摩，2个月后，每天能劳动几小时，也不感觉累了。"

胃及十二指肠溃疡

消化性溃疡俗称"胃气痛"，其中95%以上发生在胃部或十二指肠，简称溃疡病。本病的病因和发病原理较为复杂，尚未完全阐明，可能与神经精种紧张、饮食失调、

消化系统疾病

长期食用刺激性食物或服用某些药物（如阿司匹林、消炎痛、利血平和肾上腺皮质激素等）有关，引起胃黏膜损伤和胃液分泌功能失常。其临床症状以腹痛为主，并有恶心、嗳气、泛酸、乏力等症状。

149. 我用西药片巧搭配治好了多年的十二指肠溃疡

我妹夫患十二指肠溃疡多年，常吐酸水，胃腹作痛，经多方求医服药，均未治好，后获一方，服2个疗程即愈。

配方及用法：维生素B$_6$24片，痢特灵24片。7日为1个疗程。每个疗程的前6天为服药日，第一天服4次，每次各2片；第二天服3次，每次各服1片；第三天服4次，每次各1片；第四天服4次，每次各1片；第五天服2次，每次各2片；第六天服1次，每次各服2片；第七天，用红糖120克，鲜鸡蛋8个，打荷包蛋，早晚分食之。

注意：服药期间忌食酸辣；如第一个疗程只见轻而未愈，可再服1个疗程。在服药中如感手脚麻木，应停止服药。

荐方人：河南省周口市沈丘县杨集乡王廷栋

百姓验证

● 四川省绵阳市高水中街18号李俊如，男，75岁，退休干部。他来信说："我于1991年患胃病，住院治疗好转，花药费8000多元，但出院后半年又复发。后来我用本条方和150条方治疗，胃病痊愈了，至今已4年未复发。"

150. 我煎甘草加蜂蜜治好老伴多年的胃和十二指肠溃疡

我老伴患多年的胃溃疡和十二指肠溃疡病，前几年犯病痛得较轻，近来犯病较重，疼痛难忍，胃药没少用，都无济于事，后来用此方治愈。

配方及用法：甘草250克，纯蜂蜜500克。将甘草放入药壶或不带油的铝锅熬3次后，放入碗内。服前先将熬好的甘草药水3汤匙放在杯里，然后再放入20汤匙蜂蜜，搅拌均匀，每天分2次空腹服完。服药后，大便次数增加，并逐渐变稀，如便有脓血似的物质，一般服1周可愈，病久又重的胃病需要2周痊愈。

注意：1个月内每餐必须吃软食物。

荐方人：辽宁省政府人事厅　关至元

百姓验证

●广东省英德市委林宗炳，男，42岁，干部。他来信说："我高中同学谭寿双患十二指肠溃疡和胃出血，在医院服药，止血后回家。我得知后，让他用本条方试治，他按要求服药1周后，症状消失了。以前因有胃病不敢吃的食物现在也敢吃了，而且至今没有出现任何不良现象。在医院他花1000多元钱没有治好的病，用此条方仅花10多元钱就治好了。"

151. 我用土豆治愈了严重的胃溃疡病

将2千克土豆挖去芽眼，洗净捣烂如泥，再用1000毫升水将粉洗出，然后把水及沉淀物一起倒入铁锅。先用大火烧，待成稠糊状，改用小火焙干，制成大小不等的一堆黑疙瘩。最后研成细末，用罗过细。每日3次，每次3克，饭前服用。

此方主要作用是保护胃黏膜，促使伤口尽快愈合，无任何副作用，更无禁忌。

我曾是一个严重的胃溃疡患者，连续多年胃疼胃酸，病情发作时大汗淋漓，满床翻滚，真是痛不欲生。用过多种方法治疗，均不见效，以致发展到一年内胃反复大出血4次，年底成胃穿孔。在医院先保守治疗之后，医生决定为我做胃切除手术。

因短期内多次失血，身体过于虚弱，经不起手术，医生说还得先回家补养一段时间。就在这期间，我得了一个单方，就抱着试试看的想法，做了一点药试用。这一试不要紧，多年的胃疼，顺嘴流酸水的现象立刻就消失了。为了巩固效果，我坚持连续用药半年。

多年来由于此病，经受了很多痛苦，性命也几乎搭进去的我，只花了几元的土豆钱，竟使病彻底痊愈了。

将土豆弄碎时如果没有更好的方法，就用铁擦子。注意磨时用力要轻，土豆渣才会更碎。然后把称好的水分成3份，渣装进布袋（疏松面料）里，经过3次洗捏，粉易出净。碾时，放在医用的碾槽里弄碎较方便。切记罗越密、过得越细越好。每次做6千克土豆比较适宜，容易干。千万记住饭前服用。（权菊先）

引自：1987年第10期《老人春秋》

百姓验证

●江西新余市城北富丽新村刘华云，男，52岁，个体户。他来信说："我患有上消化道出血，经常排黑便，身体极度虚弱，胸闷气短。到市中医院检查，确诊为上消化道溃疡性出血，吃中药治疗数十天，共花去500多元，不见任何效果。又转至市人民医院用西医方法治疗，仍不见好转。后来我用本条方试治2天，效果明显，原腿足无力、头昏脑涨等症状减轻。又连服1个月觉得病情完全好转了。于是就此停药，可没过几天又开始复发，同样排黑便。我认为该方对胃保护效果好，但治病不能断根。接着我又用158条方，二方配合治疗3天后，此病彻底痊愈。"

● 广西鹿寨县寨沙镇团结街王唯懿，男，60岁，干部。他来信说："我爱人患胃溃疡出血，解大便呈柏油黑样，用西药及打针治疗一星期，稍好，但不久后又复发了，大便反复呈黑样达两三个月之久。后来，我用本条方治疗，用药仅2天，大便正常。连服一星期后，胃溃疡出血已基本痊愈了。"

152. 我吃土豆苹果泥治好了胃肠道溃疡

4年前，我因贲门溃疡出血、胃底严重发炎，做了一次大手术，把贲门切掉了，切除了大部分胃及一部分食道。由于没有了贲门，胃液等经常上返腐蚀食道，我对此长期没有防范，致使食道黏膜腐蚀发炎发生了溃疡。手术后这4年，我的食欲很差，看什么都不想吃，包括过去喜欢吃的东西也厌恶，致使体重下降。吃了不少开胃的药也不管事，体重长期维持在45千克左右。

4个月前，我在报纸上读到一个有关治疗食道癌的偏方，说的是有一同志患食道癌已几年，卧床不起，饮食不进，服用土豆苹果泥后几天，既能进食，又能活动，病情好转。我随即运用此法治疗我的病症。

具体做法：将基本等重的土豆（生的）和苹果共约250克去皮后切成小块，放入搅拌器搅拌成泥状，于每日下午2~3时服用。

目前，我已服用4个月，效果很好。主要表现是食欲大增，体重也略有增加，气色也好多了。另外，便秘也有好转。此前我2天甚至2天以上才能大便1次，有时还要吃一些药物，用此方后，基本恢复了每天1次。后来别人说，此方不仅对食道的病变有效，对胃肠消化道的病变也有效。

引自：1997年5月29日《益寿文摘》

百姓验证

● 云南玉溪市峨山县又江镇登去村李天才，男，74岁。他来信说："本村患者普玉珍患胃溃疡病，我用本条方为她治愈。"

我用此方治胃胀及胃溃疡很有效

当胃胀及胃溃疡不好受又不想进食，一天大便10多次时，可用下方治疗，效果好。

配方及用法：氯霉素2片，痢特灵1片。每天早、晚各服1次，连吃7天。

注：如果7天无效，请换另药治疗。肾功能差者禁服。

荐方人：黑龙江省依安县三兴镇村高洪川

百姓验证

● 广西贵港市邮局李素玲，男，56岁，干部。他来信说："我用本条方治好2人的胃胀及胃溃疡病。"

● 黑龙江依安县三兴镇高洪川来信说："辽宁长海县城有一位年轻的男性，得了胃痛、胃胀、不能进食症，在大连地区各家医院都治遍了，花费数千元也不见效。后来听别人说我有绝招能治好此症，就骑着摩托车找上门来。我二话没说，让他先服六味药粉（配方及用法附后），以恢复其胃口，随之按本条方用药7天，果然胃病痊愈。"

六味药粉配方及用法：大麦芽、山楂片、鸡内金、白术、神曲、椰片各等份，在锅内烘成黄色，研成极细末（越细越好）。当胃胀及胃溃疡时，可将一汤匙药面放入碗内用开水调稀，就温热时一气喝下，每天早晚各服1次。

我用痢特灵治好了老伴10年的胃溃疡

我老伴胃寒引起胃溃疡，治疗10年不愈。经广西田阳县那坡镇万平村一位好心农妇无偿献给处方，只服1个疗程，病痛痊愈，10年未复发。

配方及用法：服痢特灵6天，第一天4次，每次2片；第二天3次，每次2片；第三天4次，每次1片；第四天3次，每次1片；第五天2次，每次1片；第六天1次，服1片。服中药3剂，6天服完（服痢特灵第六天的下午开始服中药）。中药方是：黄芪、桂枝、槟榔、香附、玄胡、薏仁各15克，白芍20克，大枣6枚，生姜、蜜糖各50克。用水煎服，每剂服2天，日服3次，每次半小碗。等胃痛时才开始连续服用。

注意：胃炎引起的胃溃疡忌服。

消化系统疾病

荐方人: 广西壮族自治区田阳县梁登仁

引自: 广西科技情报研究所《老病号治病绝招》

百姓验证

● 广西玉林市东门路37号丘家旭，男，59岁，公务员。他来信说:"本单位电工冯家荣，因工作关系，有时不能按时吃饭，且时冷时热，时间长得了胃病，胃经常疼痛。经市人民医院诊断为十二指肠溃疡，中西药都吃过，花药费1500余元，但还是没有治愈。我得知后用本条方并配合其他方法为其治疗1个疗程，病情大有好转，现在胃已不疼了，总共才花了34元钱。"

● 贵州遵义市遵义铁合金集团公司朱伟，男，47岁，干部。他来信说:"我单位职工狐克强去年患胃病，经常胃痛，经遵义地区医院诊断为十二指溃疡，随后中西药吃了不少，花费2000多元，就是不见好转。后来我用本条方为他治疗，只花20多元钱，长期不愈的胃病一下子就治好了。"

155. 我用本方治好2个人的胃胀及胃溃疡

配方及用法: 土霉素0.25克，每日4次，口服，疗程6周。

疗效: 疼痛缓解率100%，治愈率及有效率均高于用甲氰咪呱治疗。

引自:《实用西医验方》

百姓验证

● 广西贵港市邮局李素玲，男，56岁干部。他来信说:"我用本条方治好胃胀及胃溃疡患者2人，此方很有效。"

156. 我母亲用母鸡加辣椒煮着吃治好多年的胃病

配方及用法: 肥母鸡1只(2年以上)，辣椒数个(患者年龄大多加几个，年龄小少加几个)。杀鸡剖去五脏，装入辣椒一起放在锅内煮，添水以淹没鸡身为度，煮烂即可。一天内分3次吃完(汤也喝)，勿受凉，服后稍事卧床休息。我母亲患胃病多年，吃药效果不佳，遇冬季即发，用此方治愈。

荐方人: 河南省沈丘县陈寨村 陈双喜

中国家庭自疗千方经典

百姓验证

● 新疆额敏68团陈雨秋的爱人刘国兰,1971年患胃病,1973年诊断为十二指肠溃疡,每逢凉、饿就痛,夏轻冬重,多年来一直未治好。后来用本条方治疗,1剂即愈。

157. 我用鸡蛋壳乌贼粉治胃及十二指肠溃疡病有奇效

配方及用法: 鸡蛋壳2份,乌贼骨1份,微火烘干研细,过细粉筛,装瓶备用。每次服1匙,每天服2次,以温开水送服。

此方对胃及十二指肠溃疡疼痛、泛酸等症状有效,能在短期内修补溃疡,治愈疾病。服此方后禁吃酸菜、糯米。

荐方人: 浙江龙泉市防疫站　郭振东

引自: 1997年第7期《农家科技》

百姓验证

● 广西陆川县医院沈宣耀,男,医生。他来信说:"患者吕禾民,69岁,患胃溃疡,表现为疼痛泛酸纳食少,用本条方治疗10天后,胃痛减轻,酸水消失,能进食一碗饭。又继续服药10天,胃痛基本消失。"

158. 我以墨鱼粉治胃溃疡疗效令西医惊奇

墨鱼骨就是大墨鱼身体内的骨头,呈白色且较软,中药称为"海螵蛸"。它有抑制胃酸过多的作用,也可作为胃溃疡的止血剂,还能消除胃的刺痛,故自古就将其用在溃疡性的胃痛治疗上。

首先,将骨头洗净,放在净水中浸泡一星期(每天换一两次水),除去盐分,然后沥干水分,在阳光下晒干。完全晒干后,以炭火烤至呈金黄色,再刀削成粉,以筛子筛过,置于磨钵内,磨成极细的粉,并与甘草粉拌和即成。每天服10克。

服用几次后,胃的疼痛趋于缓和,溃疡也逐渐愈合。连续服用一段时间后溃疡痊愈。此种功效,常使西医惊奇不已。

引自: 哈尔滨出版社《珍藏男女回春秘诀》

消化系统疾病

百姓验证

● 重庆市荣昌县东门安居工程3号楼张万财来信说："本县原后东街张涛在广州打工，突然得病，经广东东莞市后街方树泉医院确诊为十二指肠溃疡并出血，在该院治疗花费1万多元未愈。回到家后找我试治，我用本条方为其治疗10余天痊愈。"

● 四川丹巴县杨柳坪贺书林来信说："我爱人于1997年下半年胃出血，经县人民医院透视诊断为十二指肠球部溃疡，在医院治疗无效，服用雷尼替丁、肌肝片和其他西药疼痛仍然不减，甚至一吃药就吐出来。后来我用本条方为她试治，每天用药粉2克，10天后就不痛了。"

胃结石

胃结石是因空腹时一次性食用过量的涩柿、黑枣、山楂等所致。由于涩柿、黑枣、山楂等含有大量的鞣酸，与胃酸结合可成为不溶于水的鞣酸蛋白，凝固成块沉淀于胃内，从而形成胃结石。

159. 我用蓖麻油为朋友之母治愈胃结石

泌尿系结石、胆系结石，一般人都比较熟悉，而胃结石有许多人较陌生。因为胃结石比前两种结石发病率低，症状也轻，不引人注意。

胃结石也叫柿石，对胃黏膜有刺激作用，可使胃部疼痛，不思饮食，饱胀，恶心，可合并有胃炎或胃溃疡。

治疗方法：每晚睡前服用蓖麻油30毫升，1个疗程（7天）即可治愈。其原理是蓖麻油具有很强的渗透力，可使胃结石的纤维性团块溶解成小碎片，随大便排出体外。

预防胃结石的最有效办法就是不食用或少食用含有大量鞣酸的食物，以避免胃结石的形成。（安武根）

胃下垂

胃下垂是指人体站立时胃的下缘达盆腔,胃小弯弧线的最低点降至髂嵴连线以下的病变。本病多见于女性(尤其是经产妇和生育较多者)、体形瘦长者、消耗性疾病患者和长期卧床的人。胃下垂程度可以分为轻度胃下垂、中度胃下垂和重度胃下垂。患胃下垂的病人常常还会伴有其他脏器的下垂,比如肝下垂、肾下垂、结肠下垂等。

160. 我用蓖五膏敷脐治胃下垂效果好

配方及用法:蓖麻子仁10克,五倍子5克,共捣烂如泥成膏,备用。取本膏适量敷于脐中,外加关节镇痛膏6~8贴固定,每日早、中、晚各热敷1次。一般4天取下,以连敷6次为度。

疗效:经治30例,均获得满意疗效。

注意:采用此法时,以气温不超过20℃疗效较好。孕妇及吐血者忌用。

引自:《中医杂志》(1986年)、《中药鼻脐疗法》

消化系统疾病

腹 痛

腹痛可分为急性腹痛和慢性腹痛两种。急性腹痛发病急骤，是十分常见的症状，涉及内、外、妇各科的疾病。多数是因腹腔内脏器官的器质性病变所致，少数是因脏器功能障碍所致。慢性腹痛指起病缓慢、病程长或急性发病后时发时愈的腹痛。慢性腹痛是一种常见症状，内、外、妇科等疾病均可出现慢性腹痛。

161. 足三里穴注射维生素K₃一针可消除腹痛

配方及用法：注射针剂维生素$K_3$1毫升。取单侧足三里穴，用6号注射针头直刺1~1.5厘米，患者有酸胀感后即缓慢推注药液。

疗效：大多在1~5分钟起效。总有效率100%，均为一针奏效。

引自：《实用西医验方》

百姓验证

● 河南淅川黄庄乡王三奇，男，56岁，农民。他来信说："我村有位妇女，经常腹痛。她腹痛与别人不同，疼时在床上打滚。我按本条方给她治疗1次，她一直未再出现腹痛。"

胃肠炎、胃肠功能紊乱

急性胃肠炎以起病急、呕吐、腹泻、腹痛为主症，多发生于夏秋两季，一般由暴饮暴食、过食生冷、饮食不洁或食用不易消化的食物引起。

胃肠功能紊乱是一种胃肠综合征，大部分与精神因素关系密切，以胃肠道运动及内分泌功能紊乱为主要特征。

162. 我用番泻叶治损伤性胃肠功能紊乱效果好

损伤后腹胀、便秘，又称"伤后胃肠功能紊乱症"，是骨伤科患者的常见并发症，尤其是以胸、腹、脊柱损伤患者表现更为突出。轻者为腹胀、食欲不振、大便秘结，重者出现恶心、呕吐，常导致机体内环境失调，水电解质代谢紊乱。如治疗不当或不及时，不仅会增加患者的痛苦，也会给骨伤科疾病的治疗造成一定的影响。

我应用番泻叶治疗术后腹胀、便秘，屡用屡验。

方法：取番泻叶10~20克，放入茶缸或茶壶内，沸水浸泡15分钟左右后代茶饮。一般用药2~3小时后，腹胀消失，大便通畅。

番泻叶具有泻热消积、导滞通便、行气健胃、促进消化等作用。用之浸泡代茶饮，服用方便，无副作用，患者易于接受，实为治疗损伤后腹胀、便秘的良方妙药。

荐方人：山东东平县卫生院医生梁兆松

百姓验证

● 辽宁本溪田师傅镇铁刹山张明财，男，43岁。他来信说："我本人小腹疼痛闷胀，利用本条方治疗，仅饮用1次就有舒服之感，效果非常好。"

163. 我用复方陈皮治愈肠炎患者10人

我于1981年患肠炎，久治不愈，转为慢性肠炎，后来友人给我介绍一方，服用3剂痊愈。

配方及用法：陈皮、赤芍、红花、米壳

（罂粟壳）各15克，水煎服。服药时忌吃肉类。

存方人：河南鹿邑县 王樵月

百姓验证

● 河南鹿邑北丁浪村农民张某，65岁，患慢性肠炎3年多，多方治疗无效，用此方5剂治愈。

● 福建福清市南门深巷李金祥来信说："福清东阁农场职工郭永远患慢性肠炎已数年之久，近年来病情加重，身体消瘦，仅一个上午就大便六七次，且便

稀带有脓血,在农场医院、龙田镇医院及私人诊所治疗均无效。我用本条方为他治疗,服药10多剂时此病痊愈。"

164. 我服醋蛋液彻底治愈了胃肠炎

我于1960年患慢性胃炎、结肠炎,还经常消化不良、口臭、嗳气、腹泻、右小腹痛,有时还便血。近几年又添上了高血压病,血压在22.6/13.3千帕(170/100毫米汞柱)左右。对这几种病,我服用了多种中西药,也没能根治。去年11月开始试服醋蛋液,服用6个醋蛋液后,我的慢性胃肠炎已彻底治愈,消化正常,无口臭、不嗳气、不胀肚、不腹泻,小腹再也不痛了,也不见便血了。血压保持在17.3/13.3千帕(130/100毫米汞柱)左右。各种药物没起作用的病,竟让醋蛋液给降服了。

荐方人: 吉林长春市器械局　刘德俊

注: 醋蛋液治病法,请见本书附录三。

百姓验证

●云南西盟县粮食局李世云,男,54岁,公务员。他来信说:"我身体较差,消瘦,长期便溏,一有便意,就必须马上去厕所;几年前出车祸造成第五腰椎闭合性骨折,经常疼痛,下蹲、站起非常困难。我按本条方自制醋蛋服用,每天2次,服用2个星期后,腰部疼痛消失;服用1个月后大便成形,可以忍一段时间,体重也由原来的58千克增至62千克。"

●黑龙江宝清县龙头综合厂刘信,男,63岁,退休干部。他来信说:"我年少时就患上了慢性胃肠炎,现在已有40多年了,这些年来总是消化不良,已经变成五更泻了。多年来花治疗费达几万元,但总不见效果。后来我用本条方试治,连续服用半年时间,共花费320元,效果非常好,现在生冷食物、油性大的食物都敢吃了。"

165. 我用按摩法治好了慢性胃肠炎

我有胃酸过多、腹胀、腹隐痛、消化不良和便溏等症,经X线检查为慢性胃肠炎。在吃中西药效果不佳的情况下,经按摩医生指教,每天晚上睡觉前躺下按摩腹部收到了良好的效果。

方法: 先用右手掌按顺时针方向在

腹部摩转50圈，再用左手掌按顺时针方向在腹部摩转50圈，然后左右掌交替从心口处偏左些向下推摩100次。

我每天晚上按摩，坚持3个月，慢性胃肠炎就痊愈了。

引自：1996年6月22日《老年报》

百姓验证

● 山东威海市印刷厂谢振刚，男，31岁，工人。他来信说："有一段时间我患了胃肠功能紊乱，消化不良，去市立医院检查并开了西药思奇、吗叮啉、氟哌酸，吃了一段时间略有好转，但是过一段时间又胃胀，到医院检查确诊为胃炎。我回来后按本条方施治，很快就痊愈了。"

● 四川彭山县西铁分局陈上琼，女，73岁。她来信说："患者钟锦锐，男，16岁，中学生。患慢性胃肠炎，曾在县医院花100多元未治好。我用本条方为他治疗，两个星期就痊愈了。"

腹　泻

腹泻，俗称"拉肚子"，中医称为"泄泻"，多由肠道疾患引起。分急、慢性两种。急性者系指急起发病、历时短暂的排便次数频繁，粪便稀薄，或含有脓血黏液的腹泻；慢性者则是指大便次数增多，大便不成形、稀薄或有脓、血、黏液相杂，间歇或持续历时两个月以上。

166. 我拉肚子七八天只吃艾蒿叶两次即愈

去年夏天，我因没注意饮食卫生拉开了肚子。七八天时间，拉得我两眼发黑，四肢无力，吃了不少医治拉肚的药，均不见效。这时，别人告诉我一个偏方：将干蒿叶3～9克嚼碎后咽下，早、晚饭前各吃1次。我用后当天就显效，第二天又早、晚各吞服1次，病就痊愈了。

注意：阴虚火旺、血燥生热、有失血病者禁用。

百姓验证

● 重庆大渡口区圩钢村高华，男，68岁，退休。他来信说："家住重庆大渡口区邮电局职工宿舍的刘荣，患腹泻五六天，用痢特灵、磺胺不见效，输液打吊针也不见效，花了3000多元钱。后来用本条方治疗，只吃2次就完全好了。"

● 新疆奎屯市调频经济广播电台甘涵来信说："有一次我拉肚子，按本条方治疗，服药当天就见效了。有位80多岁的老奶奶拉肚子一周，吃了很多药不见效。我按此条方买回药，给老奶奶分3次服下后，她再也没拉肚子了。"

● 贵州惠水师范学校王兆美，63岁，教师。他来信说："我儿子王文海，以前常常不明原因闹腹泻，20分钟泻一次，用市面上能买到的各种治腹泻药治疗均无效。这次用本条方，很快就把他的腹泻治好了。后来我本人闹腹泻也是用本条方治好的。"

● 广西河池汽车配件公司陈远忠来信说："有一次我拉肚子，从早上5时拉到中午（共5次），用本条方治疗吃药后就不拉了。"

167. 我小儿子拉肚子用茄子叶煎汤治愈

我小儿子拉肚，大夫无良策，偶看一书上写有茄子叶煎汤治拉肚，经我试用确实灵验。

配方及用法：取茄子叶（干湿均可）数片先洗一下，然后放入锅内加水700~800毫升，煎至500毫升左右。随时可当茶饮用，但一次不可过量，否则会引起便秘。

荐方人：黑龙江嫩江县九三局尖山农场　胡立德

百姓验证

● 河南平顶山市人民医院白凤林，男，61岁，医师。他来信说："张淑萍，女，50岁。患五更泻，到医院诊断为慢性结肠炎。曾花费千元治疗未见好转。后来经我用本条方并加其他疗法治疗3次，现基本恢复正常。又有3例小儿腹泻也是用此条方治愈的。"

● 河南西峡县丁河镇贾占禹，男，50岁，农民。他来信说："罗小红，女，3岁。患腹泻2天，在重阳乡医院诊断为急性肠炎，打针花去30多元不见好转。后来用本条方治疗一次即愈。"

168. 我吃面包治好了腹泻病

面包是人们喜爱的食品,既香甜可口,又易消化,老少皆宜,尤其深得儿童的青睐。有趣的是,我发现面包还可治疗消化不良导致的腹泻,并有较好的治疗效果。

我有一次出差在外,因腹胀、腹泻,不敢到饭店吃饭,担心饭菜油腻,吃后会加重腹泻。正在徘徊之际,刚好碰到街头有卖面包的,就买2个吃了下去,1小时后,腹胀减轻,感觉舒服多了;2小时后腹胀全无,腹泻也止住了。数月后偶然又一次腹胀、腹泻,于是再次试着吃了2个面包,果然见效了。

食用方法: 面包一次吃2个,小孩减半,如未愈,再加吃1个。用此方法时,最好别同时食用不易消化食物,以免降低治疗效果。当然,面包越新鲜越好。(余小平)

> **百姓验证**
>
> ● 广西宾阳县新桥镇民范群英村王世和来信说:"我外甥患腹泻,用本条方治疗,只吃1个面包,上午吃的下午就止住了。"

169. 我用醋煎鸡蛋治寒凉腹痛拉肚特灵验

有一次,我不小心受了凉,腹痛拉肚子,差不多每半小时就要拉一次,弄得全身没劲。到村医疗室求医,医生对我说,用醋煎鸡蛋可治拉肚子,比用土霉素、痢特灵还灵呢。回家后我按照他讲的方法去做,果然立即止泻。后来我把此方介绍给几位亲戚,他们用了同样管用。

方法: 取食醋100毫升倒入锅内,打入2个去了壳的鸡蛋,用文火慢煎。待鸡蛋煎熟后,将蛋同食醋一起服下。

注: 此法仅对受凉、消化不良造成的一般腹泻有效。(史桂争)

引自: 广西科技情报研究所《老病号治病绝招》

> **百姓验证**
>
> ● 广西柳州市潭中西路河西小区陈远忠,男,67岁,退休干部。他来信说:"有一次我不小心着了凉,造成腹痛拉肚子,从早晨5点开始拉,每隔1个多小时拉1次,半天不到就拉四五次,用本条方治疗1次就好了,未再复发。"

消化系统疾病

● 山东威海市新华厂谢振刚，男，31岁，工人。他来信说："前一段时间，不知什么原因，每天刚天亮时我总是肚里作响伴腹泻。后来用本条方试治，很快就好了，至今未复发。"

● 北京杯柔九渡河镇肖连祥，男，50岁，农民。他来信说："有一次，我因受凉患上了腹泻，用本条方治疗一次就好了。"

170. 我煎服大米茶叶汤治腹泻很灵

一位老农告诉我，"大米茶叶汤"对多种原因引起的腹泻有效。我一试他的办法，真的很管用。又将此方介绍给8位不同病症引起的腹泻患者，均收到良好效果。

方法：取大米30克，茶叶10克，先将大米入锅炒黄，再加入茶叶共炒至黄黑色，加水250毫升沸煮5分钟，温后滤渣，一次服饮煎液（婴幼儿酌减）。

荐方人：四川省江津县稿子乡唐德文

引自：广西科技情报研究所《老病号治病绝招》

百姓验证

● 黑龙江大庆市采油四厂李永超，男，30岁，工人。他来信说："有一次我患急性腹泻，半夜2时发病至晨6时就腹泻6次。在4小时之内服泻痢停、氟哌酸均无效，仍腹痛，全身没劲。后来用本条方治疗，服后腹痛腹泻明显见好，从早晨7时至下午只泻2次。下午又服1剂，很快痊愈了。"

● 四川自贡市检验所肖淑芬，女，65岁。她来信说："有一次我腹泻很严重，服痢特灵等药不见效，用本方2次就止住了。"

171. 我重用白术治单纯性消化不良腹泻有效率100%

主治：各种腹泻。

配方及用法：白术30~60克，茯苓、枳壳、厚朴各15克，苡仁、白扁豆、山药、芡实、莲子各30克，木香5~10克，上药连煎3次，取汁约600毫升，早、中、晚空腹服用，每次约服200毫升。小儿用量酌减。消化不良加鸡内金15克，焦三仙15～30克；慢性肠炎、溃疡性结肠炎加干姜10克，川芎15克，荜拨6～10克，白头翁、赤石脂各20～30克。

疗效：治疗单纯性消化不良性腹泻300例，用药1～2剂治愈（临床症状消失，大便成形）256例，用药3～4剂治愈44例，治愈率100%。治疗慢性肠炎60例，治愈（用药3～4剂，临床症状消失，大便成形，半年内不复发）46例，好转（用药5～6剂，临床症状改善，大便次数减少）14例，总有效率100%。治疗慢性溃疡性结肠炎12例，治愈（用药8～10剂，临床症状消失，大便成形，溃疡面愈合）3例，好转（用药10剂以上，临床症状有所改善，大便次数减少，粪便性质改变）9例。

白术融"补、运、消、渗"为一体，可谓健脾利湿之佳品。重用白术可直达病所，是治疗各种腹泻不可多得之良药。

荐方人：四川省达川地区卫生站侯德聪

引自：《当代中医师灵验奇方真传》

百姓验证

● 辽宁抚顺马圈子场许友之来信说："广西博白县绿珠镇冯伟莲，女，30岁。患腹泻、失眠症5年多，曾到博白县人民医院、玉林市医院、看守所卫生院、本乡卫生院治疗过多次，花钱2000多元，吃药无数，病情却越来越重，痛苦不堪。今年3月我用本条方为她治疗，用药1剂，病情好转，用药2剂泻止，一觉可睡到天亮。方中莲子是30克，我重用到60克。至此，5年的顽固性腹泻失眠症神奇般地治好了。至今已1个半月，毫无复发迹象。"

● 河北唐山市开滦吕家坨矿侯海，男，49岁，工人。他来信说："开滦范各庄刘双患肠炎3年多，中西药吃了不少仍无效。后来我用本条方为他治疗，只服3剂药就痊愈了。"

---

 172. 家传三世专治食肉后腹泻秘方有效

配方及用法：鲜枳壳1个，鲜猪肉少许。去枳壳瓤，将鲜肉切细装入枳壳内，封口，用黄泥包好，入火灰内烧之，焦时取出，去泥研成细末，分3次用，黄酒冲服。

注：病轻者用1个，重者用2~3个可愈。

荐方人：陕西省　刘北禄

百姓验证

● 辽宁清原县湾甸子镇二道湾村王安才，男，53岁，农民。他来信说："本人6年前与一老友巧遇，遂饮酒叙旧，因食用'糖醋肉、白片肉'过量，引起腹泻不止，用本条方很快治愈。"

173. 彭伦学小儿子腹泻月余用此方半天治愈

配方及用法： 炒神曲9克，荆芥炭9克，水煎服。若腹疼加白芍6克。

说明： 本方对泄泻伴有绿便者，效果佳。

荐方人： 河南省济源县下冶乡陈立新

百姓验证

● 安徽广德县芦村乡中明村彭伦学用本条方治好了他儿子的腹泻。此小儿子腹泻1月有余，并有明显的脱水现象，到多家医院治疗，都没有什么效果。用此条方治疗，不到半天就好了。

174. 我舅妈用蒸白糖治拉肚子2次痊愈

白砂糖对因受凉、消化不良引起的一般腹泻有药到病除之功效。

配方及用法： 取白砂糖100克（小儿酌减）放入碗内，连碗放在锅内蒸20~30分钟，不加水，用蒸气中的水使糖溶化成黏稠糊时，取出稍凉后，趁热服下。一般拉肚子只需1次便可痊愈。在空腹时服用效果最佳。食后口渴，但最好等半小时后再饮水。（唐江）

引自： 1996年7月13日《老年报》

百姓验证

● 广西鹿寨县寨沙镇团结街王唯懿来信说："有一次我在出差途中得了痢疾，吃药输液不见效，回家后用本条方治疗，只服1次就痊愈了。"

● 山东威海市新华厂谢振刚，男，31岁，工人。他来信说："我舅妈患腹泻，从威海市立医院检查完到我这里，我得知后就告诉她用本条方治疗，结果仅用2

次就好了，而且至今未犯。"

● 云南西盟县粮食局李云世，男，52岁，公务员。他来信说："有一次我出差途中患痢疾，打针吃药都不见效，回家后用本条方治疗，仅用1次便痊愈了。后来又用此条方治好过我父亲、儿子及同事的痢疾。"

175. 我用刺激下痢点加按摩法治腹泻可立止泻意

一般腹泻多是由肠的消化吸收功能不良，或食物腐败变质引起的。为彻底根除腹泻或立即制止腹泻，最好学会手掌按摩健康法，关键时刻将会发挥效果。

治疗腹泻最有效的方法是指压手背上的"胸腹区"，因为此区正中央有一个被称为"下痢点"的穴位。

这一"下痢点"是特效中的特效点，当感到有便意时，马上用手指压住此点，并不断地按摩，保证马上可止住便意。如果是因为酒醉引起的严重腹泻，利用这个方法也可立刻轻松。此外，具有同样治疗效果的还有位于手掌食指第一关节上的大肠穴及小指第一关节上的肾穴。大肠穴在肠经的经络上，和大肠机能密切相关；肾穴位于小肠经的经络上，可促进小肠的血液循环，活跃它的机能。

位于手掌内的"健理三针区"对防止腹泻也很有疗效。经常按摩此区域可促进大肠蠕动，提高吸收力。（见图10）

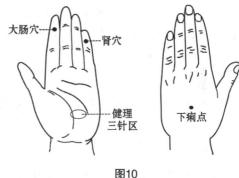

图10

刺激法可用手指刺激，也可以用香烟头灸治。

腹泻是一种必须马上排泄的疾病，当有腹泻征兆时，在还可以忍受的情况下，就应赶快刺激下痢点，以制止腹泻。

注：手脚穴位按摩治病法与按摩工具，请见本书附录一。

百姓验证

● 福建尤溪县溪尾乡埔宁村151号纪儒，男，27岁，医生。他来信说："我村患腹泻的人很多，多因寒食受凉所致，有的也伴随细菌性腹泻。对这类患者，我都用

消化系统疾病

本条方治疗。此方不吃药，不打吊针，其效很好。"

● 河北巨鹿县小吕寨村刘由堂，男，58岁，农民。他来信说："我因吃了些腐烂鱼而患腹泻，早晨肚子疼控制不住，很是焦急。后来用本条方治疗，很快就控制住了。"

● 山东莱阳市城关镇田淑秀，女，50岁，农民。她来信说："我用本条方治好几位患腹泻的村民。"

五更泻

每天早晨天未亮之前即肠鸣泄泻，故名"五更泻"或"晨泻"。致病原因主要是肾阳虚，命火不足，不能温养脾胃，故又叫"肾泻"。

176. 我以薏苡仁米煮锅巴治疗五更泻有效率100%

主治: 五更泻。

配方及用法: 薏苡仁米、饭锅巴（以焦黄黑色为佳）各60克。上药加清水适量，放入锅内同煮，待苡仁米煮烂成稀粥服用，每日3次，连服1~2次。

疗效: 治疗100例患者，治愈（用药1~2天，临床症状消失，大便成形，泻止）88例，好转（用药3天，临床症状消失，大便成形，泻的次数明显减少）12例，有效率100%。

按语: ①用量可按患者食量大小酌情增减；②煮时不放油盐；③用药者忌荤腥、油腻、黏食1个月。

荐方人: 江苏省高邮周山卫生院薛其祚

引自:《当代中医师灵验奇方真传》

百姓验证

● 河南省郑州市政七街二单元李树彬，男，74岁，离休。他来信说："本人患腹泻，用本条方治疗，连服3天，大便成形痊愈，仅花2元钱。"

慢性结肠炎

本病的发生与感染、精神状况、遗传因素、过敏反应及自身免疫性疾病（如风湿性关节炎、红斑狼疮、溶血性贫血）等有关。病变主要限于结肠的黏膜，以溃疡为主，病程长，反复发作。活动期黏膜呈重度慢性炎症，主要表现血性腹泻、左下腹痛、里急后重、下背部不适、上腹饱胀、恶心、呕吐、厌食、体重和体力下降，可有发热、脉速、失水表现。左下腹或全腹部常有压痛，肠鸣音亢进，可触及硬管状的降结肠和乙状结肠。急性活动期可有腹肌紧张、肝肿大。轻型或缓解期无阳性体征。直肠指诊有触痛。本病属中医"痢疾、脏毒、肠风下血"范畴。

177. 我用痢特灵灌肠治好了已患5年的结肠炎

我因患结肠炎，经常下腹部疼痛，出现脓性便或脓血性便已5年多，经过几次住院和用多种偏方治疗效果不佳，随着岁月的推移病情越来越重。后来我用呋喃唑酮（痢特灵）保留灌肠治结肠炎，连续治疗5次痊愈，至今已4年未复发。

方法： 备100毫升注射器1个，27厘米长的大头红橡胶肛管1根，将6片呋喃唑酮研成细末，稀释于50毫升温水（37℃）中。灌肠前排净大便，然后将肛管涂抹甘油，采取左侧卧位插入肛门，使其到达乙状结肠，肛门外留5厘米。用注射器将药剂抽搅均匀后，注入乙状结肠内，迅速拔出肛管，抬高臀部片刻，在床上打几个滚，使药液均匀地与肠壁接触，随后躺1个小时。每天用药1次，3次可愈。脓血便者5次可愈。此法安全，无副作用。

荐方人： 黑龙江伊春市乌马河区丁富荣

百姓验证

● 山东桓台县荆家镇朱传辉来信说："本人患乙状结肠炎，在医院诊断并治疗，曾花药费1700多元，未见效。在没有办法的情况下，我试用本条方，每天用药1次，3次就治愈了。"

消化系统疾病

河北丰润县卫生院赵士良，男，62岁。他来信说："岩口乡刘明芳患结肠炎8年多，长期腹痛、腹泻，用氟哌酸、黄连素、氯霉素、肠炎灵、补脾益肠丸等药治疗，均无效。我用本条方为她灌肠3次治愈。随访两个月和常人一样，无任何不适症状。"

"柴二奎之妻患结肠炎5年，每天泻肚6~7次，我用此条方为她灌肠7次治愈。"

江苏靖江市新建路16号徐熙来信说："本市小学教师高秀芳患结肠炎2年多，经医院治疗多次，花掉医药费3000多元未愈。后来我用本条方为她治愈，花费不足10元。"

178. 我的慢性肠炎用丸片结合方法治愈

去年6月我突然下腹疼痛，每日腹泻两三次并带有黏液。去肛肠医院检查，诊断为慢性结肠炎。此后我多方求医，吃中、西药花去几千元仍没有起色，最后因极度虚脱，每天连刷牙、洗脸的气力都没有了。在山穷水尽之时，一位朋友告诉我服用附子理中丸和乳酸菌素片试试。没想到，服用上药2周后大便完全恢复正常，身体也壮实了。下面将此方法献给和我一样被慢性结肠炎折磨的朋友们。

方法：附子理中丸每日3次，每次1丸，饭前半小时服用。乳酸菌素片每日3次，每次5片，饭后10分钟服用。

服药2周后可停用附子理中丸，乳酸菌素片可减至每次3片。服药1周内尽量少吃肉、油食品，禁饮酒和各种饮料。（何连汉）

引自：1997年12月6日《晚晴报》

百姓验证

辽宁锦州市生产资料公司刘凤岭来信说："我爱人今年66岁，在30多岁时得了慢性结肠炎，常年大便不成形，饭量特别小，人瘦得皮包骨，体重仅49千克，在医院治疗不见效。后来用本条方试治，2个月后大便成形，每天基本保持1次，饭量也增加了。"

179. 我用清肠滑垢法治慢性结肠炎很有效

配方及用法：熟大黄6克，冬瓜仁15　克，丹皮10克，焦山楂30克，川黄连6克，杭白芍10克，广木香8克。上药水煎服，每日1剂，连服15剂。

按语： 本病临床中用温补、收敛等法收效甚微，且易复发，我通过临证35年的探索，认为清肠滑垢法是治疗本病的一种有效方法。服上药后会泻下黏冻样的粪便，1周左右症状即可消失而大便正常，此时不可停药，须再服10剂，以善其后。

引自：《家用验方一佰二》

百姓验证

● 四川绵阳市高水中街18号李俊如，男，75岁，退休干部。他来信说："2001年我患结肠炎，几天解不出大便，去三台人民医院就诊3次，治疗无效，花费82元。后来按本条方服药2剂痊愈，只花7元钱。"

 180. **我用固肠胶囊治疗慢性结肠炎等病200例全部有效**

主治： 慢性结肠炎、溃疡性肠炎、过敏性结肠炎、直肠炎。

配方及用法： 补骨脂30克，鸡内金15克，川连10克，干姜15克，广木香10克。将上药烘干后，研成极细末，装入空心胶囊，日服3次，每次2~3粒，温开水送下。

疗效： 治疗患者200例，治愈（用药2~3个疗程，临床症状消失，大便成形）158例，好转（临床症状改善，大便次数明显减少，性质有所改变）42例，有效率100%。

荐方人： 江苏常州医院中医内科杨陵麟

引自：《当代中医师灵验奇方真传》

百姓验证

● 江苏泗阳县青阳镇文化村朱其文来信说："本村许洪荣患慢性结肠炎，长期畏寒，每天拉稀五六次并带黏液，遇冷或食凉物加重，曾到大小医院治疗过，花费近千元，仍未治愈。后经我用本条方治疗，仅服药4剂就痊愈了。往年不能吃瓜果冷饮类食品，现在什么都敢吃，大便成形，每天1次，生活恢复了正常。"

● 河北景县隆兴卫生院张云，男，44岁。他来信说："王丽新患慢性结肠炎半年多，多方求治无效，后来用本条方治疗1个月痊愈。"

● 黑龙江虎林云山农场欧日超，男，67岁，退休教师。他来信说："我用本条方治疗老伴、妻妹等人的结肠炎，效果很好。"

消化系统疾病

● 河北正定县东落堡乡东相村王重学，男，66岁，中医。他来信说："我用本条方治好3位慢性结肠炎患者，效果非常好。"

阑尾脓肿

阑尾脓肿就是阑尾发炎化脓而肿胀，疼痛剧烈。

181. 我用本方治疗阑尾脓肿110例，有效率100%

内服药配方： 薏苡仁30～50克，丹皮15克，赤芍12克，桃仁12克，大黄（后下）15～30克，芒硝（冲服）10克，银花15～30克，蒲公英15克，广木香10克，生甘草6克。

外敷药配方： 大黄30克，没药10克，陈皮10克，冰片5克。

用法： 内服药每日2剂，水煎分4次服。外敷药共研细末，按脓肿大小加入适量凡士林调成膏状，摊于塑料薄膜上（厚约0.5厘米），敷于患处，外加纱布敷盖固定，每日换1次。

疗效： 治疗110例，治愈（右下腹包块消失，腹壁柔软）98例，好转（包块明显缩小）12例，有效率100%。用药天数：最短15天，最长36天，平均26天。少数病例配合3次穿刺抽脓。

荐方人： 湖南省永州市零陵区医院周沛君

引自：《当代中医师灵验奇方真传》

百姓验证

● 湖南溆浦县水田庄乡杨柳村曾社祥，男，49岁，教师。他来信说："本村罗元松，男，49岁。突然右下腹疼痛难忍，去县医院诊断为阑尾炎，在乡医院治疗花费400元未见效。后来我用本条方为他治疗，只吃5剂药就痊愈了。"

阑尾炎

阑尾炎是指阑尾的化脓性疾病,但有急慢性之分。若有下腹固定压痛时,对确诊为急性阑尾炎具有重要诊断意义;若是慢性阑尾炎则多有急性阑尾炎史,仅有右下腹不适感或隐痛,反跳痛明显,伴有恶心、呕吐、发烧等症状,可因活动、饮食不节而诱发。

182. 我用菜叶包蛤蟆心治阑尾炎有效

配方及用法: 蛤蟆心1个,用蔬菜叶等包住,每天早上空腹服下,连服7日。

我村上一孕妇,患阑尾炎,不能手术,服用此方,至今3年多未曾复发。我自己也患阑尾炎,医治十几次都没有治好,服用此方,2年来未曾复发。

注: 治慢性阑尾炎,用桂肉包蛤蟆心更好。

荐方人: 浙江省永州市长兴县新塘乡王胜华

百姓验证

● 江苏通州市三余镇忠义乡季妙贤,男,54岁,乡医。他来信说:"通州市季春美患慢性阑尾炎多年,镇医院医生嘱其保守治疗,用菌必治等输液治疗10多天,花费1000多元,有些好转,但稍后又复发。后来我用本条方和183条方为她治愈,至今已5年未复发。以后我又用此条方治好了本村陈美仙的急性阑尾炎病。"

183. 我用华佗秘方治急性阑尾炎1剂治愈

近年来,我应用《华佗神医秘方真传》中一方治疗急慢性阑尾炎26例,均告痊愈。

配方及用法: 地榆20克,当归20克,黄芩20克,金银花20克,生薏苡仁30克,玄参20克,麦冬12克,水煎服。急性患者1剂即愈,慢性患者多在4~6剂痊愈。

由于方法简单,药源广,急性患者1剂

即可痊愈,故称1剂治愈阑尾炎。(潘摘)　　**引自:** 1996年8月29日《益寿文摘》

百姓验证

● 广东广州市百灵路兴隆西黄耀辉,男,68岁,离休干部。他来信说:"我的亲戚黄玉东突然肚子疼痛,血压升高,到市人民医院确诊为阑尾炎,需手术治疗。为免受挨刀之苦,按本条方配药服用9剂,疼痛全部消失,病愈,至今未见复发。"

● 广东阳西县儒洞办事处杨建模来信说:"我老伴和本镇蓝田管区的陈均患阑尾炎,都是按本条方仅服2剂药治愈的。"

184. 我妹妹外敷蒜泥治急性阑尾炎疗效显著

实践证明,外敷蒜泥治疗急性阑尾炎有显著疗效。

方法: 取大蒜一头(独头蒜最好)剥皮、捣烂备用。在患处涂抹凡士林,敷蒜泥,放上纱布,并用塑料袋覆盖好。注意把握时间,半小时内必须将大蒜泥去掉,否则皮肤会起大水疱。(倪名)

引自: 1997年7月22日《老年报》

百姓验证

● 黑龙江大庆市采油四厂李永超,男,32岁,工人。他来信说:"我妹妹患急性阑尾炎,用本条方治疗,效果显著。"

185. 我利用阑尾冲剂治疗急慢性阑尾炎可迅速见效

主治: 急慢性阑尾炎。

配方及用法: 一号冲剂:川楝子15克,丹皮、木香、银花、公英各25克,大黄12克。二号冲剂:银花25克,公英25克,大黄15克,败酱草15克,生薏仁25克,元胡12克,川楝子12克,丹皮15克,桃仁15克,生石膏25克。以上两方研粉末冲服或煎服,每剂服3次。轻者服一号冲剂,日服2次;重者服二号冲剂,每日1剂。

疗效: 我们经治患者80例,随访有6例复发,其中3例因患阑尾穿孔并发腹膜炎而手术,另外3例又服本方剂治愈。80例中住院治疗3例,77例于门诊治疗。一般服药4~12剂治愈。

按语:

(1)本方对急慢性单纯性阑尾炎

症、轻症的蜂窝组织炎性阑尾炎、阑尾周围脓肿等急性阑尾炎有效。

（2）一般用药少，轻者服一号冲剂，重者服二号冲剂，服3~6剂就能达到治疗效果。

（3）对阑尾穿孔性腹膜炎或反复发作的阑尾炎，此方可适当加大用量，随症加减。

（4）对患有慢性炎症伴有阑尾炎者，大黄可改为酒炙大黄6克，肠炎轻者可去大黄。

（5）服药后大便稍稀带脓血者为佳。

荐方人： 湖南省桃源县人民医院冉克茂

引自：《当代中医师灵验奇方真传》

百姓验证

● 四川珙县川南水泥厂李平志来信说："珙县芙蓉煤矿李国华患慢性阑尾炎，脐周阵发性剧烈疼痛，腹部气鼓胀满，不思饮食，食之即吐。经矿医院确诊，住院观察治疗。医生打算为他手术，由于他反对未做。输葡萄糖加青霉素，连续用药4天，未见效果。后来用本条方二号冲剂治疗两个星期，阑尾炎就好了。由于仍饮食欠佳，走路心慌，又服用善后药治疗，现已完全康复。"

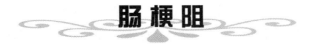

肠 梗 阻

任何原因引起的肠腔内通过障碍，统称为肠梗阻。根据发病的基本原因，分为机械性肠梗阻、动力性肠梗阻、缺血性肠梗阻三大类型。临床表现以腹痛、呕吐、腹胀、停止排气和排便为主要特点。外疝或内疝、肠粘连、蛔虫阻塞、肠扭转、肠套叠、急性感染、慢性肠道炎症、血管栓塞或血栓形成、肿瘤阻塞或压迫等均可引起肠梗阻。

186. 温阳通痹汤治淤结型肠梗阻154例均获痊愈

河北省医院田广秀自拟温阳通痹汤治疗淤结型肠梗阻患者154例，全部治愈，24小时内症状及体征消失。

配方及用法： 附子、炒山楂各9克，细辛6克,大黄15克,代赭石、莱菔子(炒)各30克,枳壳、川朴各12克,水煎,待肠胃减压后服,每日2~3剂。

疗效:观察154例,全部治愈,一般3~4小时症状开始缓解,8~12小时症状明显改善,12~24小时症状及体征消失。平均住院时间5天左右。

引自:《陕西中医》(1988年9月4日)、《实用专病专方临床大全》

百姓验证

● 云南彝良县牛街镇振兴街李连禹,男35岁。他来信说:"本镇张友,男,21岁。有一天晚上,腹部突然发生剧烈疼痛,呕吐,不排便,不排气。用本条方治疗,服药1小时后,腹痛减轻,面色转红。次日又服药2剂,2天后病已痊愈,活动正常。"

● 黑龙江嫩江县九三局尖山农场胡立德用本条方治好一位80多岁老太太的肠梗阻病。当时,这位老太太的家属已为她准备了后事,认为没救了。后来用此条方一试,仅花几元钱就痊愈了。

187. 我村付红患肠梗阻用本方很快治愈

配方及用法:当归、生地、桃仁、红花、川芎、白芍、牛膝各10克,枳壳、桔梗、柴胡各6克,甘草8克。上药水煎,每日1剂,早、晚各服1次。病情严重者每4~6小时服药1次,缓解后可将本方加黄芪制成丸服用。

疗效:52例患者中,服药5~10剂治愈16例,占30.8%;服药11~15剂治愈12例,占23.1%;服药16~25剂治愈16例,占30.8%;服药26~40剂治愈8例,占15.4%。

引自:1985年第7期《中医杂志》

百姓验证

● 湖北广水市余店镇付立国,男,49岁。他来信说:"村民付红小时候患肠粘连、肠梗阻,在武汉某大医院住院治疗,医生说不能开刀了,只能保守治疗,花医疗费上万元,出院后病症又复发。后来我用本条方为其治疗,现在已痊愈了。"

肠 粘 连

肠粘连是腹部手术常见的后遗症之一，临床表现多为腹痛、腹胀、恶心、呕吐、排气不畅，或大便干燥与腹泻交替出现等症状。

188. 我用复方生杭芍治好我孙子的术后肠粘连

配方及用法： 生杭芍24~31克，金银花、连翘、蒲公英、地丁草各15~24克，生甘草、大腹皮各15克，丝瓜络、石菖蒲各12克，乳香、没药、广木香、青皮、枳壳各9克。上药水煎，每日1剂，分2次服。

加减： 便秘加冬瓜仁31克；腹泻加茯苓、苡米各15克；脓血便加吴茱萸4.5克，川黄连6克。将盐炒热，用布包好，热敷腹部，每次2小时，每日2~3次。

疗效： 治疗2例，一例因腹部手术后肠粘连又曾二次手术治疗，但又发生粘连，服药8剂治愈，随访14个月未见复发；另一例术后肠粘连经多方治疗无效，服药30余剂加食盐热敷治愈，随访20个月未见复发。

引自：《常见病特效疗法荟萃》

百姓验证

● 上海市南江区新港镇中学唐新官，男，62岁。他来信说："我孙子14岁，患急性阑尾炎住院开刀，出院后出现腹泻、呕吐等症状，检查结果是肠粘连，需要二次开刀。但听说本镇派出所的一位同志肠粘连一共开了三次刀，也未见好转，于是我决定用本条方试治，结果真治好了。"

消化系统疾病

便　秘

便秘是指由于大便在体内停留时间过长，以致大便干结，排出困难，或者排不尽，为临床上的常见症状。在正常情况下，食物经过胃肠道的消化吸收而最后排出约需20~40小时，如隔48小时仍无粪便排出，或经常性大便次数减少或排便困难，一般可视为便秘。

189. 我服醋蛋液治好便秘等许多病症

在得知醋蛋液能治病的消息后，我便开始坚持服用，喝完3个醋蛋液后就有了效果：

一是原右腿膝盖因有骨质增生痛，如厕蹲起要用手扶门框，如今不再痛，蹲起自如。二是白天工作活动一天后，晚上临睡前脚面浮肿现象消除了。三是过去一夜要小便三四次，而每次要用手揉腹部才能便出点，现在起夜基本上一次即便完。四是过去长期的老年性便秘（三天一便，而且干燥异常）现在已完全治愈。

另外，我觉得全身充满活力，精神振奋，腿脚轻便。

荐方人：黑龙江哈尔滨市　张焕青

注：醋蛋液治病法，请见本书附录三。

百姓验证

● 陕西宁陕县工商局张正礼，男，60岁，工商干部。他来信说："我孙子张兴隆于1997年4月出生后，因奶水不足加食奶粉而引起便秘，每周才大便1次，且大便出血。每次大便时，孩子啼哭不止，十分痛苦。在当地医院、个体诊所治疗，没有效果。每次大便必须先用开塞露，用此方法治疗长达3个月之久。后来，又坚持给服中药，大便仍是困难。在长达1年的时间里，花掉医药费500多元，仍是离不开开塞露。最后用本条方治疗，服1个醋蛋液大便就畅通了，每日大便1次，食量增加。又加服2个醋蛋液，现已痊愈。"

190. 我用醋蛋液解除了便秘之苦

我有个讨厌的便秘病，经常六七天不解大便。为治这多年的老毛病，我服用了醋蛋液，结果用了3个醋蛋液之后，最多3天就能自然排解大便1次，感觉比以前好多了。

荐方人：四川省长寿县城关镇字库巷 黄国庸

注：醋蛋液治病法，请见本书附录三。

百姓验证
● 重庆南川市马嘴乡崇岭村李俊培，男，86岁。他来信说："我患习惯性便秘，经常大便困难，非常苦恼。后来用本条方治疗，当服用6个醋蛋液后，大便已基本正常。"

● 北京朝阳区朝外吉祥里丁凤春，女，54岁。她来信说："我兄弟患便秘，用过很多药，疗效不佳。用本条方每天服用1次醋蛋液，多年的便秘就消失了。"

191. 我生服黑豆治好了长期便秘

我是一个长期便秘的老人，多年来用了很多偏方、验方，都没有从根本上解决便秘之苦。后来用生服黑豆的方法治疗，效果很好。我从2月份开始服用，现在已经服用了9个月，基本上能每天大便1次，非常痛快。

方法：每天早晨洗漱后，生吞（不嚼碎）黑豆49粒，温开水送服。

据介绍，生吞黑豆不但可以使大便畅通，长期服用还有明目、补肾、宁心的作用，且非常经济，特别适用于患便秘症的老年人。现介绍给患便秘的老年朋友们，不妨一试。

引自：1995年12月18日《陕西老年报》

百姓验证
● 广西融安泗顶矿何格元，男，71岁。他来信说："我从50岁以后就患大便秘结，这20年来吃过很多药都不见效，自用本条方治疗后，大便轻松，不再秘结了。"

消化系统疾病

192. 我的便秘是吃红薯治好的

老年人随着年龄的增长，分泌机能相应衰退，容易引起便秘。

前两天，我去老友家玩。一进门，见他正在剥一块刚出笼的热红薯。我问他："你喜欢吃这东西？"他笑着晃了晃红薯说："这玩意，可是好东西啊！我过去常便秘、腹胀，有下坠感，到厕所一蹲就是半天，可烦人啦！去年，中医院大夫说常吃红薯可防便秘。当时我还不大相信，抱着试试看的态度，开始吃红薯，一试果然灵验，便秘很快好了。以后，我每天坚持吃一两块，这一年多来再没有出现便秘的毛病。"

红薯性平味甘，可入脾肝两经，具有补虚益气、健肾阴、消积滞的功效。

红薯是一种营养十分丰富的食品，除富含糖类和纤维素外，还含有蛋白质、脂肪、钙、铁、磷、胡萝卜素，以及维生素C与维生素B_1、B_2等多种人体所需物质。其富含的纤维素，可生津开胃、润肠通便、增加肠胃蠕动，加速肠内积物排出体外，从而有利于便秘和胃肠道其他疾病的防治。同时，红薯还有软和、好吃、好嚼、好消化等优点，很适宜老年人食用。日常生活中，若患了便秘，除多锻炼、饮足水外，可用红薯300克、粳米或小米150克为1剂，加水煮至薯烂、米开花、汤稠时，放少许糖，趁温热服，早、晚各1次，一般1~3天便秘即可缓解或痊愈。患者不妨一试。（乔柏青）

百姓验证

● 辽宁大连甘井子区干休所姜沐，男，74岁，退休干部。他来信说："我患便秘3年多，时好时坏，犯病时就吃点果导片，逐渐有了依赖性，不吃就便秘，吃就腹泻，很不稳定。我用本条方治疗4天，大便就通顺了，而且一直未复发。"

193. 我用本方治好顽固性便秘

我因不好运动，年轻时就患便秘，后来成了顽固性便秘。中西药用过十几种，只有短期疗效，以致最后形成痔疮，痛苦不堪。

近10年来，除了多吃蔬菜、水果、粗粮外，自己摸索出了饮水、呼吸、按摩法，治好了顽固性便秘。

（1）按摩：晨起后，仰卧，两手相叠，沿脐周顺时针方向旋转，按摩50次（多了更好）；也可右手置脐右向上按摩，左手置脐左向下按摩，一上一下轮流进行。

（2）呼吸：晨起后，仰卧，行腹式呼吸。以鼻吸气时鼓肚约20秒钟再由口呼出，反复进行50次。

（3）饮水：晨起后，喝一杯温开水（冷开水更好）。

以上三法均能增加腹压，促进肠蠕动。等到先排气，后有便意时即行解便，不能憋。

三法可单独相继进行。如在起床前按摩、呼吸交替进行，起床后饮水、呼吸交替进行，效果更佳。

荐方人： 安徽省铜陵发电厂　韩文治

百姓验证

● 湖北兴山县粮食局蒋必科，男，74岁，离休。他来信说："我用本条方治好了便秘。"

194. 我用鲜番薯叶为邻居治愈了便秘

配方及用法： 鲜嫩番薯叶（包括叶和叶柄）100~150克，洗净后加水约800毫升，煮沸10分钟，去叶取水，温服，可加少许白糖调味。成人首次服500~600毫升，儿童酌减。8小时后未解大便者可再服一次。

疗效： 治疗36例，服药1次顺利排便者27例，服药2次排便者9例，全部病例在第1次服药后12小时内排便。

引自：《广西中医药》（1990年第1期）、《单味中药治病大全》

百姓验证

● 安徽涡阳中学医疗所刘建中，男，56岁，医生。他来信说："我爱人患便秘，曾用果导、川军等药物治疗，停药后仍复发。后来按本条方治疗，服药3剂症状明显减轻，又用药6剂痊愈，现已有半年余未复发。"

● 河南郑州市政七街六号院李树彬，男，74岁，离休。他来信说："我用本条方治疗邻居的便秘，服药两天就有了效果，又继续服药数天，大便恢复正常。"

195. 我爱人便秘8年用一味单药番泻叶治愈

配方及用法： 用番泻叶10克，加沸水150毫升，浸泡30分钟即可服用。可根据排便次数掌握服用量。加少量蜂蜜效果更佳。

疗效：经治200例，患者在服药后20~50分钟均排便，治愈率100%。

引自：《实用医学杂志》（1990年6月1日）、《单味中药治病大全》

百姓验证

● 江苏启东市惠萍镇徐族勤，男，60岁。他来信说："我爱人患便秘达8年之久，时间长了很难治。用本条方治疗，只服药一周就治好了。"

急性胰腺炎

急性胰腺炎是由于胰腺酶消化胰腺本身所引起的急性非感染性炎症性疾病，引起发病的因素很多，胰腺本身管道或血流障碍以及邻近器官、全身疾病、饮酒、药物等均可诱发，最常见的是胆道系统疾病，其次是酒精中毒。

急性胰腺炎以水肿型较多见。病人腹痛剧烈而持续，发生突然，一般在饭后1~2小时发病，多为钝痛，严重时呈绞痛或刀割样痛，常位于上腹中部，向腰部放射。同时伴恶心、剧烈呕吐，食欲极差，还伴有中度发热。少数有黄疸。上腹压痛及反跳痛，腹壁紧张。3~5天减轻，一周左右症状消失。

196. 郭恩德的孩子患胰腺炎，服中坚汤12剂痊愈

配方及用法：白芍30克，甘草10克，半夏12克，茯苓15克，生姜3克，大枣3枚。

上药水煎服，早、晚各服1次。

引自：《偏方治大病》

百姓验证

● 解某，女，41岁。隰县解头墙村人。1975年3月2日就诊，半年前右上腹疼痛，某医院疑为胃溃疡，住院治疗。经过服中药，右胁下疼痛减轻，而左上腹和脐旁上下剧烈疼痛，每在半夜疼痛发作，有时持续三四个小时，注射强痛定也不减轻，呕吐频繁，将胃内容物全部吐干净，疼痛才稍有缓解。内科

会诊诊为胃痉挛；由于疼痛放射于左输尿管部位，泌尿科诊断为泌尿系结石，拍片予以否定。排除其他疾病的可能，诊为胰腺痛，改用偏方中坚汤12剂，疼痛消失。

● 河南鲁山县二郎庙乡郭恩德的孩子患胰腺炎，到医院治疗无效，按此方服用中坚汤12剂，现已病症全无。

197. 我用清胰汤治疗急性胰腺炎62例全部有效

配方及用法： 金银花、柴胡各25克，连翘、公英各20克，郁金、木香、川楝子、大黄、元胡各15克，牡蛎、莱菔子各40克。将上述诸药一煎加水400毫升，取汁100毫升，二煎加水300毫升，取汁100毫升，两煎混合，每日1剂，早、晚分服。恶心呕吐者加制半夏15克，生姜3片。

疗效： 治疗62例，治愈（用药3~5天，症状体征消失，各项理化检查恢复正常）55例，好转（症状体征基本消失，但上腹部仍有轻度隐痛，各项理化检查恢复正常）7例，有效率100%。

荐方人： 吉林省前郭县医院医生韩曼娜

引自：《当代中医师灵验奇方真传》

百姓验证

● 河北滦平县西台子王春武来信说："马守仁患胰腺炎，在县医院住院治疗20多天，花去5000多元未见明显好转。我用本条方为他治疗，服药8剂即获痊愈。后来因喝酒消愁，该病复发，又服此方15剂治愈。"

肝炎与肝脾肿大

中医理论认为，肝炎在临床上比较常见，且病程缠绵，根治颇难。病由实至虚，终成肝郁脾虚，肝肾不足，脉络淤阻等虚实夹杂的病理表现，肝压作痛，头昏乏力，面色少华，肝肿大，口苦肋胀，胃脘胀满，或纳谷不香，或形体消瘦，或便溏，或睡眠不佳，肝功能异常等。

脾肿是脾脏积水所致。腹内有硬块与周身皆肿者, 此为水症。

198. 我女婿用肝降酶汤治好谷丙转氨酶过高肝病

配方及用法： 柴胡、当归、泽泻、白芍各9克, 黄精32克, 丹参15~32克, 郁金10克, 焦山楂15克, 五味子10~15克, 田基黄32~45克。每天1剂, 水煎服。

疗效： 用此方加减治疗慢性肝炎50例, 痊愈36例, 好转14例。此方对肝脾肿大, 胁肋胀闷不舒, 肝功能1~4项不正常, 麝香草酚浊度试验及絮状试验阳性者, 皆有满意疗效, 特别是对转氨酶增高者疗效更佳。

引自：《陕西中医》(1985年第2期)、《单方偏方精选》

百姓验证

● 浙江武义县熟溪街道唐日珍, 男, 62岁。他来信说："我女婿经常疲劳, 去医院检查是谷丙转氨酶过高所致, 吃了很多药也没见效。后来用本条方试治, 结果服药8剂, 转氨酶就降下来了。又继服30剂, 降至正常, 现已有1年多未复发。我还用此方治愈3位肝炎患者, 效果都很好。"

肝硬化与肝硬化腹水

肝硬化是由不同病因引起的肝细胞广泛变性和坏死, 纤维组织增生和假小叶形成, 以致肝脏变形、硬化。引起肝硬化的常见病因有病毒、血吸虫、酒精或化学药物中毒、营养不良和某些遗传缺陷、胆结石等。

早期肝硬化临床上可无特殊症状, 主要是纳差、乏力、消化不良等症状。晚期肝硬化除上述症状更加明显外, 尚有尿少、肢体浮肿、腹水、皮肤黏膜出血、黄疸及肝功能异常和脾功能亢进等表现。食道、胃底静脉曲张破裂出血, 肝昏迷, 自发性腹膜炎, 肝肾综合征, 以及原发性肝癌, 是肝硬化的重要并发症和致死原因。

肝硬化腹水则为肝功能失代偿期的一种特殊表现。有少量腹水(100毫升以下)

时，可无任何症状；中等量以上的腹水则有腹胀及一些不适感。

199. 巴蜡丸治肝病良效方

主治：肝硬化、肝炎。对长期消化不良、各种疮症亦有明显疗效。

配方及用法：巴豆500克，黄蜡500克（必须是蜂蜡），血竭90克。①巴豆去皮取仁。②将黄蜡放入勺内，烧化，再放入巴豆仁，炸成紫黑色，把蜡控出，晾干巴豆仁。③把血竭研碎，再另用一个勺，勺内放蜡，将蜡烧化后，放入血竭，使血竭溶化在蜡里面。血竭用量视蜡和血竭混合液的颜色而定。混合液呈红褐色或枣红色时，倒入小盆内凉凉。④混合液凉凉后，将巴豆仁用7号针头扎住，往混合液里蘸一下，即成巴蜡丸。

用法：每次5～10粒，每日2次，早、晚各1次。可用白糖温开水送服。

注意：①服时均匀嚼烂。②禁酒、高脂肪及对胃刺激的食物。③服用此药停用其他中药。孕妇禁服。由于本方中的巴豆仁有大毒，经蜂蜡炸制后也仍有毒性，在使用本方时，最好向有经验的中医师请教，以免发生中毒。每日只限服5～10粒。服此方大泻，易使患者虚脱，造成危象，用时应特别注意。

荐方人：河南西华县逍遥乡　李振铎

百姓验证

●李振铎曾患肝硬化腹水，服用此方治愈。之后有不少患者求此方，服后效果亦佳。

200. 我用老军医的肝硬化腹水方为邻居治疗收到痊愈效果

配方及用法：白芷20克，田基黄20克，香附9克，茵陈籽30克，赤小豆30克，约1500克重的鲜鲤鱼1条。将鱼去鳞及内脏，在鱼腹内放入诸药，加水清蒸，吃肉喝汤，空腹2次或3次服完。一般用药2剂治愈。

注意：各味方药缺一不可。勿用相近药代替，否则无效。

荐方人：山东菏泽市　王军峰

消化系统疾病

中国家庭自疗千方经典

百姓验证

● 新疆乌鲁木齐市三建公司朱义臣，男，72岁，离休医师。他来信说："邻居黄康年患晚期肝硬化，卧床不起，身体浮肿，双小腿及足部肿得像面包，用手一按就是一个深坑。因家境贫困无钱医治，我就用本条方为他治疗，一开始吃药排尿像葡萄酒色，后来逐渐像淡茶色，又至清亮，全身水肿尽消，精神好转，能起床在室内活动，饮食增加，继而又可以出外活动，最后肝硬化痊愈了。"

胆囊炎

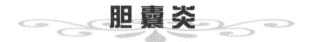

胆囊炎可分为急性和慢性两种类型。急性胆囊炎起病急，暴饮暴食或油腻食物可为其诱因。发作时表现为右上腹部持续性疼痛，向肩背部放射，常伴发热、恶心、呕吐、厌油腻等。慢性胆囊炎可表现为消化不良症状，如上腹部饱胀不适，进油腻食物后症状加重，或出现慢性腹泻，甚至引起急性胆囊炎发作。

201. 我患胆囊炎服猪胆江米3剂治愈

我患胆囊炎3年，经常服用消炎利胆片和胆石通，服药期间有效，可就是去不了根。后来偶得一验方，我仅服用3剂，现已痊愈。

配方及用法： 猪苦胆1个，江米150克。将江米炒黄后与猪苦胆汁混合在一起，备用。每日早、晚各服10克，用面汤或温开水冲服。轻者3剂，重者5剂，即可治愈。

说明： 服药期间忌食辣椒。

荐方人：河南省西平县出山乡 贾清江

百姓验证

● 辽宁盘锦市辽河油田运输公司吴顺希，男，65岁，退休。他来信说："我厂退休职工孙海明患胆囊炎七八年之久，到医院去治，吃了不少药，花了几千元始终不见好。后来我告诉他用本条方治疗，他仅用两三次就好了。"

● 新疆十月拖拉机厂朱奉慧，男，66岁。他来信说："我爱人患胆囊炎，曾用过利胆消炎片，但药一停病就复发，共花了1万多元也没有治好。后来我用本条方，花费不到2元钱就治好了她的病。"

 202. 我患胆囊炎27年服猪胆江米3剂真的痊愈了

我患胆囊炎达27年之久，经多方治疗，只获暂时缓解，始终不能根除病痛之苦。

后来，从《老年报》上看到一治疗胆囊炎的秘方，我便照方服用3剂，效果甚为明显，使我多年的胆囊炎得以痊愈。现已8个月过去，没有复发，而且饮食也不用忌口。

配方及用法： 江米150克用锅炒黄，将一个猪苦胆的胆汁倒入搅匀，早晚各一汤匙，7日服完。

荐方人： 黑龙江省哈尔滨市南岗关街　周连道

百姓验证

● 上海市钱一飞，男，68岁，退休。他来信说："何银秀患胆囊炎、胆结石，疼痛时在床上打滚，汗流浃背，痛苦不堪，经多方治疗，仍时好时坏。后来我用本条方为她治愈，至今已有3年多未复发。"

 203. 我用猪胆绿豆治好了朋友之妻多年的胆囊炎

朋友之妻患胆囊炎多年，经常复发，我给她用猪胆浸绿豆治疗，效果显著。

方法： 取新鲜猪苦胆（最好大而胆汁多的）1个，不要浸水，在猪胆上口剪一小洞，倒去部分胆汁，加入干净绿豆若干，以使之能够扎紧为度。然后用细绳将猪胆吊挂在阴凉通风处，风干6~7天后倒出绿豆，晾干豆身。每次取20粒绿豆捣烂冲服，每日3次。一般10天即可见效，如不愈可连服2~3个猪胆料。

荐方人： 江苏省启东市寅阳镇黄锡昌

引自： 广西科技情报研究所《老病号治病绝招》

百姓验证

● 四川成都市龙泉驿区平安镇蒋康健，男，27岁，农民，他来信说："我患胆囊炎,前胸后背都痛,服胆舒胶囊等药物均不能治愈,吃油大点的食物,胆区就隐隐作痛。后来用本条方治疗,胆区不再疼痛。我的亲属患此症,也是用此条方治愈的。"

● 广西来宾县糖厂卢任送,男,67岁,退休干部。他来信说:"我侄媳患胆囊炎多年,稍有劳累就复发疼痛。后来我让她用本条方治疗,她只用去两个胆料病就痊愈了,效果非常好。"

● 湖北黄石市花湖社区赵前根来信说:"湖北鄂州市丁祖镇刘华患胆囊炎多年,用本条方治好了。"

204. 我用四味汤治好了妻子的慢性胆囊炎

我妻患慢性胆囊炎,时轻时重,缠绵日久。1992年偶得一秘方,服3剂即疼痛消失,服6剂后症状全无,至今未再复发。

配方及用法:玉米须60克,茵陈30克,山栀子15克,广郁金15克,水煎服。

荐方人:陕西省高陵县　刘泽民

引自:广西科技情报研究所《老病号治病绝招》

百姓验证

● 湖北武穴市花桥镇水利站陈志明来信说:"花桥镇陈刚患胆囊炎3年多,虽住院治疗过,但一直未愈。后来,我用本条方为他治疗半个月而痊愈,至今未见复发。"

● 吉林省吉林市邮局收发室孙俊久,男,68岁,退休。他来信说:"王志刚的爱人患胆囊炎,经医院多次治疗,仍是经常疼痛。后来用本条方连续服药4剂,多年的胆囊疼痛被治愈了。"

● 广西武鸣县太平镇文坛韦春遁,男,64岁,农民。他来信说:"本镇隆绿兴患胆囊炎,久治不愈,经常发作。2002年严重时在镇医院住院,花费2400多元。后来按本条方试治,只用3剂药,花费不到20元钱,就把病治好了,未见复发。"

中国家庭自疗千方经典

205. 我用蒲公英治好患了4年的慢性胆囊炎

4年前，我觉得腹胀，胃右下方疼痛，到医院做B超，确定患有慢性胆囊炎，吃了许多药也不见效。前不久，我采用蒲公英泡茶的方法试治，想不到竟收良效：胆囊不疼了，腹胀消失了，到医院做B超检查，慢性胆囊炎居然好了。

方法：从中药店买来蒲公英1000克，每次用药50克（鲜蒲公英全草100~150克），凉水浸泡，火煎5~7分钟，饭后当茶饮。每日3次，2天换一次药，连喝1个月。（吕岗清）

百姓验证

● 上海闵行汉川东路装卸公司陈良晶，男，69岁。他来信说："本人于4年前做B超检查发现患有胆囊炎及胆结石，主要症状是下腹部疼痛，每年要发作三四次。虽未入院治疗，但每次发作都服用胆宁片数十瓶。其实，这只能是头痛医头，脚痛医脚。后来用本条方治疗，我的胆囊炎有了明显好转。"

206. 我以清胆合剂治疗急慢性胆囊炎100例，有效率100%

主治：急慢性胆囊炎。

配方及用法：柴胡12克，枳壳10克，白芍10克，甘草6克，香橼12克，佛手12克，玫瑰花10克，郁金10克，元胡12克，栀子12克，川楝子12克，金钱草30克，茵陈20克。先水煎服，每日1剂，分早、中、晚3次服。服药2~3日病情好转时，可将上药煎剂改为散剂服（诸药研末混合），每日2次，每次5克，直至治愈为止。

疗效：对100名患者应用，有效率100%，治愈率98%，被患者称为"胆囊炎克星"。

荐方人：内蒙古武川县　王铎

引自：《当代中医师灵验奇方真传》

百姓验证

● 四川乐山市吴永福，男，48岁，干部。他来信说："朋友张大洪患胆囊炎多年，多次到医院打针输液，每次都花药费400~500元，苦不堪言。后来我按本条方为他治疗，服药5剂，花药费48.60元就将此病治愈，至今未复发。"

"乐山市中区通江镇雷群霞，女，61岁。患慢性胆囊炎多年，2001年6月

消化系统疾病

18日病发到医院住院两个月，花药费2345.15元。出院后胆区仍然疼痛，呕吐、出汗、腹胀少食、脸黄心慌。她老伴听说我能治此病，立即背其来到我家。我用本条方为她治疗，服了5剂药此病就好了。后来又复发，此次病痛比以前轻，可以忍受，又按此方服了6剂药，现在已彻底治愈了。两次共花药费98.80元。"

● 黑龙江牡丹江市某集团公司李殿臣，男，60岁。他来信说："本市退休职工韩喜昌，男，48岁。患胆囊炎3年多，我用本条方8剂药为他治愈。"

207. 我用蒲公英治胆囊炎，4剂药收到痊愈效果

刘某，男，45岁。右肋下胀痛，时寒热，在某医院确认为胆囊炎。因家居农村，时值盛夏，医生嘱其以单味鲜品蒲公英250克煎服，每日1次。他遵医嘱连服10余日痛止，5年来病未再发。

引自：《中医杂志》（1992年第5期）、《中医单药奇效真传》

百姓验证
● 贵州遵义市遵义铁合金有限责任公司朱伟来信说："周扣3年前在市人民医院被确诊为胆囊炎，住院治疗1个月，输液吃药共花费2000多元，病情仍然时好时坏。后来我用本条方为她治疗，只花50多元钱，吃4剂药就好了。"

胆结石

胆结石是指因胆囊或胆道内有结石存在而产生的症状。胆结石的症状，因结石的部位和活动情况、梗阻的情况、感染的轻重不同而差别很大。

一般静止的、无梗阻或感染时，可以无明显症状，或仅有消化不良和腹部不适。当出现梗阻合并感染时，可以出现右上腹绞痛，并放射到右肩，寒战高热，皮肤、巩膜出现黄染，可伴有恶心、呕吐等。反复梗阻感染的胆石症可发生胆汁性肝硬化和肝萎

缩,容易并发胆道蛔虫,甚至诱发胆囊癌。

如果胆盐排出不畅而进入人体血液,随血液运行到皮肤,还可引起皮肤瘙痒。胆盐刺激迷走神经,会引起血压降低,心动过缓,甚至心肌缺血,即所谓"胆心病",表现为类似冠心病的症状。

208. 我老伴的胆结石是服醋蛋液治好的

我老伴前几年得了胆结石,吃点肥肉就痛,服了3个月醋蛋液,B超检查结石不见了,大块肥肉吃下再也不痛。老岳母几年前也随着服醋蛋液,今年已经89岁,非常健康。

药学上称"蛋清为阴,可祛火消肿;蛋黄为阳,能补血壮体"。蜂蜜同样是一种营养丰富的药物食品,有滋补强壮、滋润五脏、补气缓痛、补益解毒的作用。

（赵绍连）

注:醋蛋液治病法,请见本书附录三。

百姓验证

● 广东广州市百灵路兴隆西黄耀辉,男,70岁,干部。他来信说:"邓惠梅,女,60岁。几年前经县医院做B超检查确诊为胆结石,治疗1年多不见好转,时常犯病。后来我用本条方为她治疗几个月,疼痛减轻,再继续服用,最后结石完全消失了。"

209. 我患胆结石用此方治愈

我腹部右侧疼痛难忍,在医院经B超检查确诊为胆结石,吃了不少药,都不见效。后来服以下药物痊愈了,十几年没有犯过。

配方及用法:金钱草50克,郁金50克,滑石50克(另包),制乳香30克,制没药30克,甘草30克,鸡内金60克,山甲60克,大黄30克,猪苦胆50克(焙干),火硝30克(另包),白矾30克。上药混合碾成面(用罗筛),再购买空心胶囊装好,每天3次,每次4粒。

荐方人:河南平顶山市　陈俊杰

引自:1997年第4期《老人春秋》

消化系统疾病

百姓验证

● 黑龙江海林市胜利街1107号何一镐,男,51岁。他来信说:"我是多年的慢性胆囊炎和胆结石病患者,后背部疼痛,胆内有1.9厘米×2.0厘米大的结石,吃了很多药都不见效。于1998年10月在医院做保胆去石手术,当时感觉很好。但由于不注意观察和治疗,3年后慢性胆囊炎和胆结石复发,后背部仍然疼痛,吃了不少中药和西药,未见好转。最后我用本条方自治,连服半年,多年来的疾病被治愈。"

210. 我患胆结石用核桃仁治已基本排除

核桃性温,味微甘,无毒。它既能强阳固肾、补气益血、敛肺润肠,又能溶解结石,尤其对胆结石的辅助疗效更佳。

对胆结石急性期的患者,先将120毫升香油放在锅里煮沸,再放入核桃仁20克,炸酥后捞出,加冰糖100克共同研细,加油调为糊状,置于容器内。每4小时服一汤匙,一般数天后即可排出结石。

对慢性胆结石患者,可每天食生核桃仁10个,连食1个月后,如症状已消失,可减为每天7个;2个月如未发病,再减为每天4个,连食3个月。

此法也适用于肾、膀胱、尿道结石以及胆囊炎患者。(红伟)

引自:1996年7月1日《陕西老年报》

百姓验证

● 黑龙江肇东市宣化乡申玉海来信说:"我患有胆结石和肾结石,疼痛不断,痛苦万分。后来用本条方和796条方联合治疗,效果特别好,疼痛消失,经医院检查胆内管结石已基本排除了。"

211. 我常吃核桃彻底治好了胆石症

我从1986年起经常感到腹部隐痛、胸闷,并伴有恶心、呕吐、寒战、发热等症状,经医院诊断为胆石症、胆囊息肉。经过1年治疗后,虽然病情暂时得到控制,但无法治愈,而且要严格忌食,弄得我精神萎靡不振。一次偶然的机会,我从一篇文章中了解到核桃有排石功效,就试着吃核桃,平均每天吃4颗大核桃或10颗小核桃

（又称山核桃），天天坚持，从不间断。

吃了3个月后，腹痛减轻了，半年后则感觉不到隐痛了，腹胀、呕吐的症状也不再出现。后来我到医院作B超复查，胆囊息肉和胆结石消失了。

服食核桃无副作用，但年纪大、体质差、消化吸收功能弱的患者，一次不可多吃。4颗核桃应分中、晚2次吃或1次1颗，过一段时间，适应后再增加到2颗。其次阴虚烦躁、身体易出血者，不宜多服、久服，可采用少量服、断续服的方法，直至胆结石消失。为巩固疗效，胆结石消除后仍应坚持服食核桃6个月以上。

荐方人： 浙江桐乡农机局　吴生

百姓验证

● 江苏宜兴市宜城镇解放西路杭阿牛，男，62岁，退休。他来信说："我原先在饱餐后或吃多一点油腻食物，右上腹部就疼痛难受。后来发展成三黄：眼睛黄、皮肤黄、尿黄，病程3年多。因为黄疸指数过高，被医院误诊为黄疸型重症肝炎，而住进了无锡市传染病院治疗4个月，耗资1.5万元，黄疸指数总算正常了。可其他症状还存在，如吃饱了或吃了油腻食物后，右上腹部仍是疼痛难受；原来的三黄症状变为二黄：眼睛黄和皮肤黄。后来经宜兴市人民医院确诊为胆石症，整个胆内装满了泥沙状石头。用本条方治疗几个月，再加上体育锻炼，症状消失了，结石也排出一半多，才花100多元钱。现在准备按此条方坚持服用下去，让结石全部消失。"

212. 我以九味木香散治疗胆囊炎及胆石症160例全部有效

主治： 胆囊炎、胆石症。

配方及用法： 木香、柴胡、黄芩、红花各15克，大黄、枳壳、郁金、芒硝各10克，半夏5克。以上诸药研为细粉，过筛混匀，每次5克，每日2次，温开水送服。

疗效： 治疗胆囊炎60例，胆石症100例，治愈率均达到95%，总有效率100%。

荐方人： 内蒙古通辽市　那达来

引自：《当代中医师灵验奇方真传》

百姓验证

● 江苏响水县灌东小区蒯本贵，男，67岁，主治医师。他来信说："滨海县通榆镇蒯某，女，43岁，经县地区医院诊断为胆结石、胆囊炎。多方治疗效果不佳，医院要为她手术治疗，因经济困难，本人未同意。后来用本条方试治，服药40天便感到疼痛消失，经医院检查结石没有了，一下子就节省药费、手术费几千元。"

消化系统疾病

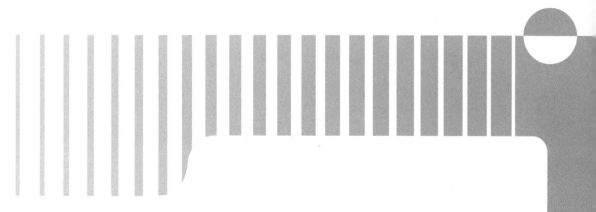

ZHONGGUO JIATING ZILIAO
QIANFANG JINGDIAN

循环系统疾病

高血压

高血压是指动脉血压过高，即舒张压超过12千帕（90毫米汞柱），或收缩压在40岁以前超过18.6千帕（140毫米汞柱）。可分为原发性高血压（高血压病）和继发性高血压（症状性高血压）两大类。

高血压通常是没有症状的。在血压偏高时有些人会出现头痛、出汗、心跳快速、喘气、头晕、视觉混淆等症状。由于高血压通常无征兆，因此定期测量血压很重要，尤其是那些高危险人群，每4~6个月应检查一次血压。

高血压也经常与冠状动脉疾病、动脉硬化、肾脏病、肥胖、糖尿病、甲状腺机能不足、肾上瘤等病有关联。

213. 我单用白矾枕头降血压效果特佳

配方及用法：白矾3~3.5千克，筛去碎屑，将大块碎成蚕豆粒大小，装入用白布缝制的枕套中，缝口后当作枕头即可。

按语：白矾是有毒矿物质，虽然毒性不大，但长期枕用也有刺激性。因此，枕用者只要血压已经降到正常值，就不宜再用了。

荐方人：河南汝南县粮食局　陶长治

百姓验证

● 内蒙古扎赉特旗二轻局屈振清用本条方治好了他爱人10多年的高血压。后来又将此条方介绍给四五位患高血压的病人，都收到了好效果。

● 湖南汨罗市白水镇邓家村马伟军的父亲因患高血压引起中风偏瘫，曾花万余元治疗，吃药打针都无效，照样头晕。后来用本条方治疗，头不晕了，体质大有好转。

● 江苏靖江市新建路16号徐熙来信说："同事徐森源患高血压，在靖江三院治疗，花了200多元，服了各种降压药都不见好转。后来我按本条方为他治疗，仅

中国家庭自疗千方经典

花7元钱，血压就明显下降，疗效非常显著。"

● 黑龙江牡丹江市李殿臣，男，60岁。他来信说："我表妹王英娥兄妹4人均患高血压，多方治疗无效。用本条方治疗，一个月后血压恢复正常。"

214. 杨文宪的老伴用白矾枕头治高血压特灵

山东淄博退休工人杨文宪的老伴是一个多年的高血压病人，收缩压经常达到25.3千帕（191毫米汞柱），降压药吃了不少，但血压仍忽高忽低。后来用"白矾枕降压"一方后，收缩压降到21.3千帕（160毫米汞柱），并且血压一直十分稳定。

方法： 白矾2.5千克，捣成直径10毫米大小的碎块，装入布口袋并扎紧袋口，每晚枕着睡觉。

没有想到这个不起眼的小验方还真管用，许多人使用后，都说好。（王孝和）

注： 使用白矾枕头时请看213条按语。

百姓验证

● 辽宁法库县粮库齐志斌，男，65岁，退休。他来信说："我患有高血压，整天昏昏沉沉，吃了很多药也不见效。自从用本条方治疗后，血压已明显下降，头脑清醒，每天还可以打麻将。在我的影响下，我周围患高血压的朋友也开始用上了白矾枕头，他们都说效果很好。"

● 广西河池地区某配件公司陈远忠，男，67岁，干部。他来信说："我于1997年患高血压，用本条方和215，223，229条方进行联合治疗后，取得了很理想的效果，血压至今仍保持在正常的水平。"

● 广东台山市台城镇富华新村甄沃根，男，54岁。他来信说："我用本条方治好了我堂妹的高血压病。"

● 重庆市南川冷水关乡周治安，男，68岁，退休干部。他来信说："我于1999年患高血压，平常吃罗布麻维持。后来我按本条方自制药枕，连续使用一年多，高血压未复发。以后我又用此条方治好了老伴的高血压病。"

循环系统疾病

157

215. 我用三叶鬼针草治疗高血压效果显著

我是广西壮族自治区融水苗族自治县组织部的退休干部，现年66岁。10多年前，我的身体很差，经常患病，尤其高血压很严重。虽然经过住院治疗高血压有所缓解，但要天天服药才能控制，十分苦恼。后来，经朋友介绍，用三叶鬼针草治疗高血压，取得了显著的疗效。

当时，我在本县苗山上找到这种草药，拿回来后便用水煎（每次用干草药30克），当茶试服三五天，结果血压恢复正常，并一直保持稳定。

三叶鬼针草的独特之处在于：患有高血压的病人服后血压降至正常，血压偏低的可以回升，血压正常的人没有变化。它确实是防治高血压、心脑血管病的药物。

荐方人：广西省柳州市融水苗族自治县 韦绍群

百姓验证

● 湖南桃江县灰山港镇大树村高根普来信说："有一天吃饭时，我血压突然升高，手中的筷子掉落在地，觉得天旋地转，左手和两脚麻木，不能行动，但心里明白。当时想，这下子可完了。当晚老伴按本条方找来草药熬水给我喝，坚持饮用两个星期，经医院检查，我的血压恢复正常。"

● 重庆市巫山县福田镇四组谢远杰，男，65岁，农民。他来信说："我爱人长期患高血压，经常不能劳动，四处医治均无效。后来按本条方治疗，血压基本恢复正常。"

● 海南东方市广坝乡梁运满来信说："本乡王传信患高血压，在本市医院多次治疗，病情反复发作，钱花了不少，而病始终不能根治，时常因高血压晕倒在床。后来我按本条方和216条方为他治疗，服药半小时后就感到不晕了，1小时后像没有病一样。第二天测血压已经降至正常。现在已有两个月没发作。"

216. 我应用三叶鬼针草治疗高血压有效率100%

提供三叶鬼针草治疗高血压方的人，是韦绍群同志。他原是广西融水县委组织部干部，离休后研究鬼针草达8年之久。他亲自种药、栽培、收割、制药、留种，然后再把制成的药和种子寄给全国各地的患者。他就是这一方药的受益者，自从服药后，血压平衡，自觉症状良好，食欲增加，睡眠明显好转。

过去走路困难，现在走很远的路也不费劲了。

据来信反映，全国数百名患者服药后，一致认为韦绍群推荐的"鬼针草"是治疗高血压的一种好中药。一般服用1～2周血压即可维持正常。

近几年来，临床应用鬼针草治疗高血压病取得显著疗效，有效率达100%，痊愈率达98%。

鬼针草亦称金盏银盘、三叶鬼针草，民间称为老鼠枪、长寿草等。

服法和用量： 每天取鬼针草（干品）10克，先将其洗净，然后加水500～1000毫升，烧开即可当茶饮用。也可每次用干鬼针草30克，加水2000毫升，煎后当茶饮，1日内服完。连服3～5天即可见效或恢复正常，并长期保持血压稳定。

该药的独特之处在于患高血压的病人服药后血压降至正常，血压偏低的人可以使血压回升，血压正常的人没有变化。它确实是防治高血压、心脑血管病的特效药物。

引自： 1997年6月24日与1997年10月28日《老年报》

百姓验证

● 广东阳西县儒洞办事处杨建模来信说："儒洞西华区杨洪标于1996年患上了高血压，曾服中西药有所缓解，但停药一段时间又复发。血压一度高达23.9/16.0千帕（180/120毫米汞柱），病情总是反反复复，几年来花掉药费4000多元。1999年3月经我介绍用本条方自治，只花100多元钱，他的高血压就治愈了，至今未复发。"

● 广东惠阳市镇隆镇叶容胜，男，36岁，农民。他来信说："我村吴潭胜1998年5月患高血压病，经医院治疗，花费280元，6月份又复发。第二次经医院治疗花费320元，11月初再次复发。我知道后，采用本条方为他治疗，连续服药6天，他的病就好了。"

● 湖北武穴市花桥镇陈志明来信说："我患高血压多年，经常头晕，天天服降压药，走路还得拄棍，曾住院治疗一年多未见好转。后来用本条方治疗，取得了显著疗效。现在血压稳定，与健康人一样。以后又将此方转告5位血压高的患者试用，都取得了满意的效果。"

---

217. 我吃醋泡鸡蛋治高血压很有效

配方及用法： 食醋500毫升，倒入茶缸内，将一个红皮鸡蛋放入缸内泡6～7天，待泡成软蛋后，剥去软皮吃下。接着再泡1个，如此连吃3个，便可见效。

荐方人： 河南省信阳市罗山县定远乡秦源定

百姓验证

● 湖北咸宁汀泗镇小学雷声行,男,64岁,教师。他来信说:"我1996年患脑血栓,吐字不清,嘴向左歪,住院治疗效果不明显。后来按本条方治疗,现在基本好了。"

● 新疆乌鲁木齐市建材局龙儒川来信说:"本厂工人赵鲜明从1998年9月开始全身无力,两腿发软,心里难受,夜间口干,头右侧疼痛,经医院诊断为早期高血压症。用本条方治疗35天,血压恢复正常,上述不良症状全部消失。"

"我本人是低血压,严重时昏迷倒地,且时常感冒。经用本条方治疗,血压升高,恢复到正常。入冬以来,也一直未感冒,精神特好。"

● 山东乳山市南黄镇张世忠,男,59岁。他来信说:"邻居冷世娥,67岁。她在1996年春患上了高血压,8月份突患脑血栓,在南黄镇医院治疗,花医药费3000多元。出院后生活能自理,但血压一直不稳定,常年靠吃降压片、罗布麻片、维脑路通等药维持,每年都需几百元的药费。后来我用本条方并结合醋蛋液疗法为她治疗两个月,才花30元钱,血压就恢复了正常。现在感觉良好,同正常人一样。"

218. 我姨姐夫服醋蛋液使血压恢复正常

今年元月,我给我姨姐夫(山西省粮食局离休干部李克维)寄去《醋蛋·气功》一书后,他立即按书中方法制作醋蛋液服用,并介绍给一些老同志,均收到奇效。现将回信摘录如下:"谢谢您的关心,寄一本'宝书'《醋蛋·气功》予我。收到书后,我即动手制作,迄今已经服了七八个醋蛋液,效果很好。以前左脚左手麻木,右手指疼痛,尤其晚上难受极了,同时还小便失禁,现在都好多了,睡眠也好了,血压也正常(原是多年的高血压)。我邻居家一位从上海来此串亲的血栓后遗症患者,经我介绍服用几个醋蛋液后,现在病情也见好转,已能说话行走了。"

荐方人:四川省潼南县小学教师邓泽源

注:醋蛋液治病法,请见本书附录三。

百姓验证

● 黑龙江齐齐哈尔市中华西路13号卢恩祥,男,74岁,离休。他来信说:"我用本条方治好了自己的高血压病。"

219. 我喝醋蛋液使血压不再升高

我今年52岁，患高血压将近30年，曾发生过3次小中风。发病时口眼歪斜，血压升高，致使半身不遂，行动很不方便。

住院期间，亲朋好友多次告诉我，喝醋蛋液能治高血压。我当面答应试试，实际上根本没喝。因为我住院2个多月，吃药、打针，多方治疗，均无明显效果。醋蛋非丹非药，会有神效？我心里总是这么想。出院后我身体越来越糟，血压一直在31.9/14.6千帕（240/110毫米汞柱）左右；左心室充血扩大，已导致了冠心病。

在家养病期间，亲朋好友来探望我，不停地热情介绍某某人喝了醋蛋液病情好转，某某人喝了血压变正常。由于病情恶化，再无别的办法，我只好喝醋蛋液一试。1个月后，我感到身体舒坦多了。比较明显的效果是：原患痔疮不再外露，大便不再秘结，睡眠比以前好，血压下降到18.6/12.0千帕（130/60毫米汞柱）。我简直不敢相信，醋蛋液竟然有如此功效！

荐方人：浙江省东阳县进修学校万玉苓

注：醋蛋液治病法，请见本书附录三。

百姓验证

四川西充县建设委员会庞邦奇，男，67岁，退休。他来信说："我患高血压冠心病20年。这些年经常头晕、头痛、心慌气短，严重时心脏一分钟内停跳10多次。曾几次到县医院和重庆新桥医院住院治疗，共花费2000多元，但没有疗效。血压很不稳定，只能常年以药维持。用本方自治1个多月后，血压稳定了，心慌、气短等症没有了，心脏也不停跳了。"

220. 我服醋蛋液对7种病均有奇效

我是名72岁的女离休干部，服用醋蛋液仅半年时间，就对多年不愈的7种慢性病产生疗效。

第一，我治好了脾弱、溏便。我原来只要吃了不太热的饭菜马上就发生溏便，生西红柿每次只能吃个小的，西瓜只能吃

一小口儿，现在这些东西都能随意吃了。第二，减少了夜尿次数。以前我每晚都要起夜3~4次，折腾得睡不好觉。现在每晚只起夜1次，2次的时候极少。第三，每年冬天反复出现的感冒咳嗽久治不愈症状消失。第四，几年来因血小板减少，四肢

常出现的紫斑,刷牙时牙龈经常出血,鼻子也易流血,服醋蛋液后紫斑没有了,牙龈也很少出血,鼻出血基本痊愈。第五,冠心病见好了。原来犯病时心率快、心慌、气短、全身乏力,连说话的气力都没有,左乳下疼痛。服醋蛋液后病情逐渐减轻,犯病次数减少。第六,风湿性关节炎大有好转。原来两膝关节经常痛,左腿伸不直,坐时间长了要双手支撑才能站起。服醋蛋液后,两腿渐舒展,痛感减少,起、坐不吃力。第七,我患有高血压,以前偏高的血压,现已正常,而且很稳定。

以上是我服醋蛋液得到的实惠。我的经验是:服用醋蛋液的同时要辅以体育锻炼。我就是配合长期练气功才见效的。

荐方人:北京西苑1000号 范行先

注:醋蛋液治病法,请见本书附录三。

百姓验证

● 江苏宜兴市南新镇河北街余连生,男,77岁,教师。他来信说:"本村季夕根,患高血压,经常头昏,有乏力之感。自用我介绍的本条方治疗后,原本很胖的他现在也瘦了,血压也正常了,而且全身轻松,身体很好。"

● 山西泽州县晋庙铺卫生所王小掌,男,59岁,医生。他来信说:"村民耿保全于2000年12月发病,头晕,呕吐,不能站立,大小便需用人扶,吃了很多药效果不佳。后来我用本条方为他试治,服药1个月后,头不晕、不呕吐,也能下地劳动了。"

● 新疆乌鲁木齐市建材局龙儒川来信说:"我厂老工人冯芳培于1995年2月突患中风不语,送医院确诊为左丘脑内出血、脑萎缩,经抢救脱险后又住院1个月余回家休养。在此期间口服步长脑心通,4年零7个月后神态痴呆,语言不清,步履艰难,口流哈喇子,大便干结,七八天也解不下大便,花钱1000多元治疗未见效。后来,用本条方施治81天,才花84元就取得了明显效果:不流口水了,两三天排便一次,语言清楚了,精神好转。"

---

221. 我用山楂茶偏方使高血压恢复正常

我是一个高血压患者,血压为21.3／12.6千帕(160／95毫米汞柱)。有一次,大夫向我推荐一则山楂茶治疗高血压的偏方,用后效果非常好。

方法:每次饭后取山楂2~3个,切片浸泡代茶饮,连服10天,对降压有明显疗效（用鲜山楂片泡服疗效更佳）。

我照此方法服用山楂茶，经过一段时间后，血压即明显下降，并逐渐恢复正常。

荐方人：山东省枣庄市　王式祥

百姓验证

● 福建云霄县西园街工农路39号方文魁，男，71岁。他来信说："我朋友吴元峰患高血压多年，经他侄儿（医生）治疗，仍是时好时坏，中西药吃了不少，血压一直不稳定。自用本条方和222条方治疗后，病情稳定了。"

 222. 我自配山楂白芍饮料治好了高血压

1982年3月，我患了高血压病，虽经服药得到缓解，但未能治愈。从1984年5月开始，我饮用了一种疗效很好的保健饮料，经过3年的饮用，我的高血压被治愈了。

配方及用法：山楂7～10克，白芍5～10克，冰糖3～5克（此为一天的干料量，若使用鲜料应适当增加用量。不喜欢吃甜味的，用山楂10～15克，白芍5～10克即可）。以上各味每日只用料1次，早、中、晚用大茶缸放在炉子上煮开，即可当茶饮用。煎服前，要用温水洗去山楂、白芍上的灰尘。

荐方人：河南南阳军分区　王忠魁
引自：广西科技情报研究所《老病号治病绝招》

百姓验证

● 广西博白县国税东平分局冯巨峰，男，50岁，税务员。他来信说："东平镇叶成光患高血压已3年多，曾多次到东平卫生院、沙河卫生院及附近的卫生室治疗，但总是不见有好转。后来我用本条方为他治疗，用药10天，果然奏效。他坚持用药3个星期，现在已完全正常，健步行走，头不晕，眼不花了，所花药费仅11元多。"

● 广东广州市荔湾北路龙源新街谢永，男，75岁。他来信说："我在2003年患上了高血压，在行走时跌倒过两次，造成严重受伤，经中医院治疗花去300余元效果不佳。后来我用本条方治疗，只服5剂药，血压便恢复正常。"

223. 我吃黄连素治好了高血压

我是多年的高血压患者，吃复方降压片和牛黄降压丸，血压始终降不下来，感到很痛苦。我到处求医问诊，常有一些老中医介绍吃黄连素有效。据了解，黄连素除用来抗菌止泻外，还具有抗心律失常、降血糖、降血脂的功能，对降血压更有极好的疗效。

我口服黄连素3~5天血压开始下降，6~9天在最低值，治疗过程中头痛、头晕、失眠等症状均有明显改善，没有任何副作用。对于常用降压药无效的高血压患者，不妨试用一下黄连素。

荐方人: 辽宁新民市　刘朝贺

百姓验证

● 上海市殷行路殷行一屯吕德芳来信说:"上海配件厂徐国发患高血压心脏病已4年，经常头晕心急，工作都难坚持，曾在医院服降压药及心脏病药未能治愈。按本条方口服黄连素后，收到了很好的效果: 血压恢复了正常，头痛、头晕现象消失了，心急、心慌的症状也没有了。"

● 江苏泗阳医院季选洪，男，71岁，离休干部。他来信说:"我于1997年患高血压，曾用多种偏方、单方及降压片治疗，血压始终不降。后来按本条方服用黄连素治疗，血压降至正常，至今未复发。"

224. 我用小苏打洗脚治疗高血压很见效

我以前患有高血压病，吃各类降压药治疗效果不大。后来一老者让我用小苏打洗脚，我洗了3次很见效。至今已有20年了，高血压一直未犯。

方法: 把水烧开，放入两三小勺小苏打，等能放入脚时开始洗，每次20~30分钟。

百姓验证

● 陕西咸阳市干休所崔惟光，男，76岁，离休干部。他来信说:"我患了高血压，医生让我吃药治疗，我没有照做，而是用本条方治疗，现在血压已恢复正常。"

中国家庭自疗千方经典

225. 我用香蕉皮熬水喝使血压恢复正常

去年春节后，我一度身体不适，经检查收缩压21.3千帕（160毫米汞柱），舒张压12.6千帕（95毫米汞柱）。一离休老干部向我介绍，每天用香蕉皮2~3个，熬一杯水喝，每日3次，连喝3天（只能喝3天）即好。我照此法做，3天后再去量血压，收缩压降至18.6千帕（140毫米汞柱），舒张压降至12.0千帕（90毫米汞柱）。后来又多次检查，一直稳定，有时还更低些。又将此法介绍给5位患者试用，都认为是既经济又简单的降血压良法。

荐方人：河南孟津县纪委　陈新富

百姓验证

● 新疆吐鲁番火车站张玉厚，男，70岁。他来信说："家住四川内江市的张某曾患高血压多年，长期以西药维持，非常苦恼。经朋友之妻介绍，用本条方只几天就治好了他的病，而且至今从未犯过。"

● 江苏启东市惠萍镇徐簇勤，男，60岁。他来信说："周雪明的爱人患高血压，头一低鼻子就出血，头晕，经启东市人民医院治疗无效果。我用本条方为她治疗，3天就好了。3个月后到医院检查，一切正常。"

226. 我用耳郭按摩加耳尖放血法治疗高血压收效显著

从1987年到1991年，我用耳郭按摩加耳尖放血疗法治疗高血压病患者50例，均取得了较好的疗效。患者年龄最大的71岁，最小的36岁，主要症状为眩晕、头痛、耳鸣、眼花、面赤目红、烦躁易怒、失眠、腰膝酸软等。

治疗前先让患者休息10~15分钟，然后测血压。患者取端坐位，医生用拇、食指对捏患者耳郭并按摩揉搓，反复数次。属肝阳上亢和阴虚阳亢者，肝、胆、肾穴重点按揉；痰湿壅盛者肝、脾、胃、三焦穴要重点按揉，使整个耳郭充血、发热，按摩时间5~10分钟，再用三棱针对准耳尖穴快速点刺1~2下，深度2~3毫米，挤出血并用消毒干棉球拭去，再挤再拭，出血量1~4毫升。血量的多少要根据血压、体质、病程等来决定。一般来说，收缩压超过26.67千帕（200毫米汞柱），舒张压超过14.67千帕（110毫米汞柱），属实证且病程短者出血量要多；收缩压低于26.67千帕（200毫米汞柱），舒张压低于14.67千帕（110毫米汞柱），属虚证或本虚标实证，病程较长者出血量要少。患者休息10分钟后再测血压。每周治疗2～3次，两耳交替使用。每天测量一次血压并记录其值，治疗前后10分钟各测量一次血压，6～9次为一疗程，间隔1周再行下一疗程。服中西降压药患者可在治疗2～3次后停用中西药。对降压药有依赖性的可在1个疗程后停服。患者戒烟酒、戒恼怒，避免过度紧张与疲劳，少食肥甘炙烩

之品，宽心养性，适当参加体育活动等。

本疗法对Ⅰ、Ⅱ期高血压病属于肝阳上亢者效果好，远期降压效果稳定，且降压至正常或临界范围内不再继续下降，避免了服降压类药的依赖性。

耳与全身脏腑经络都有联系，耳尖放血属中医实则泻之，有镇静、消火、退热、降血压及降低胆固醇等作用。

荐方人： 山东郓城医院　许永迅

百姓验证

● 新疆阜康石油基地骆志光，男，66岁，退休。他来信说："2000年5月1日，我突感头晕耳鸣，上下楼梯都很困难，到医院一检查是高血压所致。我回家后用本条方治疗，当天晚上睡很好。第二天又到医院去检查，血压竟然恢复正常了。"

---

227. 我坚持手脚穴位按摩治疗高血压很有效

高血压的早期症状为有时头部或后颈部胀痛，以及头昏、眼花、失眠、记忆力减退等。血压长期持续偏高后，可引起脑动脉硬化，此时症状加重，出现心悸、胸闷、经常头痛、四肢麻木、颈项僵硬等。

高血压可有两种简单检测方法：①用手指敲打59穴点，如穴点处有剧痛感，就是高血压。②用拇、食指横捏中指根处，稍用力后，如被捏的中指朝拇指方向指根有痛感，是高血压；如被捏的中指根朝小指方向有痛感，是低血压。

脚部选穴： 22, 23, 24, 67。（见图11）

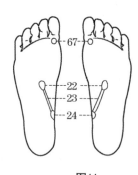

图11

按摩方法： 22, 23, 24三穴要连按，用按摩棒大头从22穴斜推按至24穴，双脚取穴，每次每脚每三穴推按10分钟。67穴用按摩棒小头点按，因此穴为降血压点，点按时力度稍强些，双脚取穴，每次每脚每穴点按5～10分钟。每日按摩2次。

手部选穴: 用梅花针强刺激59穴点,每手每穴3分钟。按揉44穴点,每手每穴5分钟。加力捏按44穴区中的41,42穴点,每手每穴3分钟。69,70,71三穴连按,每手每三穴推按5分钟。每日数次。(见图12)

注: 手脚穴位按摩治病法与按摩工具,请见本书附录一。

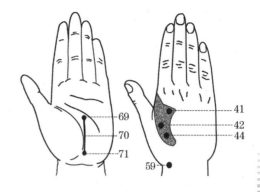

图12

228. 我使用决明子粉为老伴治高血压迅速见效

配方及用法: 决明子500克,白糖适量。将决明子炒黄捣碎,加白糖,每次3克,用开水泡开,每日3次。

按语: 现代药理研究证明,决明子含有大黄素、决明子内脂、蛋白质、色素、胡萝卜素等成分,有降血脂、降血压、抗菌等作用。相传,陕西龙门山有一老道,年过百岁,仍鹤发童颜,耳聪目明,可远眺十里以外之物,可近视蝇头小字,人以为奇,恳求老道传授仙方。老人欣然应允,

循环系统疾病

授以决明子，令其捣烂吞服，每次一小匙，连服1年。净得天地四时阴明之气，龙

门人服决明子后，个个目明眼亮。

引自：《小偏方妙用》

百姓验证

● 四川川西建筑公司赵季芳，女，60岁，她来信说："我老伴患有高血压，整天两眼昏花，我用本条方为他治疗，迅速见效。"

22.9 我用醋浸花生仁为朋友之妻治高血压20天降至正常

配方及用法：花生仁、食醋。将花生仁在食醋中浸泡1周以上，时间越久越好。每天晚上临睡前服，每次2~4粒，嚼碎吞服，连服7天为一疗程。一般治疗一疗程，血压会明显改善。

备注：①生花生仁的红色外皮不可去掉，否则效果大减。②本方内的食醋易挥发，在浸泡花生仁时要将盛器口密封，切勿走气。③服完一疗程之后，如血压降至正常，自觉症状已消失，为了巩固疗效，防止复发，可每周服1次，每次服2粒醋花生仁。④本法对动脉粥样硬化病患者疗效亦佳，可以降低血脂、胆固醇和甘油三酯，疗效较持续，但须长期服用。

引自：1978年第1期《新中医》、1981年广西中医学院《广西中医药》增刊

百姓验证

● 辽宁瓦房店市永宁镇倪殿龙，男，73岁，离休。他来信说："朋友之妻患高血压，心里难受，头发晕，吃了1盒脉通，2盒降压药，效果均不佳。后来我用本条方为其治疗，20天后血压正常。"

● 蒋某，男，63岁。近几年来经常头痛、头晕、心跳、失眠。1976年8月突然发生头重脚轻，行走蹒跚如入云雾中，耳鸣眼花，头晕加重，血压25.3/17.3千帕（190/130毫米汞柱），脉弦紧，诊断为高血压。经西医治疗，每天肌内注射10%硫酸镁10毫升、口服利血平、维生素C、益寿宁等约1周，但血压一直很高。遂停用西药，开始服用醋花生仁，每晚睡前嚼服4粒。仅一疗程，自觉症状全部消失，血压降至17.3/12.0千帕（130/90毫米汞柱）。以后继续每周服1次，到现在血压一直正常。

低血压

低血压是指体循环动脉血压偏低，主要表现为头晕、气短、心慌、乏力、健忘、失眠、注意力不集中等。女性可有月经量少，持续时间短的表现。

低血压一般有两种类型：一种是体位性低血压，也称为直立性低血压，多发生于由平卧位、坐位突然起立时或者长时间站立之后，表现为血压急剧下降。另一种是排尿性低血压或称排尿昏厥，多发生在排尿当时或排尿后，表现为突然晕倒，神志不清，1~2分钟后可自行恢复。

需要注意的是，近年来老年人的低血压症有所增加。一般老年人收缩压低于13.3千帕（100毫米汞柱），舒张压低于8.0千帕（60毫米汞柱）即称为低血压。

230. 我服醋蛋液使低血压恢复了正常

醋蛋液能治低血压，这是我个人服用后的经验。我过去一直是低血压，收缩压12.0~13.3千帕（90~100毫米汞柱），舒张压8.0~12.0千帕（60~70毫米汞柱）。服了几个醋蛋液后，血压就变正常了。近半年来血压一直保持在正常范围，精神轻松愉快多了。我们单位还有一位老同志原来是高血压，经过服醋蛋液后血压降到正常。我服醋蛋液却升高了血压，看来这醋蛋液可作双向调整，真是个宝！

荐方人：黑龙江省军区干休所李玉良

注：醋蛋液治病法，请见本书附录三。

百姓验证

● 福建屏南县果园新村15号曾灼书，男，71岁，离休。他来信说："我患有多年的低血压，曾经住院治疗，打针吃药都不见效。后来用本条方仅治疗1个月，血压就升高了，睡眠也好了，身体也健康了。"

循环系统疾病

231. 我用家传七代秘方治低血压极其有效

1975年春，我患了低血压病，头晕目眩，不能工作。求名医诊治，每天1剂中药，连服100多剂，又配合食疗，吃鸡蛋数百个、红糖数十斤，花了700多元钱，100多天血压仍是上不来。

最后，我从一位近百岁的老人那里得到一家传七代秘方，每天1剂，用4剂后血压恢复正常。

此消息传出，低血压病人及其家属登门求方者络绎不绝。

配方及用法：当归25克，五味子25克，甘草25克，茯苓50克，水煎服。每剂连煎2次，将第一次煎的药液滤出后，再添水煎第二次，把两次滤液混合后，每早空腹先服混合液的1/2，剩下的1/2于晚睡前温热服下。每天1剂，连服5天。服药前，先测量一次准确的血压数，如服药后血压升得特别快，可隔日再服；若稳定上升，可连续服用，直到恢复正常，服药停止。（王承斌）

引自：1997年第6期《老人春秋》

百姓验证

● 福建福清市南门深巷64号李金祥来信说："福清东阁农场彭松永全家族都是低血压，属于先天性的，到处治疗无效。用本条方试治，连服5天，患者就感到身体正常，血压也正常了。"

● 河北正定县东落堡乡西相村王重学，男，66岁，中医。他来信说："我小外孙女（8岁）患低血压，头晕，不能走路。用本条方治疗，只服2剂药，血压就升到13.3/8.0千帕（100/60毫米汞柱）。"

● 黑龙江肇东市正阳六北街兴东小区李杰，男，67岁，干部。他来信说："刘丽娟是我亲家儿媳妇，经市人民医院诊断为低血压，已患病10多年之久。症状表现为头晕、周身无力，饮食减少，夏天劳动时加重，每年都吃药，一直未治好。后来我用本条方为她服6剂药就好了，现在血压正常，一切症状消失。"

232. 我发现鬼针草对血压有双向调节作用

我很长时间自觉头晕、头重脚轻、全身乏力、睡眠欠佳，干点活上喘，尤其是夏天上述症状加重，医生诊断是原发性低血压。药用了不少，钱都白花了。自从我服用了鬼针草中药,半个月后,自觉全身有力,干活有劲头,头晕症状消失了,睡眠也好了,食欲增加了,血压恢复正常。

鬼针草不但治低血压,还能治高血压症。我老伴患高血症已10年多,头晕、头痛严重,活动困难,全身无力。她试着口服鬼针草,服药1周,血压即开始下降。半个月后非常惊奇地发现,血压由过去的23.9/17.3千帕(180/130毫米汞柱)降到17.3/10.6千帕(130/80毫为汞柱),血脂化验正常。我们老两口乐得几天合不上嘴,花钱不多,治好了我们老两口的病。10多年的心病一招去掉了,血压平稳了。鬼针草真是稳定血压的良药。

荐方人: 河北石家庄新华区清真寺街 史恒秀

引自: 1997年9月25日《老年报》

百姓验证

● 宁夏五金公司李秦虎来信说:"我患低血压,当服用鬼针草后,我的血压升至正常。当我停服3个月后,血压又一次下降,我又开始服用,几天后低血压又恢复正常。实践证明,鬼针草是一种很好的调节血压药物。"

● 浙江江山市新塘边镇姜宗林来信说:"我用鬼针草治愈了自己多年的低血压,现在我的耳鸣头晕现象已完全消失,血压已稳定正常了。"

233. 我用此方治低血压效果甚佳

配方及用法: 甘草15克,桂枝30克,肉桂30克。三味药物混合,水煎当茶饮。

疗效: 服2~3天血压即可升高,应用数例,效果甚佳。

荐方人: 河北宋孟 斋文献

引自: 广西医学情报研究所《医学文选》、《实用民间土单验秘方一千首》

百姓验证

● 吉林长岭县邮局宋德才,男,68岁,退休干部。他来信说:"梁晶患低血压多年,经县医院治疗效果不明显。我用本条方为他治疗很快见效。"

脑动脉硬化

脑动脉硬化是指脑动脉管壁增厚失去弹性而致管壁僵硬。病变常发生在脑基底动脉及大脑中动脉，病变血管弯曲、变硬，管腔狭窄。患者由于脑组织供血不足易发生眩晕、头痛、健忘，甚至痴呆。

234. 我用此方治动脉硬化症效果很好

配方及用法：陈醋100毫升，放入带盖茶杯中，杯内再放一个新鲜鸡蛋，盖上盖密封4天后，将鸡蛋壳取出，把鸡蛋和醋搅匀，再盖上盖密封3天即可服用。每剂可用7天，第一剂药服到第三天可制下一剂。每次口服5毫升，每日3次。

按语：此方流传甚广，香港报纸曾刊登鸡蛋醋可治疗动脉硬化和高血压，引起过一段鸡蛋醋热。日本东京北里研究所研究认为，鸡蛋醋可以改变老年人细胞内的酸碱平衡，可使血管周围细胞呈酸性，可解除血小板的聚积性。此偏方具有防治动脉硬化的作用。

引自：《偏方治大病》

注：醋蛋液治病法，请见本书附录三。

百姓验证

● 湖南芷江县杨公庙何宗乐，男，61岁，教师。他来信说："1980年以后，我开始感到头晕眼花，至1990年3月发展为感觉天旋地转，眼睛视物不清，经县人民医院确诊为脑动脉中度硬化。当时医院给我开了400多元钱的药，服用后稍有好转。当我第二次去复诊时，医生告诉我，这种疾病对于年纪大的人来说，要坚持常年服药，才能稳定病情，不致恶化。从那时起，我每年的药费开支不下1000元。直到2000年初，我用本条方治疗，很快就治好了我的病。现在已停药1年多了，也未见复发。"

中国家庭自疗 千方经典

235. 我用黑木耳炒葱蒜治好了脑动脉硬化

美国明尼苏大学医学院的汉英史教授在为一老人抽血时发现，老人的血液不像平常人血液那样容易凝块，经了解得知这位老人经常吃黑木耳和葱蒜。意外的发现，激起了汉英史教授的兴趣。经过反复试验，汉英史教授宣布，黑木耳加葱蒜做菜能减少血小板的凝聚，有利于动脉硬化症治疗。

此菜的具体做法： 黑木耳用温水泡洗，葱蒜洗净切段，先将葱蒜放入油锅内翻炒，再加黑木耳，调以食盐少许，炒熟即可。（吴正荣）

百姓验证

● 福建云霄县西园街工农路399号方文魁，男，71岁，退休教师。他来信说："我用本条方治好了脑动脉硬化症。"

236. 我利用本方治脑动脉硬化已收良效

配方及用法： 首乌、女贞子、仙灵脾、丹参、当归各20~25克，川芎、山楂、玉竹各15克，枸杞子、红花、牛膝各10克，水煎服。每日1剂，上下午各服1次，20~30天为一疗程。如有改善（症状和脑血流图好转，血黏稠度、血脂降低），则再用1~2个疗程巩固。如见气虚加黄芪15~30克，党参10克；痰浊加胆南星5克，制半夏9克；四肢麻木不灵活者加地龙15克，僵蚕10克；肝阳上亢血压高加天麻6克（另炖服），钩藤12~15克，决明子15克。

此方对脑动脉硬化有综合性和针对性的治疗作用，疗效较好。

荐方人： 广西南宁市医院医师王书鸿

百姓验证

● 新疆阿克苏水利局英巴格路9号邢源恺，男，54岁，干部。他来信说："葛老汉的老伴患脑动脉硬化症，用本条方试治，当服药20天后，开始见效，1个月后头不晕了，各种症状消失了。为巩固疗效，又服用了2个疗程，现已3年未见复发。"

● 广东吴川市黄坡卫生站林顺余，男，62岁，乡医。他来信说："吴阳镇陈福

循环系统疾病

来5年前经吴川市人民医院、湛江市附属医院检查确诊为脑动脉硬化症,治疗花费2万多元,病情未见好转。我用本条方为他治疗两个月后病症见好,现在生活能自理,能干一般家务活了。"

脑供血不足

脑供血不足是指由于运动障碍导致广泛性大脑供血不足所致的短暂性意识丧失,片刻即可恢复。

237. 岐振芳服蚂蚁粉治好动脉硬化与脑供血不足

浙江舟山市的岐振芳同志,患有高血压、肩周炎、骨质增生、风湿痛、动脉硬化、脑供血不足等多种慢性病,10多年来打针住院不断,一直不能根治。后来服用500克蚂蚁粉,奇迹居然出现了,头不晕了,多种疼痛消失了。

百姓验证

● 江西大余县南安镇北门赖和明,男,54岁,医生。他来信说:"我县长潭里林场的周明,经常头痛头晕,在县人民医院确诊为脑供血不足,开了很多药,但用后没有效果。后来我用本条方为他治疗,并在该方的基础上加10%的川芎,效果很好,患者服2次后头就不晕了。"

238. 我的脑供血不足症是用穴位按摩法治好的

我今年61岁,前两年经常头晕,经医院检查确诊为脑动脉硬化、脑供血不足。2年来,虽服用尼莫地平等药,但效果不佳,仍走路不稳,摇摇晃晃,为此思想负但很重,甚至对生活失去信心。

由于我经常阅读《老人天地》,从

中受到很大的启发。我结合自己的病情，逐步摸索总结出一套"四为主三为辅"的穴位按摩方法。由于认真坚持，收效很大，脑缺血的问题基本得到解决。现在服的药虽减了一半，但头却不晕了。

这种按摩方法必须坚持在每天早晨起床前后或每天晚上入睡前进行，目的是促进脑部的血液循环。

方法：①对两耳前的太阳穴为主的诸穴位，用两手上下揉搓120次；②对两耳后的风池为主的诸穴位，用两手上下揉搓120次；③对脑后、脖子上的风府穴为主的诸穴位，用两手左右揉搓120次；④对头中间由前至后的神庭、百会、强间为主的诸穴位，将两手食指至小指的四指并拢，一前一后由脑门开始向上到头顶，再向下到脑后挠120次。三为辅：即用两手掌对两耳上下揉搓120次；两手指、两脚趾同时自行抓挠120次。（丰永）

百姓验证

● 新疆乌鲁木齐市铁路局四街高淑兰，女，67岁，退休干部。她来信说："我用本条方治好了自己的脑供血不足，现在头不晕了，也不痛了。"

各种心脏病

239. 宋元堂服蚂蚁粉10天使心脏病恢复正常

吉林浑江市三岔子区农行干部宋元堂，因患心脏病、肝炎、高血压及手麻、浮肿等住院，大夫下过病危通知。他服蚂蚁粉10天后，让医生检查，心脏正常了，浮肿消失了，手不麻木、不痛了。

百姓验证

● 辽宁清原县湾甸子镇二道湾村王安才，男，53岁，农民。他来信说："本村小学老师徐广胜，在给学生上课时突发心脏病，我按本条方给他治疗半个月就好了。"

循环系统疾病

240. 我用川芎五味子汤6剂为朋友治愈心脏病

主治：各种心脏病如冠心病、风心病、肺心病、心肌病、心肌炎等所致的惊悸、怔忡、胸闷、心痛、失眠、气短、乏力、多汗、心功能不全、心律失常等。

配方及用法：川芎20克，五味子10克，党参30克，麦冬20克，黄芪30克，甘草5克。上药水煎，煮沸15~30分钟，取浓汁约500毫升，分3次温服，每日1剂。

疗效：经长期临床验证，治疗600余例患者，对改善惊悸怔忡、失眠多梦有效率为85%，对改善气短乏力、头昏纳差有效率为95%，对改善心功能有效率为82%，对改善心律失常有效率为62%，对改善冠心病心绞痛及心电图缺血性ST-T有效率为60%。

特别对各种心脏病所引起的惊悸怔忡、心痛、头昏失眠、神疲乏力等症状具有较好的疗效，长期服用无毒副作用。

荐方人：四川省自贡市医院　谢薇西
引自：《当代中医师灵验奇方真传》

百姓验证

● 四川资阳市水利局丁光文来信说："我的朋友因心脏病住院，治疗10天，花费1000多元未愈。后来我用本条方为他试治，连续服药6剂即康复，才花13元钱。"

● 湖北武汉市汉口汉宜路41号白远兰，女，60岁。她来信说："我用本条方治疗心脏病患者50多人，均见效。"

241. 我用本方治疗风湿性心脏病心力衰竭疗效显著

配方及用法：仙灵脾45克，制附片18克，桂枝30克，王不留行30克，当归30克，桃仁30克，丹参30克，郁金30克，红花24克，五灵脂24克，生蒲黄24克，三棱24克，莪术24克，香附15克，菖蒲15克，远志10克，葶苈子10克。上药水煎，取汁500毫升，早、晚2次分服，每日1剂。

疗效：治疗12例，显效（水肿、呼吸困难、啰音、颈静脉怒张、心悸气短等心衰症状消失，窦性心率下降至70~80次/分，房颤心率少于90次/分，肝大及其他症状恢复至心衰前的水平，心功能进步二级者）5例，好转（心衰症状部分消失或大大减轻，心率下降但不稳定，心功能进步一级或不足一级者）6例，总有效率为91.67%。其中I度心衰者疗效佳，服药不超过5剂，有效率100%。

荐方人：陕西省咸阳市中心医院主治医师　潘贞友

● 贵州纳雍县饲料厂李元发，男，52岁，工人。他来信说："我妻弟患风湿性心脏病4年之久，住院治疗半年，花钱很多，但毫无效果。又多方求医，吃草药仍无疗效，前后花掉好几千元。后来我用本条方为他治疗，服药3剂病情就得到了缓解。"

● 山东栖霞市栖霞镇付井村衣玉德来信说："我妻王荣春经医院诊断患有风湿性心脏病，医院建议住院治疗，我没有同意。回来后我按本条方为她治疗，用药1次就大有好转，用药4剂，她的脸由黄变红，而且神气十足，精力充沛，此病得以痊愈。"

242. 我以指压手心法治心脏病已收良效

手掌的正中心称为手心，又称"心包区"，这一区域和由中指出发的心包经直接联结。心包经是辅助心脏活动的经络，因为和心包区相通，才能使"心脏跳动"，虽然毫不起眼，但却是发挥重要作用的经络之一。如果心情紧张，指压掌心，则可得到缓解。

心包区也是预知心脏有异常的一大重要区域。如果指压心包区有压痛感，或出现比其他皮肤过硬、更柔、过冷、过热等现象，就要注意可能是心脏已经有异常了。

虽然不能说是"未雨绸缪"，但是如果有上述现象时，就赶快按摩心包区，加上两手互相搓的刺激，用不了多长时间便可恢复正常。

另一个和心脏有关的区域是"精心区"，它位于无名指和小指之间的指根部位。精心区和运行于小指的心经相结合，同时控制心脏机能。其检查法、变化状况、治疗法等也都和心包区一样。（见图13）

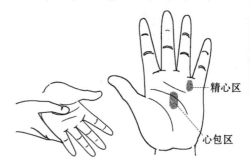

指压心包区、精心区有

压痛感，两手互搓可增加刺激

图13

循环系统疾病

● 甘肃秦安县北关槐村邓双喜，男，61岁，教师。他来信说："我老伴患有高血压、心脏病，经常胸闷、气短、心慌，用多种药物治疗，效果不佳。后来我用本条方联合243条方为她治疗，获得了满意疗效，以上症状再未复发过。"

● 云南昆明市豆腐营焦文智，男，76岁，离休。他来信说："李向仙患严重的心脏病，经医院多次治疗无效，药费花去上万元。后来经我用本条方联合243，245条方治疗，现在已两年未上医院，生活能够自理。"

243. 我的心脏病用按摩法治疗已明显见效

心脏病是一种不可忽视的疾病，情况稍有恶化，必须立刻到医院接受检查与治疗。如果症状轻微的话，不妨先采用穴位治疗法。

如果你到医院做心电图，并无任何异状，医生告诉你"一切正常，不必担心"，可是你总觉得心脏有点毛病，则可能是患了"期外收缩"。

操劳过度、睡眠不足、神经紧张、烟酒过度等会引起临时心脏跳动不规律，也有人称之为"心脏空转"。

另外还有"心脏突突地跳"、"突然间心脏有抽痛感"、"一压胸口就会痛"等，内科医生经常听到此类的话。

引起心悸的原因很多，有精神紧张引起的，也有冠状动脉硬化等引起的，看病时如果没有把症状讲清楚，很可能会被误诊为无关紧要的病痛。对这种和心脏血管有关的循环系统疾病，只要刺激手臂内侧的郄门穴即可收到良效。

寻找郄门穴的方法：将手腕与手肘弯曲，手臂中会出现很多凹凸不平的线条。从手腕中央凹陷区开始用手指沿着手肘按压，中央位置可感到一个压痛点，此处即是郄门穴。（见图14）

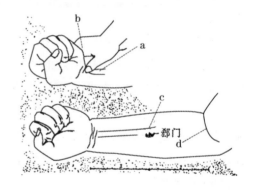

a. 手掌弯曲产生皱褶

b. 凸筋浮现的中央，沿此沟往手肘方向按压而下

c. 斜线内有一压痛点，即为穴位的大致位置，按压周围寻找压痛点

d. 手肘弯曲产生皱褶

图14　寻找郄门穴的方法

用指尖用力按压郄门穴，同时用腕往内旋转，治病效果颇佳。

当你觉得心脏功能不正常时，就按此穴3~5秒，休息1~2秒，反复刺激3~5次即可。这样一来，应可稳定病症，并消除不舒服感觉。

郄门穴具有调节血液循环的功能，因此对心脏失调等症，按摩郄门穴具有意想不到的效果。

另外还有一个心悸的原因，就是神经质。神经质的人常对自己的脉搏过度敏感，以致引起心悸。

心脏、血管受自律神经控制。但如果神经过敏，一味地担心心脏的话，就会莫名其妙地神经紧张，自律神经系统也紧张起来，从而加速心脏的跳动及血管的收缩，引发特殊的异常。这种症状常被命名为"自律神经失调症"。因此不必过于担心害怕，一有状况，可多利用郄门刺激法来抑制症状。

百姓验证

● 重庆市潼南县米心镇五组唐永伦，男，61岁，技师。他来信说："我的心脏不好，经医院检查是心律不齐，吃药很多，停药就犯，已治疗4年多，花药费1900多元仍不能治愈。后来用本条方治疗，只用了20多天，没花钱就把病治好了。"

244. 我妹妹患心脏病用猪胆汁泡绿豆治疗症状消失

同事雷明之妻，患心脏病多年，心力衰竭，气短，不能做家务，走路也很困难，服用猪苦胆汁泡的绿豆不到1个月，病情就有了明显好转。

具体方法：买鲜猪苦胆破开装满绿豆，封好口，挂在通风处，大约六七天绿豆泡涨，胆汁已尽，这时把绿豆倒在玻璃板上面晒干，碾成面，即可服用。每天可服2~3次，每次可服5~6个绿豆的量，饭前、饭后服均可。病情不太重的，一般服3~5个猪苦胆泡的绿豆就可明显见效。

荐方人：黑龙江省经贸厅　衣材建

百姓验证

● 辽宁法库县十间房乡杨耀锋，男，50岁，农民。他来信说："我妹妹近几年胸闷憋气，发作时全身哆嗦颤抖，经铁法矿务局医院确诊为心绞痛，住院20多天，稍有缓解出院。出院后我用本条方为她治疗，很有效果，以上症状已消失。"

循环系统疾病

245. 我用手脚穴位按摩法治心脏病很有效

心脏病主要类型有冠状动脉硬化性心脏病（冠心病）、风湿性心脏病（风心病）、高血压性心脏病（左心肥厚）、肺源性心脏病（肺心病）、先天性心脏病等。

辨证参考： 指压16，14两穴区如有压痛感或穴区皮肤有过硬、过柔、过冷、过热现象，即可证明心脏出现异常。

脚部选穴： 主要取33-1，33-2，22，23，24穴，风心病加配19穴，肺心病加配14穴，高血压心脏病加配67穴，先天性心脏病加配34穴。（见图15）

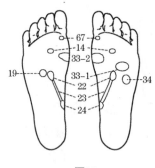

图15

按摩方法： 33-1穴在左脚取穴，33-2穴双脚取穴，19穴右脚取穴，34穴左脚取穴，以上各穴均用按摩棒大头由上向下点按，每次每穴点按5分钟。22，23，24三穴连按，用按摩棒大头从22斜推按至24，双脚取穴，每次每脚每三穴推按5~10分钟。14穴用按摩棒大头自内向外横按，双脚取穴，每次每脚每穴推按5分钟。67穴用按摩棒小头点按，双脚取穴，每次每脚每穴点按5分钟，每日按摩2次。

手部选穴： 按摩2，14，16，42四穴，每手每穴3分钟。按摩后再双手互擦14，16穴区，以发热为度。每日数次。（见图16）

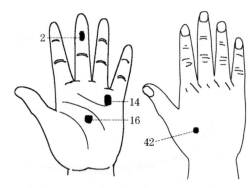

图16

注： 手脚穴位按摩治病法与按摩工具，请见本书附录一。

百姓验证

● 河北省保定市环城南路张桂淑说："我的心脏病每到夏季就犯，1990年和1991年曾两次住院，发病时还挺厉害，有时一日3次，心率过缓，每分钟只跳48次左右。后来我根据本条方按摩2，14，16三穴，每手每穴3分钟，一日3~5次，没想到此按摩法真灵，今年夏天竟然没犯心脏病，心率升到每分钟63次。"

冠心病

冠心病即冠状动脉粥样硬化性心脏病，指冠状动脉粥样硬化使血管腔阻塞，导致心肌缺血缺氧而引起心脏病。它和冠状动脉功能性改变（痉挛）一起，统称冠状动脉心脏病，亦称缺血性心脏病。

本病临床分隐匿型、心绞痛型、心肌梗死型、心衰和心律失常型、猝死型五种，以心前区疼痛、心悸、气短为表现征，似属中医学"胸痹"、"真心痛"等范畴。

246. 我用醋豆治冠心病真灵验

1996年6月，我看到醋豆能治疗冠心病的消息后，便开始服用。早、晚各1次，每次10~20粒，坚持吃了半年，病情已大缓解。后来别的药都停了，但醋豆没敢停。曾咨询过中医，他们说，醋豆主治心肌缺血，有扩张血管的功能。

荐方人：黑龙江海林市粮库吴德鹏

引自：1997年9月18日《老年报》

注：醋豆治病法，请见本书附录四。

百姓验证

● 吉林省吉林市电信公司收发室孙俊久，男，71岁，退休。他来信说："我患心脏病、心律不齐已40余年了，长期失眠，经各大医院治疗，花费数千元，只是起到暂时缓解作用。后来我按本条方服用5个月，病情有所减轻，睡眠有所改善，又服用10个月后病就痊愈了。同时又用此方治好了我的长期失眠症，现在我精力充沛。"

247. 我吃南瓜粥治好了冠心病

我是一名药剂师，又是一名冠心病患者，时常感到胸闷喘不过气来。用药后症状虽有所缓解，但始终未能根治。

我自家种了一点南瓜，从9月初起每天吃一顿南瓜粥，连吃1个月，冠心病一直没有复发。

食用方法： 每次取成熟南瓜100~200克，与大米同煮成稀粥，加入少许糖（稍有甜味即可），1日1顿。

荐方人： 黑龙江萝北县军川医院 姚连江

百姓验证

● 新疆阿克苏水利局英巴格路9号邢源恺，男，54岁，干部。他来信说："同事刘萍的父亲年已七旬，患冠心病，服西药效果不佳，但又不愿服中药。后来停服各种药物，常食南瓜，并放羊走路锻炼，几个月后刘老精神转佳，冠心病症状消失。3年后经医院检查，冠心病已彻底好了。"

248. 我喝自尿治好了冠心病

我今年60岁，是一名退休教师，曾患有冠心病、寒腿病、牙出血、溃疡性结肠炎、尿频及阳痿等症，药物常年不断，病魔缠身，痛苦难言。就在这老不堪生之际，我看到《喝尿族》这篇文章，吸引了我，我一口气读了3遍。通过了解中外尿疗法的典型事例，使我从中知道了尿的神奇效用。于是，我决定试一试。

从6月5日开始，我喝起尿来（停止服用一切药品），到11日效果奇迹般出现了，心律失常、早搏大大减轻，到18日，心律正常，牙出血也好了。半年来没闹过感冒，特别是我的寒腿症（多年来，一到冬季就疼痛难忍，坐卧不安），今年没有复发。总之，喝尿以来，我的多种疾病全好了。

具体做法： 每天夜深人静，取自己的尿中段200~300毫升饮下，有时饮用晨起第一泡尿，饮后即用清水漱口。

荐方人： 河北广平县 尚学实

注： 尿疗治病法，请见本书附录二。

百姓验证

● 内蒙古乌海市铁路局李凤宗，男，53岁，电工。他来信说："我原来患间断性冠心病和心绞痛，疼痛时扯着喉咙叫喊，真是难熬。用本条方治疗3周后，上述两种病状不知不觉消失了，这真是不花钱也能治大病。"

249. 我用中草药治冠心病疗效迅捷

冠心病是老年人常见的一种病症，多见于男性老年人，患者一般有饮酒、吸烟、高血压史，发病时有胸闷、胸痛、气短等病状，如不及时治疗可能产生严重后果。我多年从事中西结合临床医疗工作，在实践中曾应用中草药验方治疗冠心病患者50余例，均迅速见效。

配方及用法：薤白10克，瓜蒌10克，丹参10克，赤芍10克，川芎10克。上药为1剂，水煎服，每日3次，每次5小匙。多数患者服药后一两天可见效。

荐方人：辽宁沈阳医学院中医科主任医师　田孝良

百姓验证

● 吉林省吉林市电信公司收发室孙俊久，男，73岁，退休。他来信说："家住通化路的于素珍，患心脏病近7年之久，经几家大医院治疗，共花4000多元也没有治好。后来我用本条方为她治疗，仅服5剂药，花费20元钱，就把病治好了，至今已1年多未复发。"

● 辽宁清原县湾甸子镇二道湾村王安才，男，53岁，农民。他来信说："正月初五，南湾村有一王姓老汉，因为饮酒之故，造成心动过速并且心律不齐，胸闷气短，他的家人前来求我治疗。我根据病情，给他用本条方并结合'步长脑心通'综合治疗，3天后病情就大有好转，连服10天后，心电图检测心律已恢复正常。"

250. 我服醋蛋液奇迹般治好了冠心病

哈尔滨市食品工业研究所工程师俞裕众，曾寄给我关于醋蛋液治疗陈病顽疾的资料。其中介绍了醋蛋液的营养和食疗价值，可治愈心血管等系统的40多

循环系统疾病

种疾病。我伏案工作将近50年，身体比较肥胖，3年前患高血压和冠心病，吃了不少中西药均未治愈。我立即制作醋蛋液，连续服5个醋蛋液后到医院检查，血压正常，冠心病症状消失，且无副作用。接着，又连续服5个醋蛋液，以巩固疗效。大半年后再到医院复查，仍正常。现在精神很好，思维正常，无不适之感。

现将醋蛋液的配制和服用方法介绍如下：将洗净的鸡蛋1个放入玻璃瓶内，然后取优质醋（最好是四川保宁醋、上海食醋、山西陈醋）倒入瓶里，以能淹没鸡蛋为宜，最后将瓶口盖上。经两天两夜浸泡，待蛋壳完全软化，用筷子将软皮挑破，把蛋清、蛋黄与醋搅匀即成醋蛋液。每天清晨起床后空腹服用；每个醋蛋液分6次服完；每次对温开水4杯左右，再加适量白糖（最好是蜂蜜）混匀服下；软蛋皮可随醋蛋液一次服下。在服用剩下2天量时，再泡制第2个醋蛋液，这样可连续服用不间断。

荐方人： 四川石柱县黎家乡　邓经民

引自： 广西科技情报研究所《老病号治病绝招》

注： 醋蛋液治病法，请见本书附录三。

百姓验证

● 陕西西安市临潼区徐杨村王军虎，男，40岁，农民。他来信说："村民邢宏烈患冠心病5年，经医院诊断治疗，花去医药费数千元未治愈。后经我推荐用本条方治疗5个月，到医院复查，已基本治愈。"

● 辽宁岫岩县政府老干部张德珍，男，70岁，退休。他来信说："我老伴张清秀患有冠心病，平常总是心跳、心悸、气短，活动困难，去医院治疗只是用药暂缓一下，多年老病始终不能治愈，每年要花费几千元。用本条方给她治疗，只服9个醋蛋液，花钱不足10元，冠心病就基本治好了。"

● 辽宁凤城市化工厂朱明久，男，64岁。他来信说："我老伴患冠心病多年，用过冠心苏合丸、速效救心丹、地奥心血康等药，这些年花药费达3000多元，还是没有治好。自从用了本方，疗效很好，坚持服用3个月，现在基本痊愈，并停服了其他药。"

心绞痛

心绞痛是在心肌短暂缺氧缺血情况下发生的一种疼痛症状，主要由冠心病引起。

中国家庭自疗 千方经典

另外,贫血、主动脉狭窄及甲状腺机能亢进等也可导致心绞痛。男性的发病率高于女性,40岁以后易发此病。

心绞痛的诱因常为劳累、生气、饱食。其发作很突然,胸骨后缘产生一种扭绞性或压缩性的尖锐疼痛,并可放射至心前区、喉及上颌、背和臂(主要是在左臂上)。在活动时极为明显,一旦停止活动则可缓解。心绞痛发作时,有时还会伴有呼吸困难、出汗、恶心及眩晕等症状。

251. 我服醋蛋液3个月治好30多年的心脏病

徐师傅今年74岁,退休在家,冠心病缠身,尽管不断服药,且天天早晨去山上锻炼,仍不断犯心绞痛,严重了就住一段时间医院,倾倒了山院,而后还且犯心 1987年冬,开始服用醋蛋液,不仅不吃药了,而且病也不犯了,也能吃饭了,体质也更健壮了,又胖起来,整天除了上山跑步、练剑外,总闲不住,浑身是劲。

荐方人: 黑龙江省双鸭山市离休干部 〇〇〇

注: 醋蛋液治病法,请见本书附录三。

百姓验证

● 贵州贵阳市中华北路346号王幼琴,女,66岁。她来信说:"我于1989年患□□心病心绞痛,首在贵阳市中区二医住院治疗2次,吃过不少药,输液30多天,稍好些便出院。出院1个多月后病又复发,先后花去医药费上万元。自从用本条方治疗后,我服了2个月的醋蛋液,现在病已基本好了。"

● 辽宁锦州市凌河区榴花南里刘凤岭,女,71岁。她来信说:"我患心脏病已经30多年了,开始感觉胸口左半部如刀割一样疼痛,多在午后或后半夜发作,吃点东西就缓解。去医院检查说是严重的心脏病,在家吃苏合丸、丹参片等药维持。后来我按本条方治疗,3个月后症状基本消失。"

252. 蛋黄朱砂油治冠心病心绞痛效果好

配方及用法: 取鸡蛋约25个,煮熟后去壳,剥去蛋白,将蛋黄放入锅里用文火炒(不可放油),用锅铲不停地翻动,炒至变黑,并出黑烟为止,然后放在双层纱布做成的口袋里，用压榨法取蛋黄油。每一次榨出油后，可再炒，榨压第二次，油是一滴一滴滚出的，榨到第三次为止。榨出的油约有一小杯的1／3容积，将朱砂3克，珍珠粉3克共入蛋油内搅匀，每次服1剂，连服10剂。

引自：《偏方治大病》

百姓验证

●温某，男，66岁，山西文水县云周村人，北京供销总社干部。因心前区疼痛胸闷1年，近日加重，于1981年9月1日求诊。曾有冠心病心绞痛病史，于1980年8月5日突然胸痛憋气加重，心悸气短，大汗出，急查心电图，ST段下降0.5mV，T波倒置，经住院治疗好转。这次入院前一天因洗澡劳累又发生胸痛，入夜为甚，一日发生八九次，持续五六分钟，西医诊断：陈旧性心梗，稳定性劳累性心绞痛。中医根据其胸痛、憋气、痛有定处、苔白、脉弦迟，辨证为胸阳不振，气滞血淤。用蛋黄朱砂油3剂，胸痛减轻大半，疼痛由持续十几分钟缩减为一两分钟，心电图：ST段回升，T波倒置变浅。隔1周后继用蛋黄朱砂油2剂，胸痛1周未发，下降的ST段由0.5mV回升至平基线。

253. 我以拔火罐法治心绞痛大见成效

心绞痛，是冠心病中最常见的一种症状，发作时服用硝酸甘油可以缓解，但有时不能持久。尤其是在发作频繁、症状加重、发作时间延长时，硝酸甘油往往不发生作用。实践经验证明，当冠心病人发生心绞痛时，采用我国古老的民间疗法——拔火罐疗法，会使心绞痛很快减轻或消失，胸部憋闷也会相应地减轻或消失。每日1次，3~5日症状即可全部消失。

方法很简便，取直径5~7厘米的拔火罐6个，拇指大的酒精棉球或小纸团6个。先将应拔部位洗净擦干，取1个酒精棉球或小纸团，点燃后，立即投入火罐内，将罐很快扣在脊部脊柱左边的大杼穴位上，罐子即被吸在上面。再用此法将第二、第三个火罐分别扣在背部脊柱左边上的心俞和肝俞穴位上。然后，用同法将另三个罐子分别扣在背部脊柱右边的大杼、心俞和肝俞三个穴位上。过15分钟取下火罐后，扣罐口处的皮肤有的有点微痛，只要轻轻抚摸几下，痛觉即可消失。

拔火罐疗法，又叫淤血疗法，其作用主要是刺激局部周围的神经及血管、肌肉等，使血管扩张，血流加快，新陈代谢旺盛，营养充足，脏器功能活跃，活血散淤,消炎镇痛,促使炎症吸收和消散。因此,对由于供血不足造成的冠心病心绞痛有较好的疗效。

我曾对100多名心绞痛患者用此法进行过治疗,显效率在90%以上。平时定期拔火罐,对心绞痛和心肌梗死的发作有预防作用。如能结合练气功、太极拳和服用必要的药物,则效果会更佳。

在操作时应注意以下几点:

(1)棉球或纸团用火柴点燃后,必须在火苗不高之前扣上拔火罐,以防止烧伤。

(2)拔完取下火罐后,扣罐处的皮肤有时呈紫色或紫黑色,皮肤隆起,这是病情较重,血流不畅,淤血严重的表现,不必害怕,过一段时间会自然消散。

(3)拔火罐时间应在15分钟左右。

吸力强的罐子,时间可再短些;吸力弱的,时间可稍长些,但最长不能超过20分钟。

(4)所用三个穴位的位置如下:大杼,在后颈第一椎两旁,离脊柱各1.5寸;心俞,在第五椎左右各1.5寸处;肝俞,在第九椎左右各1.5寸处。因罐口较大,确定穴位较容易,可不必过分精确测量。

(5)起罐时,可用一个手指按压罐口的一处皮肤,另一手向上扳罐,先使少量空气进入罐内,这样容易取下。起罐时切忌硬拉和转动,以免擦伤皮肤。为防止局部擦伤,也可涂些凡士林。

(6)发高烧、全身痉挛、皮肤过敏、全身枯瘦、有出血倾向、浮肿者忌用此法。

引自: 1984年第4期《健康之友》

百姓验证

● 辽宁凌海市防疫站刘艳伟,女,47岁,检验师。她来信说:"我父亲患冠心病,并伴有心绞痛症状。去年春节在本县医院住院1个月,花去500多元钱,出院后,每天仍疼痛不止。后来我用本条方为他治疗,很见效,心绞痛次数明显减少,疼痛症状减轻,有时一天也不痛。"

风湿性心脏病

风湿性心脏病是一种常见的心脏疾病,简称风心病。它是由风湿病累及心内膜、心肌、心包引起,亦称为风湿性心炎。该病是患风湿热后引起的慢性心瓣膜损害,形成瓣膜口狭窄或关闭不全,导致血液动力学改变,最后心功能代偿不全。由于心瓣膜

循环系统疾病

病变,加重了心脏负担,严重者充血性心力衰竭。本病在代偿期多无明显症状;失代偿期可出现心悸、气促、呼吸困难、口唇紫绀、咯血、胸痛、头晕、水肿、咳嗽、压迫症状等,严重时出现心力衰竭和房颤。

254. 我用本方治风湿性心脏病收效显著

主治: 心慌不能运动,呼吸困难,动则发喘,张嘴呼吸,咯血,面部浮肿。

配方及用法: 辽河参7.5克,夜交藤7.5克,甘草粉6克,丹皮粉7.5克,当归12克,没药6克,琥珀3克,朱砂1.5克。前6味水煎后去渣,将琥珀、朱砂研为极细末,用药汁送服。隔日1剂,连用4剂大可减轻。(此方是成人剂量,小儿酌减服用)

此方对小儿先天性心脏病(呼吸极度困难,嘴唇发紫,有的手指也是紫色,面部浮肿)效果明显。

注意: 患者发高烧时忌服。成年人在服药时忌房事、生气和食腥荤、生冷之物。(林健)

引自: 1996年12月17日《老年报》

百姓验证

● 河北正定县东落堡乡西相村王重学,男,66岁,中医。他来信说:"刘海燕,女,38岁。患风湿性心脏病,呼吸困难,动则喘,嘴唇发紫,面部浮肿,我用本条方为她治愈。"

早 搏

早搏又分为房性早搏、房室交界性早搏和室性早搏三种,其中以室性早搏较为严重和常见。其发病可见于正常人,与植物神经功能紊乱等有关;也可见于器质性心脏病患者,如糖尿病性心脏病、冠心病、风心病、高血压性心脏病、甲亢性心脏病等等。另外,缺氧、麻醉、手术及部分药物中毒等亦常导致室性早搏出现。在药物中毒时出现的室性早搏常为引发严重心律失常的前兆。此外,电解质紊乱、精神不安及过量的烟、酒、咖啡等亦能诱发室性早搏。

中国家庭自疗千方经典

房性及交界性早搏发作时，患者可无任何症状，或仅有心悸不适。而室性早搏在发作较轻时亦可仅感心悸不适，若室性早搏发作频繁或影响左心室射血功能时，可引起晕厥或出现左心衰竭的症状。室性早搏发作时间过长，可引起心绞痛和低血压等症。

255. 我吃醋豆治好了心脏早搏症

1993年9月，我突发心律不齐、早搏症，心脏每隔1~2秒钟就偷停一次，思想上有些紧张，便及时到大医院请有关专家确诊，结果为冠心病。自1994年2月起，病情日益加重，早搏发作次数由半月一次增至每星期或3~4天一次，每次持续时间由3~4小时增到24小时以上，服用一些药物也控制不住。

这时，我想起了醋豆可治心脏病的单方。我按照方中介绍的制法与服法，制作醋豆，半个月后开始服用，每天早、晚各1次，每次15~20粒。服后一星期，就感到病情减轻，心中很高兴。这样我连续服用了4个月后，为了提高疗效，我又采取三疗程服法，即在连续服用15天后，停服一星期，再进入下个疗程，如此连续进行。我服醋豆只有近半年时间，心脏早搏现象便已完全消失。

荐方人：湖南省衡阳市水电局杨先德

注：醋豆治病法，请见本书附录四。

百姓验证

● 江苏扬州市防疫站刘宁生，男，47岁，医师。他来信说："我用本条方治好了一位十几年的室性早搏患者。"

256. 我用拍打胸部法治好了早搏

3年前我患了早搏，7~8次/分。一位中医朋友告诉我，拍打胸部可治早搏。

具体方法：左手掌拍右胸部，右手掌拍左胸部，交替进行，各拍120次，早、晚各进行1次。经过1年多的拍打，早搏基本痊愈。另外两个朋友试用此法，亦治好了早搏。我的几位身体健康的同事，在空闲时间亦采用此法进行锻炼，感到心胸舒畅，对身体很有好处。

荐方人：河北峰峰矿务局总医院刘德沛

百姓验证

● 广西南宁建政路1号张泰贵，男，74岁。他来信说："我于2003年3月经广西医科大一附院门诊诊断为房性早搏，并伴有陈旧性心肌梗死，住院半个月花费2000多元，但病情总是时好时坏。后来我用本条方治疗，早搏现象基本痊愈，心率也恢复正常，至今未犯。"

肺心病

慢性肺源性心脏病（简称肺心病），是指肺部、胸廓或肺血管的慢性病变引起的肺循环阻力增加而导致肺动脉高压和右心室肥大，最终发展为右心衰竭的一种继发性心脏病。最常见的原因是慢性阻塞性肺气肿，其次是支气管哮喘、支气管扩张和重症肺结核。另外，矽肺、肺纤维化等也可导致肺心病。

本病属中医"痰饮"、"支饮"、"水气"、"咳喘"范畴。临床常有咳嗽、咯痰、气喘、咯血、胸痛、头痛、乏力、厌食、多汗、面红、兴奋、失眠、谵语或嗜睡以及昏迷等。右心衰症状为心慌气短，不能平卧，上腹胀痛，尿少腿肿，呕血或便血，杵状指（趾），两肺可闻及广泛性干湿啰音，心脏有杂音等。

257. 我用按摩命门穴法治肺心病出现奇效

我患慢性支气管炎20余年，后来逐渐发展至肺气肿、肺心病。1984年冬因肺心病突发入院治疗，某医生根据病史及临床检查结果，曾断定我很难再活5年。然而，我坚持采用按摩命门养生保健方法，不但平安地度过了5年，且病情逐年稳定，告别了日夜相伴的病床，可在室外散步、读书、下棋，兴致高时尚能有感

而发地"爬爬格子"。通过8年亲身体验，我确感按摩命门是一种简单易行、效果显著的养生保健方法。

按摩命门穴（该穴在第二腰椎棘突下），是根据中国古代干浴健身法中的原理而采用的一种有效健身方法。《古法养生十三则简微》一书介绍了其操作原则："凡行是功者，擦勿用力，唯以心

随掌转，自外达中，周而复始，不计擦之多寡，总以大热为妙。"我的体会和经验是：按摩命门穴，应在早晨起床和晚上入睡前各进行1次，按摩时采用顺时针方向，手法适中，以舒适为度。每次按摩时间不拘，可因人而异。身体状况较差者，可间歇性反复进行，也可由他人协助完成，但须要按摩至命门穴有温热感为止。

中医学认为，命门为元气之根，"五脏之阴气非此不能滋，五脏之阳气非此不能发。"因此，对命门穴的按摩，可以有效地促进人体血液循环，调节心肾功能，增强免疫机制，从而对各脏腑组织起着温煦、生化、濡润、滋养的作用。（唐让尧）

百姓验证

● 福建龙海市紫泥镇村周亚助，男，64岁，农民。他来信说："我母亲今年89岁，患肺心病多年，我用本条方为她治愈。"

258. 崔跃廉用此偏方治好了13年的肺心病

崔跃廉同志工作在黑龙江虎林县水利局，今年66岁，染上肺心病已有13年，近几年病情加重，每年都要住两次院。犯病时喘不上气，吃不下饭，浑身无力，步履艰难。平时怕感冒，一感冒就发烧，不打针不退烧。今年3月份住院很反常，用了最好的药，治疗40多天也不见效。他被病痛折磨得骨瘦如柴，体重只有40多千克。每顿饭也吃不了几口，呼吸困难得经常一口一口地"倒气"，生命垂危，家人背后落泪。突然邻居传来一验方：将白胡椒20粒，木鳖（去皮）100克（毒药），黑丑、白丑各50克烘干，研成末，用白皮鸡蛋清（鸡蛋4个取清）拌和均匀后，敷在脚踝骨上部（男左女右）。1个月不准吃梨。1剂药敷15个小时，与第二剂药间隔最好半个月以上。崔跃廉只用了1剂药，体烧渐渐退了，能吃饭了，喘气顺了，身体有劲了。

现在他每天能漫步2.5千米，饭量也大了，每天和老伙伴们在一起下棋、打麻将，还帮助老伴洗碗、做饭、拾掇菜园子。7月1日还兴致勃勃地随老干部们去石林河水库旅游了一天。

老年人患此病甚多，现予以推荐，如用此方都能见效，岂不是天下幸事。

引自：《老年报》

循环系统疾病

百姓验证

● 山西襄汾纺织厂吴信书，男，43岁，工人。他来信说："我父亲患肺心病，住院治疗半个月，病情有所缓解，稍后复发再次住院6天，前后共花掉医疗费3000多元。后又患癃闭，全身浮肿，肺心病哮喘。用本条方治疗，花药费6元，就将以上病症治愈了。现在他已不用服任何药物了。"

脑血栓及其后遗症

脑血栓亦称脑动脉血栓形成，是因高血压、脑动脉粥样硬化或其他原因，致血管内膜病变使血流变慢、血液黏稠度增加而致血栓形成，引起动脉管腔狭窄、闭塞，造成局部血流中断，使该动脉供应的脑组织发生缺血性损伤。本病多发于50岁以上的人。

本病的基本诱因是动脉粥样硬化，较少见的原因为血管壁的炎症。初期表现为：一侧肢体麻木，力弱，一过性失语或头昏、眩晕等脑供血不足症状，大多数无明显头痛和呕吐等颅内压增高症状，但可因缺血、缺氧而出现嗜睡。一般无明显意识障碍，可有一过性昏迷，基底动脉血栓形成时可有持久而较深的昏迷。严重者可出现对侧偏瘫、半身麻木、失语、同侧暂时性失明、视神经萎缩、偏身感觉障碍、颅内压增高症、意识障碍、意识丧失，甚至出现脑水肿、健忘、共济失调、脑干定位征（球麻痹、交叉性瘫痪或四肢瘫痪、面部和肢体麻木或感觉减退）、腭和声带麻痹、眼球震颤、频繁呃逆等症状。

259. 我父亲用银杏叶治好了脑血栓病

银杏叶又叫白果叶，可治疗高血压、脑血栓、老年痴呆症，疗效稳定。采叶时间以秋分至霜降前为最好，霜后落地的黄叶也有效。

用法：将银杏叶撕碎放入暖瓶内（用茶缸浸泡也行），然后倒入100℃白开水约500毫升，浸泡15分钟即可。在早饭后服头遍，午饭后服二遍。一般每天1次，每次用干叶5克。第1个月服5天停3天，以后服5天停5天，5天为一疗程。停5

天的目的是让各个器官特别是胃得到休息。脑血栓兼有胃病的人，不宜喝银杏叶水，因对胃不利。服银杏叶水期间，不喝茶，不饮酒。按规定服用无任何副作用，但超量就可能腹泻、头痛或有胃不适的感觉，停药即好。在首次用银杏叶之前，必须请医生对病人进行检查，看是否是高血压、脑血栓类的病，不可盲目用药。

我父亲患脑血栓病9年了，久治不愈，用银杏叶法治疗三个半月病就好了。以后用此法又治好了十几位脑血栓病人。病基本痊愈后，可延至5~7天喝1次；完全好后7~10天服1次，以巩固疗效。

荐方人：山东省五莲县粮食局 王世维

百姓验证

● 辽宁清原县湾甸子镇二道湾村王安才，男，53岁。他来信说："本镇卫生院医师李大龙，现年68岁，因生气患了高血压，进而导致脑血栓。2000年8月10日我按本条方为他治疗，11月15日痊愈。"

260. 司树堂服醋蛋液使脑血栓得到根本好转

我叫周竹庭，现年72岁，10年前就已离休。我患高血压、冠心病多年，治疗无效，不能参加活动。在服了8个醋蛋液后，血压完全正常，头不晕了，能打太极拳，练太极剑，还和老伙伴们每天打两三场门球，身体越来越好。与我同时服用醋蛋液的老伙伴司树堂，患脑血栓，瘫痪在床，有口不能言，吃喝拉尿要靠人侍候，经服用醋蛋液后，开始好转，能说话，右手能拿东西，并且还意外地治好了久治不愈的脚垫、鹅掌风。

荐方人：山东东平县经济委员会 周竹庭

注：醋蛋液治病法，请见本书附录三。

百姓验证

● 湖北武汉市青山区红钢城12街吴志恩，男，56岁，退休。他来信说："我女儿1993年生病，口舌不灵活，语言不利，半身不遂。经武钢医院检查是脑血栓，治疗1年多，打针吃药、按摩等，共花药费5000多元不见效。2000年3月开始服用醋蛋液，半年后病情逐渐好转，能说话了，半身不遂症状减轻。服用1年多时间，自己可以下楼到公园里锻炼身体了。"

● 吉林省吉林市电信公司收发室孙俊久，男，73岁，退休。他来信说："患者石玉荣患脑血栓3年多，在市内各大医院住院治疗，花费8000多元效果不大。我按本条方让他服用醋蛋液，当服了20多个醋蛋液时，病情就有所改善；服用27个时，他就能下地了，而且生活也能自理了。"

● 黑龙江齐齐哈尔市中华西路13号卢恩祥，男，74岁，离休。他来信说："我患脑血栓4年，右手写字根本认不出来。我按本条方连服15个醋蛋液，效果很好，现在能写书信了。"

261. 我服用醋蛋液治好了脑血栓后遗症

醋蛋液确实有效，我已服用40个，还将继续服下去。我左半身瘫痪，是1980年冬患脑血栓留下的后遗症。经过多方治疗，虽然有些好转，但是左腿像灌铅样沉重，站立时软弱无力，走路需拄拐杖；左手指麻木，拿不起细小的东西；左脸侧卧往下淌口水，心中很苦闷。

去年夏季报上登载了用醋蛋液治好脑血栓患者的消息后，有人劝我也试试。我想，人家新得病，我是陈病旧疾，不一定有效，就抱着试试看的想法，从去年7月到今年3月不间断地服用了40个醋蛋液。结果，我左侧脸部麻木程度大大减轻；左腿也听使唤多了，屋里屋外散步，不用拄拐杖，还能上下楼梯了；左手指能捡起火柴杆；过去的便秘也好了。

荐方人：红兴隆农场管理局离休干部 刘秉恒

注：醋蛋液治病法，请见本书附录三。

百姓验证

● 新疆石河子7小区17栋刘燕群，男，72岁。他来信说："我有脑血栓后遗症，左半边身体不管用。我按本条方服用醋蛋液半年，现在好了，每日出门一般都骑自行车。"

262. 我用水蛭炒黑研末治脑血栓后遗症效果好

水蛭为破血祛淤药，水煎常用剂量为3~5克，一般生用。但我在临床实践中体会到，将水蛭炒黑，研末冲服效果更佳。

方法：将水蛭捣碎，入锅内文火炒黑，取出研末。若入煎剂则可混于煎好的药液中服用，也可服完煎剂立即用白开水冲服水蛭末。每剂3克，分3次服用。

在治脑血栓后遗症中用炒水蛭末3克比生用10克效果明显。（雪辑）

引自：1997年2月20日《益寿文摘》

百姓验证

● 河南平顶山市人民医院白凤林，男，67岁，医师。他来信说："患者王桂芳，女，55岁。她于今年10月患脑出血，在市第一人民医院住院治疗13天，花医药费4000余元。出院后左侧上下肢瘫痪，不能活动。用本条方结合265条方并配合针剂治疗近1个月，左腿已能抬腿行走，上肢也能抬高了。1个月花费还不足50元。"

263. 我用本家传秘方治脑血栓疗效好

主治：脑血栓。

配方及用法：黄芪100克，血丹参20克，当归12克，川芎12克，赤芍15克，地龙5克，桃仁12克，红花12克，全虫15克，蜈蚣4条，牛膝12克，杜仲12克，生地12克，菖蒲12克，木瓜30克，车前子20克。每日1剂，水煎服。30天为一疗程，连服3个疗程。颅内压减轻后，将车前子减量或停服。

服上方同时，另将生水蛭20克捣碎成粉，每日2次，每次10克冲服。服25天停1周，然后服第二个疗程。第二个疗程服完后，每日2次，每次5克，再服一疗程。

荐方人：山西省太原市国营职工医院 窦永政

引自：《当代中医师灵验奇方真传》

百姓验证

● 辽宁清原县湾甸子镇王安才，男，53岁。他来信说："村里一高血压患者突患脑血栓，我先用本条方为他治疗，上午11时服药，下午6时就见效了。然后又结合醋蛋液疗法治疗，仅20余天患者就能下地行走了，没留下后遗症。"

循环系统疾病

脑栓塞

脑栓塞是指颅外其他部位各种栓子随血液进入颅内动脉而形成的动脉闭塞（脑血管梗塞），引起局部组织因缺血缺氧而坏死、软化的疾病。本病好发于50岁以上的人群。

264. 我用醋蛋液治脑血管梗塞很快见效

我是个离休干部，因患有高血压又摔了跤，得了脑血管梗塞症，得病当时即服用脉通等药物，但疗效甚慢。我改服醋蛋液后，不曾想很快见效。以前我要别人扶助或拄拐才能走路，现在已扔掉拐杖自己走路，照此发展我估计再服10个醋蛋液，准能骑自行车跑了。

荐方人：河北乐亭老干部活动室张育才

注：醋蛋液治病法，请见本书附录三。

百姓验证

● 广东肇庆市端州区宝月路64号余同风，男，76岁。他来信说："我患有高血脂症，如不及时治疗就会引起动脉硬化，以至于脑血管梗塞。我按本条方服用10个醋蛋液后，检查血脂已恢复正常。现在面色红润，举步轻快，食欲也增加了。"

脑出血及其后遗症

本病多发于中老年高血压、动脉硬化患者，表现为一侧肢体瘫痪失用、麻木、肌肉萎缩、口角歪斜、流涎、失语或语言不利等。

265. 我应用此家传秘方治老年偏瘫百余例无不奏效

偏瘫，是由高血压、低血压、脑出血引起的脑中风和脑血管阻塞症。

治疗方法：以祛风、消栓、和中、升阳为主。数十年来，我用上述方法治疗患者百余例，无不奏效。

配方及用法：荆芥12克（解表药），防风12克（祛风药），大枣3枚（和中药），猪蹄空壳1个（祛风消栓药），葱根3~7棵（发汗药），韭菜根3~7棵（升阳药）。左不遂者，葱、韭菜根各用3棵；右不遂者，葱、韭菜根各用4棵；全身不遂者，葱、韭菜根各用7棵。水煎服，每天1剂。早、晚服，服药后盖被发汗，避风。

按语：忌食高脂肪和含胆固醇的食物。如服第一剂后无汗，说明此方对该患者无效，应停用此药。

服第一剂药后，打通脑血栓。偏瘫的一侧平时发凉无汗，第一次服药后，可使患处发热有汗，此时血栓已打通，连续服至病愈，不可间断。服此药无任何副作用。

荐方人：河南商丘县王坟乡　曾广洪

引自：1997年第4期《老人春秋》

百姓验证

● 商丘县人民医院汪元培，于1996年夏天突然脑出血，手术后，医生认为他将终身残废，右侧肢体瘫痪，不能走路。我按本条方为他治疗1个月后，不拄棍能上街了，至今痊愈未复发。

中风偏瘫

中风又名"卒中"，是指猝然昏仆，不省人事，口角歪斜，语言蹇涩，半身不遂，或不见昏仆，而仅以歪斜、不遂为特征的病症。此乃由于患者真阴素亏，正气不足，或五志过极，或膏粱厚味，或尺牍思劳太过，以致心肝火炽，内风旋动，气逆血宛于上，痰浊蒙蔽脑神所致。根据病变深浅、轻重，有中经络、中脏腑之分。

循环系统疾病

我利用从台湾传来的放血法已救治多位脑中风病人

我少年时期的一同学，从台湾给我寄来一份"脑中风放血救命"的资料。资料上说，人一旦中风，脑部微血管会慢慢破裂。因此，患者无论在什么地方中风，千万不可搬动。如果移动，会加速微血管的破裂。可在原地把患者扶起坐稳，防止再跌倒，然后即可开始放血。

所谓"放血"，是用缝衣针或大头针，在火上烧一下消毒后，刺患者10个指头尖（没有固定位置，大约离手指甲一分之处），要刺出血来（万一血出不来，可用手挤使之出血），等10个指头都各流出一滴血来，再过几分钟，患者会自然清醒。中风后，如患者的嘴歪了，可拉他的耳朵直至拉红，然后在两耳垂上各刺两针，各滴血两滴，几分钟后患者的嘴就会恢复原状。等患者一切恢复正常、感觉没有异状时，再送医院。若不采取这种放血救命的方法，急着把患者送医院，经路上的震动、颠簸，他脑部的微血管会差不多都破裂了，到医院也很难救助，即使保住命，也可能会出现"语言迟钝，不良于行"的后果。

我少年时期的这位同学寄来的资料上还说，用台湾新竹夏伯挺中医介绍的这个"放血救命"的方法，已救了好几位中风患者的命，而且无后遗症。

荐方人: 云南昆钢干休所　王五斓
引自: 1996年10月24日《云南老年报》

百姓验证

● 辽宁凤城高继国，男，80岁，离休干部。他来信说:"教师杨生鑫2001年突然昏迷不醒，医院诊断为脑中风。我用本条方为他治疗，第二天早晨醒后基本恢复正常，未留后遗症。"

 我用补阳还五汤加味治中风半身不遂数十例全部有效

配方及用法: 赤芍15克，川芎10克，当归尾20克，地龙15克，黄芪100克，桃仁10克，红花15克。黄芪桂枝五物汤配方: 黄芪100克，桂枝15克，白芍20克，生姜10克，大枣15克。上二方药煎15~20分钟，取汁约200毫升，日服3次。可配再造丸之类同服，效果更佳。

疗效: 治疗中风所致半身不遂患者数十例，均好转或痊愈，有效率100%。

按语: 清代王清任创造的补阳还五

中国家庭自疗 千方经典

汤和东汉张仲景的黄芪桂枝五物汤加味，皆为治疗中风后遗症半身不遂之良方。方中重用黄芪大补其气，并取其力专性走行全身，以助推动诸药之力。补阳还五汤除有补气之黄芪外，还用川芎行血中之气，红药、归尾、地龙活血化淤通络。

黄芪桂枝五物汤酌加丹参、地龙、秦艽、归尾，有补气、活血、去淤、通络之效，在黄芪的协同下，加强了活血化淤通络作用的发挥。

所以，在治疗老年和身体虚弱性中风后遗症患者时，用此两方大补其气血，临床均可获较好效果。

荐方人: 辽宁庄河市医院　何美贤
引自:《当代中医师灵验奇方真传》

百姓验证

● 黑龙江尚志市耿发，男，58岁，退休。他来信说:"我哥哥耿有患脑血栓半年多，双手麻木，左腿不听使唤，半个身子偏瘫，在县医院治疗1个多月，花钱2000多元不见效。后来用本条方治疗半个月，大部分症状消失，现在能干些轻活。在整个治疗过程中，仅花400多元钱。"

268. 王德平用本方治愈8名偏瘫患者

配方及用法: 黄芪15克，当归12克，赤芍12克，桃仁6克，全虫12克，蜈蚣10克，川断12克，荆芥10克，牛膝12克。上药煎服，每日1剂，7剂为一疗程。每个疗程间隔3天，3个疗程即见效。

注: 本方为回龙乡柞楼村医生王德平根据家传秘方加减而成，经临床使用，已治愈当地8名偏瘫患者。

荐方人: 河南桐柏县回龙乡　党传统

百姓验证

● 广东台山县台城镇富华新村4号甄沃根，男，53岁。他来信说:"我用本条方加按摩法治好一位工友岳父的中风偏瘫。"

269. 我用本方治中风偏瘫疗效显著

偏瘫，属中风后遗症，分为出血性和　缺血性两大类。前者包括脑出血和蛛网

循环系统疾病

膜下腔出血，后者包括脑血栓形成和脑栓塞。上述两大类病症，采用祖国医学异病同治的方法，收到了良好的效果。

配方及用法：虻虫、水蛭、地龙、一见喜、丹参各3克，三七2克，共研末，开水送服，每日3次。

一般轻者连续服药20天，症状消失，能进行脑力劳动和一般体力劳动，生活可完全自理；重者连服3~4个月疗效显著。

荐方人：安徽合肥市肥东县杨塘乡张秀高

引自：1997年第11期《农村百事通》

百姓验证

● 江苏淮安市和平东路8号军干所刘富，男，59岁，军医。他来信说："淮安市陵桥乡陈洪高，1999年12月3日晚突然跌倒，在乡医院治疗1周，花费3000余元，出院后仍半身不遂，语言不清，卧床不起。后来，经我用本条方加服醋蛋液，又结合387条方为他治疗两个疗程后，已不用拄拐棍了。现在活动自如，什么活都能干了。以后又用此方法治好2名半身不遂患者。"

● 广西宾阳县新桥镇民范群英村王世和，男，54岁，农民。他来信说："杨受兴患脑血栓，在县医院住院治疗38天，花药费14000元，仍留下后遗症。右手弯曲在小腹前，不能伸屈活动；右脚行走极度困难，不能挪动行走，30分钟才走20米远；头痛。我用本条方结合384，387条方为他治疗一个月，病情有了好转，头不痛了，患侧手能上下活动，脚也比以前灵活多了，走路也不像以前那么困难了。"

270. 我用手脚穴位按摩法治中风后遗症很有效

脚部选穴：21，22，23，24，33。（见图17）

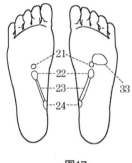

图17

按摩方法：21穴用按摩棒小头由上向下定点按压，双脚取穴，每次每脚每穴点按5分钟。22，23，24三穴要连按，用按摩棒大头从22穴斜推按至24，双脚取穴，每次每脚每三穴推按5~10分钟。最后按摩33穴，用按摩棒大头由上向下点按、推按，左脚取穴，每次按摩5分钟。每日按摩2次。

手部选穴：69，70，71，14，42。（见图18）

中国家庭自疗千方经典

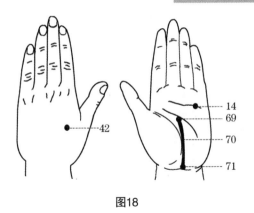

图18

按摩方法：69，70，71三穴要连按，用食指关节角从69推按至71，双手取穴。14穴要用手指强力捏揉，左手取穴。42穴要用拇指扣食、中指强力捏按，双手取穴。以上每穴每次按摩2分钟。

注：手脚穴位按摩治病法与按摩工具，请见本书附录一。

百姓验证

● 福建南漳市二轻局代销公司赵宝霖说："本条方中的手脚穴位病理按摩法使我获益颇多。一年半前，我岳母突患脑血栓，住院治疗效果不佳。适逢一位朋友来访，经他用脚部穴位按摩法治疗数次即见奇效。经朋友传授，又购书学习，给岳母及邻居、朋友治疗一些常见病、多发病，均收到较好疗效。"

下肢静脉曲张

下肢静脉曲张是指下肢静脉系统处于伸长、蜿蜒和曲张状态，分为原发和继发两大类。原发者多见，是由于下肢浅静脉的瓣膜缺陷，静脉壁软弱和静脉内压力持久地升高所致。长期从事站立和强体力工作者易患此病。继发者则由于下肢深静脉血液回流受阻，浅静脉系统代偿性回流，导致蜿蜒曲张。如因下肢深静脉血栓形成或肿瘤压迫所致的下肢静脉曲张。

常见的有单侧或双侧下肢浅静脉扩张，增长和迂曲，甚至盘曲成团，以小腿和踝部最严重，伴有酸胀不适、疼痛或轻度肿胀。久病常可引起并发症，如由于静脉内血流缓慢血栓形成，继发炎症导致血栓性静脉炎，表现为局部红肿热痛和体温升高；也可因静脉淤血局部慢性缺氧引起皮肤营养障碍，表现为皮肤萎缩、色素沉着，皮下硬结、湿疹和溃疡形成；由于轻微的外伤，可引起曲张静脉穿破而大出血。

循环系统疾病

271. 我仰卧举腿治好二十几年的下肢静脉曲张

我站讲台二十几年后，患静脉曲张，左腿内侧静脉形成大结，有痛感。医院要给切除，但我无暇住院。自己仰卧，将腿抬起，1分钟后，曲张现象即消。于是早晚两次仰卧，将两足垫得比枕头还高，以便于静脉回流，日久天长曲张现象逐渐减轻。现在每天早、晚仍坚持仰卧举腿几分钟，曲张现象已基本消失。（杨果著）

引自：1997年4月7日《辽宁老年报》

百姓验证

● 湖北当阳市商业局程遗海，男，69岁，离休干部。他来信说："我患左小腿静脉曲张已近2年了，时常疼痛，不能下蹲，吃了很多种药也没治愈。后来用本条方治疗10天，左腿就不疼了。现仍在继续治疗，曲张现象已有明显好转。"

脉管炎

血栓闭塞性脉管炎是一种慢性全身性血管疾患，多发生于青壮年，以男性为多，是一种动静脉的周期性、节段性炎症病变。临床表现为下肢肢端疼痛或间歇性跛行，足背动脉搏动减弱或消失，足趾持续变冷，皮肤苍白或青紫，甚至出现干性坏疽。

脉管炎的全称叫血栓闭塞性脉管炎，以趾（指）末端疼痛、坏疽，甚至趾（指）节脱落为主要症候。好发于四肢末端，尤以下肢更多见。初起时趾（指）怕冷、苍白、麻木、间歇性跛行，继则疼痛剧烈，日久患趾（指）坏死变黑，甚至趾（指）节脱落。患肢动脉搏动减弱或消失。

 272. 我应用脉炎散治血栓闭塞性脉管炎20例均治愈

配方及用法： 制松香1.2克，水蛭1克，全蝎0.8克。以上为1次量，共为细末，冷开水送服（或装胶囊内吞服）。每天3次，30天为一疗程。外敷松桐膏：松香220克研细末，用100毫升生桐油调为糊状。敷前先用10％食盐水洗净创面，小心去除坏死组织，将松桐膏摊敷在整个创面上，用纱布包扎，每日换药1次。

疗效：用此方治疗本病20例，均治愈。20例都进行了1~2年随访，其中1例治愈后一年零三个月复发，后来仍用此方治愈。

引自：《新中医》（1987年第2期）、《实用专病专方临床大全》

百姓验证

● 陕西商南县富水镇一组程玉安来信说："有一位患者，患脉管炎2年，一只脚有3个脚趾是坏的，脚跟烂了很深的一个洞眼，脚肿得很厉害，疼痛难忍，拄着拐杖也走不了路，曾花费近千元治疗，但效果不好。按本条方仅治疗半个月，就消肿不疼了，甩掉拐杖也能迈步走路了。又继续用此方治，2个月后即获痊愈，病变部位完好如初。"

循环系统疾病

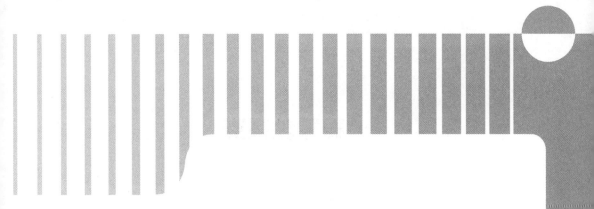

ZHONGGUO JIATING ZILIAO
QIANFANG JINGDIAN

泌尿系统疾病

急慢性肾炎

急性肾炎是急性肾小球肾炎的简称。好发于青少年，男性多于女性。常在天气多变的季节发病，多数在上呼吸道感染或皮肤化脓性感染后发生。

慢性肾炎是慢性肾小球肾炎的简称。可发生于任何年龄，但以中青年人多见。大部分病人找不到明确的病因，隐匿起病；少数病人由急性肾炎迁延不愈发展而来。

273. 我母亲用猪尿泡茴香籽热水喝治好了肾炎

配方及用法：茴香籽150~250克，猪尿泡1个（内带尿）。将茴香籽装在猪尿泡里面，挂在阴凉处风干（最好经过一个夏天）。用时，用水煎熬，喝水，每剂熬3次。一般服1~3剂肾炎即可治愈。

荐方人：辽宁阜新市站南大伙房高元良

百姓验证

● 高元良的老母亲患肾炎四五年，吃药、住院都未治好。后来用此方，仅服1剂，肾炎就痊愈了，从未复发。

274. 我爱人患肾炎用此方治疗2天症状全部消失

配方及用法：山楂90克（1日量），水煎，分3次服，连服7日。

疗效：用上方治疗急性肾炎45例，痊愈34例，好转7例；治疗慢性肾炎60例，痊愈42例，好转18例。

引自：《陕西新医药》（1995年第1期）、《单味中药治病大全》

百姓验证

● 河北唐山市古冶区唐家庄新小区裴开田,男,53岁,业务员。他来信说:"我爱人患过2次尿道炎,吃了很多药也没有去根。有一次又突然发病,尿急、尿痛并带有血迹,确诊患了肾炎。于是,用本条方试治,没想到连服2天,症状完全消失了,至今未犯。"

 275. **我以蜈蚣鸡蛋治急慢性肾炎36例痊愈35例**

配方及用法: 蜈蚣1条,生鸡蛋1个。将蜈蚣去头、足焙干为末,纳入鸡蛋(先打一个小洞)内搅匀,然后用湿纸及黄土包裹鸡蛋煨熟,剥取鸡蛋吃。每日吃1个,7天为一疗程。如病不愈,再服一至数疗程(两疗程之间相隔3天)。

疗效: 治疗36例,治愈35例,其中服2个疗程治愈者18例,3个疗程治愈者12例,4~6个疗程治愈者5例,无效1例。

引自: 1979年第8期《中医杂志》、1981年广西中医学院《广西中医药》增刊

百姓验证

● 新疆乌鲁木齐市三建公司朱义臣来信说:"有一6岁男孩,1997年末左右发现面部浮肿,后又蔓延到腿脚及全身,在建工局医院检查确诊为急性肾炎。住院治疗3周后,因家庭困难交不起住院费和治疗费,病未治好而回家。于1998年5月2日求我治疗,我用本条方(按原方减为每条蜈蚣分3次装入鸡蛋内)共给他食40条蜈蚣,120个鸡蛋,4个月后,肾炎症状皆无,已彻底治愈。在用此方治疗期间,曾两次严重感冒发烧38℃以上,并持续3~5天,又并发过咽炎、气管炎等症,但都已平安过来了,这说明此方的抗炎性很强。"

● 甘肃兰州西固区兰化22街区王忠华,男,63岁,退休。他来信说:"渭源县上湾乡农民祁永林患肾炎2年,身体浮肿,花2000多元治疗不见好。后来我用本条方为他治疗4个疗程痊愈,至今已6年多未复发,花钱不到40元。"

● 湖北黄冈县溢流河乡郭永延患慢性肾炎病长达21年之久,曾住院花费近万元,效果不佳。前年一位部队战友寄来本条方,他按方治疗,花药费不足50元,病就痊愈了。"

泌尿系统疾病

我用此方已治愈200余例急慢性肾炎患者

配方及用法： 老生姜500克，大枣500克，红糖120克，黑、白二丑20克。将生姜去皮捣烂，取汁；红枣煮熟去皮、核；二丑研碎成面。四味同放入碗内拌匀，在锅内蒸1小时后取出，分为9份，每次1份，每日3次。连服2剂即可见效。服药期间，严禁吃盐。

我用此方已治愈200余例急慢性肾炎患者。

注意： ①服时均匀嚼烂。②禁酒和高脂肪及对胃有刺激性的食物。③服用此药停用其他中药。孕妇禁服。

荐方人： 河南信阳市商城县广播站杨传启

277. **我用本方已治愈3位肾炎患者**

配方及用法： 蝼蛄（不是药杀死的）3个，鲜鸡蛋1个。把蝼蛄弄死，放在瓦片上焙黄焦，研成粉末，装进一个鲜鸡蛋里，然后用红黏土泥包裹鸡蛋（泥厚约半厘米），放入炭火中烧熟吃。每天1个，连吃10个。

说明： 蝼蛄，别名天蝼，俗名土狗。

《本草纲目》记载，蝼蛄，气味咸寒，无毒。主治水肿、头面肿，利大小便，通石淋，能治十种水病，大腹水病，石淋作痛，小便不通。

荐方人： 河南郑州市中牟县郑庵初中郑学写

 我应用本家传秘方治肾炎效果甚佳

配方及用法： 商陆、泽泻各15～30克，生韭菜12～18克，用清水浓煎温热服。上药为成人1日量，小儿按年龄酌减。

注：急性肾炎可单用上方；亚急性肾炎于方内加茯苓皮30克，五加皮15克；慢性肾炎加黄芪30克，木瓜15克；营养性浮肿加薏米60克。

疗效：服4～10剂即可有明显效果。

百姓验证

● 广东电白下洞镇韩剑用此方治愈了几个大医院未治好的肾炎患者。

279. 我用花生仁大枣鸡蛋同煮吃治肾炎有良效

配方及用法：花生仁50克，大枣适量，鸡蛋2～3个。大枣、花生仁煮熟后，再打入鸡蛋炖熟，一次将鸡蛋、大枣、花生仁连汤吃净，每日1次，或间日一服。

荐方人：河南济源县　陈立新

百姓验证

● 河南济源县下治乡陈立新来信说："下治乡韩龙介同志，年轻时患肾炎，每年冬、春坚持用此方，现在已60岁从未复发，身体健康。"

280. 我用医学大师岳美中的治慢性肾炎方很有效验

配方及用法：玉米须60克，煎汤代茶，连服6个月。

玉米须为禾本科玉蜀黍的花柱和花头，因花柱呈丝状而称"玉米须"，性味甘、淡、平，具利尿通淋之功，用于肾炎水肿、热淋、石淋等。

此药在秋季很容易大量收到，晒干后备用，病家可自己采备，经济而实惠。

岳老积多年之经验，深感唯经济困难者，才能坚持服此方达到治愈。因为经济富裕和公费医疗者，就医买药不难，不能长期守服，数日更一医，找一方，难怪治而不愈。慢性肾炎，若长期不愈可伤正气，应调护正气，使其伤损渐复。假如中途易辙，培补不终，甚至操之过急，继以损伐，其结果不但延长病期，甚至导致恶化，所以须嘱患者用玉米须必持久守方不替，才能治愈。

引自：《偏方治大病》

百姓验证

● 王某，女，10岁。因患慢性肾炎反复迁延一年余而来就诊，证见：面色苍白无华，眼睑微肿，舌淡苔白腻，指纹浅淡，纳呆便溏，神疲，脉虚数，尿蛋白"++"。诊断为慢性肾炎，属脾肾两虚型。嘱用玉米须10千克，每日60克煎汤代茶，渴则饮之，不拘次数，逐日坚持，切勿间断。饮至3个月时，尿蛋白"+"，又服3个月，无临床症状，尿蛋白"-"，食增体胖，面色红润，精力旺盛，又继续去上学。

● 辽宁本溪张明财，男，43岁。他来信说："我患有慢性肾炎，用本条方治疗两个月，小腹不胀痛了，尿路也畅通了。目前我仍在继续服用，效果不错。以前服用不少药，但都达不到治愈的效果。"

281. 我用此验方治肾炎浮肿很快痊愈

河南省公安厅离休干部王振标的外甥，20年前得了肾炎浮肿，后来，用开封流传的验方一次治愈。20世纪80年代，老王在河北丰县的妻侄女10岁的男孩也得了肾炎，从头到脚肿得厉害，经过一年多的中医治疗，花了很多钱也未治好。来到郑州等待住院治疗期间，老王又让妻侄女采用此法，结果也是一次治愈。以后妻侄女老家有个人运用此法给当地群众治病，成了治疗肾炎浮肿的名医。

配方及用法：买一条重250克左右的鲫鱼，开膛洗净后把茶叶50克，黑矾6克放进鱼肚（不加盐），然后将鱼放在盘中入锅蒸熟，于晚饭后一次吃完。接着喝浓茶水，于2小时后开始大量排尿，一夜排小便数次，身上的病毒随着尿逐渐排出，次日浮肿消除，肾炎即愈。

荐方人：河南郑州顺河路55号李东华

百姓验证

● 陕西富平陕西拖拉机厂王战科，男，62岁，教师。他来信说："富平县王栓牢之妻患肾炎6年多，经常反复发作，多次治疗不见好转。我用本条方为她治疗，仅1剂就消肿病愈了，至今也未复发。"

● 广西田阳县琴华乡驮楼杨展，男，38岁。他来信说："杨国练爱人的哥哥29岁那年经一位老中医确诊为肾炎浮肿，开药服了4个多月，未能治愈。我用本条方为他试治，结果两次便治愈了，至今未见复发。"

282. 我以五子复肾汤治慢性肾小球肾炎65例全部有效

配方及用法： 金樱子、菟丝子、女贞子、枸杞子、车前子、丹参各20克，党参、公英、赤小豆各30克，萆薢15克。上药水煎2遍，取汁500～600毫升，日服2次，每日1剂，20天一疗程，连服4～6个疗程。气虚加黄芪30～60克；血虚加首乌30克，当归10克；浮肿加泽泻20～30克，大腹皮15克；阳虚加附子6～12克。

疗效： 治疗65例，治愈（临床症状消失，尿检正常）43例，显效（临床症状基本消失，尿检蛋白"+"以下）20例，有效（临床症状明显减轻，病情稳定，尿检"++"以下）2例，总有效率100%。

荐方人： 山东济南市人民医院中医科　王宙田

引自：《当代中医师灵验奇方真传》

百姓验证

● 重庆市忠县石宝坪山龙滩村邓明材，男，80岁，教师。他来信说："坪山周康琼患肾小球肾炎4年多，全身水肿，四处求医，花掉1000多元治疗无效，后来我用本条方为她治愈。"

"张龙生，男，45岁。患慢性肾小球肾炎，曾在汝溪、石宝两地医院治疗，花费上千元也无效果。后来我用此条方为他治愈，至今未复发。"

尿毒症

肾脏仿佛是一只"滤器"，一刻不停地滤过流经它的血液，将各种废物和多余的水分一起制造成尿液排出体外。正常情况下，成年人每昼夜排出的尿量为1000～2000毫升，如果由于某种原因致肾脏病变，使肾功能大部分丧失，尿液不足，不能将代谢产物排出，致使在体内堆积，便出现尿毒症。

引起尿毒症的原因有慢性肾小球肾炎、慢性肾盂肾炎、肾结核、肾小动脉硬化症、泌尿系结石、前列腺肥大、膀胱癌、红斑狼疮、糖尿病等。

尿毒症的胃肠道症状出现最早，可有纳差、恶心、呕吐和腹泻，口中有氨味，齿龈常发炎，口腔黏膜溃烂出血等。神经系统可有失眠、烦躁、四肢麻木灼痛，晚期可出现嗜睡甚至抽搐、昏迷。心血管系统可出现高血压以及由心包炎及心力衰竭引起的心前区疼痛、心悸、气急、上腹胀痛、浮肿、不能平卧等。血液系统可出现贫血及黏膜出血现象。呼吸系统可有肺炎及胸膜炎引起的咳嗽、胸痛。尿毒症是一种非常危险的疾病，如不及时治疗常会危及生命。

283. 编者儿子的朋友患尿毒症用此妙法治好了

去年3月，在浙江省临海市中山路216号，冒出了一家"蒋焕潮非药物老年保健咨询服务部"，老干部、老工人和老农民接踵而来，门庭若市。

这家服务部的开办人蒋焕潮，原任台州地委老干部局副局长。在职时，他分管离休老干部保健工作12年，采用非药物保健疗法，治愈了不少老年疾病，积累了一些治疗经验。前年1月，他退休之后，不愿享清福，仍是整天忙个不停，亲自栽培无花果，送给患有大便秘结疾病的老同志栽种、服用。他还以饮食疗法使一个尿毒症前期病患者转危为安。病人叫罗宝素，是个退休女工。她住进台州医院后，不思饮食，经常呕吐，尿量减少，嘴唇和全身都发出热毒瘭，浑身不舒服。蒋焕潮针对罗宝素尿毒症前期的症状，开了一剂药膳：一条大鲫鱼拌半斤葱，3块生姜，加上黄酒、酱油、醋、红糖及少量盐，煎烧半小时，送到医院给罗宝素服食。翌日，罗宝素尿量逐渐增加，呕吐也止住。可是已有11天没有大便，肚皮胀得难受。蒋焕潮又针对便秘疾病，取5颗干无花果，加上适量的水和白糖，煎煮半小时，送到医院，叫她饮服。下午，罗宝素大便就通了。接着，蒋焕潮嘱咐她：用白糖冲调藕粉，每天上、下午及晚上当点心饮服。此后，她每天大便1次，饭量增加到每餐吃一大碗面条，热毒瘭全部消失。春节前，罗宝素出院在家休养1个月后，到临海中医院做彩色B超复查。复查结果，原来两只肾脏的溃疡处已经结下了疤，底片上只有疤痕，不见溃疡。中医院的医生和护士们惊奇地说："两只肾脏保住了，尿毒症前期病患者康复得这么快，真是奇迹！"

百姓验证

● 编者儿子的一位朋友，家住黑龙江龙江县城，患尿毒症多年，在医院曾花掉许多钱也没有治好。后来到编者儿子家串门，看到了此方，仅按方治疗三五次，到医院一检查，医生说尿毒症好了。

赵艳芳花数万元未治好的尿毒症用此方治愈

配方及用法: 兰花草(草本植物,生长在浙江、安徽一带,秋天常开蓝色小花朵)、老葫芦根(小孩手掌大的一块,越成越好)。老葫芦根放在瓦罐里加水煎煮,汁越浓越好;将大拇指大的兰花根切成小片(像西药片一样),放在葫芦汁内一起煎煮至一小碗后喝汤。每日3次,每次一小碗。

疗效: 患者服药后,泻得快,消毒快,消肿消炎快,治愈率高。

注意: ①由于服药后泻得快,一定要让患者多饮水,以防失水。②由于药物对每个患者发挥的作用不一样,临床差异也很大。个别患者服用此方后,将出现恶心、呕吐、流涎、肌肉颤动、昏迷、神志不清、呼吸困难等现象,中毒深者将会有生命危险。一旦有这类情况应立即停止用药。③由于此药毒性大,危险性也大,患者必须在医院服用。④此方适用于慢性肾炎引起的尿毒症,但有心脏病等并发症的患者禁用此方。

荐方人: 江苏东台市 陈屏

百姓验证

● 江苏东台市原种场中学赵艳芳,因慢性肾炎后期引起尿毒症,在大医院花去数万元钱也没有治好。后来用此方治疗,每天服药3次,每次一小碗,连服1个多月,病体痊愈,症状皆无。

285. **我用复肾汤治慢性肾炎和尿毒症很有效**

主治: 慢性肾炎、尿毒症。

配方及用法: 黄柏、大黄、黑丑、杏仁、干姜、桂枝、蒲公英、丁香、甘草、五味各10克,生地35克,知母20克,枸杞50克,黄芪、党参、白芍各15克,柴胡5克。上药水煎服。如1剂小便通者减大黄,加黄芩10克,半夏10克,瞿麦15克。服8~10剂可愈。本方的剂量不可随意加减。

按语: 本病之机理,认为关键在于外邪侵袭,日久未愈,而致肾之脉络郁闭,导致气化不行,气血不得宣通,使肾失去了主水等重要功能,缠绵日久,肾之阴阳俱虚,脾失温煦,运化功能失司。治宜通达肾络之郁闭,清肾之郁热,补肾之阳阳,健运脾胃,兼补血强心,利水渗湿,方可奏效。对肾脏病分型为肾病侮脾型、肾病传心型、肾病及肺型、肾阳虚型、肝肾阴虚型、肾病兼表征型、心脾肾同病型。

泌尿系统疾病

腹胀如鼓、纳呆不食为肾病伤脾之明证，心悸气短、呼吸困难乃肾病传心证，眩晕、呕吐如坐舟中乃肾病传肝之故等。

荐方人： 河北省赵县瓜家庄疑难病门诊部主任　郭振英

引自：《当代中医师灵验奇方真传》

百姓验证

● 近治一患者，男，40岁。因浮肿、无尿6天，前来就诊。患者多年经常腰疼，1周前暴食后突然高度浮肿，并有尿闭、恶心呕吐、腹胀、心悸、眩晕等症状。西医诊为慢性肾炎、尿毒症。用各种西药不见滴尿，病势日笃。化验室检查：尿常规蛋白"++++"，红细胞"++"，白细胞"+"，尿素氮100mg/dL以上。诊见脉弦缓，重按无力，舌苔白而厚腻，腹大如鼓，实危在旦夕。急煎上方1剂服用，当晚10时许小便通利，病减，以上方加减治疗月余而愈。曾追访已愈患者10多名（10~20年），无一例复发。

● 江苏响水县灌东小区蒴本贵来信说："我有一亲戚，是心脏肥大积水、左胸腔积水、全身水肿的尿毒症患者，医生们对他的病也没有治疗良策，只能采取血液透析来维持，病情相当危险。在这种情况下，我建议他用此方试试。万万没想到，利用本条方治疗一星期，竟收到了意想不到的好效果。当时还有位患慢性肾炎多年，已形成尿毒症并在上海某医院治疗无效的患者，他用本条方治疗，仅四五天时间，就见效好转了。"

乳糜尿（白浊尿）

　　由于胸导管、乳糜池及其所联系的淋巴发生病变，引起淋巴液回流障碍，内压增高，致使乳糜液通过淋巴道至尿路入尿液中，称为乳糜尿。

　　乳糜尿多发生于丝虫病患者。丝虫病是寄生于人体淋巴系统内的丝虫引起，由蚊子传播的一种传染病。临床表现为反复间歇性发作，乳白色尿，如米泔水样。劳累或吃油腻食物后可诱发本病。由于淋巴管长期阻塞，可发生阴囊鞘膜积液、睾丸肿大、象皮腿等并发症。

286. 我用煮苹果连吃带喝法治愈了爱人的乳糜尿

如果有人确诊得了乳糜尿，请不要忧愁，可试用此法治疗，效果很好。此法不仅简单易行，而且节省开支。这个方法就是"煮苹果吃"。

具体方法: 将苹果切成大蒜瓣大小，放在锅中煮熟（用铁锅、铝锅都行），稍微煮烂点，加少许白糖，带汤吃下（连吃带喝），每天3次，每次一大碗，这样每天用苹果750~1000克，用白糖50~75克。一般连吃3天就可治好，吃5天就可治愈。

说明: 储藏的苹果效果不大好，吃了可以控制病情。每年六七月份，苹果刚熟还硬，酸、涩味重的时候最好（就是拾树下落果子也可以），吃5天就行，这时要稍微多加点白糖。

此法是我从外地听来的，我们这里有几个人都是用这种方法治好乳糜尿的。我爱人、许刘氏、卢家姐妹二人、赵老先生，他们五人年龄都是40~60岁，病程达几年，身体消瘦，有时尿潴留，先后多方治疗，花费几百元至上千元，一直没治好。后来，用此法治疗，均很快痊愈。（高维柱）

引自: 1996年3月5日《家庭保健报》

百姓验证

● 广西兴业县城隍镇十五队黄观成来信说:"我儿子患乳糜尿好几个月了，我用本条方为他治愈。"

 287 我妻患乳糜尿巧食银杏桂圆治愈

1993年我妻患了乳糜尿，小便呈豆浆状，用多种方法治疗不见效，发展为血糜尿，尿中红细胞"++++"，医生建议用手术方法疏通肾周围被阻塞的淋巴管。虽然我听说手术效果不确定，但仍准备作最后一拼:一方面四处筹款，另一方面想点子给她补身子。我每天早晨剥五六个银杏果、五六个桂圆，再加约15克枸杞子，约15克冰糖共煮后给她空腹吃下。

约吃20多天，妻子突然发现小便变清了。我很惊喜，又给她连着吃了20天左右。至今已过了一年半，妻子的乳糜尿未复发过。

我怀着好奇心查找有关资料，得知银杏可补心养气，益肾润肺;桂圆可补心养气，开胃健脾;枸杞子能滋肾润肺，治肝肾亏。上述诸味并用，相得益彰。（益民）

引自: 1996年11月5日《老年报》

泌尿系统疾病

百姓验证

● 贵州龙里县解放街10号张维忠来信说："我县农贸市场谭国孝长期解小便疼痛，尿呈脓白色，曾去过几家诊所，花费200多元，可是一直未治好。后来我告诉他用本条方治疗，用药3天就好了。"

尿 血

小便带血为尿血。引起尿血的原因很多，除了泌尿系统疾病如泌尿道结石、肾结核、泌尿系肿瘤等病症外，尚有全身性疾病，如白血病、再生障碍性贫血等。此外，尚可见于剧烈运动、劳累后所引起的运动性尿血。

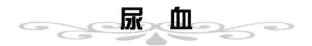

288. 我用车前子加糖治愈了朋友的尿血症

一位姓李的男青年，21岁，冰球运动员。于1976年8月参加一场比赛后，发现尿中有血，开始时休息后可缓解，运动后又出现，发病8个月后，血尿呈持续性，停止运动1个月仍有血尿。1977年10月，经人介绍试用车前子加红糖治疗。取车前子15克（包）加适量清水煮沸后，微火煎熬15~20分钟，倒出药液后，加入红糖至有甜味，当茶饮，每日3次。连续服饮3天后，尿色稍好转；连续饮20多天后（在此期间未用任何中西药物），尿色呈黄色透明，查尿多次均正常。于是，继续饮用40天，以巩固疗效。又追踪观察2年，患者已恢复剧烈运动和日常工作，多次查尿未见异常。患者在服用上方期间，无任何不良反应。

引自：《中医杂志》（1980年第7期）、《中医单药奇效真传》

百姓验证

● 重庆市南岸区李永德，男，49岁。他来信说："朋友朱天福患尿血症已有5年，去了不少医院治疗，花药费6000多元均不见效。后来我用本条方为他治愈，现已有5个月未复发。"

家父传给我的治尿血验方疗效好

配方及用法： 生地50克，茯苓30克，丹皮12克，泽泻15克，白芍20克，旱莲草25克，黄柏10克，阿胶15克（煎药去渣取汁，文火煎阿胶），滑石20克，白茅根20克，甘草6克。水煎服，日服1剂，连服4剂。

疗效： 治疗尿血症24例，服药3剂愈者14例，服药4剂愈者8例，服药6剂愈者2例。本方是家父梁燕楼（名老中医）传授的验方，用于治疗尿血症患者24人，均获显著疗效，随访2年无复发。

荐方人： 海南省琼海市龙江镇卫生院 梁天生

引自：《当代中医师灵验奇方真传》

百姓验证

● 四川威远县石油支公司周为，男，67岁，退休干部。他来信说："我在1999年12月尿血，并带有血块，按本条方连续服药3天，花药费15.80元，症状消失。"

尿路感染

本病多由细菌侵犯泌尿系统所致，包括尿道炎、膀胱炎和肾盂肾炎。临床以发热、畏寒、腰部酸痛、尿频、尿急、尿道刺痛、脓尿和菌尿为主要表现。如急性期未能彻底控制，易转为慢性而反复发病。

290. **我用龙葵蔗糖水治急慢性泌尿感染30例全部治愈**

配方及用法： 龙葵500克，蔗糖90克。将龙葵晒干切碎，加水4000毫升，煮沸90分钟后过滤取汁，滤渣再煎沸1小时后取汁，然后把两次药液合并过滤，浓缩至1000毫升，趁热加入蔗糖溶解并搅匀。每次服100毫升，每日3次，5天为一疗程。

疗效： 治急、慢性泌尿系感染30例，全部治愈（2～6个疗程）。8例慢性泌尿系感染，经随访4个月至4年，未再复发。

泌尿系统疾病

引自:《四川中医》(1987年第5期)、 《单味中药治病大全》

中国家庭自疗千方经典

百姓验证

● 陕西宝鸡市牟掌权来信说:"我爱人患尿路感染,犯病时尿急、尿痛,淋漓不尽,打针吃药均不见效。后来我用本条方仅花35元,服药3个疗程,就治好了她的病,至今未复发。"

291. 我用竹叶红糖水治好6位尿路感染患者

配方及用法: 竹叶1克,红糖适量,熬成一大碗喝下,很快见效,3~5碗疗效显著。(傅殿科)

引自: 1997年3月1日《晚晴报》

百姓验证

● 河北正定县东落堡乡西相村王重学,男,66岁,中医。他来信说:"我用本条方治愈6例尿路感染患者。"

尿失禁、尿急、尿频

正常人日间平均排尿4~6次,夜间入睡后0~2次,每次尿量300~500毫升。但这种规律性,个体之间差异很大。如在单位时间内排尿次数明显多于正常次数,称为尿频。排尿次数的增多在正常情况下与精神紧张、气候变化、饮水量多有关者,属生理性尿频。如因泌尿生殖系统病变或其他疾病(如糖尿病、尿崩症、膀胱炎、膀胱结石、肿瘤及支配膀胱的神经功能失常等)所引起的尿频,则属病理性尿频。尿频还须与多尿相区别,前者只是排尿次数增多,但每次尿量不多,全日尿总量并不增加;后者不仅排尿次数多,尿量也多。

尿急是指排尿有迫不及待的感觉,即尿意一来就要立即排尿。尿急常伴有尿频,有时与神经因素有关,但多是由膀胱三角区、后尿道、前列腺等炎症或膀胱容量显著缩小所致,在这些情况下尿急常伴有尿痛。习惯上将与排尿有关的症状如尿频、尿急、尿痛等称为尿路激惹征。尿急不伴尿痛者,多与精神因素有关。

病理性尿频发生的原因,主要是由于膀胱、尿道疾病,如膀胱内有占位性病变(如肿瘤、结石等),致使膀胱容量减少,故每次排尿量少,而每日排尿次数增多,但尿量不多。若有尿路激惹征,则尿频更为严重。其次为排尿反射神经功能紊乱产生异常感觉或异常尿意兴奋;或下尿路梗塞或膀胱逼尿肌无力,引起尿潴留,膀胱内压增高,尿液可随时被迫溢出,即所谓尿失禁。所以,一旦出现尿频就应及时就诊。

292. 我用白芷煎汤治老年人尿失禁效果特好

我曾是解放军华东军区第四陆军医院第五病区的军医,在一次对外门诊看病时,遇到一位78岁高龄老人黄某。他退休前是苏州市某厂的技术干部,1950年初春之际得了小便失禁症,严重时成天提不上裤子,到严寒的冬天还不时地夹着个尿壶,痛苦极了。经过苏州、上海各大医院多次诊治,共用去医药费5000多元,未见效果。又多次来我院门诊求治,也没见效。他自认为没指望了,心情很难过。

一次,亲家公来看望他,告诉他:

"中药白芷煎汤喝,喝时适量加些糖,能治此病。"他抱着试试看的心情,买了1元钱的白芷(10克左右),分成5小包,5次煎服,1天服完。哪知各大医院医生都束手无策的病症,竟然治好了。老人非常高兴,特地来我院第五病区,告诉我这味单方治好了他的病。后来,我在临床工作中治过3位小便失禁的老人,都证明了单方中药白芷治疗老年人尿失禁效果确实不错。(虞人荣)

百姓验证

● 安徽蚌埠市政协孙莹,74岁,离休。他来信说:"我患有尿频尿急,有时甚至尿失禁。这一病症一直困扰着我,曾多次到本市几家医院看过,都未能根治。后来我用本条方治疗,连续服药5天,真的把这一顽疾治好了。"

● 四川江安县东正街文化馆曹鸿根,男,62岁,退休干部。他来信说:"我县城桂花街段清绍,男,71岁。患尿频两年多,因家贫无钱医治,时常尿湿裤子,苦不堪言。后来用本条方治疗,才花2元钱,用药10天,病就彻底治好了。"

● 河南浚县一中王修德,男,65岁,教师。他来信说:"我母亲90岁,患尿失禁,我用本条方为她治疗5次痊愈,至今未再犯过。"

泌尿系统疾病

293. 我应用干姜甘草汤治遗尿与小便失禁100例均有效

主治：小儿遗尿、成人小便失禁。

配方及用法：干姜、甘草、夜关门各30克，台乌、益智仁、白术各10克。上药用冷水浸泡20分钟后，文火煎30分钟，取汁约300毫升，1日3次，2日1剂。

疗效：治疗患者100例，治愈（用药2剂，临床症状消失，小儿遗尿消失，成人小便正常）90例，好转（用药6剂以上，临床症状改善，小儿遗尿逐渐减少，成人小便失禁逐渐减轻）10例，有效率100%。

荐方人：四川武胜县医院中医科吴甫兴

引自：《当代中医师灵验奇方真传》

百姓验证

● 辽宁清原县湾甸子镇二道湾村王安才，男，53岁，农民。他来信说："我用本条方治好小儿遗尿2例。"

● 广西南宁市民族大道86号盘军，男，40岁。他来信说："我母亲67岁，2004年3月突然患尿失禁，小便次数多，不能忍。后来用本条方治疗，只服3剂药就痊愈了。"

294. 坚持手脚穴位按摩可很快治愈尿失禁

排尿失去意识控制，尿液从膀胱自动流出，称尿失禁。它可分为真性尿失禁、假性尿失禁、中枢神经系统器质性病变或功能障碍。尿失禁多为虚证，因肾气不固、膀胱气虚或脾气下陷所致，多见于妊娠、生育过多的妇女和年老体弱者。

脚部选穴：22，23，24，50，51。（见图19）

按摩方法：22，23，24三穴要连按，用按摩棒大头从22斜推按至24，每次每脚每三穴推按5~10分钟。50，51两穴要连按，用食指关节角从51推按至50，双脚取穴，每次每脚每两穴推按10分钟。每日按摩2次。

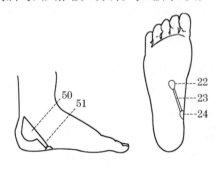

图19

手部选穴：69，70，71，4。（见图20）

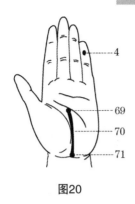

图20

按摩方法： 69，70，71三穴要连按，用食指关节角从69推按至71，双手取穴，每次每三穴推按5分钟。4穴用单根牙签反复扎刺，双手取穴，每次2分钟。

注： 手脚穴位按摩治病法与按摩工具，请见本书附录一。

百姓验证

● 吉林农业大学退休干部薛宝来信说："我们农大有一位离休老同志患尿失禁，按本条方治疗，仅1周时间就好了。"

● 四川都江堰市木工机床厂吴庆丰来信说："我由于体质虚弱，经常出现尿频、尿急、尿失禁。特别是白天出门，尿急时控制不住，多次尿在内裤里。自从我按本条方坚持长期按摩，以上现象得到控制，再也没有尿裤子的现象发生。"

295. 我服杜仲治好了尿频腰疼

我退休后患尿急、尿频，曾用玉米须煮汤饮服，效果很好。但到冬天无玉米须，我就用500毫升白酒，30克杜仲，浸泡24小时以上，每次服药酒30克，效果也很好。另外，我过去腰膝疼，喝了药酒后，也很有效。《本草纲目》介绍："杜仲为补肾壮腰脊之药物，可补中益气，治腰膝疼及小便余沥。"故杜仲药酒对此病有效。

荐方人： 北京一中退休教师　张济川

百姓验证

● 广西宾阳县新桥镇民范群英村王世和，男，54岁，农民。他来信说："我侄儿王启1998年去广东汕头打工患了尿频症，每天上厕所至少20次，在当地医院花100多元治疗稍有缓解。后来，我按本条方花3元钱买药让他服用，刚服三分之一，尿频症就好了。"

● 陕西宝鸡市牟掌权，男，56岁，退休。他来信说："我不仅用本条方治好了自己的尿频症，还治好了另外18人的尿频。"

296. 我的尿频症是用按摩脚心法治好的

我患尿频好几年，一夜至少小便四五次，天凉或晚上喝点水次数就更多。刚睡安稳，就被尿憋醒了，为此非常苦恼，用了不少中药和偏方都未根治。后来摸索出一个效果很好的治法，这就是按摩脚心。

具体方法：先用热水泡一会儿脚，擦干，然后反复按摩双脚心至少30分钟。

用此法数日后，尿频即大有好转。每夜小便一两次，最多三次。我将此法介绍给有同样病症的几位老年朋友，都收到了显著效果。（黄国强）

百姓验证

● 新疆十月拖拉机厂朱奉慧，男，61岁，退休。他来信说："我爱人患尿频，晚上经常去厕所，睡不好觉，吃黄连上清丸根本不管用，白天非常疲倦，昏昏欲睡。用本条方治疗，仅3天就大有好转，一夜最多去2次厕所。以前晚上不敢喝水，现在无论喝多少水，也最多便2次，睡觉也香了，人也比以前精神多了。"

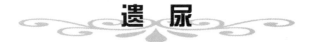

遗 尿

凡小便不能随意控制而自行排出者，称为遗尿。临床上有两种类型：一为小便频数，滴沥不断，虽知而不能自行控制，这种情况称为"小便失禁"，多见于老年人；一为夜间熟睡中不自觉地小便，醒后方知，称为"遗尿"，多见于儿童。两者均与肾气虚弱，膀胱约束失控有关。

297. 我用本方中药贴脐治遗尿有良效

配方及用法：覆盆子、金樱子、菟丝子、五味子、仙茅、山萸肉、补骨脂、桑螵蛸各60克，丁香、肉桂各30克。上药共研细末装瓶，防止挥发漏气失效。取药粉约1克，倒满病人肚脐眼，滴1~2滴酒精或高粱酒后，再贴上暖脐膏药（药店有售；

烘时不可太热,防止烫伤皮肤);也可用薄层棉花或纱布一层覆盖,外加塑料薄膜贴上胶布条。每3天换1次。部分病例同时口服药粉,每天早、晚各1次。3~10岁每次3~5克,10岁以上每次5~6克。剂量亦可根据病人体质或病情增减。口服药粉时,可加些白糖调拌后服下。

疗效:用贴脐法治疗11例,均治愈。

其中2次治愈者5例,3次治愈者3例,4次治愈者2例,5次治愈者1例。用贴脐加口服药粉法治疗16例,均治愈。其中贴脐2次治愈者8例,3次治愈者5例,4次治愈者2例,5次治愈者1例;服药6~30次,多数服药10~20次。

引自:《中医杂志》(1994年第4期)、《实用专病专方临床大全》

百姓验证

● 辽宁清原县湾甸子镇二道湾村王安才,男,53岁,农民。他来信说:"一朋友的儿子14岁,经常尿床,我用本条方为他施治2次即愈。以后又用此条方治好2名小女孩的遗尿症。"

---

298. 我村李某的女儿遗尿15年,吃生龙骨鸡蛋12天治愈

配方及用法:取生龙骨30克水煎,用此药汁煮鸡蛋2个;第二次亦用龙骨30克,同前一次煮后之龙骨同煎,仍用此药汁煮2个鸡蛋;以后各次均按上法煎。约有200克龙骨煮12个鸡蛋为一疗程剂量。3~8岁每日吃1个龙骨煮鸡蛋,8岁以上每日吃2个龙骨煮鸡蛋。

引自:《偏方治大病》

百姓验证

● 辽宁清原县湾甸子镇二道湾村王安才,男,53岁,农民。他来信说:"村民李某的女儿,21岁,遗尿已经15年了。由于是女孩,临近出嫁年龄,求医治疗难于启齿,故求治于我。我用本条方治疗,仅用药12天就不再尿床了。为了巩固疗效,又连服5天,彻底治好了她的遗尿症。"

---

299. 我邻居家女孩遗尿十几年,用本方两次治愈

如果患有夜间遗尿即"尿床"、"尿炕"之症,无论是大人还是小孩,都可用

泌尿系统疾病

一张白纸铺在床垫上, 当遗尿于其上时, 可取白纸晒干, 然后点燃烧灰, 再用酒服之, 便可使遗尿之症不再犯。如果再犯, 则同样再做一遍, 多无再犯者。还有一则秘方是: 用大甘草头来煎汤, 每天晚上服一碗, 久而久之, 尿床之患必愈。

引自: 陕西人民教育出版社《中国秘术大观》

百姓验证

● 福建龚济星来信说:"邻居家女孩17岁, 从4岁起就尿床, 十几年不断, 到医院检查, 医生要求住院治疗, 治疗费需500~800元。因家境贫穷没钱住院治疗, 我知道后为她用本条方治疗2次就好了, 现在已有20多天没复发。"

尿闭(癃闭)

癃闭是以排尿困难, 甚则小便闭塞不通为主证的疾患, 其中又以小便不利, 点滴而短少, 病势较缓者称为"癃"; 以小便闭塞, 点滴不通, 病势较急者称为"闭", 临床一般合称"癃闭"。多因湿热蕴结、尿路阻塞、肾阳亏虚等致使膀胱气化失常而成。

300. 我的尿不通用蟋蟀(蛐蛐)治愈

我是瓦房店市东岗乡敬老院的老人, 今年85岁。于1992年秋得了个小便不通的病, 住院治疗两次均不见效。第一次导尿, 第二次通过手术开刀安上导尿管, 痛得受不了, 我实在遭不起这个罪, 说什么也非回敬老院不可。就在那天, 敬老院服务员说《辽宁老年报》三版有一偏方治小便不通, 可治我的病。没等我回敬老院, 几位服务员就到山上找了3个蟋蟀, 焙干研末, 让我用白开水冲服。不到20分钟, 连导尿管都顶掉了, 病也好了, 真松快! 少花了钱, 少遭了罪!

百姓验证

● 四川川西建筑公司赵季芳, 女, 60岁。她来信说:"我用本条方治好了老伴的尿不通症。"

301. 我采用矾盐散外治老年尿潴留很快见效

老年男性前列腺肥大导致急性尿潴留，临床常要放置导尿管，或行膀胱穿刺、膀胱造瘘术引尿。此三法虽不复杂，但会给患者肉体上带来痛苦。我在临床上对此症采用矾盐外治法，取得满意疗效。

配方及用法： 白矾60克，研末与食盐30克搅匀调成药散后，湿敷神阙穴（位于脐窝正中）。

近年来，曾治疗老年前列腺肥大患者2例（分别为68岁和75岁），尿潴留超过24小时，膀胱底于耻骨上缘触及。因患者惧行导尿治疗，试以上法湿敷。1小时后，均相继排出残留尿1500毫升以上。（李子云）

引自： 1996年5月7日《老年报》

百姓验证

● 广西鹿寨县寨沙镇团结街王唯懿，男，60岁，干部。他来信说："我岳父年近80岁，患前列腺肥大症，小便癃闭不通。我有事外出，儿子在柳州市第二中医院请回一外科大夫，检查为前列腺肥大发炎，行导尿管并保留3天，同时服前列康等药。第三天中午将导尿管拔下，晚上老人下腹发胀，小便还是不能自解。我回来后马上按本条方为其治疗，约半夜一两点钟，老人睡觉了。天亮醒来，床单、被单全部尿湿，小便不知什么时候通了，现已有两三年未复发。"

302. 我单用田螺治癃闭非常有效

1994年3月，我患了癃闭，出现尿频、尿急和滴沥不畅的毛病，经B超检查，前列腺已达5.8厘米×4.5厘米，成为Ⅱ度肥大，质硬。虽经中西医多方治疗，但总是预后不良，反跳不休，有时甚至发生尿路阻塞，只得靠插管导尿，弄得心神不宁，狼狈不堪。到了5月，我的一位老友（退休中医师）推荐一个小方让我试用，我按方治疗不到半月，病竟然痊愈了。

具体方法： 取大田螺1个，剥壳后，连屎带肉加食盐少许共捣如泥敷脐上，外贴麝香止痛膏，每次敷60分钟，隔天换药1剂。3剂后，症情大减，5剂痊愈。为巩固疗效，共用8剂停止，至今半年多未见复发。

说明： ①田螺敷脐时间可否延长？从实践看，如能直敷至第二次换药效果更佳，但如果这样应洗净肚脐再敷第二剂。

泌尿系统疾病

225

②田螺,无论稻田、山塘、水库和溪河所产,只要无毒可食者皆可采用。大螺可每剂用1个,过小者用2个,多用也无妨。③

必须用鲜螺治疗。

荐方人:四川内江市东区物资局唐琪

肾结石

肾结石是由于机体内胶体和晶体代谢平衡失调所致,与感染、营养代谢紊乱、泌尿系统异物、尿淤积以及地理气候等因素有关。男性比女性容易患此症。年过30岁的人比年轻人更易患此病。儿童发生此病比较罕见。

肾结石在尿石症中占有重要地位,泌尿系统任何部位的结石都可以源发于肾,输尿管结石几乎全部来自肾脏。肾结石在我国是最常见的一种疾病,但地区差异极大,南方多,北方少。

303. 我的肾结石是用芦根治好的

有一次,我突然肾绞痛发作,大汗淋漓,疼痛难忍。就在我痛苦至极之时,一位朋友向我推荐了"芦根治疗肾结石"的方法。

方法:采挖新鲜芦根上的白色嫩芽3～4根洗净,嚼细咽下。吃后4小时,用木通30克,煎水500毫升,分2次服,6小时后即可排出结石。如未排出结石,再按相同方法继续服用,每日1次,连服3～5天即

可排出结石。

我照以上方法,仅治疗三四天,就从尿中排出了细小的结石,肾绞痛症状消失,迄今已10余年未复发。以后我又将此方介绍给几位朋友,均获良效。(蒋贵瑜)

引自:1996年12月2日《家庭医生报》

百姓验证

● 广西玉林柴油机总厂龙盛祺,男,65岁,退休。他来信说:"本厂职工赖贞崇患有肾结石,我用本条方为她治疗,仅服2剂药就痊愈了。以后又用本条方为另一位患肾结石的亲属治疗,同样取得了好效果,结石消除。"

304. 我用本方治疗肾结石很有效

肾结石是山区百姓中的一种常见病,结石脱落堵塞尿道后而形成泌尿系统结石。这种病发作起来,使人痛苦难忍。我患有此病,在半年多时间内,反复发作,弄得我疼痛难忍,焦头烂额。到专治结石病的医疗部门诊治,花费太多,一般家庭难以承受。后经友人指点,采取以下方法自疗,收到了满意的效果,现已病愈,未见复发。

配方及用法: 滑石20克,木通6克,金银花10克,车前草12克,金钱草15克,海金沙15克,瞿麦10克,泽泻10克,萹蓄10克,甘草10克,生地10克。上药水煎服,每日1剂,分3次服,连服5剂为一疗程。一般经2~3个疗程,肾结石病可愈。

辅助治疗: 在进行中药治疗的同时,每天大量饮水,并在楼梯上或平地上多跳动,促使结石化小和排出。

荐方人: 湖南省洪江市农技中心谢长文

引自: 1997年第10期《农家科技》

百姓验证

● 广东清新县浸坛中学黄元甫,男,65岁,教师。他来信说:"我镇有一位妇女患肾结石,曾在县人民医院治疗1个多月未见效,只是用碎石机把结石击碎了,但碎石块一直未能排出,已花费3000多元。后来经别人介绍,找我医治。我用本条方为她治疗,服药4剂时,就见小沙粒随尿排出。又服几次后,到医院检查,结石已消失,但还是有些积液。于是,又按法服药,积液也消失了,宣告肾结石痊愈。"

● 广东英德市民政局蓝远,男,76岁,干部。他来信说:"朋友廖淑然经医院检查患有肾结石,有米粒大,并伴有腰痛。我用本条方为她治疗,服药3天,花9元钱病愈。"

305. 我用核桃仁治胆肾结石很有效

在老年人中，患胆结石和肾结石的人为数不少，令人痛苦至极。为解除患者痛苦，我对一些患者用一个偏方治疗，已收到效果。此方对老年人有病治病，没病服了无副作用。

配方及用法： 核桃仁50克（生、熟各一半碾成粉），冰糖粉50克，熟香油50克（菜油、花生油均可）。服时将三样混合成糊糊状即可，每天早、晚各服一半。服完后，仍按上述配方继续配食。

荐方人： 云南蒙自县文澜镇　何思问

百姓验证

● 广西鹿寨县寨沙镇团结街303号王唯懿，男，60岁，干部。他来信说："朋友之妻患肾结石，并伴有腰胀疼，因不愿手术，便在当地打点滴，痛未解除，服止痛药后，疼痛减轻。我得知后告诉她用本条方和307条方联合治疗。几天后，她知诉我，服药后未见疼痛，人也渐有精神，食量也增加了，能做家务活了。"

306. 我以排石汤加减治疗肾结石124例均有效

主治： 一侧或双侧肾结石（有或无积水）。

配方及用法： 金钱草、鸡内金各30克，海金沙25克，石苇、冬葵子、当归、川芎、三棱、文术、元柏、泽泻各20克，枳壳、甘草各15克。上药冷水浸泡30分钟后，文火水煎20分钟取汁300毫升，分3次服。腰酸痛者加山萸肉、杜仲各20克，有积水者加猪苓、茯苓皮各30克。

疗效： 治疗患者124例，有效率100%。

荐方人： 黑龙江省铁力市医院主治医师　赵淑兰

引自：《当代中医师灵验奇方真传》

百姓验证

● 山东恒山县荆家镇朱传辉来信说："本镇张承权患肾结石3年多，在县医院做过碎石，又用中药治疗，一直未愈。后来我用本条方为他治疗，服药23剂治愈。"

● 湖北黄石市花湖区明家墩赵前根，男，50岁。他来信说："一位20岁的男孩患肾结石，我用本条方为他治愈。"

中国家庭自疗千方经典

● 四川营山县劳动局姚代树，男，66岁，干部。他来信说："我姨妹两年前腰疼，疼得汗水直流，只能靠墙扶物走，经县医院诊断为肾结石。用本条方治疗，服了4剂药有好转，能干些轻活。有一天突然腰剧痛、下腹膨胀，只想小便，而便又困难，点点滴滴，十分难受。稍后竟尿出花生米大一粒石头，小便一下畅通，并带有微微血丝。而后又服3剂药痊愈，至今未见异常。"

307. 我用单药鲜金钱草治肾结石两星期可明显见效

某人，患左侧肾脏结石，经手术治愈。数月后，右肾部觉痛，经X线检查，又有结石，但不宜手术治疗。后来经人介绍，每日取鲜品金钱草30克煎服。两星期后，排尿时尿道不适，于尿中发现沙粒甚多，腰痛渐减。又续服，每日增至180克，约服2个月，尿中不见沙粒，腰痛亦不再发作，经X光透视，右肾之结石已消失。

引自：《实用经效单方》、《中医单药奇效真传》

百姓验证

● 浙江肖山市临浦镇付兆兴来信说："本镇付祥兴患肾结石，在乡医院治疗花了80多元未见效。他在医院工作的姨夫说用草药好，可避免花大钱受痛苦。他找到我说明病情，我就按本条方煎服草药给他服用，连服一星期，他的腰就不痛了，又连服几剂，他的肾结石就治好了。"

● 河北张家口市高科区创业街30号刘宣麟来信说："2000年7月中旬，我突发肾结石，疼痛难忍，大汗淋漓，用了几种止痛法都不管用。后来用本条方治疗，几天后就痊愈了，而且至今未再犯。"

泌尿系结石

泌尿系结石症是泌尿系统常见病之一。尿石症的原因比较复杂，结石形成的机制也还未了解清楚。疼痛和血尿是肾结石的主要症状。输尿管中上段阻塞所引起的典型症状是一侧腰部剧痛和镜下血尿。膀胱结石的症状是排尿困难、血尿和排尿疼痛。尿道结石尿线极细，甚至有尿潴留，嵌顿部位疼痛，并有下尿路感染等症状。

308. 我的尿道结石是用杉树脑头治好的

我今年60岁，1980年患尿道结石症，经县市医院治疗无效，每次小便疼痛难忍。后来经一位老太太传方，用36个新鲜杉树脑头（杈枝脑头也可），加红糖、白糖各100克，用水2碗煎服，连服三四天，半粒绿豆大的尿道结石就从小便中排出来了，至今没有复发。

荐方人： 浙江东阳县信用社　王星田

引自： 广西科技情报研究所《老病号治病绝招》

百姓验证

● 福建仙游钟山卓泉吴捷榜，男，70岁，退休。他来信说："我侄女于今年4月间排尿困难，腰骶剧痛，经晋江医院确诊为尿路结石。我用本条方为她治疗，服药2剂后，疼痛减轻；服完5剂后，经B超检查结石消失。"

309. 我以消溶排石汤治疗泌尿系结石25例全部有效

主治： 泌尿系结石。

配方及用法： 金钱草50克，海金沙30克，内金20克，石苇20克，滑石（包煎）30克，大黄（后入）10克，丹参30克，木通10克，芒硝（冲服）5克。腰痛甚加杜仲20克，白芍20克；血尿加茅根20克，小蓟20克，减去丹参30克；排尿痛加瞿麦25克，郁金15克；腹泻去大黄10克，芒硝5克。煎服方法：加清水1500毫升，浸泡1小时，文火煎30分钟，取200毫升药液；二煎加清水1700毫升，煎成200毫升，两煎药液混合，早、晚各空腹服200毫升药液，芒硝冲服。

疗效： 用消溶排石汤治疗25例泌尿系结石患者，肉眼见到结石排出体外4例；临床症状消失，结石影像消失21例，总有效率100%。

荐方人： 黑龙江省伊春中心医院张淑芝

引自：《当代中医师灵验奇方真传》

中国家庭自疗千方经典

百姓验证

● 湖南衡阳市生物研究所谢松柏来信说："本所职工欧春如患阵发性右侧腰腹痛8年，近3年来伴少量尿血，曾先后在衡阳市第五医院、湘江医院、中医院进行治疗，并于1995年7月在市中心医院确诊为右侧输尿管结石，花去治疗费3600多元未见效。而后经我用本条方治疗，服药当天疼痛减轻，5剂痊愈。又继续服药20剂巩固疗效，到医院检查结石消失，也未再出现腰痛和尿血症状，才花药费100多元。"

● 广东连州市连州镇邵庆焕，男，67岁，教师。他来信说："村民廖定鼎，经市人民医院确诊为肾结石，按本条方服药4剂痊愈。"

 310. **我应用杉树枝脑头治尿道结石很有效**

配方及用法：用杉树枝尖脑头鲜枝叶36个（约120克左右），加入红糖、白糖各60克，用水3碗煎熬成1碗温服。每日2次，连服3~5日。

按语：结石从尿道中排出，排石时阴茎头有触电似疼痛。结石排出后，一切正常。

百姓验证

● 福建尤溪县溪尾乡埔宁村151号纪儒，男，27岁，医生。他来信说："村民洪章辉患尿道结石，曾多次去县医院治疗，花费300多元，但未能治愈，经常复发。后来用本条方治疗，排出一粒结石，病告痊愈。"

● 广西贺州市贺街镇河东街廖典，男，65岁，退休。他来信说："本镇周莲，经贺州市人民医院确诊为尿道结石，我用本条方为她连续服药5次治愈。"

311. **我用核桃仁治尿路结石特别见效**

配方及用法：核桃仁、冰糖、香油各等量。将核桃仁用香油炸酥，研碎，与冰糖、香油混合，制成乳剂，每4小时服2匙（约20毫升）。一般2~4天内排出结石。

按语：核桃仁能治石淋，医籍早有记载。临床报道治疗尿路结石方：取核桃仁

120克，用香油炸酥，加冰糖适量研磨，制成乳剂或膏状。于1~2天内分次服完（儿童酌减）。连续服药至结石排出，症状消失为止。对于泌尿系各部之结石，一般在服药后数天即可一次或多次排石，且较服药前缩小、变软，或分解于尿液中而使之呈乳白色。

引自：《小偏方妙用》

312. 名医岳美中的排石方曾治愈印尼前总统苏加诺的泌尿结石症

医师岳美中教授，年幼时行医冀东、冀西一带，在唐山市有"神医"之称，担任过唐山卫生局的中医顾问。1954年调中国中医研究院工作，曾被选为全国人民代表大会常务委员会委员、中华全国中医学会副理事长，在国内外有很高的声望。

岳老曾出国赴印度尼西亚为苏加诺总统治疗泌尿结石，荣获苏加诺总统金质奖章。

岳老年幼时就通读了《内经》、《伤寒论》等书，熟记中药方剂，虽年逾古稀，仍可一口气背诵三四百个中药方剂。他体会到，读书通是精的基础，百通为了一精，精才能解决疑难杂症。

在冀东彭村，有位出名的医生，对治疗肾结石、膀胱结石有诀窍，岳老亲眼看到患者服药后尿出大小不等的结石。为了寻求这个偏方，他做了一系列的试验研究，把病人买到的排石方药一味一味地挑选出来，发现该方由11味中药组成；把整个方药煎成汤剂，又把排出的结石放入煎剂，发现金钱草、石苇、鸡内金和海金沙煎液有溶石作用。

溶石不等于排石，体外能溶石，不等于在体内有同样作用，况且中药机制是整个反应的效果，不是机械的而是辩证的。后来岳老在此偏方的基础上，结合中医辨证施治，对治疗泌尿系结石探索出一条新路子。

岳老讲，结石由肾而生，由肾到肾盂肾小盏又排到输尿管，再进入膀胱，最后由尿道排出体外。这条排尿的道路曲折、狭窄，结石的排出需要几个回合，可以归纳为"化"、"移"、"冲"、"排"四个步骤。"化"就是使结石的棱角化圆，由锐变钝，从大化小；"移"就是指诱导结石从静变动，左右摆动，从上移下；"冲"是增加冲击的力量在一瞬间，可以用增加尿量来解决输尿管的狭窄和痉挛，达到通利的效果；"排"是在化、移、冲的条件下把结石排出体外。

岳美中教授的排石方：金钱草210克，海金沙30克，决滑石12克，甘草3克，川牛膝10克，石苇60克，车前子12克，云苓20克，泽泻12克，鸡内金12克。

此方验证20余年，效果确切，具有清热利湿、促进排石的功效。方中鸡内金、金钱草有化石、溶石的作用，车前子、滑石清热利尿，云苓、泽泻渗湿利尿。诸药合用可迅速加大尿量。川牛膝引导结石下移，石苇扩张输尿管和尿道，利于结石在自然狭窄处通过排出。在临床实践中运用，此方排石率在70%以上。

引自：《偏方治大病》

百姓验证

● 1982年6月，有位患者腰痛、尿血，经拍片诊断为右肾盂结石。于8月12日右下腹部急剧疼痛，出现血尿，检查结果右肾盂积水，透视可见结石大小约1.1厘米×0.5厘米。因结石偏大，排石难度大，大夫动员病人手术取石，但患者及家属惧怕手术，遂转中医科服中药治疗。投以岳美中教授的排石方，每日1剂，连服40余剂后，患者出现时有绞痛、腰背酸痛，活动后缓解的症状。至1982年12月6日，排尿疼痛，尿线时有暂停，阵发性疼痛、尿频、尿浊。一次排尿时听到有石块落地声，取出洗净，大小为1.2厘米×0.8厘米，以后又相继排出大小不等的3块结石而愈。

● 四川射洪县医院门诊部白明，男，49岁，医生。他来信说："患者梁德发因腰痛前来就诊，经检查双肾结石，左肾多发性结石，右输尿管中段结石。用本条方治疗，服药1周痛止，继续服药1个月后复查，结石消失了。治疗期间花药费100余元，如用碎石机疗法，要花3000～5000元。"

● 辽宁铁法市城建局秦广太用此方治好了肾结石。他的肾结石严重积水，用药1个月完全打掉，结石化为细末排出体外，共花不到100元钱。

 313. 我用四金汤验方治泌尿系结石效果很好

配方及用法：郁金30～60克，金钱草30克，石苇15克，滑石15克，海金沙15克，生鸡内金15克，生地12克，萹蓄12克，瞿麦12克，车前子12克，冬葵子12克，川牛膝10克。每天1剂，水煎服。

疗效：此方治疗泌尿系结石30例，服药后结石全部排出者18例，结石裂为小块或部分排出者8例，结石位置下移者4例。

引自：《陕西中医》（1986年第6期）、《单方偏方精选》

百姓验证

● 有位姓程的中年男士，30岁，1周前因劳累，突然尿急、尿频、血尿，伴有小腹拘急疼痛。某医院以急性泌尿系感染对症治疗无效。尿常规检查白细胞"+"，红细胞"+++"；X线片示耻骨联合正中上方约1厘米处有一1.5厘米×0.5厘米大小的结石。诊为膀胱结石，患者拒绝手术。在四金排石汤基础上加金银花30克，白茅根30克，黄柏10克，服药3剂，血尿停止；继服3剂，自觉症状消失，尿常规检查"-"。上方去白茅根、黄柏，将郁金加至50克，又用3剂，即排出0.8厘米×0.3厘米与0.5厘米×0.3厘米大小的两块结石而痊愈。

● 河北遵化市马兰峪镇马兰峪徐淑芳，女，35岁，医生。她来信说："我用本方服4剂药，治好了村民黄松景的肾结石。"

314. 我的邻居患尿路结石用本方治愈了

配方及用法： 金钱草、海金沙藤各60克，鸡内金15克。每天1~2剂，加水煎汤代茶频饮，可增大尿量和稀释尿液，能加强对结石的冲刷力，使结石缩小排出体外。本方适合治疗不需手术的输尿管、膀胱等尿路结石。（潘彦清）

引自： 1997年7月1日《家庭保健报》

百姓验证

● 北京市延庆县延庆镇李淑秀，女，46岁。她来信说："邻居穆庆贵患尿路结石症，在医院治疗花药费600元没见效。后来用本条方治疗痊愈，现在已有1年多没复发。"

● 重庆市忠县忠洲镇北山路5号陈孟庄，男，71岁。他来信说："我患尿路结石，到人民医院治疗未见好转，后来用本条方治愈。"

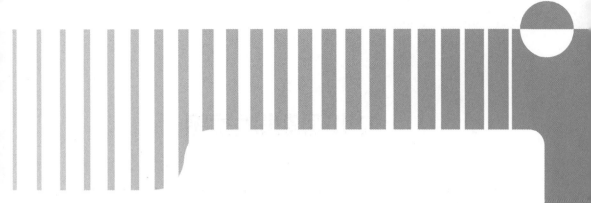

ZHONGGUO JIATING ZILIAO

QIANFANG JINGDIAN

血液系统疾病

血小板减少性紫癜

血小板减少性紫癜，是临床常见的一种出血性疾病，主要表现为皮肤淤点及淤斑，黏膜及内脏出血。实验室检查除血小板减少外，尚有出血时间延长，血块回缩不良及毛细血管脆性试验阳性等。

正常血小板有保护和防止毛细血管免于破裂作用。一旦受外力损伤破裂，血小板可以堵住破裂口，促使血液凝固而止血。血小板正常值为每立方毫米10万~30万，少于10万即为血小板减少。血小板减少以及血小板无能，都足以引起皮肤出血，形成紫癜。血小板减少性紫癜可分为原发性和继发性两种。原发性的原因迄今尚未清楚，多见于儿童和青年，尤以女性居多。继发性的则由其他疾病（如血液病、脾功能亢进、严重感染和药物中毒等）所引起。患者表现轻重不一，主要为皮肤和黏膜多发性出血点或出血斑，开始为鲜红色，很快变成紫色，继而转为褐黄色，以至最后消失，又有新的再出现，此起彼伏。通常以下肢为多，有时可发生内脏出血，可见呕血、黑便；尿路出血可有血尿，颅内出血可有头痛、呕吐甚至昏迷等情况。

315. 我服甘草汤使血小板减少性紫癜很快消失了

一位姓何的男孩，12岁。10天前齿龈出血，第三天开始四肢皮肤出现淤点，伴少量鼻衄，头晕乏力，时有心悸，唇舌淡红，脉细缓，检查血色素11.5%，白细胞7800/mm³，血小板2.4万/mm³，出血时间7.6分钟，凝血时间2分钟。血块退缩不良，束臂试验"+"，骨髓穿刺诊断为血小板减少性紫癜。予甘草6克，立煎服，早晚各服1剂，连服34天，血小板计数上升为11.4万/mm³，淤斑吸收，诸症消失。停药2个月后，血小板复降为5.7万/mm³，又用甘草汤，第三天血小板上升至10.2万/mm³，连服21天，病愈。随访5年未见复发。

引自：《浙江中医杂志》（1988年第2期）、《中医单药奇效真传》

过敏性紫癜

过敏性紫癜是较常见的一种微血管变态反应性疾病。主要是毛细血管壁渗透性和脆性增高，引起皮肤、黏膜和内脏、关节的出血性紫斑。患者以青年居多，通常不容易找到过敏原，发病前患者可有全身无力，随即出现紫斑，紫斑多高出皮肤，呈丘疹样，可有瘙痒，四肢较多。根据损害重点可分为关节型、皮肤型、胃肠型、肾脏型及混合型。关节型紫癜在膝、踝、肘等关节可出现肿胀和疼痛，很像风湿性关节炎；胃肠型紫癜可有恶心呕吐、腹疼腹泻、便血等现象；肾脏型紫癜表现为水肿，尿少，血压增高，尿蛋白阳性及肾功能减退；混合型紫癜集上几型特点混而为一，轻重有异。

316. 我利用生甘草治过敏性紫癜有独特效果

过敏性紫癜为毛细血管变态反应性疾病，临床特点为皮肤出现淤点、淤斑和黏膜出血，检查血小板计数和凝血功能无异常。本病单用甘草治疗有良效。

配方及用法： 生甘草30克，水煎，分2次服，连服5~10日。

一般用药3~6日症状消失，停药后无复发。现代药理表明，甘草水解后的有效成分为甘草次酸，对免疫反应的许多环节都有抑制作用。

引自： 1993年12月3日《民族医药报》

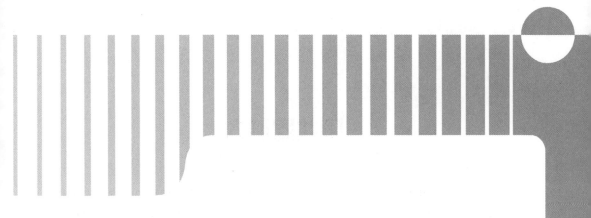

ZHONGGUO JIATING ZILIAO

QIANFANG JINGDIAN

内分泌及代谢疾病

甲状腺肿大

本病由于缺碘或甲状腺激素分泌相对不足而引起甲状腺代偿性肥大，除甲状腺肿大外，一般无其他全身症状，多见于20~40岁的女性。本病起病缓慢，早期甲状腺质软而光滑，晚期质硬，常伴有大小不等的结节，可压迫气管与食管等。

317. 我用脚部穴位按摩法治甲状腺病有良效

甲状腺肿有单纯性甲状腺肿、甲状腺机能亢进、甲状腺瘤、地方性甲状腺肿等4种。

单纯性甲状腺肿多见于女性青春期、怀孕期或哺乳期；甲状腺机能亢进多见于20~40岁女性；甲状腺瘤多无症状，少数有甲状腺机能亢进症状；地方性甲状腺肿多发于缺碘的山区。

脚部选穴：12, 4。（见图21）

按摩方法：12穴用按摩棒大头由上向下推按，双脚取穴，每次每脚每穴推按5~10分钟。4穴用按摩棒小头由上向下定点按压，双脚取穴，每次每脚每穴点按5分钟。每日按摩2次。

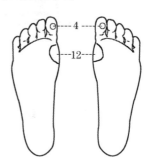

图21

注：手脚穴位按摩治病法与按摩工具，请见本书附录一。

百姓验证

● 云南省文山壮族苗族自治州章素芸医生说："有位年轻女子，因患甲亢结婚几年未生育，我为她按摩1个疗程后，她去验血，血色素比按摩前上升2.5克（过去她的血色素只有9克，经服用补血药后上升到9.5克），经检查已怀孕，她十分高兴。"

"半月前我由于工作劳累过度，出现子宫不规则流血，到医院做B超检查

中国家庭自疗千方经典

发现肿物,清宫后做病检确诊为内膜增生,5天后流血好转,又出现左侧甲状腺肿块,疼痛、吞咽刺痛,医院确诊为甲状腺囊肿,让我住院。我没住院,回家后自己按摩半小时,感到比原来轻松。我爱人又连续为我按摩,3天后肿块消失。"

● 四川彭山县西铁分局陈上琼,女,72岁。她来信说:"资中县红花乡十队我侄女家5口人全都患有甲状腺病,用本条方和318条方联合治疗10天,全家人的甲状腺病都好了。"

318. 我用家传秘方治甲状腺肿大症几十例均治愈

配方及用法: 浙贝母、海藻、牡蛎各120克,共为细面。每次6克,日服2次,饭前服,白酒一盅送下。

注意: ①脖粗质软,呼吸正常,一般服2剂可愈。②脖粗质硬,呼吸不利,一般服3剂可愈。

荐方人: 黑龙江　李子英

引自: 广西医学情报研究所《医学文选》

百姓验证

● 四川江安县东正街文化馆曹鸿根,男,65岁,退休。他来信说:"亲属罗元贞经本乡镇医院、宜宾市医院透视检查,确诊为大粗脖子病。每天很能吃,却总感觉不饱,而且体重下降,心里发慌,站不稳。有一次干农活突然晕倒在田里,她非常苦恼。后来我用本条方为她治疗,服药2个多月,病情减轻,逐渐好转,饮食正常,体重增加,精力充沛,能干农活了。又继续坚持服药,最后痊愈。"

● 广西宾阳县新桥镇民范群英村王世和,男,54岁,农民。他来信说:"我妻侄女患甲状腺肿大,在镇县医院用麦迪霉素、谷维素治疗3个月,花费600多元不见效。后来我用本条方为她治疗20天,一剂药没吃完,病就治愈了。"

● 重庆市忠县石宝坪山龙滩邓明材,男,82岁,教师。他来信说:"湖北汉阳县王龙芝患甲状腺肿大13年,医院让其开刀,她不同意,后来用本条方治疗40天痊愈。"

口干症

中医学理论认为,口干口苦多因情志不遂,肝郁火热内侵或肝胆气火上逆所致。如口干口臭,则多因阴虚津亏或年老而阴血不足,或吐泻、久病、温热病后期等耗伤阴液,或因失血、妇女产后出血过多,以致阴血津液亏虚,大肠失润而引发此症。如果老年人常夜间发生口舌干燥无津液之象,则属于内分泌失调。不论夜间或是白天,口舌干燥,则属于自体免疫性疾病,是因胃津枯涸,脾不散精,可以用药物调理。

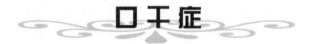

319. 我应用单味枸杞子嚼服治夜间口干症确实有效

配方及用法:枸杞子一把(约30克)。每晚临睡前取上药,水洗后徐徐嚼服。凡老年经常性夜间口干均可应用。

疗效:治疗30例,痊愈24例,好转6例,多数患者在服药10天后见效,有效率100%。

引自:《新中医》(1989年第6期)、《单味中药治病大全》

百姓验证

● 辽宁葫芦岛市莲花山机械厂罗振亚,男,86岁,退休干部。他来信说:"我本人由于年龄大了,近一年来夜间口干难受,每天晚上得起床喝两次水。后来我用本条方治疗,口渴时就嚼几粒枸杞子,真有效,一嚼就有口水,嘴也不干了。"

● 甘肃兰铁局南乘务公寓曹茂声,男,67岁,退休。他来信说:"有一次我口干,不思饮食,心情很烦躁,先服龙胆泻肝丸无效,又吃了6剂中药,还是不见效,而后按本条方嚼服枸杞子治愈。"

● 四川彭山县西铁分局陈上琼,女,72岁。她来信说:"我夜晚睡醒经常口干,用本条方很快就治好了。我又把这个方法告诉6位朋友,他们试用以后,口干现象也都消失了。"

中国家庭自疗 千方经典

水 肿

在一些病理情况下，组织间隙内蓄积过多的液体时，就发生水肿。水肿分为全身性和局部性两种。

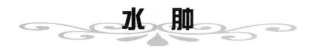

320. 我用四药一蛋治水肿两剂痊愈

水肿病为临床常见病之一，不论何种原因引起的水肿，采用土苓茅艾车前汤治疗，均可收到较好的疗效。例如：一位50岁男性全身关节疼痛2年余，就诊时面部及双下肢浮肿、胸闷、心悸、气促、心率每分钟120次，腹部膨隆似6月妊娠，双肾区有叩击痛。用土茯苓、鲜茅根、车前草各50克，艾叶10克加1个带壳鲜鸭蛋同煎30分钟，吃蛋，并将煎服2次后的药渣加5000毫升热水，放入50克盐坐浴20～30分钟。连用2剂后，患者诸症顿失，胃纳大增，行走自如，随访1年未复发。

该方以甘寒清热解毒利尿的土茯苓、车前草、鲜茅根为主药，再以辛温散寒除湿之品艾叶为佐，既可防前三味药过于寒凉而伤阳，又可温脾肾以行水化气，佐鸭蛋1个扶其正。

引自：1995年10月31日《大众卫生报》

百姓验证

● 江苏通州纺织机械厂江国妹，女，42岁，工人。她来信说："我用本条方治好了同事父亲因肺癌引起的水肿。"

● 江西乐安县中学李传流，男，46岁，教师。他来信说："我用本条方治疗水肿两剂痊愈，在治疗的整个道程中只花8元钱。"

内分泌及代谢疾病

肥胖症

体重超过正常体重20%以上，且又排除各种疾病因素所致者，即可诊断为本病。它多发于40岁以上的女性，与遗传、饮食因素关系密切。患者常畏热、多汗、气短、易疲劳，伴头晕、头痛、心悸、腹胀、下肢浮肿等。由于患者抵抗力较低，故易诱发冠心病、高血压、糖尿病、胆石症、月经失调等多种疾病。

321. 我哥哥吃醋豆使体重从95千克减少到70千克

用清水把黄豆洗干净，晾干，放入锅内炒20~25分钟。注意不要把黄豆炒焦了，炒成金黄色效果最好。把冷却的黄豆放进器皿，最好是洗一个广口密封的瓶子，把豆装进瓶中（装半瓶左右），加满醋，密封放入冰箱，一星期后即可食用。

每天早、晚各吃5~6粒，1个月后就可收到满意的效果。

我哥哥原来体重95千克，用此验方后，体重降到70千克。

荐方人： 河南长垣县丁栾镇　翟高云

注： 醋豆治病法，请见本书附录四。

百姓验证

● 黑龙江齐齐哈尔市电信分公司李再国，男，47岁，干部。他来信说："胡淑清原来身体较胖，体重89千克，按本条方吃醋豆3个月，体重减轻6千克，血压也降低了，而且便秘的症状也明显好转，精神状态非常好。"

322. 山东于丽华练桥式减肥功1个月体重减轻1.75千克

江南水乡多桥，道路平坦。东坡居士在练功之余，可能"望桥生义"，把自己的身体比作横架在水上的桥，从而创出了"桥功"的四种动功。

桥有多种，有拱有平，但江南的桥以弧形拱桥居多。东坡动气功中的桥功，就

中国家庭自疗千方经典

是将自己的身体仿效成拱成半圆的桥，导引真气，充实腰肾。

内行说："真功夫常常不中看，中看的不一定是真功夫。"

桥功没什么看头，却是有益身心的真实功夫。练法十分简单，然而初练时颇为吃力。喜健美之人，练桥功3个月后，腰围可减少13~14厘米，比以前"缩"了许多。正是基于此，一些啤酒肚的男士，对此功颇感兴趣。桥功的练法是采取仰卧姿势，不用枕头。卧时，双手（拇指向外）分别托着腰的左右侧，两个膝头向上竖立，弯着双腿，要求脚跟尽量向臀部靠近。然后把力量集中于腰部，由双肩和脚着力，把腰臀上抬，同时提肛吸气，待身体抬起像座拱桥之后，呼气放肛，重新躺好，反复练4~8次。呼吸速度应与动作配合，每分钟12~16次为宜。

百姓验证

● 山东威海市纺织厂于丽华习练桥式减肥功1个月，初见成效，体重减轻1.75千克；原来肚子比乳房高，经过天天练功，肚子比乳房低了。

323. 我应用生菜食去病减肥法特别有效

我今年65岁，是一名退休干部，曾经历了从身体健康到疾病缠身，又从疾病缠身到身体健康的转变。患病时的烦恼和痊愈后的快乐，我想与朋友们交流，说不定还会找到一两个知音。

（1）由健康走向疾病缠身

我从小爱好体育运动，喜欢篮球、乒乓球、游泳、跑步等，因而50岁以前的我，身体一直很好，身高1.65米，体重65千克左右，符合标准体重。50岁以后又学了气功、太极拳、太极剑等，健康状况良好。但随着生活水平的显著提高，吃得好、吃得多，体重逐渐增加到75千克（超标15%）。虽然天天锻炼，照样打太极拳、练气功、跑步等，但是却常常感到乏力，工作稍一紧张或开会熬夜，血压就毫不客气地升到临界高度，甚至更高，当然也就常与头晕为伍了。1992年8月退休前，血压21.3/12.0千帕（160/90毫米汞柱），心电图正常，胆固醇偏高。到了1995年4月，体重已达78千克，血压19.3/12.0千帕（145/90毫米汞柱），心电图ST段也已发生改变，到北京医科大学第三附属医院做活动平板运动试验，被戴上"冠心病"帽子。从此以后，天天药不离口，地奥心血康、倍他乐克、阿司匹林肠溶片、复方丹参片、潘生丁等都成了我的"朋友"。2年后，冠心病不但没有好，心绞痛反而更频繁了，同时还经常出现早搏。祸不单行的是1995年7月突然腰痛难忍，左侧臀部及大腿发麻、酸痛，经CT检查确诊为腰椎间盘突出。经3个疗程的按摩，同时还吃壮腰健肾丸等中药，总算有所好转，但造成了左侧臀部肌肉萎缩，与右边不对称。后来又在家里继续按摩，过了半年，虽然能走路，但左侧臀部仍疼痛不减，尤其在早晨起床时更为明显。结果是：天天锻炼，天天生病，天天吃药，从不间断。1996年4月，血压18.0/12.0千帕（135/90毫米汞柱），心电图ST段轻度改变，体重仍有轻微增加。医生建议继续治疗，我无可奈何地接受了，但我并未停止探索。

（2）重大发现

在退休前我就开始接触中医养生学，退休后就更有时间研究了。除了必读刊物《中老年保健》、《华夏长寿》、《益寿文摘》外，每月还要借阅几本中医养生方面的书。今年1月从陈启明著的《长寿揭秘》中看到"健康长寿要靠酶"的论述。他认为新陈代谢过程都依赖于酶，已发现的酶有近千种，它们的作用各不相同，但互相配合，能迅速将食物转变成维持生命的能量物质，我们一刻也离不开酶。菠萝、香蕉、木瓜、芒果等热带水果含有大量的酶，新鲜的番茄、菜花、青豆等蔬菜里也有丰富的酶。但在烹调过程中，会损失一些重要的酶，因此他建议炒菜时，时间越短越好。我想，干脆食生菜不是更好吗！

今年2月我借到一本日本甲田光雄博士著的《神奇的少食健康法》，其中谈到"宿便"为万病之源。由于长期饱食、过食和美食，饮食量超过胃肠的消化能力，使胃肠难以消化的食物残渣等停滞并淤积于肠道，形成"宿便"。"宿便"在肠内腐败发酵，产生许多有害气体、毒素和使人过敏的物质，引起支气管哮喘、帕金森病、风湿性关节炎、心脑血管病、慢性荨麻疹，甚至肿瘤等疾病。少食则可加速体内陈旧废物"宿便"及有毒物质的排泄，使血液得到净化，疾病得以痊愈。

在少食、断食时，由于身体不能从饮食中获取足够的营养，必然分解自身储存的糖类、脂肪和蛋白质，来提供生命活动所需的能量。这样储存过剩的脂肪、蛋白质、糖就会陆续被消耗，身体逐渐消瘦，体重逐渐减轻。对于动脉粥样硬化患者来说，动脉壁上沉积的脂质就可作为能量被消耗掉，管腔也会变得宽大。血管畅通无阻，血压自然会下降，流向大脑、心脏的血液就会增加，冠心病、动脉粥样硬化就会慢慢消失。

该书还谈到生菜食是"少食之王"。生菜食能增强体力，提高耐寒能力，使老者益壮。生菜食还可以帮助战胜肥胖，治疗富贵病——高血压、冠心病、脑中风、糖尿病和许多疑难病症。总之，这本书更增强了我试一试生菜食的决心。

（3）"食螃蟹"试验

实施生菜食疗法虽然不必担什么大的风险，但也要有"食螃蟹"的勇气。1997年2月18日，我开始实施生菜食疗法。一切食物几乎全是生的，当然必须全部洗干净。食物主要是生蔬菜、水果以及豆制品等。一日三餐安排如下：

中国家庭自疗千方经典

早餐：喝一碗豆奶或鲜豆浆。

午餐：吃多种生蔬菜、水果、豆制品，如叶类有菠菜、芹菜、生菜、芥蓝、油菜、白菜等，根菜类有胡萝卜、萝卜、苤蓝、红薯等，果菜类有黄瓜、西红柿、南瓜、冬瓜等，水果有苹果、香蕉、梨、柑橘等。这些蔬菜、水果每顿饭吃3~5种，共计500克左右。最初，我用搅馅机搅成糊状，再加1~2克盐拌着吃；后来改为把蔬菜、水果切碎，拌些沙拉酱和自制糯米酒糟吃。另外，还吃100克左右的豆腐，有时吃50克左右的鱼（熟食）。

晚餐：与午餐基本相同。

饮料：每日冲泡柿饼、枣代茶。用柿饼2块，大枣3枚，开水冲泡当茶饮，晚上睡前将柿饼和枣都吃掉。

除上述生食外，不再吃其他的食物。

断食：每周断食1天。断食当天只喝1次豆浆，其余喝柿饼枣茶。

在吃生菜食的头1周内，只要觉得肚子很饿，就喝柿饼枣茶。1周以后，这种感觉就消失了。每天和往常一样，大便1~2次，即使是断食的第二天，仍然照常大便，有时是"黑便"，这可能就是"宿便"。活动也和平常一样：早晨练太极拳、太极剑、气功，进行按摩运动等约1小时，上午看看书报，下午有时打台球，家务事照常做，没有累的感觉。

上述生菜食、少食疗法进行60天后，恢复平时的熟食。吃生菜食期间，没有吃任何药物。

（4）出现奇迹

我吃生菜食的60天里，前20天体重迅速下降，平均每天减0.5千克，20天减了10千克。20天以后，体重就不再减了。我吃生菜食的前一天体重是80千克，20天后是70千克。虽然体重不降了，我还是继续吃生菜食。吃生菜食40多天后，奇迹出现了，体格检查：血压16.0/10.0千帕（120/75毫米汞柱），心率72次/分，心律齐，心界不大，心电图正常，化验结果除甘油三酯稍高外，其他项目全都正常。腰椎间盘突出的症状也逐渐消失了，臀部和腿脚也不再疼了。2年没有治好的心绞痛，吃了40余天的生菜食，竟然消失了。

现在，我仍坚持不定期地吃一两天的生菜食，控制体重不超过70千克。今年5月下旬起，我每天早晨游泳都能游1000~1500米，精力充沛，还与其他人合编了《"八五"外国文教专家工作成果与经验选编》一书。身体好了，更想为国家、社会多做一些工作。（梁绍欣）

引自： 1997年第6期《中老年保健》

百姓验证

● 江苏张家港市锦丰镇锦花路84号杨发祥，男，40岁。他来信说："我爱人较肥胖，按本条方减肥，体重从73千克减到63千克，减肥获得成功。"

内分泌及代谢疾病

324. 吴先生服荷叶汤减肥很有效果

荷叶汤治肥胖病是行之有效的,许多文献资料都有介绍。

方法: 每日用干荷叶10克(中药店有售),或鲜荷叶50克左右,煎汤服用。两三个月后体重可显著降低。

荷叶是睡莲科多年水生草本植物莲的叶片,味略苦涩,性平,清香可口,是解暑、解郁、止血的良药。其中含有莲碱、荷叶碱、杏黄罂粟碱、荷叶黄酮甙等多种生物碱,以及树脂、鞣质等。据药理试验,荷叶浸剂和煎剂能直接扩张血管,降低血压。荷叶有清香气味,易被人们接受。

百姓验证

● 广东封开县江口镇曙光路114号聂建雄来信说:"当地居委会吴先生用本条方减肥,仅60天的时间体重由87.5千克减到81.5千克。"

325. 我服用苦硫糖减肥效果好

肥胖的原因是体内积存过多的脂肪和水分,若能除掉这些积累的脂肪和水分,就会收到减肥的效果。那么如何减肥呢?可用苦硫糖。

配方及用法: 硫酸镁5克,红糖20克为1份,包100包,放在避阴干燥的地方备用。每日晨起服1包苦硫糖,连服100天,体重可下降3千克。

按语: 硫酸镁有强烈的苦、涩味,有分解脂肪的能力,可减少脂肪的吸收,排出过多的水分。只要坚持每日服5克硫酸镁糖,就可使臃肿肥胖的身体发生改变。

引自:《偏方治大病》

百姓验证

● 薛某,男,72岁,山西洪洞羊解村人,身体超重,气促,动则气急,迈步困难,日渐肥胖,体重91千克。每日口服硫酸镁糖5克,连服5年后,体重降至64千克。现在虽年近80岁,还能骑自行车。

● 四川西充县建委庞邦奇,男,68岁,退休。他来信说:"我有肥胖症,身高1.59米,体重却是75千克。后来我用本条方减肥,一个月体重下降1千克。"

糖尿病

糖尿病是机体糖代谢紊乱的一种常见病,是由体内胰岛素不足所致。主要变化是糖代谢障碍、血糖水平高、细胞缺糖,继而血糖从肾排出,产生糖尿。同时蛋白质和脂肪代谢也受糖代谢紊乱的影响而发生异常,最后或发生酸中毒和昏迷。糖尿病常有家庭倾向,并与肥胖有密切关系,好发于中年,如果发生于青年则病情多重且预后不良。中老年发病者病情多缓,病程也长。青年起病多急,可有暴饮暴食史,以多食、多饮、多尿、消瘦为主要表现,即所谓"三多一少"。中年起病多缓慢,开始症状较轻,容易忽视,仅在体检时或发生了酸中毒、反复感染时才发现。早期多肥胖,晚期则消瘦,24小时尿量可达10升左右,患者常疲乏无力,视力减退。女性可有月经不调、外阴瘙痒,男性可有性欲减退。不少病人常无典型的"三多一少"表现,多以并发皮肤痈、疖、瘙痒、癣及肺炎、肺结核、视网膜炎、周围神经炎、动脉硬化、心血管病变而来就诊。所以,遇到顽固的感染和皮肤病时则应去医院化验尿糖,防止漏诊。

326. 我用本条方治好了糖尿病

1979年11月,我患了糖尿病,决心自治。自1980年2月起,经过55个月的治疗,效果相当满意。血糖、尿糖化验属正常,"三多"症状和手、脚心发烧也消除了,下降的30千克体重已恢复,而且一直处于稳定状态。我采取的主要措施是:

第一,树立自信心。我认真学习治疗糖尿病的知识,勇于实践,病情严重时不惊慌,病情好转时不自满,不断总结经验教训,摸清规律,提高疗效。

第二,自己做尿糖化验,做到心中有数,随机应变。同时,适当调配饮食品种和数量,坚持天天吃豆制品。

第三,探索验方,坚持治疗。根据古今医书及有关报道,研制出适合自己病情的验方,定为汤剂、膏剂、粉剂、茶剂,也叫1,2,3号方剂。

1号配方: 人参、生山楂、五味子各9克,黄芪、桑白皮、枸杞子各30克,元参、熟地、制首乌、制黄精各20克,生地40克,泽泻6克,黄柏3克,煎服。当空腹尿糖由3个加号降到1个加号以后,改服膏剂。方

内分泌及代谢疾病

法：黄芪、熟地、五味子、生山楂、桑白皮、巴戟天、锁阳、当归各100克，生地、女贞子、麦冬、枸杞子各200克，黄柏、木香各20克，生葛根150克，泽泻50克，用清水泡10小时，慢火煎浓，挤尽药汁，过滤、浓缩成膏，按30天量平均，日服2次。

2号配方： 生山药粉30克，首乌、荸荠粉各10克，加鸡蛋，打面糊吃，早、晚各吃1次，不要间断。

3号配方： 生葛根30克泡茶喝，每日1剂。

喝了1年多，口渴、多饮等症消失后，停用。

西药： 每餐前15分钟口服优降糖，维生素B_1、B_6、C、E等，始终不断。

第四，坚持体育锻炼。每日步行2000米，饭后散步200米，早晚打太极拳，有空就玩健身球。

糖尿病虽是顽固性疾病，但只要认真对待，治疗得法，仍旧可以治愈，这对老年人也不例外。

荐方人： 河南省平顶山市　李平

百姓验证

● 吉林双辽市辽河路58号李在田，男，77岁，离休干部。他来信说："2002年7月，我爱人发现自己身体消瘦，乏力、口干、口渴，排尿次数增加，每隔1~2小时就小便，经医院确诊为糖尿病。我用本条方与327，329条方配合为她治疗加巩固1个月，她的糖尿病就痊愈了，至今未复发。后来我又用此条方治好多人的糖尿病。"

---

327. 我用核桃鸡蛋木耳治愈了4年的糖尿病

我患糖尿病已经4年了，多次服药治疗，效果均不理想。后来得知一土方，服用后效果明显。我原来空腹尿糖4个加号，空腹血糖10.9mmol／L，服用1个月（10天为一疗程），经医院化验，尿糖已经正常，血糖8.9mmol／L，服用2个月血糖6.6mmol／L，现在已基本恢复正常。每

服1个月可适当停服一段时间。

配方及用法： 核桃2个，鸡蛋2个（最好是红皮的），木耳2片。将核桃、木耳切碎，和去皮鸡蛋搅拌在一起，并加适量的水，不加作料，上锅蒸熟，每天早晨空腹一次吃下。

荐方人： 辽宁沈阳市铁西区强工二街　张树棠

百姓验证

● 河北秦皇岛建国路临河里汤永义，男，60岁。他来信说："本人1994年患Ⅱ型糖尿病，多年来以药维持，时有复发，血糖、尿糖不稳定。今年3月用本条方治

疗,一个半月后,尿糖从原来的2个加号转为阴性,血糖从原来的9个加号降为4个加号,并逐渐降至正常。"

● 辽宁锦州市生产资料公司刘风岭来信说:"我母亲今年85岁,在去年经医院诊断为糖尿病,小便呈米汤色,而且有难闻的臭味。当时没带她去医院,也没有吃药,而是用本条方治疗,当服用20天时病情就明显好转,上述症状已基本消失,人也胖了。后来到医院检查,尿中已无糖。现在已9个月未见复发。"

● 陕西西安市雁塔区永松路市政小区刘高文,男,73岁,离休干部。他来信说:"我老伴经医院确诊为糖尿病,酮体症酸中毒,住院30天,花费3400多元。出院后以注射胰岛素度日。我用本条方和328条方配合为她治疗,从今年9月底血糖被控制住了,现在感觉和正常人一样。"

328. 我用核桃鸡蛋木耳方治愈了7年的糖尿病

我患糖尿病已7年,药疗、食疗及控制饮食都做过,但效果不理想,血糖很不稳定。后来,我在《安徽老年报》上看见一个治糖尿病土方:用核桃、木耳炖红皮鸡蛋空腹吃,不放作料,2个月即可痊愈。方中介绍每次放2片大木耳,2个核桃仁,敲碎以后放在稍加水的2个鸡蛋里调好炖熟。我觉得大木耳、大核桃的"大"字不好掌握,干脆两样都磕碎各放在一个大口瓶里,每天早上用汤匙各舀一匙。三样东西(木耳、核桃仁、鸡蛋)都是有营养的,估计放多了也没副作用。

我按此法服27天后去化验,血糖下降到6.3mmol/L,基本正常。我很高兴,准备继续服到第二个月底再去化验。从目前的感觉来看,情况是良好的,脸色比过去好,小便次数也减少了。

这个土方的三样东西都买得到,又不难吃,患糖尿病的病友们不妨试一试。

荐方人: 云南个旧市新沙甸小学教师 王鹏飞

百姓验证

● 贵州平坝县204信箱刘鸣菊,女,工人。她来信说:"我父亲患糖尿病,在本厂医院住院治疗半个月,花700多元未治愈。用本条方治疗20多天,病情大有好转。至现在已2年多,血糖一直没有升高,而且脸色红润,也不用服其他的药了。"

内分泌及代谢疾病

329. 我坚持吃苦荞面治愈了糖尿病

我现年64岁，患糖尿病10多年，确诊为非依赖胰岛型糖尿病，血糖高达16.87mmol／L。双脚趾多处出现血疱，流血水不止，脚趾已变形。双目患白内障。眼底出血，并有一小黑点，视力下降。常服用优降糖，注射胰岛素，用了多种办法治疗仍不见效。1995年7月回山西老家探亲，听县医院医生介绍，吃苦荞面可治糖尿病。于是，我开始每天吃一餐苦荞面，半个月后化验，血糖降至11.2mmol／L。继续坚持每天吃一餐苦荞面，2个月后，血糖降至8.8mmol／L，而且脚趾上的血疱已痊愈，白内障已有了明显好转。至今我仍坚持每天吃一餐苦荞面，治糖尿病的药品已全部停止服用，自我感觉良好。

荐方人： 四川内江军分区　于若琛

百姓验证

● 云南昆明市豆腐营永昌路焦文智，男，76岁，离休。他来信说："本人1973年以来就有'三多'现象，当时不知道是患糖尿病，到1984年体检时才发现。曾多方求医治疗，先后共花费近10万元，病情不见好转。由于药物的副作用，我的病由单一的糖尿病发展成了糖尿病综合征。1998年以来，用本条方和327，335条方综合治疗，我的病情得到了控制。"

330. 我应用清代名医叶天士的治糖尿病方收到了好效果

配方及用法： 白粉葛、天花粉各10克，麦冬3克，糯米10克。上药共研碎冲服，或制成蜜丸饮服。

百姓验证

● 吉林省吉林市电信公司收发室孙俊久，男，72岁，退休。他来信说："本单位职工于凤山患糖尿病4年，身体消瘦，全身无力，几年来多方医治，花费几千元不见效果。后来我用本条方为他治疗3个月，他的病痊愈了。"

● 四川遂宁市育才路31号陈兴国来信说："我朋友张艳之母（65岁）经医院确诊为糖尿病，极其严重，全家人都很焦急。我用本条方和335条方联合为她治疗两个疗程，到医院检查血糖已达到正常人标准，住在七楼也能自行上下楼了。"

"朋友小余的父亲患糖尿病,住院治疗不见好转。我用此条方为其施治,感到效果很好,而后经医院检查,血糖已降下来了。"

● 山西太原市北城区街道杨建政来信说:"我用本条方治好了退休干部尹风霞(51岁)的糖尿病。她患糖尿病6年,在医院治疗,花了1万多元钱,血糖只能得到暂时稳定。自从用此条方治疗半个月,至今4个月,血糖完全正常。"

331. 我吃醋泡小黑豆使3个加号的糖尿病离我而去

我和老伴是离退休多年已近古稀的人了。在岗年代,由于工作紧张劳累,积劳成疾,到老年多种疾病缠身,常年看病吃药医治不好,而且病症有增无减。我于1985年染上了乙肝,常年吃药未愈,后来又患肩周炎、风湿病、胆囊炎、糖尿病等症,越吃药病越多,越吃药病情越加重,到1994年底检查乙肝3个加号,糖尿病3个加号。我老伴也于1992年患上类风湿、冠心病,几年来无论是大医院还是专家门诊以及个体医生诊所,到处看病求医,后来类风湿见好,冠心病不愈。平时为看病所花的公共汽车费、挂号费一年下来有上千元。

后来看到《老年报》报道"小黑豆治大病"的文章,当时我很高兴,立即翻阅历年的《老年报》装订本,发现1993年以来都有报道。于是,我在市场买了500克豆和2瓶醋,按照介绍的方法配制和服用(共花14元钱)。可老伴不用,她说:"我吃名药'心血康'、'丹参'、'山海丹'多少剂,几千元的药都治不好,吃几十元钱的醋豆就能见效?我不用,你吃吧!"我服用半个月后,首先感到夜间能睡觉了。我不再到医院开药服用,每日早晨起床后专吃醋豆,3个多月后逐渐感到能吃饭了,也有劲了。老伴见我服醋豆有效果,她也减少服药,开始服用醋豆,她服15天后感到夜间能睡觉了,从此我俩一直坚持每天服用。现在,我已服用八个多月,老伴已服五个来月。在服用醋豆期间我未服任何药物,老伴也很少服药,效果很理想。我眼不黄了,糖尿病的"三多"现象消失了,能吃、能睡,身体有劲了。老伴也恢复得和患病前一样了,心跳正常,身体也胖了,每天照常干活。一年来我俩吃黑豆1500克,米醋6瓶,共花了30元钱。为了巩固已取得的效果,我俩打算今后冬春季节继续服用醋豆。

经过1年多的实践,感觉功效很好。现在我们红光满面,体重增加,能吃、能睡、能走,全身有力。

泡制、服用醋豆的方法及其他问题:

(1)醋豆的泡制。将黑豆洗净、晾干,并挑出杂质后,装入玻璃容器中,每

内分泌及代谢疾病

250克豆加入500毫升米醋（9度），然后将瓶口封严放在阴凉处，待1个月后服用。醋热的夏季要1周或10天开瓶检查一次，用无油腻的筷子或棍条搅拌几下，以防沉积变质。当米醋淹没不了黑豆时，可增添些米醋。

（2）醋豆的服用。没有胃病者可每早起床后空腹服用，有胃病者饭后服用。每日1次，病重的25~30粒，病轻的20~25粒。只吃豆不喝醋液。

（3）关于其他问题：①醋豆无其他副作用。病重者，可以边服药边吃豆，待病情好时逐渐撤药。②醋豆可以按3个月一疗程吃，也可以长期吃，以巩固疗效。③醋豆很酸，吃前最好先喝口凉开水，以润润嗓子不呛。服后再喝口凉开水，将豆漱净咽下。同时，常吃醋豆牙齿容易变黑，而漱口可防止牙黑。另外，也可调拌蜂蜜水喝。

荐方人： 黑龙江哈尔滨市道外区集良街　吴云乡

注： 醋豆治病法，请见本书附录四。

百姓验证

● 广东雷州市邮电局莫景泽，男，29岁，工人。他来信说："邻居一位老人患糖尿病已有5年了，尿糖4个加号，曾多次去各大医院治疗，花费7000余元，就是没能治好病。后来，我将本条方告诉了他，他按方治疗一段时间后，到医院去检查，尿糖只有2个加号了。又坚持治疗，不久就痊愈了。"

● 重庆市北碚区月华村黄厚远，男，67岁，干部。他来信说："我患糖尿病2年多，住院治疗3次，花费几千元病情没有好转。后来按本条方服用醋豆1个月，病情就有了缓解。"

332. 任明哲用醋豆治好不少糖尿病患者

湖北黄陂县粮食局八旬离休干部任明哲，3年来自费购买一些黄豆和米醋，浸泡醋豆189瓶，馈赠给亲朋好友，凡是吃了醋豆的人都反映良好。

注： 醋豆治病法，请见本书附录四。

百姓验证

● 广东大埔上漳郭可福来信说："我今年74岁，患有糖尿病，按本条方连吃醋豆8个月，解除了'三多一少'症状，现在一个加号也没有了。"

333. 我的糖尿病是服醋蛋液治好的

我是一名糖尿病患者，今年已经68岁。1986年初得糖尿病，经过积极治疗，基本恢复正常。1987年初，尿糖又出现加号，而且总是保持在三四个。多方求医问药，一年药费花去二三百元，加号仍不减，我精神上极为痛苦，家人也为我的病着急。后来听朋友介绍，醋蛋液治疗糖尿病很有效，便抱着试试看的想法开始服用醋蛋液，没想到按方服至8个醋蛋液后，尿糖就由4个加号降到1个。至今已服用12个醋蛋液，尿糖加号基本没有了，这说明醋蛋液治糖尿病是很有疗效的。

我服用醋蛋液的体会是：①服醋蛋液后食欲增加。②全身有劲。③原先尿是浑的，服醋蛋液后非常清。④体重增加4千克。我服醋蛋液的同时还配合服用优降糖和降糖灵片。

荐方人：河北省卢龙县石门转贸货栈魏质原

注：醋蛋液治病法，请见本书附录三。

百姓验证

● 广东广州市五羊新城寺右新马路103号彭宗堂，男，35岁，保安员。他来信说："我的老乡张永洪得了糖尿病，在医院治疗花费500多元未愈。后来我用本条方为他治疗，1个月治愈，至今未复发。"

● 江苏通州市师范桥新村吴国梁，男，56岁，工人。他来信说："我在2001年3月经市人民医院和市中医院确诊为糖尿病、脂肪肝、高血脂症。人总觉得没劲，身体虚弱，服用了600多元钱的药也不见好转。后来我按本条方服用醋蛋液，1年后去医院检查，血糖降至正常，尿糖也是阴性。为巩固疗效，现在我一直服用醋蛋液。"

334. 我坚持服醋蛋液治糖尿病效果好

我患糖尿病，年高病深，尿糖一般为4个加号。服用醋蛋液后，逐渐将药物降到每日服1片优降糖，尿糖加号控制在1~2个，我很满意。2个月后，我大胆地停用了降糖药，只服醋蛋液。过了一段时间，取样化验，尿糖加号消失。更为可喜的是糖尿病的一些并发症，如臂膀痛、手麻木均有好转，我高兴极了，认为这回是彻底好了，便把醋蛋液也停用了。没想到停服醋蛋液不到1个月，又感觉不适，经

内分泌及代谢疾病

化验尿糖又增加了, 血糖也高了。我急忙又制作醋蛋液服用, 令我高兴的是, 服醋蛋液后病情又见好转。为接受上次停服醋蛋液的教训, 我这次打算长期坚持, 以求痊愈。

荐方人: 山东济南建材厂　李传印

注: 醋蛋液治病法, 请见本书附录三。

百姓验证

● 贵州龙里县解放街16号张维忠来信说:"我自己和老伴均患糖尿病, 带甜的水果不敢吃, 见糖惧怕, 口腔老发炎, 尿糖总是3~4个加号。4年多来, 吃药打针花去数千元未治愈。用本条方并结合尿疗法治疗2个月后, 我们老两口的糖尿病都得到了控制, 自觉症状全没了。"

● 福建龙海市紫泥镇周亚助, 男, 64岁, 农民。他来信说:"我母亲今年89岁, 患糖尿病, 我用本条方为她治愈。"

335. 我老伴连服猪胰子山药汤治好了4个加号的糖尿病

1983年我老伴患糖尿病, 身体日渐消瘦, 尿糖4个加号。西医主张定时注射胰岛素治疗, 我未照办。后来我从《内科学》上查到猪胰子山药可治糖尿病, 就试用此法为她治疗。用后病情见好, 即继续服用。

方法: 从杀猪场买猪胰脏若干, 冷冻贮藏, 每个猪胰子分2次煮汤用。将猪胰子洗净切成薄片, 每次加山药50克, 也切成片(最好是市场卖的鲜山药, 中药店买的干山药亦可), 放在一起煮汤, 煮沸后20分钟, 稍凉, 即可服用。煮时不加盐及任何调料。日服1次, 早晚均可。

我老伴连续服用2个月, 再化验, 糖尿病症状全部消失, 至今未犯。

引自:《老年杂志》

百姓验证

● 新疆乌鲁木齐市林建总公司王华民来信说:"患者赵某得糖尿病3年多, '三多一少'症状明显, 尿糖检测常为3~4个加号, 曾住院治疗过, 钱没少花, 病一直未治好。后来, 用本条方治疗1个多月, 现已痊愈。今日见他, 红光满面, 精神焕发, 身体较以前胖多了。"

中国家庭自疗千方经典

336. 我的糖尿病服此良方10剂痊愈

1989年夏，经检查，发现自己患了糖尿病。住院治疗20多天，出院后又服中药40余剂，均不见效。偶得一验方，服了10剂，竟获痊愈，至今5年多病未复发。现将此方介绍如下：

配方及用法：元参、麦冬、熟地、黄芪各90克，云苓、栀子、花粉各15克，山萸肉30克，豆豉45克，知母30克，水煎服。每剂煎3次，将3次药汁混合搅匀，早、中、晚饭后各服1次。

根据病症，在此方基础上可适当加减。属上消烦渴多饮者，加生石膏50克；属中消多食善饥并大便秘结者，加芒硝8克；下消尿多似脂膏者，加龙骨、牡蛎各15克；失眠多梦者加炒枣仁15克；尿频者，加黄柏9克，肉桂6克。

荐方人：河南商水农场工业科黄福林

百姓验证

● 河北尚义县安宁街858号刘宣麟，女，48岁，医生。她来信说："张芬患糖尿病及多种疾病，我告诉她用本条方与手脚穴位按摩法联合治疗，结果收到了很好的效果，糖尿病指数基本恢复正常。"

337. 我单用苞米缨子煎水已治好10多位糖尿病患者

苞米缨子煎水喝能治好糖尿病，在我们这儿已有不下10人用此法治好了多年的糖尿病。

方法：取苞米棒尖部突出的红缨子100~200克，用煎药锅加水煎煮，日服3次，每次两小茶杯，不用忌口。连服效果显著。

百姓验证

● 辽宁辽阳农机修造厂梁殿喜用本条方治好邻村3位糖尿病患者。经过医院检查，3个人的身体都已经恢复正常。

● 山西灵丘县城建局刘维的姨夫患糖尿病一年多时间，在医院花去了240多元也未治好。后来用本条方治疗，仅花15元钱，治两周就痊愈了。

338. 我亲属患糖尿病仅用黄连素就使血糖降下来了

黄连素是常见的抗肠道感染药物，具有副作用小，服用安全方便等优点。曾有多起报道，每日服3次黄连素，每次0.3～0.5克，可治疗糖尿病。不久前，北京建筑工人医院于棉荣医生等经6年临床观察，再次证明了黄连素对糖尿病确实具有可靠疗效。

他们共观察了105例非胰岛素依赖型（Ⅱ型）糖尿病患者。在服用黄连素2周后，病人血糖、尿糖全部降至正常，"三多"症状（多食、多饮、多尿）全部消失。

其中11例使用小剂量黄连素治疗3年多，血糖一直在正常范围内。无论药量大小，均无不良反应发生，血糖降至正常后也无低血糖发生，说明该药对正常血糖无影响。又经研究证实，黄连素兼有磺酰脲类和双胍类降糖药的特点，它不影响胰岛素分泌释放，也不影响肝细胞膜胰岛素受体数目和亲和力，是一种安全有效的降血糖药物。

荐方人：四川成都　蒲昭和

百姓验证

●辽宁抚顺市抚东街36号楼王忠龙，男，65岁，工人。他来信说："亲属张振患糖尿病，在本厂医院化验尿糖4个加号，当时一顿能吃4个馒头、2碗饭，一天喝四暖瓶水。他老伴来我家述说其病情，我劝她放心，说我有治糖尿病的好方。随后我就用本条方为他治疗，并嘱他每天早晨不吃主食，只吃一两碗水豆腐。这样治疗了半个月，他的血糖就由原来的12.8mmol／L降至7.8mmol／L，尿糖已无加号了。他高兴得又随意吃喝起来，1周后，血糖又有所升高，于是又坚持按上方服用半个月，血糖、尿糖降至正常。现在每隔半个月去医院化验一次，已有4个月没有复发。"

●广西河池汽车配件公司陈远忠来信说："我于1992年患糖尿病，曾服达美康、天安堂泰等降糖药，这两种药价格高不说，服后血糖与尿糖还不稳定，时高时低，难以控制。自从1996年7月按本条方开始服黄连素片至今，血糖与尿糖均控制在良好的范围内，效果特好。"

339. 我用手脚穴位按摩法为老伴治糖尿病疗效很好

糖尿病是一种内分泌系统疾病，也　是中老年多发病，主要是由于体内胰岛素减少或缺乏，引起糖代谢紊乱所致。糖尿病的自觉典型症状为"三多一少"：多食、多尿、多饮和体重减轻。

脚部选穴： 15，16，17，13，18，19，39，40。（见图22）

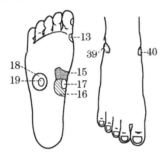

图22

按摩方法： 15，16，17要三穴连按，用按摩棒大头从15推按至17，双脚取穴，每次每脚每三穴推按10分钟。13穴用按摩棒小头点按，双脚取穴，每次每脚每穴点按5分钟。18，19两穴连按，右脚取穴，用按摩棒大头推按，每次推按5分钟；39，40两穴同按，用拇指和食、中指捏住踝骨凹处，向上推按，双脚取穴，每次每脚每

两穴推按5～10分钟。每日按摩2次。

手部选穴： 治疗糖尿病，应采取中指基关节16点穴道的五穴灸治法治疗。治疗前将中指基关节至手腕横纹画一垂直线，分16点穴。治疗时选16点穴道中的1，2，3，12，16五穴，用香烟灸，每穴将点燃的香烟逐渐逼近穴道，有灼热感时稍撤离一点，如此重复7次。每日治疗2次。入浴前1小时内不宜施治。（见图23）

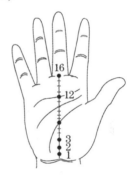

图23

注： 手脚穴位按摩治病法与按摩工具，请见本书附录一。

百姓验证

● 吉林大安市安广镇离休干部周航说："我老伴于1987年得了糖尿病，多方治疗，时好时坏，全身无力，夜间排尿6～7次，并合并尿失禁和尿路感染。看她十分痛苦的样子，家人非常焦急。在多方求医无效的情况下，喜得此方，我决定给老伴按摩试试。为了检查效果，按摩前陪老伴去医院进行了化验，化验结果：尿糖4个加号，血糖320mg/dL。从6月20日起，我按方为老伴按摩有关治疗糖尿病的穴位，并配合服用中药制剂消渴丸。1周后，尿糖降到2个加号；2周后，尿糖只剩1个加号，夜间排尿次数减少为2～3次；3周后，尿糖阴性，到9月20日已经坚持按摩3个月，经医院化验，尿糖阴性，血糖降到150mg/dL，排尿正常，尿路感染痊愈。现在我老伴做饭、洗衣服、做棉衣等家务活都能干了，全家

内分泌及代谢疾病

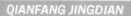

人非常高兴。"

　　● 辽宁法库县登仕堡镇粮库齐志斌,男,70岁,干部。他来信说:"我于1989年患糖尿病,多方治疗均不见好转。后来按本条方取穴,用烟头火灸,每穴点灸7次,每天治疗两次,连续两年来,坚持不懈,病情基本好转,每天都能干些零活。"

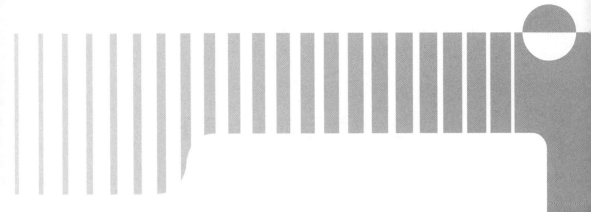

ZHONGGUO JIATING ZILIAO
QIANFANG JINGDIAN

神经与精神系统疾病

眩晕（美尼尔氏综合征）

美尼尔氏病是一种反复突然发作的旋转性眩晕，伴有耳鸣、耳聋等主要症状。本病的主要特征是反复突发性眩晕，并无先兆，可在睡梦中发作惊醒，患者感到天旋地转，伴有恶心、呕吐、面色苍白、出冷汗、固定体位不敢动弹，如体位提起有变动则眩晕加重。发作期间出现耳鸣、耳聋症状。每次发作持续几分钟，有时也可持续数日。发作过后症状完全消失。

340. 我用本方治眩晕疗效好

配方及用法：天麻、熟地、党参、黄芪各25克，1只童子母鸡（已成熟，未下过蛋的），一起煮熟（注意不放任何调料），分早、晚2次空腹服完，最好是发病时用。

我在26～40岁时，患眩晕症，后来服上药2剂，至今已71岁，再未犯过。以后又介绍给数人，均有效果。（范欣）

引自：1996年5月第3期《健康指南》

百姓验证

●广西田阳县那坡镇卫生所韦保凡，男，70岁，医生。他来信说："村民苏某患眩晕症，经常发病呕吐，天旋地转，不能下床，不思饮食，多方治疗始终不能根除。后来用本条方治疗，一次见效，现已有一年多未见复发。"

村民韦文瑞患突发性高血压，住院治疗7天，花费500多元，出院后血压正常，但有时眩晕，吃药也不见好转。后来我用本条方为其治疗，只花20多元钱，现在不眩晕了，睡眠也很好，食欲增加。"

●重庆市忠县石宝坪山龙滩邓明材，男，84岁，教师。他来信说："本县熊晓燕，女，17岁，患眩晕症。我用本条方为她治疗，两剂治愈，至今未见复发，才花20多元钱。"

341. 我用独活鸡蛋方治眩晕有良效

浙江一带用独活鸡蛋治疗眩晕，效果显著，治后多不复发。

配方及用法： 独活30克，鸡蛋6个，加水适量一起烧煮，待蛋熟后敲碎蛋壳再煮一刻钟，使药液渗入蛋内，然后去汤与药渣，单吃鸡蛋。每日1次，每次吃2个，3天为一疗程，连续服用2~3个疗程。

百姓验证

● 辽宁盘锦市辽河油田运输公司吴顺希，男，63岁。他来信说："我本人1987年患眩晕症，到卫生所买了西药治愈后，过一段时间又复发。用本条方治疗，吃完药就好了，而且到现在也没有复发过。"

"有一位女职工患眩晕症，一个多月都无法上班，天天打针吃药，医药费花了800多元，病未见好。后来用本条方治疗，她的眩晕症很快就好了，才花10多元钱。"

● 新疆伊犁邮电局李国君，男，45岁。他来信说："我用本条方将单位职工家属崔琴的眩晕症给治好了。此人曾在地区医院治疗一个多月，稍好后出院，不久又复发。我按本条方为她治疗，只服用6个鸡蛋，她的病就痊愈了，至今也未复发。"

● 江苏通州市忠义乡六组季妙贤，男，50岁，医生。他来信说："季彩群患眩晕症多年，每次发作头昏、眩晕，恶心呕吐。经打针吃药只能暂时控制住，而后又复发。我用本条方为她连续治疗3个疗程，病情好转，至今未复发。另外，我用此条方又治愈12名头晕恶心呕吐患者，一般1~3个疗程就好了。"

 342. 我用参冰合剂治美尼尔氏综合征300例均痊愈

主治： 美尼尔氏综合征。

配方及用法： 红参须15克，炙白附子8克，冰糖100克。用水500毫升与上味同煮沸10分钟后，同红参须频服，1日数次，2日1剂。炙白附子不可单服，如误服炙白附子，舌和嘴唇如针刺而有麻木感。

疗效： 临床观察300例，全部治愈（用药2剂头晕、干呕、耳鸣等症状消失）。

荐方人： 湖南省永顺县　钟新华

引自：《当代中医师灵验奇方真传》

神经与精神系统疾病

百姓验证

● 广西玉林市江岸开发区10区丘旭家，男，63岁，退休干部。他来信说："我邻居覃铭因劳累过度得了眩晕症，天旋地转，心烦欲吐。在市中心医院治疗15天，花费2000多元，出院后不久又复发。二次住院，又花费5000多元，出院后每半个月出现几天头晕，并呈周期性。后来我用本条方并结合343条方对他进行治疗，并让他加强营养，1个多月他的病就痊愈了。"

343. 我用仙鹤草治美尼尔氏病有效率100%

主治: 美尼尔氏病。

配方及用法: 仙鹤草100~120克，加水500毫升，煎至400毫升，每日1剂，分2次口服。5天为一疗程，均治1~2个疗程。

疗效: 用此方治疗美尼尔氏病50例，痊愈30例，有效20例，总有效率100%。

荐方人: 黑龙江省农垦前哨医院王清贵

引自:《当代中医师灵验奇方真传》

百姓验证

● 云南昆明市人民东路119号普林兴来信说："我将本条方介绍给许多朋友和同事治疗眩晕症，均获得了满意效果。"

● 福建尤溪县溪尾乡埔宁村151号纪儒，男，27岁，医生。他来信说："我母亲多年前患眩晕症，花了300多元钱也未能治愈。后来我用本条方为她治疗，连服两次药就治好了，而且至今未犯。"

344. 我利用此秘方治眩晕效果显著

配方及用法: 法半夏10克，茯苓10克，鲜生姜10克，泽泻2克，白术10克，生牡蛎12克，钩藤15克（后下），每日1剂，水煎服。年高气虚者加党参，手足麻木者加桂枝。

疗效: 用上方治疗风痰眩晕患者18例，全部有效，服药2剂，眩晕缓解；服药5剂，症状消失。其中有6例治愈后1年内复发，仍用本方治愈。

引自:《黑龙江中医药》（1984年第3

期)、《临床验方集锦(续二)》

● 广西南宁市建政路1号张泰贵,男,74岁。他来信说:"去年我早晨起床突发头晕倒地,卧在床上感到天花板在转动。用本条方治疗,仅5天时间,眩晕症就好了,至今未复发。"

345. 用嚼咽生姜法治眩晕症可迅速见效

一位姓佟的女士,43岁,原有内耳眩晕史。1982年7月24日,因劳累突发眩晕呕吐,频繁发作,投西药降颅压、脱水、镇静止呕不效。8月1日晚求诊,10分钟左右呕吐一次,饮水即吐,眩晕不能起床,行立则欲倒地,脉象沉迟而弱,舌淡苔白,一派虚寒之征,遂用生姜一块(约10克)嚼后咽下。服后呕吐即止,眩晕顿减。后嘱其休息调养,未服其他药物,3日后饮食如常,眩晕未再发作,能正常参加劳动。

引自:《四川中医》(1985年第4期)、《中医单药奇效真传》

● 河南郑州市政七街六号院李树彬,男,74岁,离休。他来信说:"我用本条方治好了老伴的眩晕症,未花分文。"

● 湖北武汉市汉口汉宜路41号白远兰,女,60岁。他来信说:"我用本条方治好眩晕症患者20人。"

346. 我患眩晕症5年只用白果散就治愈了

配方及用法:优质白果仁30克(有恶心、呕吐症状者,加入干姜6克)。上药研为细末,等分为4份,每次1份,温开水送下,早、晚饭后各服1次。一般服用4~8次即可痊愈。

疗效:近20年来,用上方治疗眩晕,屡屡获效。

引自:《中医杂志》(1986年第11期)、《单味中药治病大全》

百姓验证

● 云南建水县朝阳南路5号普华来信说："我患眩晕症5年，原先晕一下就过去，未引起重视，后来眩晕病发，引起呕吐达2小时，最后吐血，住院治疗26天，花医药费3556元。稍有好转出院，第二次复发又花掉4572元，两次共花费8100多元，仍未治愈。后来我用本条方治疗，仅花5元多钱，不长时间就治好了，而且至今未见复发。"

● 广东雷州市松竹镇西园村黄铭世来信说："我村黄南的爱人患头晕五六年时间了，经中西医治疗均无效。我用本条方为她治疗，服药4次见效，又服4次，就彻底治愈了。如今已有一年多没复发。"

347. 我用单药仙鹤草治好了自己的眩晕症

配方及用法： 仙鹤草100克，水煎，每日1剂，分2次服。

疗效： 所治42例均痊愈（临床症状全消失，追踪观察3年未复发），治愈时间为1～6日。

引自：《中西医结合杂志》(1986年6月第8期)、《单味中药治病大全》

百姓验证

● 江西武宁县罗溪乡坪港叶礼忠，男，48岁，教师。他来信说："我患眩晕症已有一年多，服过多种药，但都收效甚微。后来用本条方治疗，仅服药6天，此病便告痊愈。"

348. 我用鲜仙鹤草治好朋友已患3年多的眩晕症

一位姓陈的妇女，56岁，突发性眩晕反复发作20余年，开始每年发作2～3次，后来发作逐渐频繁，近两年每年发作6～7次，每次发作超过10天。经医院诊断为美尼尔氏病。曾用阿托品、安定等西药和天麻钩藤饮等中药治疗，效果不佳。今晨眩晕又发作，天旋地转，泛上欲呕，耳鸣，面红、舌红、苔薄黄。证属阴虚火旺。试用新鲜连根仙鹤草约300克，加冷水煎数沸后去渣，熬成汤汁约300毫升，分早、中、晚3次服下，2剂后自觉症状减大半，上方再进1剂，诸症若失。追访10个月，眩晕未再发作。

引自：《浙江中医杂志》（1990年第9期）、《中医单药奇效真传》

百姓验证

● 江苏扬州市南湖巷甄雨波，女，75岁，退休干部。她来信说："我的朋友李秀兰患眩晕症3年多，每天都要复发多次，经常晕倒，一个人不能行动，非常苦恼。后来我用本条方为其治疗，仅用药3天就好了，至今未再复发。"

晕 车

为什么会发生晕车呢？这是因为有些人的内耳前庭和半规管过度敏感，当乘车时，由于直线变速运动、颠簸、摆动或旋转时，内耳迷路受到机械性刺激，出现前庭功能紊乱，从而导致晕车。

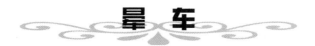

349. 用生姜片贴敷太渊穴治晕车效果好

晕车，多为出门旅行的患者所苦恼，用生姜片贴敷法防治，效果令人满意。

方法： 取生姜一块，切成1~2毫米厚的薄片，大小约1厘米×2厘米，坐车前数分钟用胶布固定在任意一侧的太渊穴位置上即可。

荐方人： 河南焦作电缆厂 张祥瑞

百姓验证

● 吉林长岭县邮局宋德才，男，68岁，退休干部。他来信说："我老伴有晕车史，我用本条方和350条方联合为她治疗后，就再也没晕过车。后来我又用此条方治疗多人的晕车，也都有效。"

神经与精神系统疾病

350. 我用伤湿止痛膏贴脐治晕车效果好

我用伤湿止痛膏贴脐治疗老年旅游晕动病56例，54例有效，有效率达96%。

方法：乘车或乘船前先用温水洗净脐部皮肤，然后用伤湿止痛膏贴于脐部。

脐位于腹部正中，为任脉神阙穴所在部位，与督脉相表里，又为冲脉循经所过部位，内连十二经脉，与五脏六腑经络有着广泛而密切的关系。据现代医学研究，脐中分布着丰富的血管及大量的淋巴管和神经，皮下无脂肪组织，有利于药物的穿透吸收。

伤湿止痛膏携带方便，比服用乘晕灵等药物简便。伤湿止痛膏气味浓烈，具有芳香走窜，开窍透析之功，通过对肚脐持续的刺激作用，药效得以充分发挥，达到疏通经络、调理气血、调整脏腑功能之目的。（王明阳）

百姓验证

● 浙江东阳市西花园里112号李正雪，女，67岁，退休。她来信说："我因晕车而从不敢坐车，自从用本条方治疗后，乘坐几个小时的汽车，一点不适的感觉都没有了。"

351. 我以生姜敷内关穴治晕车很见效

有晕车史的人，在上车前半个小时内，切一片鲜生姜贴于双侧的内关穴（位于前臂掌面的下段，第一横纹正中以上2寸），用胶布或布条固定好，乘车时就不会晕车了。如是上车后出现晕车现象，可先对内关穴按摩片刻，再按前法贴上鲜姜片，即可避免晕车。

百姓验证

● 贵州惠水师范王兆美来信说："我自幼晕车，不论坐什么车，总感到头晕脑涨，后来用本条方治好了。"

头 风

头风有正头风、偏头风之分。痛在头之当中者，叫正头风；头之左半部或右半部痛的，叫偏头风。本病病况特殊，有时隐隐作痛，时痛时好；有时畏风畏寒，风寒起，痛不可忍。

352. 我以此家传秘方治头风（眼花昏迷）病多例均治愈

配方及用法： 松针叶（马尾松）、枫树叶、桃树叶等量，捣烂后加适量葱头、食醋敷于额部。一般敷2~3次均可治好头风病。冬天没有枫树叶和桃树叶，其树皮也可以。

此方为家传秘方，效果非常好。

荐方人： 福建福鼎秦屿镇　陈年恭

百姓验证

● 湖南沅陵县明溪口田村刘书盈，男，55岁。他来信说："我小妹刘书清今年突患头痛病，坐卧不安，睡觉不能翻身。曾到村卫生室、沅陵人民医院治疗，做扫描、脑电图均未查出原因，只好用点滴维持现状，花费1600多元也没效果。后来我用本条方为她治疗，用药第二天就能下地干活了，3天后彻底康复了。"

● 江西靖安宝峰华坊舒信堂的父亲患头风痛症，用本条方治疗很快痊愈。

353. 我用本方治剧烈头风痛很快见效

头风痛症状： 前额剧痛，像两支箭头从两侧太阳穴穿至脑门，头似炸开一样，疼痛难忍。此病由内伤外感风寒引起。

配方及用法： ①用料：高粱粒大小的水沙，能盖过前额的纱布袋，醋、勺。②操作：用勺把沙子炒至烫手的热

神经与精神系统疾病

度，趁热装袋敷在前额上。在沙袋下面事先垫上洒好醋的毛巾，如太烫，可厚垫，不太热，要少垫。毛巾干了，要再洒醋。备两个沙袋轮换用，一边炒一边敷。敷两袋后，患者感到舒服，直到敷出凉汗后即愈。

荐方人: 河北围场县兽医站　郭今廷

百姓验证

● 河北围场县大石门郭树阁，在正月初三早饭后骑自行车载人走一段路，晚饭后头痛剧烈不止，去医院治疗未愈。后来用本条方治疗，当天即痊愈。

354. 我用消风汤加减治头风121例均有效

主治: 头风（风火上扰）。

配方及用法: 柴胡、僵蚕各10克，天麻、川芎、黄芩、钩藤各15克，珍珠母、生石膏（先下）各20克。上药煎20~30分钟，取汁约150毫升，两煎分2次服，每日1剂。火盛者加龙胆草15克，偏头痛者加蔓荆子15克，目痛者加菊花15克，牙痛者加细辛5克，巅顶痛者加藁本15克。

疗效: 治疗患者121例，治愈110例，有效11例，有效率100%。

荐方人: 吉林农垦特产高等学校孔令举

百姓验证

● 重庆市忠县石宝坪山龙滩邓明材，男，84岁，教师。他来信说:"本县涂井乡的江诗福患头痛病，在医院治疗未愈。后来，用本方很快就治好了。"

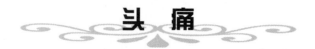

头 痛

头痛是临床上常见的一种自觉症状，指局部或整个头部疼痛的感觉，可以出现于多种急慢性疾病之中。引起头痛的原因虽然很多，但不外乎外感和内伤两大类。外伤跌仆以及久病入络也容易引起头痛。头痛可见于现代医学内、外、神经、五官等各科疾病中。

中国家庭自疗千方经典

355. 我用复方天麻液治头痛昏迷患者50余人全部有效

我乡一位复员军人，过去一头痛就昏迷，在部队医院治疗数年仍未见效。后来按下述方法治疗，至今20多年未复发。我用此方法治疗50多位头痛患者，全部取得满意疗效。

配方及用法： 天麻250克，党参250克，当归200克，人参10克，大枣250克，核桃仁250克，蜂蜜1000克，猪油（不放盐）1000克。将上药共泡在一个罐头瓶里，盖严，7天后将天麻取出切细，再放入瓶内泡1个月，即成药液。每天早上将泡的药液舀一匙和甜酒在饭甑上蒸热，分早、中、晚3次服，坚持服用一段时间即可。

荐方人： 四川省南川县　冯吉山

引自： 广西科技情报研究所《老病号治病绝招》

百姓验证

●陕西宝鸡市牟掌权，男，56岁，退休。他来信说："我用本条方不仅治好了老伴的头痛，还治好了另外30多人的头痛病。"

356. 我用蛋配诸药治头痛病有显效

我到王庙村搞调查，认识了一位郎中，他告诉我一个治老年人头痛的单方，我给母亲、岳母和乡敬老院的两位老人试用后获得满意效果。

配方及用法： 鲜鸡蛋2个，白菊花、白芷、川芎各30克，防风15克。用针将鸡蛋扎数十个小孔，同药放入沸水中煎煮，待蛋熟后，去蛋壳和药渣，吃蛋喝汤，一般2天就可痊愈。

荐方人： 四川富顺县新雨乡技校高术财

百姓验证

●辽宁凌海市卫生防疫站刘艳伟，女，50岁，检验师。她来信说："朋友张毅之妻生小孩时落下头痛病，夜间头痛得厉害，需用人按摩。后来经我用本条方治疗，头3天服药后疼痛消失，5天后头未再疼。"

神经与精神系统疾病

357. 我用白芷乌头散治头痛很有效

主治: 偏正头痛, 诸风、火、寒头痛。

配方及用法: 白芷(炒)7.5克, 川芎(炒)、甘草(炙)、川乌(半生半熟)各30克。上药炒炙好后, 共研细粉, 青茶(半发酵的乌龙茶)与薄荷煎汤送下。每次服3克, 每日2~3次。服药期间忌食生冷油腻之物。

按语: 白芷, 去头面之风而止阳明头痛; 川芎上行头角, 助元阳之气而止痛; 炙甘草则温中而健脾胃, 解乌头之毒; 川乌(半生半熟)上行而走表, 走里入肾而引火归源。此方配伍精珍, 经过炒炙其奥妙无穷。

荐方人: 黑龙江省德都县城关乡高宝山

引自:《当代中医师灵验奇方真传》

百姓验证

● 重庆市忠县石宝坪山龙滩邓明材, 男, 84岁, 教师。他来信说:"忠溪镇何如举于2001年3月头部剧烈疼痛, 吃头痛粉、止痛片无效, 住院治疗7天, 花去人民币680多元, 病情不但没有好转, 反而逐步加重。后来我用本方为他治疗, 吃药3天见效, 服完1剂药, 仅10天就彻底治愈了, 才花几元钱。至今已近2个月未复发。"

● 辽宁抚顺市18号信箱王忠友, 男, 65岁, 退休。他来信说:"患者马某患头痛20余年, 有时痛起来整夜睡不着觉, 经中西医多方治疗, 花费上万元, 头痛病非但不好, 而且越来越严重。后来我用本条方为他施治, 服药1剂痊愈。"

● 新疆石河子市143团汪义林来信说:"我爱人患顽固性头痛达27年之久, 经医院诊断为脑血管神经性头痛。每年总是不断地去医院看病吃药, 花掉药费近万元, 最后还是无效。盾来用本条方治疗10天, 只花5元钱, 病情就有明显好转。又继续治疗, 一天比一天好。"

358. 我用注射丹参液方法治血管神经性头痛屡屡获效

配方及用法: 复方丹参注射液4毫升(每2毫升含丹参、降香各2克), 加入50%葡萄糖注射液40毫升, 静脉缓慢推注, 每日2次。烦躁不安者肌注安定10毫克。

疗效: 1990年第5期《临床荟萃》报道, 此法治血管神经性头痛有效率100%。

引自:《实用西医验方》

● 甘肃秦安县郭加乡胥毅,男,30岁,医生。他来信说:"我舅母和表姐都患血管神经性头痛,我用本条方为她们治疗,当天见效,一星期就治愈了,至今已3年多没复发。"

359. 我利用三种西药治血管神经性头痛有效率100%

配方及用法: 强的松20毫克,维生素K₃8毫克,扑尔敏4毫克。口服,每日3次,连服3天,然后将三种药剂量减半继续服3天,6天为1个疗程。

疗效: 据四川万县分水镇医院李兴立医师报道,经1个疗程治疗62例,治愈58例,有效4例,有效率100%。

本法简单方便,疗程短,无明显副作用,易为患者所接受,有推广价值。

引自:《实用西医验方》

● 四川资阳市丰裕镇王清河,男,60岁。他来信说:"我用本条方治好了我爱人和女儿的头痛。"

360. 我用耳背放血法治各种偏头痛均有效

偏头痛是一种常见病,多见于青壮年女性。本病发作一般持续数小时或数日,病人常带有一种痛苦表情而就医。

可用细三棱针(针刺工具)进行放血。首先选准耳背面小静脉管1~2处,随后用酒精棉球进行擦拭消毒(针具也同时消毒),之后手持三棱针在静脉管上刺入0.5毫米左右深度,使之出血数滴,最后以酒精棉球压迫出血点2~3分钟,防止继续出血。

● 湖南郴州市完小王水莲,女,45岁,教师。她来信说:"郴州市北湖区张建军患偏头痛7年多,每天都要阵发性痛一次,经多方治疗效果不佳。2003年9月21日,我用本条方为他治疗,结果1个疗程(15天)就治愈了。"

神经与精神系统疾病

361. 我以萝卜冰片汁滴鼻治偏正头痛当即见效

配方及用法：鲜青头白萝卜1个，冰片少许。将萝卜切去青头少许，用粗针对准青头切面频频捣戳，待出汁，将冰片粉撒入汁中溶化。临证时嘱患者仰卧，用滴管吸取药汁适量，滴入鼻中治疗头痛（左侧头痛滴入右鼻孔，右侧头痛滴入左鼻孔，全头痛交替滴两鼻孔）。一般滴鼻后，头痛会立即减轻。本方适用于偏正头痛。

引自：《中药鼻脐疗法》

百姓验证

● 湖南衡阳市衡阳医学院放射科刘光华来信说："衡山县永和乡谭深患头痛5年，曾花费1000多元未能治愈。后来我用本条方为他治疗，仅3天就治愈了。还有一名女性头痛患者，患头痛10多年，在医院花费2000余元未能治愈，后来疼痛加剧，抱头大哭。到医院做CT检查，诊断为血管性头痛，住院治疗又花去2000余元仍未痊愈，而后我用本条方为其治愈。"

362. 我利用芎脑芷汤治顽固性头痛有显效

配方及用法：羊脑1个，川芎6克，白芷10克。将羊脑用热水烫一下，使脑质变硬，挑净其中的筋血，放入砂锅内，然后加500毫升水，放入川芎和白芷盖盖煎煮，1小时后除去药渣，吃脑喝汤。每天服1剂，服两三剂为宜。有时1剂就可治好年久不愈的顽固性头痛。

引自：《偏方治大病》

百姓验证

● 贺某，女，56岁，山西省大宁安古村人。1972年5月初诊，自述患阵发性头痛，反复发作10余年。起初怕寒，迎风则头痛剧烈，故常年戴帽子而防头痛发作。十几年来，帽子越戴越大。她戴上大帽子，在大宁城内赶集，人们认为她是"精神病"，围着一圈人看她。她曾到临汾、太原等地看过病，有的医生还真的按精神病给她治过。她的病西医诊断为神经性头痛，曾服过健脑汁、谷维素、卡马西平等，未能见效。有位名中医按阴虚阳亢、气血俱虚辨证，以滋阴潜阳、养血补血治疗，头痛仍不减轻。来诊时已是夏天，还穿棉背心，自述头顶怕风，不戴帽子不行，诊见畏寒怕冷，两足不温，舌淡，苔薄白，脉弦沉缓，按脾肾阳虚辨证施治，投以吴茱萸汤加减：吴茱萸10克，党参12克，干姜15克，川乌10克，升麻12克，川芎40克，白芷20克。服药10剂，头痛有减，但仍感脑海空虚，怕寒、怕风。改用芎脑芷汤（见"配方及用法"），每天1剂，3天后头痛大减，把棉帽子换成夹帽子，也不觉头痛得厉害。最后大胆地把帽子给摘了，也没有不适感觉。她的头痛病治好了，一传十，十传百，方圆几十里地的亲友都来祝贺，都说偏方治了大病。

● 四川冕宁县泸沽镇五一村余兴华，男，37岁，农民。他来信说："我爱人患头晕头痛症，我用本条方为她治愈。"

363. 我用羊脑子鸡蛋治头痛效果特别好

配方及用法： 羊脑子1个，鸡蛋2个，红糖100克。将以上三样放在碗里炖熟，加白酒或黄酒100克，一次吃完。一般连吃3剂即愈。

说明： 以脏补脏，以脑补脑，为中医常用治法之一。

荐方人： 河南孟津县纪检委　陈新富

百姓验证

● 荐方人来信反映，自己10年前患头痛病，多方医治无效，后来经本村一位80多岁的老中医介绍此条方，服用后慢慢就好了。此条方还被介绍给另外4位头痛患者，他们服后均已痊愈。

364. 我爱人巧吃猪脑根治了头痛症

李某患头痛病多年，经用多种药物和针灸法治疗，都没有根治，时好时痛。后来采用民间偏方，用猪脑治疗，不到10天，痛感消失，至今20多年没有复发。

方法： 将猪脑洗净装入碗内，不放盐，不加水，用锅蒸熟，趁热吃下。两个猪脑为一次用量，能多吃也可以，每日早、晚各吃一次，7天即可显效。病情重者可多吃几日，吃好为止。

引自： 1996年9月28日《老年报》

百姓验证

● 贵州遵义市遵义铁合金有限公司朱伟,男,42岁,干部。他来信说:"我爱人患脑血管扩张症,经常头痛,吃镇脑宁、地巴唑、谷维素等药2个月,疗效不大。后来用本条方治疗两周,才花30多元钱就痊愈了。"

365. 我女儿的头痛病是用川芎鸡蛋治好的

配方及用法: 川芎20克,鸡蛋7个。将鸡蛋先放在水中煮至半熟捞出,用针刺上数个孔,再放入煎好的川芎药液内煮熟吃下。每日1剂。如一次吃不完,可分两次吃。

说明: 川芎,味苦辛温,《雷公药性赋》记载有补血清头,通络活血止痛之功效,鸡蛋乃补虚健脑之佳品。二者合用,补中有活,故对耗神、血虚所致头痛,效果显著。

荐方人: 河南民权县 宋宏志

百姓验证

● 广东省花县新华镇东莞小学林可景用本条方治好了邻居大娘的头痛症。

● 广西宾阳县新桥镇民范群英村王世和,男,54岁,农民。他来信说:"我女儿头痛,到卫生所打针吃药不见效,疼得直哭。我用本条方为她治疗,服药后就不痛了,至今未见复发。后来我又用此条方治好3名头痛患者。"

366. 陈菊惠用手脚穴位按摩法治好已患8年的头痛病

头痛是中老年多发病,发生原因比较复杂,有头部胀痛、剧痛、持续性痛、阵发性痛等多种。

从头痛的部位和经络的关系来看,前头痛与阳明经有关,偏头痛与少阳经有关,头顶痛与督脉和足厥阴肝经有关,后头痛与太阳经有关。全头痛多为脑动脉硬化、脑震荡引起。

脚部选穴: 主穴取53,54,55,56,13,5,7,2。(见图24)临床中应根据上述各种不同头痛酌加头部有关反射区。

按摩方法: 53,54,55,56四穴要连

按，用食指关节角从53推按至56，双脚取穴，每次每脚每四穴推按10分钟。13穴用按摩棒小头自上向下点按，双脚取穴，每次每脚每穴点按5分钟。5穴用拇指捏按。7，2两穴用按摩棒小头点按，均双脚取穴，每次每脚每穴按摩5分钟。每日按摩2次。

刺激35，2，23，每手每穴3分钟，每日数次。②头心痛，用梅花针刺激34，2，23，每手每穴3分钟，每日数次。③后头痛，用梅花针刺激31，2，23，每手每穴3分钟，每日数次。④两侧偏头痛，用梅花针刺激33，2，23，每手每穴3分钟，每日数次。⑤宿醉引起头痛，用梅花针强刺激35，每手每穴3分钟。

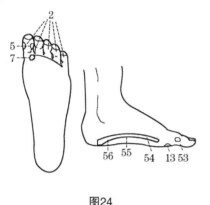

图24

手部选穴：2，23，31，33，34，35。（见图25）

按摩方法：①整个头部痛，用梅花针

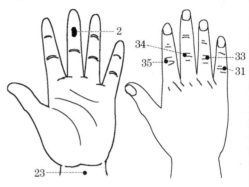

图25

注：手脚穴位按摩治病法与按摩工具，请见本书附录一。

神经与精神系统疾病

百姓验证

● 新疆石河子132团蔡玉叶，男，50岁，工人。他来信说："本连温学光患偏头痛，我用本条方为他按摩，他说此条方就是灵，比吃药还好得快。"

● 山东高唐县姜店乡张元刚说："昨天上午我感到后头痛，就用自制梅花针刺激手部23，31，2三穴，当刺完2号穴时，头痛症状消失了。"

● 江苏启东市北新镇北新街袁邦基，男，68岁，教师。他来信说："启东市纺织厂陈菊惠患偏头痛8年，吃药打针不见效果，自己刮痧，每天刮一次，睡半小时就好些，8年来天天如此，不是刮痧就是吃头痛药。后来用本条方治疗，连续按摩7天就好了，又按摩3天巩固疗效，至今已3年多未复发。"

各部位麻木

麻木是指肌肤、肢体发麻，甚则全然不知痛痒的一类疾患。多因气虚失运，血虚不荣及风湿痹阻，痰淤阻滞所致。

麻木是临床上常见的一种症状。所谓麻，是指皮肤、肌肉发麻，其状非痒非痛，如同虫蚁乱行其中；所谓木，指肌肤木然，顽而不知。二者常同时并见，故合称麻木。麻木常发生在四肢、手指、足趾、颜面、舌根等处，可见于多种结缔组织疾病、营养障碍疾病、代谢及内分泌障碍疾病以及其他疾病过程中发生的多发性神经炎之周围神经损害，也可见于周围血管病变或脑血管病变。从中医来看，主要有痹症麻木、中风麻木、血痹麻木和颜面神经麻痹4种。

中国家庭自疗千方经典

367. 我喝醋蛋液治全身麻木效果非常好

我已经80多岁了，最近2年突然全身麻木，特别是腿脚不灵，举步艰难。现在喝了20个醋蛋液，效果非常好。不但全身恢复了知觉，而且浑身轻松有力，特别是头脑清爽，精神十足，我高兴极了。我们这的老年人，普遍感到服醋蛋液后饭量增加了，睡眠好了，其中许多人治好了关节炎、气管炎。

荐方人： 黑龙江省嫩江农场　崔丙权

注： 醋蛋液治病法，请见本书附录三。

百姓验证

● 江苏泗阳医院季选洪，男，71岁，离休干部。他来信说："我朋友朱民患高血压达10年之久，在医院治疗不但无好转，反而加重，感觉头昏脑涨，四肢麻木无力，人变得急躁，经常发脾气。我用本条方为他治疗，现在血压降至正常，头脑也清醒了，性情温和，四肢麻木也消失了，饮食增加了。"

368. 我服醋蛋液治好了腿的麻痛症

我喝醋蛋液以前有3种病：一是腿麻木、疼痛。1979年冬突然右腿麻木、疼痛，不能走路，从腰部到小腿肚，痛起来像针刺骨似的难受，到医院住过2次院，医生用针刺我的小腿我也不觉得痛，吃药、打针、喝骨酒都不见效。到1980年我的左腿也和右腿一样麻木、疼痛。二是高血压。三是心脏病。这几年让病把我折磨得没活路，于是抱着试试看的心理制作了第一个醋蛋液。说也神奇，喝了3次后腿麻木、疼痛的感觉消失了。到现在为止，我喝了30个醋蛋液，腿已完全好了；原来收缩压26.6千帕（200毫米汞柱），现在血压正常了；心脏跳动也比过去稳定多了。

荐方人：黑龙江虎林县庆丰农场黄碧珍

注：醋蛋液治病法，请见本书附录三。

百姓验证

● 湖北武汉市江夏区流芳镇茶棚中建三局朱达银，男，50岁。他来信说："我爱人的姐姐右腿关节麻木、肿痛已2年多，上下楼要人扶着走，在武汉三家医院治疗过，打针吃药花了700多元都未能根治。我用本条方为她治疗，当服完1个醋蛋液后，上下楼就不用人扶了。服完3个醋蛋液后，症状完全消失，活动自如。"

● 广东韶关市武江路856号蔡保来信说："我两腿膝关节麻木、肿痛已有20年之久，有时痛得站立不稳，无法行走。以前也曾治疗过，但好后又复发。后来我抱着试试看的心理用本条方治疗，服了第一个醋蛋液后，麻木、疼痛感觉全部消失了，也不红肿了，活动也自如了，而且行走有力。"

369. 我用本方治愈了罗德音的双手麻木症

配方及用法：当归12克，桂枝6克，白芍12克，细辛3克，甘草5克，红枣5枚，木通10克，黄芪30克，鸡血藤30克，老鹳草30克。每日1剂，水煎服。

疗效：许某，女，成年。1981年5月6日诊。半年来双手麻木，夜间为甚，微冷，无红肿热痛，伴头昏，舌淡、苔薄白，脉弦细。服本药5剂后，双手麻木减轻，续服5剂痊愈。（吕志连）

引自：《湖南中医杂志》（1981年第6期）、《中医治愈奇病集成》

神经与精神系统疾病

百姓验证

● 湖南溆浦县水田庄乡一组曾社祥，男，49岁，教师。他来信说："罗德音，女，50岁。患双手麻木症，连筷子都拿不住，到处求医无效。我用本条方为她治疗10次痊愈。"

370. **我家的家传秘方治手脚麻木症数日见效**

我祖辈有一治手脚麻木秘方，经多人使用，疗效甚佳，愿献给广大读者。

方法： 采秋后霜打过的桑叶，晾晒干后，用砂锅煮沸，然后捞出叶子，待水温不烫时，用此水浸洗手脚。每天2次，数日内可见良效。

荐方人： 河北鹿泉市获鹿镇 梁纯英

引自： 1997年10月15日《辽宁老年报》

百姓验证

● 山西襄汾纺织厂吴信书，男，43岁，工人。他来信说："山西霍州的葛枝瑞患多发性大动脉炎，双上肢没有脉搏和血压，犯病时双手麻痛，着急时用玻璃片狠刮皮肤，有5个老中医都不敢给予治疗。我得知后，用本条方并结合醋蛋液疗法为其试治，病情得到了有效控制，现在双手麻木、疼痛现象均很少发生了。"

371. **我以木耳蜂蜜糖治愈了亲属的手足麻木症**

配方及用法： 黑木耳50克，蜂蜜50克，红糖25克。上药均分为3份，每日用1份。用时将木耳洗净放在碗内，把蜂蜜、红糖拌于木耳内，放入锅内蒸熟食用。以上剂量，3日食完。

引自：《实用民间土单验秘方一千首》

百姓验证

● 福建云霄县西园街西北路27号方文魁，男，71岁，退休。他来信说："亲属张德欣患手足麻木症，我用本条方为他治疗，现在已基本痊愈了。"

372. *我用点穴法治手麻疗效佳*

（1）**取颈臂穴**：该穴位于锁骨上凹，在锁骨内1／3与外2／3交界处向上1寸处。

（2）**操作方法**：患者坐在椅子上，解开衣扣，露出肩颈部。如患者右手麻木，治疗者应站在患者右侧，左手放在患者的右肩上，大拇指肚点压病侧颈臂穴；如患者左手麻木，治疗者应站在患者左侧，用右手操作。手法开始要轻，向穴位深部点捻下压，逐渐加力，使患者病位迅速得气，类似触电感沿颈臂的走向很快向手指尖放射，点压两三下即可。只要不是颈椎病或骨质增生均有疗效。轻者2~3次，重者3~5次即可痊愈。（宇峰）

百姓验证

● 甘肃秦安县北关槐树115号邓双喜，男，61岁，教师。他来信说："我用本条方治好了肩麻痛。"

三叉神经痛

　　三叉神经痛是三叉神经分布范围内阵发性反复发作的剧烈疼痛，是一种病因未明的神经系统常见病。大多数为单侧面颊疼痛。多发生于40岁以上的中年人或老年人，女性略多于男性。症状：三叉神经分布区出现撕裂样、通电样、切割样、针刺样剧痛，突发突止，持续数秒甚至1~2分钟，间歇期可长可短，常因咀嚼、刷牙、洗脸、说话等诱发。

373. *我服醋蛋液治好20年的三叉神经痛*

　　我从1967年患三叉神经痛，闪电式的剧烈疼痛使我食不能进，话不能说，真是痛苦。患病期间，我曾多次到青岛、济南等地的大医院求医，中西药也不知服了多少，也曾服过大量的镇定药。大夫主张给我做开颅手术切断神经止痛，我因怕

神经与精神系统疾病

出现后遗症没有做手术。我抱着试一试的想法，于1987年12月中旬开始服用醋蛋液，服了2个醋蛋液后感觉疼痛减轻，阵发性头痛时间缩短了，次数也减少了，服到5个醋蛋液以后基本痊愈。

荐方人：山东诸城市吕标乡　杨希宗

注：醋蛋液治病法，请见本书附录三。

百姓验证

● 四川达县教育学院何焕章，男，63岁，教师。他来信说："陈某因牙痛引发头痛不止，不能饮食，不能说话，痛苦不堪。医院确诊为三叉神经痛。中西药、针灸均未能解决问题，医生要为其手术治疗。她自感无法治好，非常绝望。后来经我介绍用本条方治疗，终于将三叉神经痛治好。"

374. 我用麝香塞耳法为亲属治三叉神经痛立见显效

方法：麝香少许，用绵纸包裹，塞入耳孔内（哪边痛，塞哪边）。

荐方人：河南洛阳栾川县赤土店乡尤永杰

百姓验证

● 山西太原市北城区迎新街道杨建政，用本条方治愈了孙爱萍的三叉神经痛。该患者患病7个多月，觉不能睡，饭不能吃，痛得流泪。经用此条方治疗，现在已完全止痛痊愈了。

● 黑龙江齐齐哈尔药材采购供应站李琴，用本条方治好了她亲属患了多年的三叉神经痛。

● 陕西咸阳市干休所崔惟光，男，76岁，离休干部。他来信说："我的一位亲属患有三叉神经痛，昼夜不得休息，用了不少药也不见效果。后来我用本条方为他治疗，一次治愈。"

375. 我用龙蝎饼贴治三叉神经痛45例全部见效

配方及用法：地龙5条，全蝎20个，路路通10克，生南星、生半夏、白附子各50克，细辛5克。上药共研细末，加药末量一半的面粉，用酒调成饼，摊贴太阳穴，

中国家庭自疗千方经典

用纱布包扎固定，每天1次。

疗效：用此方治疗三叉神经痛45例，痊愈42例，好转3例。

引自：《陕西中医》（1989年第5期）、《单方偏方精选》

 我以脚部穴位按摩法治三叉神经痛效果很好

取穴：5，7，2，13，53。（见图26）

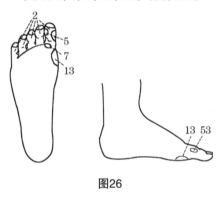

图26

按摩方法：5穴用拇指捏揉，力度要强，双脚取穴，每次每脚每穴捏揉5分钟。7，2，13三穴，均分别用按摩棒小头自上向下按压，双脚取穴，每次每脚每穴按压5分钟。53穴用食指关节角推按，双脚取穴，每次每脚每穴推按5分钟。每日按摩2次。

注：手脚穴位按摩治病法与按摩工具，请见本书附录一。

神经与精神系统疾病

坐骨神经痛

坐骨神经是支配下肢的主要神经干,沿着坐骨神经分布区域内即臀部、大腿后侧、小腿后外侧和脚的外侧面的疼痛,称为坐骨神经痛。由于其行经途中附近结构的病变引起的坐骨神经痛称为继发性坐骨神经痛。如腰椎间盘突出,脊柱、髋关节外伤、炎症、肿瘤,臀部肌肉注射部位不当等引起神经损伤,还有人体其他部位发生感染或受凉、潮湿等都可导致发病。

坐骨神经痛多发生于男性中老年,以单侧较多。此病发作急骤,自臀部至足趾酸痛,行动极不方便。有的如烧灼样或针刺样疼痛,夜间加重,有时疼痛向大腿后放射。

377. 我用此针灸法在10分钟内治愈坐骨神经痛

我在实践中,每次针对不同的穴位为病人治疗坐骨神经痛,都收到理想效果。现将我的用穴经验介绍给医者和患者。

方法: ①以短银针刺合谷向后一分(按第二掌侧骨诊疗法的划分,这里当属足穴),以痛侧为好,时间大约40分钟。②对承扶、殷门穴,用指头各点压4~5分钟。③直接指点或针刺坐骨神经穴3分钟。此穴是一经外奇穴,位于手背第四掌骨(即无名指指根处)外缘,我曾多次用此穴为患者治疗,效果很好。

百姓验证

● 陈某,男,46岁,1992年3月经人介绍来诊。自称双腿大面积剧痛,不能活动,越动越痛,在医院医治数月,既未见效,也没能确诊。以后几个月,病情不断加重,夜里痛得大声喊叫。我见后,确诊为重症坐骨神经痛。当即点了承扶、殷门、坐骨神经穴各约2分钟,同时按照我的老师李国普教的气功辅助治疗,总共不到10分钟病人已能丢掉双拐上厕所,不再言痛。(巍松)

● 甘肃秦安县兴国镇北关槐树115号邓双喜,男,64岁,教师。他来信说:"我用本方治好4例坐骨神经痛患者,均一分钱未花。"

中国家庭自疗千方经典

我服醋蛋液彻底治好了坐骨神经痛

我患有肺气肿、动脉硬化、轻度关节炎、坐骨神经痛、哮喘、头晕、耳鸣等症，无论冬夏，手脚都是凉的，尤其冬天四肢冰冷更突出。1987年10月我开始服用醋蛋液，服服停停维持了100多天，结果奇迹出现了：手脚发凉的毛病明显好转，头晕的毛病一次也没复发，坐骨神经及右膝关节疼痛完全消失了。醋蛋液使我焕发了青春，心态也更加乐观。

荐方人：新疆铁力农场离休干部李九韶

注：醋蛋液治病法，请见本书附录三。

百姓验证

● 福建福清市融城镇后埔街吴鹏飞，男，70岁，退休干部。他来信说："我和老伴都患有坐骨神经痛，患病10余年，多方治疗均不见效。后来按本条方只服了10个醋蛋液，我俩的病就有了明显好转，现仍在继续服用。"

 我用生姜蘸烧酒治好了坐骨神经痛

近年来，我的左腿膝盖时感疼痛，走路、上下楼梯很困难，上厕所时蹲下去就很难站起来。去年9月的一天，大女儿告诉我用生姜蘸烧酒可治愈坐骨神经痛，我就每天2次用生姜蘸烧酒按擦我的左腿膝盖疼痛处。没想到，只用了5天时间，疼痛就开始逐渐减轻，连续按擦10多天病痛就完全消失了。

荐方人：云南思茅行署计委　尹建强

百姓验证

● 广东广州市五羊新城寺右新马路105号彭宗堂，男，35岁，保安员。他来信说："我的同事坐骨神经痛很严重，到医院针灸、吃药，一次花费300多元未见好转。后来，我用本条方为他治疗20多分钟，让他躺在床上休息几个小时，再起床时一点也不痛了，并能下床走动了。"

● 山东庆云县庆云镇王学庆，男，主治医师。他来信说："本镇北候村李金祥之妻患坐骨神经痛一年有余，我用本条方和380，381条方联合为她治疗20天，现在诸症都消失了，生活可以自理。"

神经与精神系统疾病

380. 我用三药一盐治坐骨神经痛有显效

配方及用法：川牛膝、五加皮、当归各25克，食盐250克，用火炒热，装入准备好的布袋内，外敷患处，每日3～5次，不必换药，冷后再炒。

我用此方共治疗坐骨神经痛患者25例，男19例，女6例，均获痊愈。

荐方人：河南开封县　吴宗祯

百姓验证

● 河南洛阳市民族路6号院雷振兴，男，80岁。他来信说："我患坐骨神经痛已有20余年了，痛苦至极，吃药、打针、理疗、针灸、按摩等均无效，治疗费用却花了很多。后来用本条方治疗近1个月，病痛便痊愈了。"

381. 我用牛膝五虫祛痛散治坐骨神经痛疗效很好

坐骨神经痛属中医瘘症范畴。多年来，我在应用民间验方"蛇蝎散"基础上适当加减得到"牛膝五虫祛痛散"验方。用此方治疗86例坐骨神经痛患者，经1个疗程治愈22例，经2个疗程治愈41例，好转20例，无效（服药1个疗程无明显效果）3例。

配方及用法：祁蛇20克，全虫20克，蜈蚣20克，炮山甲20克，土元20克，牛膝40克。上述药物焙干研成细粉，分成16包，密闭贮存。每晚睡前用白开水送服1包（黄酒为引），16日为1个疗程。

注意：①严格按照上述剂量服用，不得加量，孕妇禁服。②服药后部分患者出现肢体疼痛加重、出汗，此时不要停药，这是病情好转的先兆，这种症状出现愈早，痊愈也就愈快。③服药期间忌食腥、凉等食物。

引自：1995年2月18日《中医药信息报》

百姓验证

● 山东庆云县庆云镇王学庆，男，主治医师。他来信说："本乡西南马村孙之祥的妻子患坐骨神经痛多年，中西药没少用，就是治不好。每日以消炎药、止痛药为伴，疼痛症状只能暂时减轻些，不能根治。后来，我用本条方为其治疗10天，她的病逐渐好转，最终痊愈。"

中国家庭自疗千方经典

382. 我7年的坐骨神经痛用本方治愈

我是多年的坐骨神经痛患者，患病期间四处求医问药，仍是没有一点好转，精神与肉体深受病痛的折磨长达7年之久。1986年一次偶然机会得一良方，试服3剂即有好转，再服5剂即愈，又服3剂加固，至今一直没有复发。十几位亲友同事患有此病，均用本方治愈。有一同事陈某患病卧床近月，打针、针灸、吃西药未见好转。后来转用此方治疗，服药3剂就可以下地活动，又服5剂即可干活，现已1年多未见复发。

配方及用法： 制附子10克（另包），麻黄10克，桂枝9克，白芥子15克，威灵仙20克，桑寄生40克，木瓜15克，独活15克，鹿角霜50克，桃仁15克，川芎20克，香附15克，牛膝15克，防风10克，地龙20克，甘草10克。每日煎煮1剂，早、晚分服，连服8剂。

注意： ①服药后口渴便秘者去附子，加泽泻10克。②肢体麻痹者加蛤蚧10克，蜈蚣2条。③高血压、心脏病、多汗失眠者去麻黄或减至2~3克，桂枝减至5克。④用鸡汤、猪蹄汤当药引效果更佳。⑤服药期间忌食酸、冷、荤、腥食物，停药3天后可正常饮食。

荐方人： 福建永安市安砂农技站郑其发

引自： 广西科技情报研究所《老病号治病绝招》

百姓验证

● 云南彝良县牛街镇李连禹，男，35岁。他来信说："本镇马顺患坐骨神经痛2年余，经多家医院治疗，花费1000余元收效甚微。后来病情加重，疼痛自臀部沿大腿后面小腿后外侧向远端放射，右腿肌肉已萎缩，酸痛无力。我采用本条方为他治疗，服了10剂药，治疗40天，已能下地劳动。"

383. 我用此方治坐骨神经痛均显良效

配方及用法： 当归6克，川芎6克，地龙6克，木瓜5克，千年健6克，追地风6克，肉桂3克，海桐皮3克，生地9克，桂枝3克，羌活3克，麻黄3克，红花2克，红糖60克。上药共为细末，大曲酒1瓶，倒出100毫升，将药末和糖一并装入瓶内，浸埋地下7天，取出摇匀，每次服50毫升，每日2次。

神经与精神系统疾病

此方曾治愈过200余人的坐骨神经痛,一般患者喝2瓶即愈。

荐方人:河南滑县　吴星云

百姓验证

● 广西博白县国税局东平分局冯巨峰,男,50岁,税务员。他来信说:"博白县东平镇朱十妹,从1997年起右腿疼痛,严重时行动困难,不能干重活,在东平中心卫生院确诊为坐骨神经痛。随后在东平卫生院、附近村镇的卫生门诊吃药打针,时好时坏。有时疼痛厉害,就到附近医院打止痛针。由于病根不除,家人很是担心,1999年8月,我用本条方和380条方联合为他治疗,用药第二天即见效。又嘱患者坚持用药到第八天,结果疼痛完全消失。为巩固疗效,患者又坚持用药一星期,此病告愈。1年多来,患者已完全恢复健康,一直没有痛过。后来我又用此条方治好了博白县绿珠镇中江村帝园岭何季芳的坐骨神经痛。"

● 新疆奎屯市127团孙占武,男,56岁,干部。他来信说:"1996年我不慎扭伤腰部,引起坐骨神经痛。以后,每2~3年复发一次,每次复发疼得不能下床,生活不能自理。1997年又复发了,有半个月不能行走,经医院诊断为腰椎骨质增生压迫神经所造成的坐骨神经痛。经用针灸、注射、口服中西药和睡硬板床等方法治疗,虽有缓解,但仍不能治愈,依然是2~3年复发一次,给我造成极大的痛苦,多年来医疗费花去几千元。后来我用本条方治疗,仅花50元钱就治好了多年的坐骨神经痛,至今没有复发。"

● 四川渠县金属公司黄克川,男,65岁,退休。他来信说:"我朋友的母亲杨淑清,62岁,得了坐骨神经痛,由于家居山区未能及时治疗,结果病情越来越严重。后来我用本条方为其治疗,服2剂药就基本不痛了,吃完3剂药后就全好了,只花了28元钱。"

"本县临巴镇卫星大队王某患坐骨神经痛,在外省治疗,用了一些中西药,花费700多元未见好转,反而越来越严重。回到家后,经临县医院治疗5个月,又花费500多元,仍不见效。后来我按本条方为他治疗,共服5剂药,花35元钱,仅40天就痊愈了。"

381.　我用此家传秘方治坐骨神经痛很有效

配方及用法:生川乌、生草乌、川木瓜、密二花、川牛膝、当归、防风、乌梅、秦艽、全蝎各9克,白术、杜仲各13克,蜈蚣3条,白糖180克,白酒1500毫升。找一个能装水2500毫升左右、里外有釉的坛子，并按坛子大小在室内阴凉处挖个坑，准备埋藏坛子。药全部装入坛子后倒入白酒，用干净布封住坛口，然后坛口向上放入锅内，在锅里添水浸没大半个坛子，煮1小时后将坛子取出，立即放入挖好的坑内，用一只碗口朝上盖住坛子，再用土埋好，踩实。埋24小时将坛子取出即成。每日3次，成人每次喝3小盅。一般患者喝6天见轻，一料药酒喝完病就好了。

注：①生川乌、生草乌、蜈蚣、全蝎这4味药有毒，只要患者按此方说的量服用，不会出现问题。已有许多患者用过，没有一人发生中毒事故。3条蜈蚣用一般个头的，不要过大或过小。②密二花就是河南密县产的二花，如患者买不到密县产的二花，买其他地方产的也可以，但要放到锅里用蜂蜜炒制后再用。③蜈蚣、全蝎都是用死的，这2味药都是药店加工处理后才出售的，买到即可使用。④白酒要用粮食制作的烧酒，一般都在45度左右。⑤在煮制药酒时，锅内的水以添到坛子大半腰为宜；坛口向上，不要让坛子滚动，以免碰坏坛子与锅；坛子不用加盖，要固定好，不要让水灌入坛内。⑥从点火算起，用文火煮1小时即可。煮好后，坛子里的药渣不要捞出来，放在酒内泡着，这样能充分发挥药的效力。药酒随服随倒。⑦此药每日3次，均在饭后服用。⑧喝不完的药酒可长期存放，存放时要去渣后装入瓶内，并封闭好。

荐方人：河北故城县　乔海滨
　　　　　河南虞城县　张广友

百姓验证

● 广西贵港市邮局李素玲来信说："我用本条方治好5名坐骨神经痛患者。他们患病时间长者达3年，短者1年余，均经市县医院治疗过，有的治疗2年，有的治疗半年，治疗效果均不显著，且反复发作。我用本条方为他们治疗，均未超过2个月就治愈或好转。"

● 江西于都县马安乡李桃园来信说："本乡刘晓玲患坐骨神经痛3年，连吃饭、大小便都要人搀扶，曾在县医院治疗两个多月，打针吃药花了近3000多元，但效果不佳。后来我用本条方为其治疗6天就行走自如了，又服药2剂痊愈，共花药费不到200元。"

● 陕西白河县卡子镇黄群意，男，52岁，医生。他来信说："我村瞿宝坤于1998年患了坐骨神经痛，在河南某医院治疗，花费4000多元也没有治好。后来，我用此条方为他治愈。"

385. 我用三乌一草酒治坐骨神经痛疗效甚好

配方及用法：制川乌、乌梢蛇、乌梅、紫草各12克，用白酒750毫升泡7天后，每天早晚各服15毫升。

疗效：治疗坐骨神经痛500余例，均收到满意疗效。一般服3~6天痊愈。

引自：《山东中医杂志》（1989年第4期）、《单方偏方精选》

百姓验证

● 广东吴川市黄坡卫生站林顺余，男，62岁，乡医。他来信说："我用本条方治好坐骨神经痛2例。第一例：本村郑惠琼，经吴川市人民医院确诊为坐骨神经痛，服用骨刺丹、灭湿痛未见好转，花费300余元。第二例：吴川市振文镇黄来福之妻，患坐骨神经痛3年，时好时坏，花了很多钱治疗也不见好转。我用本条方配制药酒，为她们治疗1个月痊愈，随访半年未见复发。"

386. 我用此按摩法治坐骨神经痛效果喜人

选穴：环跳、承扶、承中、承山。

点穴方法：于中午12时以双拇指重叠重按各穴约1分钟。

疗效：胡某，38岁，1991年11月18日就诊。左下肢反复疼痛9年，本月11日加重，直腿抬高试验阳性，左下肢反射痛至脚底。按上法治疗，一次告愈，至今未复发。

荐方人：浙江省衢州市开化人民医院 詹成标

引自：《当代中医师灵验奇方真传》

百姓验证

● 甘肃秦安县兴国镇北关槐树115号邓双喜，男，62岁，教师。他来信说："县银行退休干部卜世右臀部及下肢外侧呈放射性疼痛，不能翻身，一动就痛得厉害，我用本条方为他治愈。后来又用此条方治好2例坐骨神经痛患者。"

半身不遂

偏瘫又称偏枯、半身不遂，属中风后遗症。多因气虚血滞，脉络淤阻或肝阳上亢，脉络淤阻或风痰阻络所致。西医之脑溢血、脑栓塞等病所出现之半身不遂，均可按此辨证施治。

387. 我用此家传药酒方治半身不遂症有效

配方及用法： 生川乌15克，生草乌15克，蜈蚣3条，全蝎5个，蜜炙双花30克，豨莶草30克，忍冬藤30克。以上7味装入瓷坛内加入白酒1500毫升，将坛放在锅内加水至坛半腰深，然后盖上锅盖用火烧开后，再用文火炖1小时即可。在炖时酒坛不要加盖，不要使沸水进入酒坛，1小时后取出酒坛盖好待用（不要将药渣沥出，可长期泡在酒内）。每日服3次，每次服50毫升，饭后服为宜。如酒量小，可酌量少服，一般服完一料药酒即可痊愈。

百姓验证

● 云南文山西畴新街甘塘子黄传孝用本条方治愈了一名急性半身不遂患者。该患者病情非常严重，但由于家庭经济困难，无钱医治。黄传孝听说后，用本条方给他治疗了3天，奇迹出现了，患者的病情大有好转。

● 甘肃秦安县郭加乡卫生所胥毅，男，30岁，医生。他来信说："本村胥忠林患半身不遂，在省医院住院治疗，花费几千元没有治好，需用人照顾。由于他的病，使家庭经济非常困难，孩子无钱上学。后来我用本条方为他治疗半年，现在和常人一样，并已有两年多未复发。"

● 内蒙古磴口县城关粮库王德明，男，67岁，干部。他来信说："我原患脑血栓，现已5年，曾在多家医院治疗过，3个月花掉3万多元，仍留下半身不遂的后遗症。后来我用本条方和388条方联合施治，通过一段时间的治疗，半身不遂现象消失了。"

神经与精神系统疾病

388. 我应用三味草药治半身不遂有显效

配方及用法： 广木瓜、麻黄、川牛膝各12克，用纱布包好，放入五脏挖空的鸡肚内煎煮（男性用大母鸡，女性用大公鸡，水没过鸡），吃鸡肉，喝鸡汤，不吃药。最后，把鸡骨头炒黄，研成细末，用黄酒冲服发汗。吃后如有效，可多吃几只，治好为止。

此方适用于偏瘫、语言不清、口歪眼斜。用药期间忌食生冷、辛辣、酸性食物。

荐方人： 山东牟平县　宫本梅

百姓验证

● 安徽太和县安泰化工有限公司李旭，男，59岁，工人。他来信说："我堂叔72岁，于2002年3月患中风，经医院检查确诊为半身不遂，卧床不起，每日只能进食流质食物，两便失禁，语言不清，住院治疗花费近3万元，仍未见好转。后来我用本条方配合醋蛋疗法为其治疗3个月，身体逐渐好转，手扶拐杖或别人扶着可以行走了。"

● 贵州黎平县农技校吴灌木用本条方治愈了一人的半身不遂症。此人素来身体很好，有"大力士"之称。一天突然晕倒，眼、鼻、嘴朝一边歪，说不出话来，同边手脚完全麻木无知觉，不能活动，穿衣吃饭要人料理，住院治疗两个多月，花去1000多元，稍有好转。出院回家后病又复发，症状同前，吴灌木用此条方为他治疗，现已痊愈。

眉棱骨痛

眉棱骨痛即眼眶痛（眶上神经痛），属中医内伤头痛范畴。本病多与痰涎风热郁遏经络有关。

389. 我用家传秘方地谷散治眉棱骨痛31例全部有效

主治： 眉棱骨痛及头风脑痛。

配方及用法： 谷精草6克，干地龙9克，乳香3克。上药共研极细末，贮瓶备用，勿泄气。取本散1.5克，摊于卷烟纸上, 搓成烟条状, 点燃一端, 待烟雾冒出后, 对准患者鼻孔, 交替熏之, 先熏后吸, 每次1~3分钟, 每日1~3次。

疗效: 曾用本方治疗眉棱骨痛31例, 均在用药1~3日内告愈。

引自:《中药鼻脐治法》

390. 我用此方治眉棱骨痛很有效验

配方及用法: 炙甘草9克 (夏天生用), 羌活9克, 防风9克, 酒炒黄芩3克 (冬天不用)。将上药加水适量, 煎煮15分钟左右, 撇汁加水再煎15分钟去渣, 两次药汁混合, 早、晚饭后各服一半, 每日1剂。

按语: 眉棱骨痛是由于感受风邪所致, 方中甘草、黄芩清热消炎, 防风除风。羌活乃足太阳、少阴、厥阴三经之药, 有祛风散热之功用。本方虽药简却效验神奇。患者陈安英患眉棱骨痛1周, 苦不可忍, 服中西药无效, 按此方服药1剂而痛止, 2剂后再没有复发。

引自:《小偏方妙用》

神经与精神系统疾病

肋间神经痛

本病起因不明,医学书中也罕见详细记载。本病的临床表现为两胁和肋间发生神经性疼痛,有时痛点固定,有时是游走性串疼,疼痛时间也长短不一。在治疗上西医只能用止痛药进行缓解,中医则以寒热虚实辨证给予治疗。

391. 我服醋蛋液使肋间神经痛病大大好转

我患肩周炎、肋间神经痛已有1年多,中西药吃了不少,针灸数十次,但病情有增无减,穿衣时手背不过来。后来连服5个醋蛋液,病情明显见好,手臂可以抬起来,穿衣也感觉不到疼了,肋膜也不痛了。

荐方人: 吉林长春市汽车厂　王荣

注: 醋蛋液治病法,请见本书附录三。

百姓验证

●广西柳城县沙铺镇上村廖德明,男,54岁,复员军人。他来信说:"我多年来感觉胸口痛,闷气,总是不定时地痛,每月几次,每次几天。痛时像针刺,闷气时像缺氧似的张大嘴巴呼吸才舒服些,经常吃各种止痛药、打针也无效。后来用本条方治疗,连服10个醋蛋液,以上症状都消失了,2年来从未复发过。"

392. 我兄弟用此方治好了肋间神经痛

配方及用法: 瓜蒌35克,五灵脂15克,没药15克,红花3克,白芍20克,甘草10克。水煎服,日服1剂。

疗效: 一般用药1剂即愈。

引自:《实用民间土单验秘方一千首》

面 瘫

面瘫是指各种原因导致的面神经麻痹、面肌痉挛。本病病因不完全明确，可能与颈乳突孔内面神经的病毒感染和水肿所致神经受压或局部血循障碍有关。任何年龄均可发病，20~50岁最多，男性多于女性。常为单侧，起病突然，常于清晨洗脸、刷牙时发现口角漏水和歪斜，患侧鼻唇沟变浅，口角下垂，流涎、溢泪，不能完成鼓腮、撅嘴、吹哨等动作。

393. 流传300余年的治面神经麻痹效方

我曾从父亲处得陆氏歪嘴方，系江南名医陆银华先生传300多年的秘方，运用于临床，无不得心应手。

内服配方：羌活、防风、藁本、荆芥穗各9克，川芎、天麻各12克，白僵蚕、白附子、露蜂房各6克，蝉衣30克。水煎服，每日1剂，分2次服用。

外敷配方：斑蝥1只炒干研末，紫皮大蒜3瓣，去外壳共捣烂制成2个小药饼。用时取1个药饼敷于患侧颊车穴上，外以纱布、橡皮胶固定，待贴药处有瘙痒感即可拿去。

注意撕胶布要轻些，以免碰破敷药处的水疱。水疱不能刺破，任其自行消失。如不慎溃破，可外涂龙胆紫液，以免感染发炎。如患侧眼睛不能自由闭合，则在患侧太阳穴上敷一药饼，使用方法及注意事项同上。

绝大多数病例用药1次即可见效或痊愈。少数病例症状消失后患部仍有麻木及不灵活之感，内服中药补阳还五汤1~3剂即可。

引自：《当代农村百事通》、《农村家庭常见病防治》

百姓验证

● 广西兴业县城隍镇黄观成来信说："本镇有位老人叫杨木青，患面瘫，用本条方1剂药就治好了。"

● 河北正定县东落堡乡西相村王重学，男，66岁，中医。他来信说："我用本条方治疗3例由风湿引发的面瘫，效果都非常好。"

394. 我用黄鳝治面瘫效果好

配方及用法： 活黄鳝1条，面粉适量。将鳝鱼头剁去，倒悬沥血，和面粉调拌成厚糯糊状的膏药。使用前，先取一小撮长发，取中段编成细辫，环耳后。嘴向左歪，环右耳后；嘴向右歪，环左耳后，使发之两头散于面庞上。然后，将调好的膏药敷上，外面再用纸贴上，以保护膏药不被擦去。

疗效： 数十年来，共治愈100多人。一般经3～5天即可恢复正常。如尚未复原，可再治疗一次。

引自：《江苏中医》(1963年第8期)、《单味中药治病大全》

百姓验证

● 重庆忠县石宝坪山龙滩邓明材，男，84岁，退休。他来信说："坪山黄秀梅患面瘫，口鼻歪，流口水，吃饭受限，多方医治无效，我用本条方为她治愈。"

395. 我以蓖麻籽仁贴患处治面瘫人人见效

方法： ①蓖麻籽仁30克捣烂，摊在布上贴患侧，效果显著，轻者2次，重者3～5次即可痊愈。②将蓖麻籽去外壳捣碎，做成饼贴患处。

荐方人： 河南光山县仙店乡　王爱至

百姓验证

● 江苏泗阳医院季选洪，男，71岁，离休干部。他来信说："我1999年6月患面瘫，曾用多种方法治疗无效果。后来按本条方治疗，每次静卧2小时，6次治愈。"

● 河北河间市故仙乡宋金哲用本条方的②小方治好了沙河桥乡孟志儿媳妇的吊线风。

● 江苏涟水县方渡乡东村韩志用本条方的①小方治疗中风口眼歪斜患者，用药两次痊愈。

396. 我用蓖麻籽仁贴手掌心治面瘫疗效好

配方及用法： 蓖麻籽仁（红皮）10克，乳香3克，没药3克（一次量）。上药共捣烂加工成膏，摊布上，贴手掌心（劳宫穴），左歪贴右，右歪贴左。每晚1次，用药5~10克，对口眼歪斜疗效好。

荐方人： 山东曲阜市医院中医师桂清民

引自：《当代中医师灵验奇方真传》

百姓验证

● 陕西洛南县城关镇尖角崔楼才来信说："本镇牛湾村吕荣突然口眼歪斜，言语不清，到县医院诊断为面神经瘫痪。住院治疗1个多月，花了800多元未愈。又到中医院治疗1个多月，再次花去了700多元，效果还是不明显。回到家里打针吃药，又花去1000余元，仍然不见好转。出门常戴一大口罩来遮丑。后来我用本条方为她治疗，用药1次就大见效果，用药4次基本恢复正常。现在此人吐字清晰，也不用戴口罩了。"

多发性神经炎

多发性神经炎全称是急性感染性多发性神经炎，前庭神经元炎、末梢神经炎均属此病范畴。此病又叫格林—巴利综合征，是由多种原因引起的，损害多数周围神经末梢，从而引起肢体远端对称性的神经功能障碍性疾病。其病因可能与某些感染和自体免疫有关，好发于夏秋两季，发病者以儿童和青壮年较多见。

神经与精神系统疾病

397. 我用小柴胡汤加味治前庭神经元炎120例全部有效

主治: 前庭神经元炎。

配方及用法: 柴胡、黄芩、半夏、菊花、党参各10克,板蓝根20克,甘草3克,生姜6克,大枣15克。上药水煎,每日1剂,分3次温服。项强加葛根15克;头痛加白芷15克,桑叶10克;腹胀加山楂20克。

疗效: 治疗120例,服1剂症状消失者96例,服2剂症状消失者24例。

荐方人: 四川广安县医院中医科安象者

引自:《当代中医师灵验奇方真传》

百姓验证

● 山东栖霞市栖霞镇付井村衣玉德,男,55岁,农民。他来信说:"去年我因失眠、操劳、受凉患上了前庭神经元炎,发作起来病急势猛,我病倒在床,不能活动。此时我想到本条方,就开始用其治疗,服用6剂药后痊愈。"

398. 我老伴服用醋蛋液治好10余年的末梢神经炎

我老伴患末梢神经炎10余年,尤其冬天手指尖疼痛麻木难忍,无法操持家务。看了《老年报》关于醋蛋液能治疗多种疾病的介绍后,我让老伴服用试试看,服用3个醋蛋液后开始见效,服用6个醋蛋液后已经痊愈。服用时配合维生素C、维生素B$_{12}$。

荐方人: 黑龙江佳木斯建筑开发公司 李凤祥

注: 醋蛋液治病法,请见本书附录三。

百姓验证

● 福建仙游钟山卓泉吴捷榜,男,70岁,退休干部。他来信说:"本村蔡贤尚,每到冬天寒冷时双脚趾胀痛、刺痛,用本条方治疗,服用5个醋蛋液后痊愈,至今未复发。"

 399. 我用茜草根泡酒饮治末梢神经炎29例均有效

配方及用法: 茜草根60克,白酒1000 毫升。将茜草根洗净,泡入酒中,密封浸

中国家庭自疗 千方经典

泡1周，过滤去渣。每次30~50毫升，每日2次，早、晚分服，2周为1个疗程。

我用本方治疗末梢神经炎29例，均

痊愈。

荐方人：山东莱阳市中医院　于兆芬

神经与精神系统疾病

脑萎缩

脑萎缩，是一种慢性进行性精神衰退性疾病。临床以痴呆症状为主要特征，病理改变以大脑萎缩和变性为主。本病属中医痴呆、健忘、痿证等病症范畴。

400. 我用鹿麻汤治脑萎缩3个月可收佳效

配方及用法：鹿角9克，黑芝麻12克，生地30克，山萸肉12克，山药25克，云苓15克，丹皮10克，泽泻10克，何首乌15克，当归10克，菖蒲12克，枸杞子15克，菊花15克，远志10克，甘草5克。兼见痰热者，加竹茹、半夏、胆星；兼失眠者，加炒枣仁、生龙齿；兼高血压者，加石决明、决明子；兼肢体活动障碍者，加全虫、地龙、豨莶草；头痛重者，加僵蚕、天麻。上药用水浸泡20分钟，文火煎2次，取药液混匀后分成2份，早晚各服1份。

疗效：治疗患者31例，治愈22例，好转8例,无效1例,有效率96.8%。

按语: 脑萎缩主要包括老年性痴呆,脑动脉硬化,伴发精神障碍等慢性进行性神经衰退性疾病。综观本病,进行缓慢,以虚为多,尤以肝肾不足多见,部分病例属本虚标实。其虚在肝肾者,以脑虚不健为主;其虚在脾者,多生痰湿闭阻清窍,上实下虚。

在治疗时当补肝肾,方中鹿角、黑芝麻、生地等滋阴清热、补肾,山萸肉、枸杞、山药、何首乌养血活血,故而取效较佳。

荐方人: 山西垣曲县医院　董俊峰

百姓验证

● 广东吴川市黄坡卫生站林顺余,男,62岁,乡医。他来信说:"黄坡水潭邓德盛常有短暂缺血性头晕,记忆减退,经市人民医院检查确诊为脑萎缩,住院治疗14天,花费2500元。出院后继续服用脑活素、复方丹参片等药治疗,不久病情加重。我用本条方为他治疗3个月后,恢复如常人,面色红润,能参加各种劳动,总共花费不到200元。"

震颤麻痹症

震颤麻痹,又称帕金森氏病,是发生于中年以上的黑质和黑质纹状体通路性疾病。临床以震颤、肌强直及运动减少为主要特征。本病常发于50~60岁,男性多于女性,多缓慢发病,逐渐加重。

401. 我用复方黄芪治好一患者的震颤症

一位姓张的男士,33岁,渔民。因常在冷水中作业,突患两手震颤,始于右手,渐及左手,有冷感,执笔摇颤,不能写字。静时双下肢也觉飘浮无力。曾在当地医院治疗3年,无效,而震颤愈甚。心中烦乱,忧虑重重,因而就诊于我。诊其脉沉迟无力,舌苔薄白,边有齿痕。辨证:气虚寒凝,淤阻经络。治则:补气温阳,活血通络。

配方及用法: 黄芪30克,白术12克,茯苓10克,炮附子12克,桂枝10克,白芍10克,秦艽10克,当归12克,穿山甲珠9

克，川断12克，川芎9克，炙甘草6克，生姜4克，大枣3枚。水煎分2次服，每日1剂。

二诊：服上方6剂，两手震颤大减，唯觉两臂发凉未解，患者甚喜。又将上方加狗脊10克，炮姜10克，服3剂康复。

按语：本例患者气虚脾土虚弱，因寒凝而经络被阻，筋脉不能约束，虚寒之邪散于四末而手作颤。此疾青少年不多见，中年之后时有之，年老者多见，属缠绵难治之症。本病当以益气温阳，舒筋通络治之，多能取效。手颤动多为虚证，选方用药不可妄施。

荐方人：河北沧州市中医院　许秀华

百姓验证

● 四川彭山县西铁分局陈上琼，女，72岁。她来信说："一老工人患震颤症3年多了，住院治疗花2000多元也不见效。后来我用本条方为其治疗，服药8剂就痊愈了，才花100多元钱。"

脚软无力

本病是受多种疾病困扰所致。形成本病的原因很多，如中风后遗症、风湿不遂、下肢麻痹等均可引起腿脚无力，行走困难。

402. 我应用附片葱白治脚软无力症有显效

配方及用法：附片100克，葱白250克，葱苗适量，面粉500克，糯米酒适量。先将附片用水泡半天，然后去水留片，将片微捣烂，用面粉加工面片，将附片包在里面做成圆团，大小似热水瓶口，再放到锅里煮熟，熟至圆团能浮出水面为止。这时将面去掉留附片，将所有的附片加葱白250克一起捣烂，烂后捏成小团，似成人大拇指大小，每天早、晚各吃1次，每次1~2团，用葱苗泡水酒温服。用药时必须小心嚼烂，一般服完1剂药病即痊愈（中风后遗症无效）。

上方系本人多年使用的秘方，完全可靠。

荐方人：江西省于都县盘古山镇曾地长

神经与精神系统疾病

百姓验证

● 重庆市巫山县福田镇谢远杰，男，65岁，农民。他来信说："我侄女下肢瘫痪，经多家医院治疗，花费5000多元不见效果，脚软无力，行走困难，每天由爱人背进背出，十分痛苦。我得知后，用本条方和403条方为她治疗，现在自己能扶墙走路了。"

● 广西宾阳县新桥镇民范群英村王世和，男，54岁，农民。他来信说："我用本条方治好了安继棉、安建浩二人的脚软无力症。"

不安腿综合征

不安腿综合征，又名埃克波姆氏综合征，主要表现为不明原因的小腿深部难以忍受的非疼痛性不适，常在休息时发作。中医辨证为淤阻脉络，营卫不畅，以活血化淤法治之而效。临床应当根据不同症状用不同的方法治疗，主要诊断依据是：①症状仅局限于肢体，多位于小腿深部，感麻木、酸胀、疼痛或有蚁走感等；②症状多出现在休息时，尤以夜间为重；③按摩、拍打、行走或热敷后症状可暂时减轻；④神经系统检查无阳性体征；⑤病程长短不一。

403. 我以口服盐酸氟桂嗪药治不安腿症个个见效

配方及用法：口服盐酸氟桂嗪（西比灵）2片，每晚1次，15天为1个疗程。

疗效：《人民军医》1992年第2期报道治疗36例，治愈26例，好转10例，有效率100%。

引自：《实用西医验方》

百姓验证

○ 河南洛阳市柏香镇黄广富来信说："本人于15年前患上了不安腿综合征，花了许多钱也未治愈。后来，用本条方治疗3天就见效了。"

心脏神经官能症

　　本病是由于高级神经功能失调，引起心脏血管临床表现的一种功能性疾病。在病理上心脏无器质性病变。在心血管病人中，本病患者约占10%。本病可发于任何年龄，但多数见于青壮年，女性则以35岁以下及更年期多见。本病的症状多种多样，常是在精神紧张、疲乏后感觉心悸、呼吸憋闷，还有易激动、多汗、颤抖、头晕、失眠、多梦、食少、乏力等官能症症状。部分病人可有心前区疼痛，甚至四肢麻木、抽搐等。本病的诊断应在排除其他器质性心脏疾患的基础上方可成立。

404. 我利用甘麦大枣汤加味治心脏神经官能症有效率100%

主治： 心脏神经官能症。

配方及用法： 甘草（炙）15克，小麦60克，大枣、党参、酸枣仁（炒）各30克，麦冬、五味子各20克，阿胶（冲）15克。上药水煎3遍，取汁混合后分3次服，日服1剂。

疗效： 一般10剂见效，35剂治愈，平均不超过30剂。

按语： 甘麦大枣汤为《金匮要略》方，原为妇人精神恍惚，情绪不定，心中烦乱，睡眠不安而设。原方由甘草、小麦、大枣三味组成，具有养心安神，健脾缓急之功。将该方加味，用来治疗患者自觉心慌心悸、心跳、心前区疼痛，潮热多汗、失眠等，经反复心电图检查无心脏实质性病变，久治不愈的心脏神经官能症效果显著。

荐方人： 江苏淮安盱眙都梁医务室马振学

引自：《当代中医师灵验奇方真传》

百姓验证

　　●黑龙江鹤岗市八马路278号沈佩佩，女，62岁，工人。她来信说："我利用本条方治愈了李某的心脏神经官能症。"

失 眠

失眠症可分三种类型：第一类为入睡困难型，即指从上床到入睡的时间加长。患者大多属过度紧张的人，极易陷入紧张、兴奋、担心、烦恼等状况，使脑部觉醒活动的程度增加。其次是时睡时醒型，患者常在夜间醒来，要经过一段时间才能再入睡。在夜间，此类患者对外界的动静及身体上的不舒服会特别敏感而惊醒，久久不能入睡。第三类为早醒型，患者约在凌晨两三点醒来后，想的都是一些难过、沮丧的事，心不安，情绪恶劣到极点，无法再入睡。此类型失眠患者大都有严重的忧郁症。

405. 我用麦地桑实汤治老年性失眠200余例效果均好

配方及用法：桑葚30克，生地、丹参、酸枣仁各15克，首乌12克，灵磁石15克（先煎），灯芯草1尺。水煎服，每日1剂。

老年人的失眠症，多因肾精肝血不足，阴虚火旺而致。此方有滋阴化水、清热解毒、活血安神作用。我用此方治疗老年性失眠症200余例，取得令人满意的效果。

引自：1995年3月5日《上海中医药报》

百姓验证

● 一位男性老者，62岁，退休干部。患者退休2年来，由于工作和生活与从前不同，加之家庭琐事较多，变得忧郁寡欢，易躁易怒。近1个多月，心悸不宁，五心烦热，夜寝不寐，每晚只睡2~3个小时，晨起口干舌燥，腰背酸楚，大便常干结难下，舌红少津，脉细弱而数。本证属老年人肾精肝血不足，肾水亏乏，阴虚火旺之候。故用桑葚、丹参、首乌、生地等滋补肾水，润肠通便，养心阴以壮水制火，使水火相济；麦冬、酸枣仁以宁心安神，合灵磁石重镇安神定志；灯芯草淡渗清心，引热下行，邪有出路。诸药合用，相辅相成，水火相济，心肾相交。患者服6剂后，诸症悉平，再进3剂，以善其后。

我老伴用橘皮枕芯治失眠很有效

老伴从报上读了《用干橘皮做枕芯可健脑清心》的文章后，自去年冬天起，就将每天吃橘子扒下的皮在暖气片上烘干，攒起来，最后砸碎成荞麦粒大小的颗粒，装在我枕的枕头里。每当夜幕降临，头落枕上，就闻阵阵橘香从枕内徐徐散出，沁人心脾，催人入睡。（张健人）

引自：1997年4月10日《老年报》

百姓验证

● 贵州惠水师范学校王兆美，男，65岁，教师。他来信说："我自1995年退休后经常失眠，多方治疗并服安眠药，收效甚微。近日试用本条方治疗，一用真灵，当晚见效，睡眠由2~4小时增加到6小时左右。长期花钱治总未解决的病，此次治疗却一分钱未花，使顽固性失眠症大大得到缓解，并渐渐痊愈。此方太好啦！"

● 四川都江堰木工机床厂吴庆丰来信说："我患失眠几十年，经常不能入睡，心烦，每晚只能睡3~4小时，白天工作乏力。到医院治疗也未见效果，安眠药用量越来越大。后来我用本条方治疗，收到了很好的效果，睡觉时间能达到6小时以上，体重由原来的45千克增加到60千克，而且精神状态也非常好。"

● 黑龙江牡丹江市李殿臣，男，60岁。他来信说："我侄女患失眠症3年，用本条方治疗，效果很好，现在躺下即可入睡。"

 我用拍打脚心法治好了多年的失眠症

我患失眠症多年，由于总依赖安眠药催眠，致使我头昏脑涨，精神不振，记忆力减退。经人传授，我每晚拍打脚心，治愈了失眠症，解除了精神痛苦。

方法：睡前，按时用热水烫脚，然后一只手五指合拢，手掌呈弯曲形状，用劳宫穴贯气拍打脚心，两手交替各拍打100次（开始脚心有热痛感，日久减轻），保持心态平静。上床后可很快入睡，睡眠质量较好。

经一年实践，已摆脱药物，恢复正常睡眠。现在仍坚持拍打，巩固效果。由于脚心穴位集中，对健身有益。（谭发文）

引自：1996年2月5日《气功报》

神经与精神系统疾病

百姓验证

● 云南昭通市东后街96号王一鸣来信说："我在1960年不慎将腰椎折断，从此经常失眠，有时二十几天睡不好觉。花315元买了瓶美国生产的原包装的松果体素，说可治疗失眠症，可我服用后根本不管用。之后又花2000元钱买了4盒大连产的珍奥核酸，结果还是不见效。最后用本条方治疗，现在我每晚能睡4~5小时，中午睡1小时，精神非常好。"

408. 我运用此方治疗失眠78例均有效

主治：气郁所引起的失眠。

配方及用法：当归15克，白芍18克，柴胡20克，白术12克，薄荷10克，郁金30克，菖蒲30克，香附30克，合欢花30克，酸枣仁30克（炒）。上药水煎25~30分钟，取汁250毫升，每日1次，睡前服。

疗效：治疗患者78例（61例用药8次失眠症状消除，17例用药12次治愈），有效率100%。方中重用柴胡加香附等药是因胸胁症状而投，枣仁、合欢花为除失眠而投。

荐方人：河北省宁晋县医院主治医师 贾春生

引自：《当代中医师灵验奇方真传》

百姓验证

● 广西宾阳县新桥镇民范群英村王世和，男，54岁，农民。他来信说："村民黄兴在广州搞建筑3年，总是上夜班，造成严重失眠，在各大医院治疗无效。后来，我用本条方和412条方联合为他治疗10天，他的失眠症好转。又服药5天后，失眠症消失，睡眠安稳了。"

409. 我用丹参安神汤治顽固性失眠26例全部有效

主治：神经衰弱顽固性失眠。

配方及用法：丹参60~90克，夜交藤50~60克，生地、百合各30克，五味子15克。将两次煎液掺和后分成2份，午睡前服1份，晚睡前1小时再服1份。头晕加珍珠母50克，钩藤20克；心悸加磁石50克，钩藤20~30克；食欲不振加陈皮、香谷芽各15克；精神萎靡加太子参15克，

中国家庭自疗千方经典

党参20克。

疗效：治疗26例，治愈（睡眠完全恢复正常）23例，好转（一夜入睡4～6小时）3例。服药最少2剂，最多9剂。

荐方人：黑龙江牡丹江市橡胶厂洪松

引自：《当代中医师灵验奇方真传》

百姓验证

● 山东青岛市市南区费县路7号公茂成，男，64岁，教师。他来信说："我儿子患失眠，经市人民医院治疗，吃西药和中药均无效。后来按本条方服药9剂痊愈。"

---

410. 我用酸枣树根与丹参煎服治失眠效果甚佳

配方及用法：酸枣树根（不去皮）30克，丹参12克，水煎1～2小时，分午睡和晚睡前2次服下。

荐方人：河南夏邑县桑堌乡卫生室苗玉才

百姓验证

● 苗同乡一青年，神经衰弱，失眠3个多月，服此方10天，症状全部消失。后来又有几人用此方治疗失眠，皆收效明显。

● 山东乳山市南黄镇张世忠，男，59岁。他来信说："我于2002年4月在一次情绪激动之后，患上了失眠症，曾用过心得安、安宁片、眠尔通等药，但都只是缓解，不能根治，花费近百元。后来我用本条方和412条方联合治疗，又结合手穴按摩，仅9天时间就彻底治愈了我的失眠症。"

---

411. 我用半夏秫米汤加味治疗多例失眠症均见效

配方：法半夏、薏苡仁各60克。

加味：心脾亏虚加党参，心阴不足加麦冬，痰热扰心加黄连，胃中不和加神曲。

验例：张某，女，24岁，1976年6月30日诊治。失眠二年，一连几天通宵不寐。面色无华，形体疲倦，气短懒言，头晕心悸，多梦健忘，口淡纳呆，舌淡苔白，脉缓无力。证属心脾亏虚。即投以上方加党参45克。服药1剂，能睡4小时，服药2剂，能睡8小时。继用归脾汤善后。

荣某，女，42岁，1976年10月27日诊治。失眠五年，入睡困难，梦多，易惊醒，一夜最多能睡三四小时。形瘦神疲，心悸，口干舌燥，舌红少苔，脉细稍数。证属心阴不足。即投以上方加麦冬60克。服药1剂，当夜能睡8小时，续服3剂，巩固疗效。

龚某，女，26岁，1977年4月28日诊治。失眠半年，每夜服泰尔登两粒方能入睡。口苦，胸闷，心烦，急躁易怒，心悸，时有恐怖感，舌苔黄腻，脉弦滑。证属痰热扰心。即投以上方加黄连15克。嘱停西药。服药当夜即能安静入睡，梦少，口苦、胸闷、心烦亦减。继服2剂，诸症消失。

黄某，男，26岁，1976年11月1日诊治。失眠多梦7天。自觉脘腹胀闷不舒，按之不适，饮食乏味，舌淡、苔白腻，脉缓。证属食滞胃脘。即投以上方加神曲30克。

服药1剂，脘腹胀闷消失，安睡如初。

说明：

（1）半夏秫米汤是和胃的主方。其方由半夏、秫米二药组成。李时珍《本草纲目》载："半夏除'目不得瞑'。"吴鞠通谓："半夏逐痰饮而和胃，秫米秉燥金之气而成，故能补阳明燥令之不及而渗其饮，饮退则胃和，寐可立至。"现代药理研究证实，法半夏对中枢神经有良好的镇静和安定作用。因药房不备秫米，遵吴鞠通意，用薏苡仁代之。

（2）法半夏常用量为3～9克。此处重用至60克，浓煎，临睡前一次服下，除当夜得深睡外，未见其他不适。近几年在临床上用半夏60克的病例众多，未见一人有副作用。

荐方人：重庆市长寿县中医院　熊永厚

百姓验证

● 广东英德县中医院黄宗良说："我采用1983年第11期《新中医》介绍的'半夏秫米汤加味治疗失眠'的方法，近半年来治疗25例失眠患者（其中心脾亏虚13例，心阴不足6例，痰热扰心3例，胃中不和3例），病程最短3天，最长一年余；服药少则1剂，多则5剂。显效18例，好转7例，疗效甚为满意。有位患者张某，男，45岁，干部，1984年2月15日诊。失眠半年多，每晚最多能睡3小时，常常彻夜难眠，屡服中药无效，又不愿服安眠药。辨证属痰热扰心。即投以薏苡仁、半夏各60克，川黄连15克。服药当晚即能安静入睡。再服2剂，不再失眠。追访3个月，亦未见失眠。"（来源：1984年第10期《新中医》）

● 江西新余市城东医院简秀成说："我按1983年第11期《新中医》中'半夏秫米汤加味治疗失眠'的方法，曾治疗6例失眠患者，按原方加减投服，确有显效。有位患者夏某，女，46岁，工人，1986年4月2日诊。失眠一年余，常每晚只能睡2～3小时，且多梦；近因上晚班，白天更难入睡。神疲，面色无华，舌淡苔白腻，脉沉缓。予制半夏、薏苡仁各60克，加党参30克。服药3剂，服后能熟睡5~6小时。再予3剂，诸症消失。"

412. 我用朱砂敷涌泉穴治顽固性失眠效果好

配方及用法： 朱砂3~5克，研细粉。用干净白布一块，涂糨糊少许，将朱砂均匀粘在上面，然后外敷双侧涌泉穴，以胶布固定。用前先用热水把脚洗净，睡时贴敷，每日1次。

此验方简便易行，具有安神定惊之功效。对老年人及顽固性失眠患者均有良好的治疗效果。一般贴敷1次即可见效，1周可愈。

荐方人： 辽宁台安县医院　张化南

百姓验证

● 四川蒋康健，男，27岁，农民。他来信说："我爱人工作三班倒，刚上班半年就患上了失眠症，常常是半夜入睡，不到2个小时就醒。后来我用本条方为她治疗，两周就治好了，仅花5.5元钱。现在她一觉就能睡8小时。"

● 江苏响水县灌东小区蒯本贵，男，65岁，退休医师。他来信说："老人于怀仁患顽固性失眠，我用本条方为他治疗，很快治愈。"

● 辽宁清原县卫生院路怀信，男，65岁，医师。他来信说："村民李玉兰患神经衰弱10年，经常多梦、睡不着觉，在多家医院治疗均不见效果，已经发展成顽固性失眠症。后来我用本条方为他治疗4次，病情明显好转，治疗10次便痊愈了。"

413. 我用手脚穴位按摩法可很快治好失眠症

脚部选穴： 18, 1, 2, 3, 4, 5, 69。（见图27）

按摩方法： 18穴要用按摩棒大头推按，右脚取穴，每次按摩5分钟。1穴点分布在双脚十趾趾尖处，用拇指和食、中指逐趾捏揉，每趾捏揉2~3分钟。2, 3, 4, 69四穴均分别用按摩棒小头定点由上向下按压，双脚取穴，每次每脚每穴按压5分钟。5穴要用拇指捏揉推按，双脚取穴，每次每脚每穴捏揉推按5分钟。每日按摩2次。

手部选穴：12，16，26，78。（见图 28）

按摩方法：按摩26，12，16，78，每手 每穴3分钟，每日数次。

注：手脚穴位按摩治病法与按摩工具，请见本书附录一。

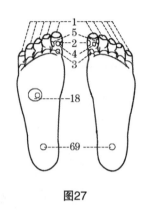

图27

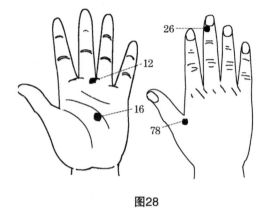

图28

百姓验证

● 河北秦皇岛市山海关区孙妮贞说："我按本条方为一位失眠多年的老同志按摩3天后，他便不再失眠了。"

自汗、盗汗

自汗是指醒时汗出，动则加剧，常伴有面色少华、精神倦怠、少气懒言、食少便溏、形寒肢冷等。中医对本病的治疗原则是：自汗者宜益气固表。

盗汗是指睡着就汗出，有时汗出如浴，醒后则止，常伴有形体消瘦、面部潮热、口干舌燥、腰酸耳鸣等。盗汗者宜滋阴降火。

414. 我患自汗症用五倍子敷脐法彻底治愈

我患自汗多年，长期治疗效果不明显。一次，一位老中医传给我一个治自汗的偏方，如法治疗几次就痊愈了，至今没有复发。

具体方法: 到中药店购买五倍子30克,研成粉末,晚上取药粉少许加口中唾液调和,敷于肚脐中,再用一小方块胶布盖贴,每晚换1次。一般用药3~5次就有明显效果,10天左右即可治愈。(史桂争)

引自: 广西科技情报研究所《老病号治病绝招》

415. 我用五倍子敷脐治愈自汗及盗汗患者不计其数

主治: 自汗、盗汗、早泄、遗精梦交。

配方及用法: 五倍子6克。五倍子研为细末,每次约2克,用健康异性唾液调为糊状,置肚脐中,外用一小块胶布覆盖固定,贴一昼夜更换。健康异性唾液,取其阴阳调和之意。亦可用醋调代替,但疗效次之。如阴囊自汗者,可内外合治,用五苓散加味:白术、茯苓、泽泻各15克,黄芩12克,桂枝、细辛各6克煎服。遗精合用"参麦汤":玄参50克,麦冬30克,肉桂3克,煎服。梦交合用桂枝龙骨牡蛎汤,继服六味地黄丸加强并巩固。

疗效: 我在多年临床实践中,经内外合治,用本方治愈患者众多,有效率达98%以上。

按语: 五倍子含酸,有强烈收敛性。一般单纯性的遗精或自汗症,仅用此粉贴肚脐即愈。如有兼证配汤剂内外合治,则相得益彰,疗效更为显著。本药优点是见效快,无副作用,价廉药广,施用方便,城乡皆宜,值得推广。

荐方人: 四川省江津市卫生院中医师 曾庆余

引自:《当代中医师灵验奇方真传》

神经与精神系统疾病

416. *我爱人患自汗3年多，是用本方治好的*

配方及用法： 人参、黄芪、白术、茯苓、当归、炒枣仁、白芍、熟地、生牡蛎、乌梅各10克，浮小麦12克，大枣3枚，水煎服。

疗效： 1剂汗止，3剂痊愈。

荐方人： 陕西杏林县　吴志杰

引自： 广西医学情报研究所《医学文选》

百姓验证

● 重庆市江北区电仪村郭素伟，女，68岁，护士。她来信说："我爱人患自汗3年多，不分春夏秋冬，动则大汗淋漓，多方治疗无效，后来用本条方治愈。"

417. *我的家传秘方五倍子治盗汗有显效*

配方及用法： 五倍子10克，研末，加水少许搅成糊剂，睡前置患者肚脐中，外用纱布固定。

疗效： 有效率100%，一般用1次即愈。

荐方人： 福建龙岩县　张金鹿

引自： 广西医学情报研究所《医学文选》

百姓验证

● 河北滦南县柏各庄镇石各村赵信艳来信说："本村刘平有五六年的盗汗史，每到夜晚睡觉时，必汗流如洗，痛苦不堪。曾在县中医院用草药和谷维素、刺五加、人参生脉饮等治疗，效果不佳，花去药费几百元。后来用本条方治疗，只外贴1次，当晚就明显见效；连贴3次盗汗症状全无，至今未复发。"

● 黑龙江尚志市亚布力林业局黄汉登，男，62岁，退休。他来信说："我孙女5岁，近几年一直盗汗，一睡觉头就发热，大汗珠从头上冒出。得此病后，吃了不少钙类补品如巨能钙、葡萄糖酸钙等，当时见效，停用补品就复发。后来用本条方治疗，花了1元钱买药，治疗5天就好了，至今未再盗汗。"

● 云南建水县朝阳南路186号普华，男，65岁，退休干部。他来信说："我患自汗、盗汗将近10年，在县人民医院治疗3次，每次都是停药一个月后又复发。后来用本条方治疗，3天就奇迹般好了，至今已有两个月未复发。"

中国家庭自疗千方经典

418. 我爱人患盗汗症是用五倍子粉治愈的

盗汗的经历，可能每个人都有过，现在介绍一种治疗盗汗的方法。配方极简单，到中药店购买五倍子粉与龙骨粉各30克，置于锅内同炒，千万不可炒焦，然后加入少量水，拌成糊状，趁热用纱布包起，呈圆形贴在肚脐中心。如是小孩，1次即见效，大人则要连续2~3次。

引自： 山西人民出版社《补肾回春万金方》

百姓验证

● 黑龙江肇东市人民医院燕崇英，女，68岁。她来信说："我爱人患有盗汗症，按本条方连续敷脐3次，盗汗的现象基本消失了，至今未复发。"

癫 痫

癫痫可分内因性和外因性两种。内因性癫痫发作时，多数口吐痰沫，作羊马之声，全身痉挛，失去意识，一般认为由遗传性因素引起，称为真性癫痫。外因性癫痫则同脑外伤、肿瘤、脑炎、梅毒、血管病变等有关，称为症候性癫痫。内因性癫痫较外因性癫痫顽固，有的以治风痰之法治疗，虽能见效，但除根不易。

小儿患癫痫，多称为"小儿惊风"或"羊羔风"。

 419. 我应用酒烧鸡蛋治癫痫效果确实好

配方及用法： 鲜鸡蛋3个，60度以上白酒90毫升。把酒和鸡蛋放在铁勺内，点燃酒，边烧边用筷子翻动鸡蛋，至七八成熟时，用筷子敲开蛋壳，继续烧至火灭蛋熟即可。趁热于每天早晨空腹一次吃完，连续吃100天不间断。如不好，可间隔15~30天，按此法开始第二疗程。

说明： 酒烧鸡蛋的适应证为内因性癫痫病。因肿瘤或血管病变所致此病，并非本法所治。

神经与精神系统疾病

百姓验证

● 陈某，女，42岁。患癫痫20余年，每月发作一两次，经常服用苯妥因钠等药，造成精神呆滞。随后改服中药100多剂，症状虽有改善，但未能根治。后来以民间单方"酒烧鸡蛋"治疗，患者连服月余，效果理想，癫痫停止发作，精神转好，现已能正常工作。

● 江苏南通市施万民、陈明珍的儿子21岁，患内因性癫痫病12年，一直无法治好，二人为此伤透了脑筋。自从试用本条方治疗后，想不到效果非常好，病人原来不能走路，每天发病数次，而现在能走路了，基本上看不到发病。

● 黑龙江肇州县二井乡刘永峰用本条方治好了儿媳的癫痫病。

● 辽宁普兰店市人民政府朱吉义用本条方治好了儿子已患20多年的癫痫病。

420. 我利用本家传方治惊风和羊羔风收到了特别好的效果

惊风方：乌鸦翎（翅膀上的长羽）7根，干柳条（柳树下寻找自落的）7根，葱胡头（吃大葱时切下的带根部分）7个，生姜（干、鲜均可）7片。与一般草药一样用水煎，煎好时用该药水（汁）冲适量红糖，并趁热服1~2片安乃近（根据年龄确定用量），然后立即睡下，加厚被褥，使全身都发透大汗为止（发透汗是关键）。隔天服1次，连服3次后看效果。

煎药用水多少可根据患者年龄大小，以能一次服完为限。

羊羔风方：活蜥蜴（蜥蜴是爬行动物，俗名叫"四脚蛇"，身体像蛇，但有四肢和脚爪，大小如壁虎，生活在野外，有的地区叫"马蛇子"）7条，鸡蛋7个。把鸡蛋破一个小口，每个蛋装入1条活蜥蜴，用白面糊封好口，再用白纸蘸湿将蛋分别包好，放在炉火旁慢慢烤。等完全熟透后，剥掉蛋皮，其余全部吃掉。每次吃7个，同时用热红糖水送服镇痛片和安乃近各1片，之后睡下发大汗。隔天吃1次，连吃3次后停下看效果。

如羊羔风病较严重，每次再用1个地鳖虫，水煎后把水喝下。地鳖虫中药店有售，自己也可以找。

注意：①方的关键都在于发出大汗，所以最好在晚上入睡前服药发汗。②出大汗以后要逐渐减少所盖棉被，意在使汗慢慢消退，以防止受凉感冒。

说明：凡抽风者都照惊风方医治，一般用药3次即愈，若不愈则属羊羔风。个别也有照惊风方医治虽然不愈却见效的，即发作间隔时间比原来要长，类似情形，仍属惊风，未愈只是因为病期较长，或是病情特别严重,应照原方继续医治。只有照惊风方治疗既不愈也无效者,才需另按羊羔风方治疗。

嘱告: 在治愈前,切记勿生气和过度劳累。小儿服惊风药汁时,使其喝够为止,不需忌口。

荐方人: 河北省大名县金滩镇　杨英林

百姓验证

● 湖北枝江县箫亭虎牙滩长江葛洲坝工程局熊祖松来信说:"我用此方治好了本厂女工的惊风病。这位女工已患病10多年了,平常发病频繁,而且都是大发作,吃中西药都不见效果。用此方3天后,奇迹就出现了,半个月只发作一次,而且很快就过去了。又连服3天,直到现在未见复发。"

● 内蒙古多伦县大河口乡赵桢,男,66岁,农民。他来信说:"一14岁小女孩患惊风3年,每年发病2~3次,发病时突然跌倒,口吐白沫,两眼上翻,背强直,四肢抽搐,约10~30分钟后缓解。每次发病她父母又惊又怕,到多家医院治疗无效,同时发病时间越来越长。后来我按本条方为她用药3次治愈,随访至今未再复发。"

● 河北滦平县西台子村王春武,男,50岁,医生。他来信说:"我县西门沟乡有位6岁男孩,患癫痫病4年,严重时每天发作4~5次,每次最少持续2小时。曾服用过卡马西平、苯妥英钠、苯巴比妥等药,又去山西太原埋线治疗都未能控制。自用本条方治疗后,现在小孩的病已两个月没复发了。"

421. 我一亲属患癫痫用本方治愈

用黄瓜藤可治疗癫痫,具体方法:将黄瓜藤晒干,去根、叶,用时每次取500克干藤切碎洗净,加水适量,熬出汁,分2天当茶饮。服完后继续取500克干藤熬水,如此连服6~8天。此方对癫痫病有效。如服后不见效,则为元气不足,可试按下方服药。

配方及用法: 黄芪10克,防风10克,赤芍10克。水煎服,每日1剂,日服3次。

医者王清任认为,痫症是元气一时不能转入脑髓,故用补气活血之药,使周身之气常行而不滞。有人用上方治愈痫症10例,随访3年,9例未见复发。

注: 本条方是两种治法,可单独使用。一般都是在用前方收效不显的情况下再采用后方治疗。

荐方人: 河南郑州市　史涵璋

神经与精神系统疾病

百姓验证

●广西玉林柴油机总厂龙盛祺,男,65岁,退休。他来信说:"我一亲属患癫痫病,在广西医科大学附属医院确诊并治疗多次,花药费千余元,病情仍不能控制。后来我用本条方为他治疗,仅2个月,病情便得到控制,至今已有1年多未见复发。为了巩固疗效,患者仍在坚持服药。"

422. 我弟弟患癫痫用公鸡腰治疗10天获愈

配方及用法: 公鸡腰(即肾)。从公鸡背上开刀,取出指头大小的红色鸡肾,加新鲜井水3~5勺(小勺),将鸡肾研碎,早上空腹服,每日1次。一般连服7天见效,10天治愈。

我弟弟患癫痫,严重时一日发作十几次,多方求医,终不能除根。后来用此方治疗,连服10天痊愈,15年来从未复发。

荐方人: 河南方城县物资局 王春坡

百姓验证

●吉林梨树县金山乡大城子村李坤用本条方治好本村于孝辉的癫痫病。

●内蒙古扎赉特旗二轻局屈振清用本条方使一位患癫痫十几年的患者病情大有好转。

各种疼痛症(不包括癌痛)

各种疼痛,在痛的性质上分急性痛症和慢性痛症;在部位上分肢体痛症和内脏性痛症;从因果关系上分,有外伤性痛症,也有病变引起神经性疼痛症、强刺激性疼痛症和某些病愈后所遗留下来的疼痛症。总之,一切痛症都是病态表现,必须认真治疗才能消除。

423. **我用拔罐祛痛液治各种痛症均见效**

主治: 受内外邪引起的全身肌肉、关节疼痛、神经痛、扭伤、岔气、肩周炎、颈椎病、胃脘痛、心绞痛、骨质增生等。

配方及用法: 血竭、细辛、川芎、川乌、草乌、肉桂、当归、红花、乳香各10克,樟脑、薄荷各5克。将上药碾粉浸入60%酒精500毫升中,1周后去渣取酒精液,装入500毫升玻璃瓶中备用。患者取卧位或坐位,暴露患病部位,以痛点为中心,用此涂剂由里向外涂擦,超出所用的火罐周围1厘米,再以相应大小的火罐,用闪火法拔罐,置留20分钟取下。如果1次未愈,以后每日拔罐1次,3次为1个疗程,休息2日再进行第二疗程。

注意: 拔药罐时间成人不超过20分钟,小儿递减。如果起罐后患部起水疱,可先用棉球涂擦,然后用消毒针头刺破水疱流出液体,再涂上紫药水即可。休克性疼痛勿用此疗法。

疗效: 治疗630例,治愈(第一次起药罐后,局部疼痛完全消失,患处功能活动恢复正常)286例,占45.4%;显效(第一次起药罐后,局部疼痛明显减轻,患处功能基本恢复者)188例,占29.8%;好转(第一次起药罐后,局部疼痛部分减轻,患者功能活动有一定改善)156例,占24.8%,有效率100%。

荐方人: 河北邯郸市　王渊徽

引自:《亲献中药外治偏方秘方》

百姓验证

● 广东广州市百灵路兴隆西一巷黄耀辉,男,68岁,退休干部。他来信说:"本巷柏从辉之妻患肩周炎,疼痛不止,我用本条方为其治疗2次痊愈。"

"我儿媳因抱柴火扭伤肋骨,经医院治疗不见好转,我用此方2次为她治愈。后来又用此条方治好我老伴的双膝关节疼痛。"

● 重庆市忠县石宝坪山龙滩邓明材,男,81岁。他来信说:"一次我突感腹部肚脐右侧三寸处疼痛,吃消炎片、止痛片无效。到镇医院检查治疗,花掉70多元也无效。又到县中医院做检查,肝脾均正常,医生确诊为肠胃不和,治疗10多天,又花了120元仍然不见效。我自己反复琢磨,会不会是软组织发炎。我按本条方进行试治,仅1次疼痛就大大减轻了,连续治疗4次就痊愈了,至今已两个多月未见复发。"

● 四川射洪县医院门诊部白明,男,47岁,医生。他来信说:"我县互助乡四大队杜仁列患12胸椎至第5腰椎骨质增生8年之久,腰部胀硬强痛,起睡翻身均需他人帮忙,经多方治疗,花去好几千元,均未收到效果。后来按本条方并配用百乐来片治疗两周痊愈,才花100多元钱。"

神经与精神系统疾病

424. 我以马齿苋薄荷泥（外用）治各种疼痛均一次见效

主治： 各种神经性疼痛、强刺激性疼痛和一切病症痊愈后留下来的疼痛。

配方及用法： 马齿苋（鲜）50克，薄荷叶（鲜）7片，樟脑粉（如无此药可以不放）0.1克。上药均用鲜品，禁止水洗（水洗后会造成皮肤过敏反应和药疹的发生），只需去净泥土、杂质即可。薄荷叶片应剪成芝麻粒大小的碎片，马齿苋应剪成小段一同捣烂，拌入樟脑粉，尽量不使药汁散失，备用。带状疱疹愈后出现的神经痛，以及血丝虫引起的大腿病出现的急性红肿痛，均可直接敷于患面。Ⅰ，Ⅱ度水火烫伤时不能直接敷于患面，应该敷在靠近心脏一端的完好皮肤上，敷贴时应环形绕1周。用药厚度为1厘米，宽度为10厘米，长度可根据需要来决定。一般性骨折、隐裂无须打石膏，只要用此方敷贴48小时，并静卧即可，7日后可自由活动。

疗效： 一般只需外敷1次即可，很少使用多次，但癌肿性疼痛除外。

荐方人： 江苏省江都县地质测井处中医师　郭德才

引自：《当代中医师灵验奇方真传》

百姓验证

● 广西鹿寨县寨沙镇团结街89号王唯懿，男，60岁，干部。他来信说："我爱人于2001年初夏患带状疱疹，医生建议住院治疗，但因家庭经济困难没有住院，只在门诊输液、服西药，外用雾气、薰气加热敷等，用药时能缓解疼痛，过后疼痛不止，不能入睡，治疗3天，不见任何效果。后来按本条方敷患处，当晚止痛，连敷3次基本痊愈。"

● 江苏大丰市食品公司周绳正来信说："我患带状疱疹，半个身体皮肤溃破，只能躺着呻吟，基本已丧失了劳动能力。用'梅花针'治疗半个月，病情好转，却留下了后遗症：左肩膀和腋窝有鸡蛋大的一块肉疼痛，在中医院和人民医院确诊为神经瘤。在中医院住院1个多月无效，又转到人民医院住院4个月，疼痛还是不好。出院后我就用本条方自治，仅用药3天就治好了疱疹留下的疼痛症。"

● 广西南宁市郊区水库管理处陈敬忠，女，68岁，干部。她来信说："我老伴的脚趾患有腱鞘炎，每年都复发好几次，每次都得花几百元的药费。后来，我用本条方为他治疗1次就痊愈了。"

我用丹参注射液止各种疼痛均有显效

用中药丹参制成的"丹参注射液"，原用于活血、凉血、安神。上海中医院附属曙光医院急诊室发现此药液有明显的止痛效果，经临床给患有各种痛症（头痛、肝痛、胃痛、肋痛、肠绞痛、神经痛等）患者注射，共验证2132例，剧痛时注射有霍然若失的感觉，近期疗效达92.2%，无效的仅占0.1%。

荐方人： 广西环江县卫生院退休医师　谭训智

引自： 1984年第10期《医药研究通讯》

百姓验证

● 广东广州市百灵路兴隆西一巷73号黄耀辉，男，68岁，退休干部。他来信说："本村詹美英，女，40多岁。有一天，突然头痛心慌不能活动，家人把她放在床上，其女儿来找我为她治疗。经询问，我断定她是脑神经痛，于是就用本条方为她施治。经过几次治疗，她的病情有了明显好转，至今1个多月没再复发。"

426. 我用胡椒当止痛剂治疗疼痛症效果佳

胡椒，既可调味，又可入药，还是一种极好的止痛剂。

胡椒中的"卡塞嗪"物质类似吗啡，但比吗啡的镇痛效果更好、更持久，且不会成瘾。"卡塞嗪"可以使传送痛感的神经发生"短路"，从而起到止痛作用。目前的止痛药，其药效最多可以维持十几个小时，而"卡塞嗪"却能维持数天，是效果非常好的止痛剂。头痛、腰痛、经痛、胃痛及一切慢性疾病的疼痛症，若在服用其他止痛药无效或长期服用止痛药有损身体时，不妨用胡椒试试，只需服用少量胡椒粉，就会有意想不到的效果。

荐方人： 广西环江县卫生院退休医师　谭训智

百姓验证

● 湖北长阳县卫生室吴文之，男，57岁，医生。他来信说："我行医30多年，上山采药扭伤脚，红肿热痛已有20余年了，发病期间用中、西药，症状缓解但易

神经与精神系统疾病

复发，后来发展到用什么药都无效了。在宜昌市中医院诊断为痛风，服各类抗痛风药无效，又用中药治疗也没有止住痛，反而引起胃痛。后来我用本条方治疗，并加服中药，仅用药半个月，疼痛就消失了，现在已有3年未发病了。"

● 云南元阳县上新城乡缪家才，男，75岁，离休干部。他来信说："有一天我儿媳左肋下边疼痛，我想起本条方，就按方为她治疗，服用第二天疼痛竟奇迹般好了。"

427. 我自制葱白消炎止痛膏用于临床有特殊疗效

河南孟津县朝阳乡卫生院外科主治大夫丁新宇，根据祖国中医理论，用葱白、白糖、赤小豆粉配制而成一种新型消炎止痛良药——葱白消炎止痛膏。通过4年的临床实践，该药对挤压伤、扭伤、创伤、手术切口伤、急性乳腺炎、流行性腮腺炎、胸痛、心绞痛、腰痛、关节炎、男性结扎后睾丸肿大、淤结症、手指瘰疽等均有特殊疗效。

该药的制作方法：用三分之二的葱白茎，加三分之一的白糖，在蒜臼内捣成泥状，然后加适量的赤小豆粉，调成糊状即可。

使用方法：将药膏敷于手术部位，再用纱布包扎，2天换一次药，4天后即可拆线。其他伤口病患，将药膏敷于患处，用纱布包扎，换药数次就可以见好。

朝阳卫生院4年来共做结扎手术1000余例，治疗扭伤、急性腮腺炎、关节炎等数千例，使用此药均收良好效果。（曲中荔）

百姓验证

● 山东庆云县庆云镇王学庆，男，31岁，医师。他来信说："河北黄骅市岐口镇孙延军，男，18岁，患强直性脊柱炎，异常疼痛，在多家医院治疗，花费4万多元，而症状却日益加剧。后来，经友人介绍到我处医治。我用本条方外敷，又用778条方给予内服，1剂疼痛减轻，2剂疼痛全无，3剂治愈诸症。又加服1剂巩固疗效，现已正常工作。"

● 吉林省吉林市邮局收发室孙俊久，男，68岁，退休。他来信说："哈达粮店员工赵琴淑患腰痛多年，到各医院多次打针服药均不见效。之后她又患上了腱鞘炎，手臂起红线，痛得连家务活都干不了。在江北化工医院做封闭治疗毫无效果。后来，我按本条方自制消炎止痛膏，在她的患部敷药5次，腰就不痛了。我又用此膏为她治腱鞘炎，仅敷药3次，疼痛症状全部消失。"

● 北京市怀柔区九渡河肖连祥，男，50岁，农民。他来信说："本人于1998年春季为果树修剪枝条时从树上跳下扭伤脚脖，痛得厉害，按本条方制成消炎止痛膏治疗，仅涂2次就好了。"

428. 我应用神龙膏药综合疗法治痛症均能立即见效

主治： 人体各部位以疼痛、肿胀、酸楚、麻木、寒冷、僵硬为主要表现的病症与骨伤科痛症，如脊椎压缩性骨折、强直性脊椎炎、骨质增生、风湿瘫痪、肩周炎、腰肌劳损、坐骨神经痛、新老跌打损伤、骨折与脱臼的后遗症等诸多痛症。

配方： ①神龙膏药处方：白芥子（炒黄研细）80克，花椒20克，荜拨20克，急性子20克，桂枝20克，赤芍20克，干姜20克，山柰20克，植物油400毫升，桐油200毫升，黄丹250克，熬制成膏药。②膏药粉处方：生川乌20克，安息香20克，白芥子20克，急性子、荜拨、山柰、赤芍、干姜、桂枝、花椒各15克，研末过筛，供贴膏药中心撒用。③药酒处方：白芥子40克，山柰、荜拨、花椒、急性子、桂枝、赤芍、干姜各10克，用50度以上白酒500毫升浸泡半月后过滤去渣，加入15克膏药粉摇匀，供打梅花针时擦用。

用法： ①在痛点及患处拔火罐后，采取常规手法推拿。②对于痛点集中的患部，在痛处皮肤消毒后，开瓷针，拔火罐，吸淤血，然后撒上膏药粉，外贴神龙膏药，用胶布固定，4~5天揭下，此为1个疗程。

对于散在的痛处，消毒后，用梅花针着重叩刺痛处及有关腧穴、经络，边打梅花针边擦药酒，直至皮肤表面有渗血，始拔火罐，取罐后擦去吸出物，再擦药酒、打梅花针，然后拔火罐。如此反复，直到皮肤表面有灼辣感为止。隔24小时后贴上神龙膏药，4~5天揭下，再进行下一疗程。

注意： ①患者在劳累、饥饿情况下不宜治疗。②对心律不齐、严重的高血压、血友病、皮肤病、多汗症患者不宜用此方法。③贴膏药后，气温较低时，可适当用热水袋在膏药表面烘热，以利发挥药效。④本膏药贴敷后，少数患者局部出现皮肤作痒或起红色丘疹，停药后即可逐渐消失，也可外擦三九皮炎平软膏或地塞米松软膏。

疗效： 该疗法有行气活血、祛风除湿、温经驱寒、消肿散结、通络止痛之功。一般急症患者经1~2次治疗，能立竿见影，当场解除或减轻痛苦；重症、慢症患者经3~5次治疗，亦能痊愈或缓解。疼痛越严重，疗效越显著。

按语： 该疗法是我所特有的医术之一，是在师传秘方的基础上发展而成的。

神经与精神系统疾病

拔罐可以拔除邪气,调整气血,使表皮毛孔疏松,局部毛细血管扩张,血液循环加快,新陈代谢旺盛,增强血管和细胞的通透性,使药物更快地渗透和吸收。推拿"以痛为腧",使紧张的肌肉放松,这样气血得以通畅,改善了皮肤对药物的吸收利用。瓷针划痕、梅花针叩刺,刺激局部神经和有关经穴,调节肌肉的活性,加快了药物渗透和吸收。

外贴膏药前先在局部运用了火罐、推拿、瓷针、梅花针疗法,功如舟楫,可载药透达筋骨经络,再加上外敷神龙膏药的药力,取效更速。

荐方人: 湖北省汉川县马口南港郑红梅

引自:《当代中医师灵验奇方真传》

百姓验证

● 湖北宜昌市胜利四路165号任传庚,男,67岁,退休干部。他来信说:"廖传珍,宜昌市银行会计。她因搬一袋大米而扭伤了腰部,到中心医院拍片检查,确诊为外伤性瘫痪,中心医院、宜昌医学院附属医院都未收治。后来,患者第五腰椎、第一骶椎变形,压迫坐骨神经而导致第二次瘫痪,不能起床,无法翻身,大小便都很困难,生活无法自理。稍一动就痛得直冒冷汗,饿了不敢吃,口渴不敢喝,病人情绪很低落。我得知后用本条方为其治疗,1个疗程后,疼痛有所减轻,患者能翻身了,当治疗到28天时,病人终于能站起来了。共治疗5个疗程(35天),患者的病基本康复,也能上班了。随访至今未复发。"

429. 我用本条方治疗各类肝区疼痛均有明显效果

主治: 急性病毒性肝炎恢复期肝区疼痛,慢性活动性肝炎肝区疼痛,细菌性及阿米巴肝脓疡肝区疼痛,肝内胆管结石肝区疼痛,原发性及继发性肝癌肝区疼痛,以及原因未明的胁肋疼痛。

配方及用法: 金铃子15克,乳香12克,没药12克,三棱9克,莪术9克,甘草3克。上药加水300毫升,文火煎取150毫升,温服。

疗效: 各类肝区疼痛服后均有不同程度的减轻,有的服后疼痛消失。

按语: 金铃泻肝汤出自张锡纯氏《医学衷中参西录》。我多年从事内科临床工作,肝病临证尤多,经常在其他中西诸药治疗效果欠佳时投以此方,发觉该方对肝区疼痛确实有较好的止痛效果,诸如上述各类肝区疼痛皆能奏效。各类肝病引起的肝区疼痛,使用各种现代止痛、镇静、解痉药物时,或效果不明显,或副反应较多,或对肝功能有不同程度的损害,而投以金铃泻肝汤则无上述弊端。

荐方人: 福建省东山县医院　黄登金

百姓验证

● 四川射洪县医院门诊部白明，男，51岁，医生。他来信说："本县太和镇居民罗德通，患右上腹间断性隐痛，每年春秋两季复发或加重，到医院检查，为胆息肉，经多方治疗，并自购止痛药服用，都未收到好的效果。后来我用本条方为他治疗，至今已有半年未见右上腹疼痛了，以前的症状完全消失。"

精神分裂症

精神分裂症是正常思想及感觉的瓦解。造成这种病的原因是脑内传递信息的细胞在功能上出了问题。过度的精神紧张会诱发这种疾病。精神分裂症是终生疾病，但急性发作的精神分裂症则会好坏往复，通常发生在情绪剧变或个人受到挫折之际。

此症患者的语言可能会变得愈来愈不清楚，似乎无法做简单的谈话。症状包括语无伦次、目光呆滞、行为乖张、多疑、紧张等。此外，患者还有幻听、幻觉等症状。本病常见于10多岁的男孩和20多岁的女性，男女发病率相当。

430. 辽宁李洪全名医献出的治疯癫狂症秘方相当有效

症状: 性情急躁，头痛脑涨，语言杂乱，哭笑无常，甚至毁物打人，弃衣奔走，不食不眠，日夜高声乱唱乱跳，处则暴怒。

平狂汤方: 金礞石25克，三棱10克，莪术10克，干姜5克，郁金10克，木香5克，二丑15克，生桃仁15克，枳壳10克，生大黄15克，芒硝30克。上药用水煎服，每日1剂（酌情）。若为女性，月经来时应停止用药，待月经过后治疗。

注意: 此方药味峻烈，泻下作用甚强，服之泻下不重者每日1剂，重者可考虑隔两日1剂或停用几天再服1剂。根据经验，一般服药后腹泻重者疗效佳。其泻下物可为水样、黏液样、血样、泡沫样。此类物排得越干净，治愈希望越大，但应注意不要虚脱。

宁神煎方：酸枣仁（炒）、丹参、党参、夜交藤、旱莲草各15克，麦冬、五味子、炙甘草各6克，合欢皮、女贞子各10克。上药加水煎沸30分钟，分2次服，白天服1/3，临睡前服2/3。

注意：①病情重、病程长、彻夜难眠者上方用量加倍；②痰多者加陈皮10克，法半夏10克；③梦遗滑精者加莲子心3克，生龙牡（先煎）30克；④孕妇和月经期不宜服用；⑤临睡前忌用茶、咖啡、烟酒等兴奋剂。

说明："平狂汤"方治狂躁型精神病人，再以"宁神煎"方调整能收效显著。但"平狂汤"禁止发热、体弱、有消化道疾患、心脏病等患者及孕妇服用。对于疯癫木僵型如精神忧郁、喃喃独语、语无伦次、多疑少食、时悲时喜、胡思乱想、默默不言者，只能用"宁神煎"方分量加倍服用，大多可治愈。

荐方人：湖南洞口县太平乡　杨晚生
引自：《千家妙方》

百姓验证

● 袁克忠的妹妹所发作的症状与上面基本相同，发作时间长达4个月，服用"平狂汤"，按身体状况两日1剂，服3剂后开始清醒，再服3剂痊愈。其后再以"宁神煎"方10剂调理阴阳，安神定志补益气血而安。

● 山东庆云县后张乡王学庆，男，31岁，医师。他来信说："本县东辛乡李明之妻，患精神病2年，黑天白日到处乱跑，不识亲属，语无伦次。曾在乐陵市大徐乡精神病院、庆云县大桐乡精神病院、滨州市精神病院等多处求治过，花掉8000多元均无效。后来我用本条方和434条方为她调理1个月，一切症状全部消除，病症痊愈了。"

● 江苏响水县建设局李猛，男，45岁，公务员。他来信说："我堂妹李芳，24岁。今年在生小孩的第三天突然精神失常，性情急躁，语无伦次，哭笑无常，手舞足蹈，到处乱跑乱唱乱跳，经县医院诊断为精神分裂症。到县精神病院住院治疗，经电疗、针灸、服中药丸等，未见效果。先后治疗20乡天，花掉800多元。我得知情况后，为她用本条方服药5剂，治疗半个月，只花30余元钱，就把此病治好了。"

● 湖北丹江口市国税局吴风尚，男，70岁，离休干部。他来信说："我儿子患精神病10余年，为其治疗曾花掉数万元，也没能根治。这次按本条方服药，果然对症，治愈后已1年多未复发。"

● 江苏江阴县老张集乡刘立凯用本条方治好了他堂孙的精神分裂症。他堂孙曾到南京、淮阴、淮安等地的精神病医院治疗，共花费6000多元也没有治好。这次仅花100多元就把病治好了，目前已恢复健康并能参加劳动。

431. 用成药五氟利多片治精神病效果好

五氟利多片是一种新型口服、长效、非镇静性抗精神病药物，经临床使用，对精神分裂症的各类型、各病程均有显著疗效。此药每周只需服用1次，每次1~2片，服用方便，副作用小，疗效高，特别适合门诊与家庭治疗。

注：本药有一定的副作用，一次不可过多服用。孕妇慎用。

百姓验证

● 湖北咸宁市农业局汪厚清来信说："我弟弟因受刺激患病，经医院确诊为精神分裂症。先后在鄂州市精神病院、咸宁市精神病院治疗，病好出院不久又复发，花费几千元，始终不能根治。后来，我用本条方为他治疗，效果很好，他的病已痊愈，几年来未复发。"

● 安徽滁州市沙河基地丁业斌来信说："我儿子是湖北黄石市汽车驾驶学校的教练员，因婚姻受挫，于1999年中秋节前不幸患上了失眠症，进而发展成精神忧郁和分裂症。整天到处乱跑，哭笑无常，不知吃喝，生活不能自理。曾在武汉、黄石、南京等地大医院治疗，服用大量西药，有奋乃静、脑灵素胶囊、多滤平片、安神补心丸、安神胶囊、人参归脾丸、槟榔十三味、希波、解郁安神冲剂等，都只能是短时间维持，吃着吃着就不行了，病情越来越重，曾有过自杀的举动。先后共花医药费数万元，家庭被搞得一贫如洗。在无计可施的情况下，我利用本条方为他治疗，自2003年5月按方服药以来，就再未犯过病。现在，我儿子不仅思维清楚，生活自理，还能帮助我们干些家庭杂活，也知道关心和疼爱别人，完全是一个正常人了。为了巩固疗效，他仍在继续服药。"

● 安徽蚌埠第十中学高金田用本条方治愈了两位精神病患者。这两位患者是同胞姐妹，均患病8年，曾到南京、合肥、怀远、宿县、五河等地治疗，花费4000余元也未治好。后来用此条方治疗痊愈。

 432. 以喝地龙液的方法治精神病能很快恢复正常

配方及用法：从土中挖取活地龙（蚯蚓）7条洗净，放入100克白糖中，地龙吸

神经与精神系统疾病

食白糖渐溶化而死,扔地龙,取剩余液体冲水喝,一天内服完。隔1日再服一料,一般服2~5料可明显见效。

百姓验证

● 江苏泗阳医院季选洪,男,71岁,离休干部。他来信说:"我内弟刘军,68岁,患精神异常20多年,语言错乱,整天废话连篇,又无规律,到处求医问药,花费上千元始终无效。1998年4月我用本条方为他治疗,3剂见效,至今未复发。目前此人精神愉快,身体健康,面色红润。"

● 湖南衡阳市衡阳医学院刘光华来信说:"我母亲患精神病20多年,一直未治好。发病时多疑、骂人、摔东西,我和父亲都很苦恼。后来我用本条方为她治疗,服用5次开始见效,不骂人、不摔东西了,又继续服6次,大有好转,现在已基本痊愈。"

● 河北承德三家乡河北村刘建国说:"我村韩立忠患精神病3年多,曾在精神病院住院1个多月,未见好转。患者今年才23岁,家人非常着急。我用本条方治疗5次,他的病就好了。"

433. 利用此家传治精神病秘方治病疗效较佳

(1)**万病散配方及用法:**生黑、白丑各30克,熟黑、白丑(醋制)各70克,香附(醋制)50克,臭芜荑2克。上药分别炮制后,共研细末备用。隔日1次,每次15~25克,早晨空腹服。

主治:各型精神病伴有心脏疾患(如心脏病)、肺结核、胃肠道病和一般身体虚弱者。

注意:①病人服药2小时出现一般腹泻症状,不要急于用药止泻。随着药物作用的消失,腹泻会逐渐自愈。②经服药精神病好转后改用(7)方或(8)方。

(2)**白面散配方及用法:**滑石70克,巴豆30克。巴豆除去外皮和内脂膜后,炒至黄色,放入石臼内捣烂,滑石分3次加入石臼内共捣,最后制成白色粉剂备用。隔日1次,每次0.5~1克,早晨温开水冲服或混入食物中服下。

主治:①各种因素所致的精神病,多表现为发病时打人、骂人、乱跑等。②高热所致一切神经症状,如惊风、抽搐、谵语。③精神病患者中的一般身体健壮者。

注意:①体弱、肺结核、内出血的精神病患者及乳妇忌服。②禁用凉开水或凉水服药。③用药后出现腹泻症状为正常药物作用,不需服止泻药,但在腹泻期间，须大量饮温开水，多喝稀面糊类食物。④对不吃不喝的病人，一次药量不得超过0.5克。同时应多做思想工作，动员病人饮水、吃饭。⑤为了加强药效，服药后5小时，还可用冬眠灵50~100毫克辅助治疗。⑥服至病人精神好转时，改用（7）方或（8）方。

（3）**红彤丹配方及用法：**姜黄、郁金、蝉蜕、明雄黄、槟榔各30克，巴豆（去外皮和内皮脂膜炒黄）、大枫子（去外皮炒黄）各60克，分6次配制。先用石臼将巴豆、大枫子各10克共捣烂，再加其余5味药粉各5克，放入石臼内捣至红色，加入适量面、醋制成硬糊。以上法操作5次后与第一次的硬糊混匀，制成梧桐子大小的丸剂，晒干备用。隔日1次，每次服3~18丸（极量为25~35丸），早晨空腹温开水送服。

主治：①狂躁型精神病（精神分裂症）。②忧郁型精神病、神经官能症、癔病。③小儿高热抽搐、惊风。

注意：①孕妇及严重心脏病、体质虚弱、肺结核、内出血的精神病患者禁用。②用药后出现腹泻症状为药性正常反应，不需治疗，应鼓励病人多进食。③可配用冬眠灵辅助治疗。④服至症状好转时，改用（7）方或（8）方。⑤禁用冷水或冷开水服药。

（4）**万红散配方及用法：**万病散、红彤粉各0.5克，两包合成1克。隔日1次，每次0.5~1克，空腹温开水送服。一般服用1~3次后，改用（7）方或（8）方。

主治：因生气所致各型精神病（精神忧郁受刺激病人）。

（5）**甘香汤配方及用法：**大黄、二丑各21克，元明粉、芫荑、葶苈子各15克，生甘草4.5克，毛橘红、柴胡、银花（上等）、杭菊花各9克，姜黄、酒黄芩、川木香各6克，薄荷、竹茹各3克，水煎服。重症可配用冬眠灵辅助治疗。精神症状减轻者改用（7）方或（8）方。

主治：有自杀行为的精神病和不愿服散剂者。

（6）**母仁汤配方及用法：**贝母、川芎、当归身、黄芪、艾叶、枳壳各6克，陈皮、菟丝子、焦麦穗各4.5克，杜仲、麦芽、厚朴、生姜（为引）各9克，山楂、神曲各15克，炒枣仁21克，水煎，早晨空腹服。晚上用冬眠灵50~100毫克，口服。第二天、第三天续用，第四天加服母仁汤2剂，等精神好转后则停药。

主治：孕妇精神病患者。

注意：一剂汤药煎3次，服3个早晨，每晚服冬眠灵。

（7）**补神散配方及用法：**何首乌（制）100克，石菖蒲、猪苓、车前子、莲子肉各10克，炒淮山、炒枣仁各15克。上药焙干研细末，每日早晨各服10~15克，直至痊愈。

主治：各型精神病恢复期患者。

（8）**赤红汤配方及用法：**赤芍、枳壳各6克，红花、当归、生地、银花、杭菊花、川牛膝各9克，桃仁12克，甘草3克，炒枣仁15克，川芎4.5克，水煎服。

主治: 各型精神病恢复期患者。

注意: 孕妇忌服, 睡眠不佳者慎用此方。

疗效: 以上各方共治患者3000余例, 疗效令人满意, 复发率约11.2%, 追访28例已痊愈者均能参加劳动。

引自:《新中医杂志》、《中国名老中医验方选集》

百姓验证

● 江苏淮安市和平东路8号军干所刘富, 男, 64岁, 军医。他来信说:"我用本条方(2)方治好两位精神病患者。我侄女20岁, 2002年因失恋患精神分裂症, 整日哭笑无常, 骂人不眠, 我用此条方为她治愈, 至今未复发。颜士广, 39岁, 4年前因吵架, 急成精神分裂症, 常感头痛, 语言杂乱, 有时打人、骂人, 2003年5月我用此条方为他治愈, 至今未复发。"

434. 我应用癫狂梦醒汤加味治精神分裂症疗效很好

主治: 痰气郁结、气血凝滞所致的癫狂症(以哭笑不休, 谩骂歌唱, 不避亲疏, 舌有淤斑, 脉弦为辨证依据)。

配方及用法: 桃仁、香附(制)、青皮各9克, 柴胡、半夏(制)、陈皮各12克, 木通6克, 大腹皮(洗)、赤芍、桑白皮、苏子(炒)、甘草各9克。每日1剂, 水煎分3次服。小儿酌情减少剂量, 增加服药次数。

疗效: 治疗精神分裂症100例, 痊愈(临床症状消失)80例, 显著好转10例, 好转8例, 无效2例。

荐方人: 安徽省六安市木厂镇 鲍敏

引自:《中医师灵验奇方真传》

百姓验证

● 黑龙江依兰发电厂周文春, 男, 79岁, 退休。他来信说:"我女儿周玉兰1984年患精神病, 在佳木斯精神病医院治疗3个月, 花医药费5000多元, 未有明显效果。后来, 我用本条方为她治愈。"

● 河北秦皇岛市北戴河区杨各庄董连仲, 男, 58岁。他来信说:"本村白敏因在村边日夜守护建房材料半年之久, 得了一种怪病, 精神时好时坏, 中西医治疗均无效。我按本条方为他治疗, 只吃10丸药, 即精神正常, 气色也好了, 至今未复发过。"

老年痴呆

老年痴呆是一种慢性进行性智能衰退的器质性病变，多为脑组织弥漫性萎缩和退行性改变所引起。老年痴呆症的早期症状是性格改变，病人变得自私、暴躁、易于激怒，并可出现一些零乱的猜疑和幻觉，记忆丧失，特别是对最近发生的事记不清楚。同时，推理及理解能力会愈来愈差，对简单的活动失去兴趣。最后往往会发展到卧床不起，大小便不能自理。

435. 我用此方治疗老年单纯型痴呆获佳效

配方及用法：炒白芍40克，川芎34克，泽泻34克，茯苓22克，白术22克，当归20克。将上药烘干磨成粉，混匀，每日早、晚各服1次，每次10克，温开水送下。

此方对老年单纯型痴呆疗效较佳，这类病人表现为头昏、嗜睡、口齿不清、发音含糊、语言杂乱、记忆减退、行为幼稚等。（虞永水）

引自：1996年6月26日《健康时报》

百姓验证

● 四川彭山县西铁分局陈上琼，女，72岁。她来信说："我单位第一任书记的老伴，现年70岁，患了痴呆症，生活不能自理，多方治疗无效。后来我把本方推荐给她，让她给医生看看能否服用。事过一天后，书记告诉我，中医和西医都看过我介绍的药方，都不敢说行与不行。书记最后表示，先服一剂药试试看。我说，可以先少量服药，如无大的反应，再多服一些。就这样，书记给他老伴服了5剂药后，老伴的病治好了。现在看见谁都认识了，到外面去不管走多远，回来时也能找到家了。"

神经与精神系统疾病

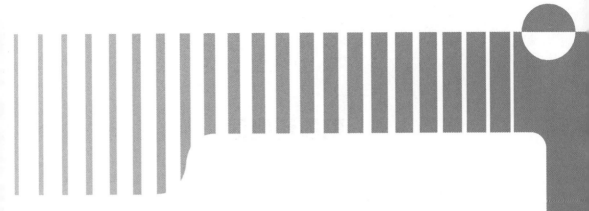

ZHONGGUO JIATING ZILIAO
QIANFANG JINGDIAN

内科杂症

身体过瘦症

瘦的原因主要归结于消化与吸收不良，都是和胃、肠、肝脏有关系。有的人三餐从没有耽误过，点心、夜宵也不少吃，但是，照样很瘦。尤其是病愈不久的人，虽相当能吃，就是吃不胖，很多人为自己的瘦而烦恼。

436. 我常食桂圆肉，由瘦变胖

过瘦而欲胖者可剥取上好桂圆肉，每日约6~8克，分3次食之，1个月后自然奏效。

百姓验证

● 河北正定县南牛村刘金刚，男32岁，农民。他来信说："村民刘强，46岁，体重40千克，一般重体力活干不了，体质很差。我让他按本条方治疗一个半月，体重增加2.5千克。他说要继续服用，把体重增加到理想的重量。"

● 辽宁鞍钢机械厂尹奉玺用本条方使女青年徐芬在1个月内增重2千克。

● 广东封开县江口镇曙光路84号聂建雄今年已18岁，体重才42.5千克，曾四处求医，花费1000多元，身体仍然瘦小。自按本条方买回桂圆服用后，两个多月体重便增加到43.8千克。他说本条方真神。

畏寒怕冷症

有畏寒肢冷、腰膝酸冷症的人，多由久病失调，或身体虚弱，肾阳亏耗所致。形成本病的原因很多，如月经异常，子宫发炎，进入更年期的妇女常会突发此症；有时候，

自律神经机能失常也易引发本症；贫血及低血压的人多数都畏寒怕冷；还有些心悸气短、咳喘痰鸣的患者，大多数都是畏寒怕冷的。

437. 我多年的畏寒怕冷症只喝枸杞酒1个月即愈

我多年来怕冷，数次上医院诊断，始终未找到病因。数年来，怕冷至极，冬季离不开炉火，夜间两床棉被压身，也感觉不到暖和；和人握手，对方感觉我手犹如冰块。对此，我很痛苦。后来见报载一读者曾有如此病症，他在每天晚饭前喝30克枸杞酒（浸泡15天），3个月后见效，怕冷解决了，增强了体质。

于是，我也用酒泡枸杞，早、晚饭前各喝一小杯枸杞酒（约25克），耐心等待

3个月后见效。没想到，1个月后就不再怕冷了，似乎力气增加了许多。往年入秋，两床棉被已压身，可今年天气已冷，只盖一床被子，也未感觉冷。因而生活有了信心，工作劲头倍增。我请教医生得知，人多是因为肾阳虚，体弱怕冷。肾是人命之根，枸杞有补肾壮阳作用，喝枸杞泡酒，壮阳健体。

荐方人： 贵州省黔东南州地方志办公室　兴波

百姓验证

● 福建南平市火车站台后水南里汤信冬，女，60岁，退休。她来信说："我本人身体一直畏寒，手脚冰冷，自用本条方治疗半个月后，手脚都是暖和的，我非常高兴。"

● 四川彭山县西铁分局陈上琼，女，72岁。她来信说："有两位我单位职工家属，一个姓刘，一个姓王，患有四肢和背心部位发冷症，我按本条方和438条方为他们治疗半个月，现在不但不寒冷了，而且连感冒也未发生过。"

● 广西柳城县沙铺镇上雷村廖德明，男，54岁，复员军人。他来信说："我畏寒怕冷30多年，晚上睡觉盖两床被加大衣还冷得发抖，经常半夜冻醒。夏天睡觉也要盖被子，四肢自觉冰冷，常常手指发麻。多年来始终未能治愈，后来我用本条方治疗，只1个月就治好了。"

438. 我和老伴喝姜枣甜汤抗寒抵冷效果非常好

浑身冰凉，因而感冒、咳嗽、气管炎　等病就接踵而来。

内科杂症

我和老伴，均年逾七十，最怕过冬。自1994年连续2年，从冬至开始喝姜枣甜汤，增加暖气，抵御寒冷，拒感冒等病于门外，可平安地度过冬天。

配方及用法：鲜姜（老姜）8片，干枣10～12枚，红糖适量（根据自己的口味而定）。如果是两人喝，姜、枣再增加1/2；3人喝增加1倍。把姜、枣置于锅内，加水，先用大火烧滚，继而以文火煨炖，至三者融为一体，功效倍增。晚上睡前喝碗甜汤，能促进血液循环，起到暖身和促进睡眠的作用。（陈毅夫）

引自：1997年第3期《老人春秋》

百姓验证

● 福建云霄县工农路933号方文魁，男，73岁，退休。他来信说："我服用姜枣甜汤抗寒抵冷，效果非常好。"

高烧发热症

发热（高烧发热症）是临床上的一种常见症状，可以发生在许多疾病的过程中，根据病因可分为外感发热与内伤发热两类。外感发热以高烧为多，多因感受湿热邪气，气血两虚而致。内伤发热则以低热为主，多因阴血亏虚，脾胃内伤，气郁化火而致。现代医学各科急慢性有感染性疾病、结核病、肿瘤、血液病等出现发热皆属此范畴。

439. 我以柴竹汤治疗高热不退108例全部见效

主治：高热不退。

配方及用法：柴胡15克，黄芩10克，半夏10克，党参10克，石膏20克，竹叶10克，麦冬10克，天花粉10克，茯苓15克，生甘草5克。上药水煎20～30分钟，取汁约250毫升口服。每天1剂，连服2天，小儿酌减。

疗效：治疗高热不退患者108例，其中用药2剂治愈102例，用药2～3剂好转6例，有效率100%。

荐方人：福建省龙岩市东坡乡卫生院 邓添寿

引自：《当代中医师灵验奇方真传》

各种结石症

 我用南瓜蔓泡水喝方法治各种结石疗效显著

王泽浚为山东省邹平县离休干部，家为世医，积累治疗各种病症的验方达3000多例，手书验方、秘方40余本。他从中摘录了一部分特效方剂，以济世人。

今献出的南瓜蔓泡水喝一方，可排膀胱结石、尿路结石、肾结石、胆结石。经多年临床验证，疗效令人满意。用此方治疗结石患者130多例，均已痊愈，无副作用。服药3~4日即将结石转化为粉末状随尿排出，服药后最多不超过7日即有明显效果。

配方及用法： 南瓜蔓100克（鲜的加倍），洗净切碎，放入热水瓶中用开水浸泡，当水饮用，吃饭时当饭汤饮用。一瓶只喝1天，第二天另浸一瓶新的继续喝。这样连续喝到第三至四天，就开始排石，排下的溶石使尿液呈浑浊状，有时有很小的石粒。到第六至七天时，小便有拉丝状液出现，这证明结石全排净，不用再喝药了。继之多喝小米熬的稀粥，连喝2天即痊愈。（今铎）

引自： 1996年2月7日《安徽老年报》

石仍未排出。后来，按本条方服药15天痊愈。"

● 广西鹿寨县城关大湖莫国胜，男，40岁，医生。他来信说："我用本条方治愈本村8位尿路结石和肾结石患者。"

441. 我用此方治各种结石症有佳效

主治：胃结石、胆结石、膀胱结石、尿路结石。

配方一及用法：广金钱草10克，鸡内金20克（粉末吞服），琥珀4克，海金沙20克，牛膝16克，滑石35克，车前10克，王不留行籽20克，乳香10克，木通7克，沉香3克，甘草梢7克，郁金12克，地龙10克，泽泻10克，木贼草13克，石苇35克，枳实10克。上药分2次水煎服，每日1剂，连服5剂。如无效改服下方。

配方二及用法：檀香（沉香）5克，元胡10克，条参10克，地龙8克，萹蓄10克，瞿麦10克，白茅根30克，萆薢9克，冬葵子8克，苡仁8克，大黄3克，枳实8克，芒硝8克，川牛膝8克，莪术8克，熟地黄24克，甘草梢8克，珍珠母25克，茴香8克，海金沙藤25克，乳香5克，王不留行20克，滑石40克，广木香7克，生地20克，青陈皮10克，广金钱草100克，鸡内金30克。用法同上方。

疗效：治疗8857人，治愈6512人，有效2032人，无效313人。

此方系88岁的归国华侨周天龙老先生所献，效果独特，使大部分患者免除了手术的痛苦。周天龙老先生是1924年去美国的，在美国获得医学博士学位，于1979年回祖国安度晚年。

荐方人：广西三江县　梁军丰

百姓验证

● 广西三江县斗江乡韦某曾患尿路结石，小便不畅，舌淡青厚，尿血，面黄肌瘦，每天小便十几次，龟头疼痛难忍。曾住院治疗，花费1000多元仍不见效。后来按本条方服药3剂见效，又连服2剂，以上症状消失痊愈，随访2年未见复发。

各种内脏出血症

各种内脏出血症涵盖内容很多,如肺部与呼吸道出血、胃及消化道出血、大肠与直肠出血、子宫出血、血崩、便血、咳血、咯血,以及内脏其他部位各种不明原因的出血症。

 442. 我用三七止血散治出血症效果非常好

主治:咳血、吐血、便血、衄血、功能性子宫出血、血崩,以及无明显原因的出血。

配方及用法:三七粉30克,白芨60克,血余炭30克,贡阿胶60克。上药共研极细末,每次冲服2克,每日3次。

疗效:本品具有特殊的止血作用,有效率100%。

按语:本品止血效果非常好,但治疗各种出血病症时,用本方止血的同时一定要使用相应的治疗各种出血病症的药物。

荐方人:山西省平定县人民医院 张寅虎 张巍

引自:《当代中医师灵验奇方真传》

百姓验证

● 福建福鼎市桐城麻坑民中路2号钟义昌,男,67岁。他来信说:"林桂兰,女,29岁。流经血不止,在市医院吃药、输液治疗一星期不见好转。后来我用本条方加'断流血'为她治疗,3天服药4剂,现已痊愈。"

"兰小珍,14岁。近4个月来月经不正常,八九天才能止,但过两三天又来了,有时一个月来两三次,孩子的父母很苦恼。到医院治疗,开止血药加白参,服后不但没好反而病情加重。我得知后用本条方为其治疗,服药3剂痊愈。"

443. 我用三炭粉治疗诸症出血都有效验

主治：各种急慢性难治性出血症。

配方及用法：荆芥炭、蒲黄炭、五灵脂炭各5～10克（三药一次量共15～30克）。轻者每次各5克，重者每次各10克。每日3次，连服1～3天。可用蜂蜜调服。

疗效：治疗患者56例，其中肺癌出血12例，肺结核咯血4例，支气管扩张咯血8例，上消化道出血13例，直肠癌出血6例，子宫出血12例，膀胱出血1例。首次服药后2小时止血者18例，3小时止血者18例，4小时止血者8例；服药2次止血者8例，服药3次后止血者2例；服药3天后无效者2例，总有效率96.4%。

荐方人：解放军广州中心医院　马泽声

引自：《当代中医师灵验奇方真传》

百姓验证

● 江苏通州市河东村六组季妙贤来信说："本乡季海患消化道出血2年多，经多家医院检查并治疗，花药费2万余元，仍是间断性出血。后来我用本条方为他试治，仅花药费150元，就治好了他的消化道出血症。"

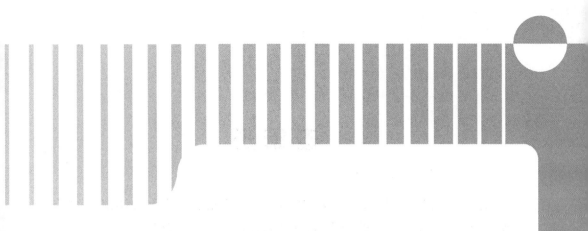

ZHONGGUO JIATING ZILIAO
QIANFANG JINGDIAN

皮肤科疾病

老年斑

老年斑其实是人体代谢产生的自由基攻击皮上浅层中黑褐色素细胞膜之后，使黑褐色素大量外溢，并逐渐移到面部或肢体表面的敏感皮层部位所形成的淤斑。多在60岁以上的人身体表面形成，中年以下的人几乎没有此症。

111. 我的老年斑涂抹康齿灵牙膏消失了

现在我和老伴王淑英都已76岁。从70岁开始，我俩后背、手腕和面部相继出现老年斑，由淡黄逐渐变黄褐色，由小变大，有的像黄豆粒大，用手触摸有高出皮肤的感觉。

去年3月上旬，我将康齿灵牙膏抹在手背和手腕的黄褐斑上，每晚睡前抹一次，第二天早晨洗除，3天后见到黄褐斑萎缩，褐色变黄淡，10天左右，黄褐斑表面脱掉一层皮屑。我继续往面部黄褐斑涂抹，收到同样效果。以后每隔10天左右，就将少许康齿灵牙膏挤在手掌上，加点水调稀，抹在手背和面部，第二天洗除。我老伴也用此法抹面部老年斑，收到同样效果。从去年7月起，我先后向几位老同志介绍此法，他们用后都觉得效果很好。现在，我每隔半月左右仍抹一次。

注意： 每抹一次后，必须反复揉搓一段时间，这是见效的关键。

荐方人： 辽宁省庄河市离休干部吴允宝

百姓验证

● 新疆阿克苏市水电局邢源恺来信说："监察大队刘萍，身上长有老年斑，用本条方治疗得到缓解。"

● 福建石狮工贸学校陈进碧，男，58岁，教师。他来信说："我双手背有老年斑，用本条方治疗，斑点基本消失了。"

中国家庭自疗千方经典

皮肤瘙痒

皮肤瘙痒症是一种皮肤神经官能症，皮肤上无原发性皮肤损害而自觉瘙痒。发病多与季节有关，多发于冬秋季节。瘙痒有全身性的，也有局限于外阴、阴囊、肛门处的。

445. 我喝醋蛋液将皮肤瘙痒症治好了

我自1983年身患瘙痒症以来，不论春夏秋冬奇痒难忍，特别到晚上痒得整夜不能安眠，中西医治疗均无效果。前年，我看到醋蛋液能治疗多种疾病，就如法炮制服用，喝了3个多月未明显见效。但我还是继续喝，没想到去年冬季奇痒好了。

今春初，我开始担心：老毛病该不会复发了吧！真不巧，3月份，腰部又出现了一点痒症。我一边喝醋蛋液，一边用醋蛋液涂痒处，没几天就不痒了。这令我特别高兴。

荐方人：甘肃兰州市人民医院离休干部 巍志远

注：醋蛋液治病法，请见本书附录三。

百姓验证

● 江苏无锡市橡胶集团有限责任公司吕建军，男，29岁，技术员。他来信说："我的同事患皮肤瘙痒，并经常胃痛，多次吃药，花了不少钱治疗未见效。后来服用了12个醋蛋液，皮肤瘙痒和胃痛均痊愈。"

446. 我吃天麻丸1个月将久治不愈的皮肤瘙痒症治愈

5年前，我患皮肤瘙痒症，用中西药多次治疗，始终未能见效。后来我在天麻丸的说明书上看到，天麻丸不仅有祛风除湿、舒筋活络等作用，而且对神经系统和血液系统疑难杂症有特殊疗效，因为瘙痒长期不能入睡，求医甚急，从此我开始服天麻丸治疗。谁知第一天服后，瘙痒就大大减轻，第二天服后即不再瘙痒。就这样我坚持早、晚各服1次，每服4丸，连服1个月后改为每晚服1次，每服2丸。现在除气候有大的变化需服2丸预防外，一般不服药也不痒了。

荐方人: 山西孝义市干休所　任登荣

百姓验证

● 四川成都市106信箱杨敬成，男，69岁，退休。他来信说:"我岳父今年3月患双手皮肤瘙痒症，用自来水洗后，皮肤奇痒。我参照本条方将丸剂改成汤剂让他服用，按常规每天服1剂，共服3剂，仅用3天就治好了他的病。"

● 重庆市长寿县纸厂李世贤来信说:"我患皮肤瘙痒症30多年了，也不知花了多少钱，一直未治好，后来用本条方治好了此症。"

● 湖北钟祥市伍大国，男，63岁，退休干部。他来信说:"我于2003年10月突患全身皮肤瘙痒症，像麦芒或针尖扎过一样刺痒难受，用手抓，越抓越痒。从外表上看，皮肤上什么也没有，医生诊断为神经性皮炎。连续打了4天吊针不见好转，又改服乌蛇止痒丸10多天，共花去150多元，效果仍不理想。最后我用本条方治疗3天，花钱不足2元，症状就消失了，而且至今未复发。"

---

447. 我用米醋泡大蒜擦治好了30多年的皮肤瘙痒症

我患皮肤瘙痒症长达30多年，开始是脚腕部位，以后逐年向上发展。进入老年以后，发展到全身，多是对称发作，越抓越痒，苦不堪言，抓后皮肤上起大量的似风疹样的小红疙瘩。每年秋季开始，到来年春季又渐渐好了。最近好友告知一偏方，按方用米醋泡大蒜涂抹患处，1周以后见效，3周以后痊愈，而且再没复发。

配方及用法: 米醋500克，大蒜4~5头。将大蒜捣烂，泡在醋中，装入玻璃瓶内，24小时后即可用。每日涂抹患处3~4次。（赵同林）

引自: 1997年1月14日《老年报》

百姓验证

● 福建福清市南门深巷青云楼6号李金祥，男，63岁，教师。他来信说:"我的学生吴南珠患过敏性皮炎，皮肤奇痒，我让她用本条方治疗，没想到很快就好了。"

● 江西定南县陈坑村陈日林,男,48岁,农民。他来信说:"我本人患阴部瘙痒半年,用过各类药膏及抗菌类药物都不见好转,后来用本条方治愈,花费不到1元钱。"

● 辽宁北宁市沟帮子技校邹明胜,男,60岁,教师。他来信说:"我患皮肤病已有14年之久了,头、腰及四肢瘙痒。曾在医院治疗过,诊断为过敏性皮肤病,常年靠吃药控制,每年都要花治疗费六七十元,一直除不了病根。后来用本条方治疗3周,才花几元钱就痊愈了。"

448. 我的皮肤瘙痒用樟树叶只治3次就基本好了

我已60多岁,近年来每到严冬和盛夏,由两腿或两臂开始逐步发展到全身瘙痒,十分难受,吃不安、睡不宁,就医治疗效果不明显。有一次,我老伴对我说:"听人说过用樟树叶子能止痒,你到门口樟树上摘点叶子,放在锅内煮半个小时,用水洗患处试试。"我按此法一连洗了3次,就基本好了。以后我又将此法介绍给一位50多岁的外地老人,他也洗好了。

荐方人: 安徽马鞍山市毛纺织厂秦春兰

百姓验证

● 新疆吐鲁番火车站工三十三连张玉厚,男,70岁。他来信说:"家住四川宜宾市象鼻镇的凌禄均,患浑身瘙痒症,用各种药膏治疗不见效果。后来用本条方治疗,几次就好了。"

● 湖南永兴具金龟镇泉圹村曹军生,男,53岁,农民。他来信说:"我爱人患皮肤瘙痒症,用本条方治疗,仅3天时间就好了。"

449. 我用醋精治皮肤瘙痒一用即见效

我今年70岁,数年来离不开醋精,它是我的护肤之宝。每逢皮肤痛痒,就用醋精涂之,立即止痒,就连脚气病也治好了。(李实)

引自: 1996年2月7日《晚晴报》

百姓验证

● 辽宁盘锦市辽河油田运输公司吴顺希来信说："我于今年1月份两条腿得了湿疹,开始时只小腿处生有不规则的小红块、小红点,不几天就蔓延到大腿乃至后胯股处,下半身几乎全是湿疹,每到晚上特别痒。于是我就按本条方治疗,每天晚上用盐水洗,洗完后用醋精兑水涂擦。刚涂上时,感到火辣辣的,几分钟后就不痛了,也不痒了。严重时一天擦2次,仅治一个星期,我两条腿上的湿疹已彻底治好。我原来脚脖子患有牛皮癣,用醋精治湿疹后,牛皮癣也好了。"

"老同志徐功炳得了湿疹,从头上到后脖颈、前胸后背、两个手臂都有湿疹,特别痒。他患此症1年多,到处医治,花费近千元,就是治不好。后来我告诉他用醋精兑水涂擦患处,不几天,他见到我说,此方法真灵,一涂上立刻就不痒了,连续涂擦一个星期就基本好了。"

"老同志徐荣在6月份得了风疹,整个后背都是红红的,痒得很,夜里睡不着觉。他得知我有偏方,便求助于我。我让他按本条方治疗,一个星期后风疹就消失了。他说此条方太灵了。"

"老同志王忠右脚长一大片湿疹,我告诉他用此条方治疗,不几天就治好了。"

450. 我用花椒蒜秆艾水治好了皮肤病

去年夏天,我患了皮肤病,大腿内侧至小腹几乎都布满了红疙瘩,如同豆粒大,痒得很厉害,一些经常外用的药膏我差不多全用了,但仍解决不了问题。后来,经别人推荐,我用花椒、蒜秆、艾蒿水试着洗了2天,身上的红疙瘩很快就消失了。

具体方法:花椒一小把,大蒜秆(大蒜瓣)一根剪成3~4截,与端午节时的艾蒿3~4棵同放在锅里熬水。用熬好的水擦洗患处,早、中、晚各洗1次,熬一次水可用一天。

荐方人:山东邹城市　李平树

百姓验证

● 辽宁锦州市凌河区榴花南里166号刘凤岭,女,69岁,退休。她来信说："我今年5月份突然感到脖子刺痒,像针扎般难受,尤其在脖子出汗潮湿时,痒得更厉害。到医院检查确诊为神经性过敏性皮炎,当时医生给开了50多元钱的药,并说拿一次药不一定能治好。我回家后,按本条方治疗,一天3次,洗3天后,红色不规则突起的斑点就消退了,针刺感也没有了。但还是有点痒,我又加服醋蛋液,4天后基本痊愈,至今已2个月没有复发。"

 我患30年的皮肤瘙痒用本方一疗程治愈

我患皮肤瘙痒30多年,经多方治疗不愈。去年9月,乐业县农经站韦明灵同志向我介绍了一位老中医献给他的处方,我按方服药1个疗程后,瘙痒痊愈,未再复发。

配方及用法: 荆芥、银花、丹皮、桑叶、连翘、苦参、黄柏、地肤子各10克,白蒺藜、白藓皮各9克,蝉蜕3克,共放入砂罐内,加清水连煎2次。然后将2次药汁混合,按早、中、晚分3次服完。连服9剂药为1个疗程。

荐方人: 广西河池市 梁登仁

引自: 广西科技情报研究所《老病号治病绝招》

百姓验证

● 江苏通州市河东村季妙贤,男,54岁,乡村医生。他来信说:"我村一患者患皮肤瘙痒症10余年,经大小医院治疗数次,仍常复发,无好转。后来我将本条方和453条方联合使用,终于治好了他多年的皮肤病。"

 我以鲜艾汤治掌痒46例全部有效

主治: 手掌皮下小红点痒痛。

配方及用法: 鲜艾全草约200克切段,煎20分钟取汁200毫升,将手放入热汤(以能忍受且不烫伤皮肤为度)中浸泡至冷,每天2次。原汤可再利用,次日另做。

疗效: 采用本法一般4次可愈。方法简便,无副作用,疗程短,见效快,经验证25年未有复发病例。

荐方人: 广东省饶平县工商所 陈超群

引自:《当代中医师灵验奇方真传》

皮肤科疾病

百姓验证

● 福建福清市南门深巷64号李金祥，男，63岁，教师。他来信说："我的学生谢明英今年初两手十指肿胀，而且长了许多的小粒子，很可怕。到医院治疗未见效果，后来求助于我。我让她用本条方治疗，几天后，两手就消肿了，现在已完全好了。"

453. 我用柳条煮水治各种皮肤病很有效

方法：将柳条切成12厘米左右长的段，放入锅内用水煮。柳条水呈黑色时，即可用来烫洗患处，经过五六次后，皮肤病很快消失，不再复发。

经当地中医应用证明，此方法对各种皮肤病的治愈率在99%以上。

百姓验证

● 山东庆云县后张乡王学庆，男，28岁，主治医师。他来信说："我按本方已治好许多疑难杂症，其疗效真有手到病除之感。本村李佩华患手掌脱皮多年，每年春秋两季发病严重，曾多方治疗无效，我用本条方为她治疗7天痊愈。"

● 新疆阿瓦提县农机局骆春连来信说："我双下肢静脉曲张几十年，5年前痒痛难忍，常抓破下肢皮肤，发炎流黄水，久治不愈。后来用本条方治疗1个星期，痒痛消失，完全好了。"

● 辽宁沈阳市沈河区大西路四段曹永久的母亲（82岁）满身皮肤癣，医生说她年龄大了，皮肤老化不好治了，用过许多药都未见效果。后来用本条方治疗，每天2次，不到10天的时间皮肤病就痊愈了。

454. 我以苍耳子洗患处治皮肤瘙痒有佳效

方法：取苍耳子（胡苍子）250克，放入水中熬煮，烧三四个开锅后，将水倒入盆中（除去苍耳子），趁热洗患处，连洗4~5次，对治疗皮肤瘙痒症有佳效。（常祖光）

引自：1995年12月16日《中医药信息报》

风 疹

风疹是皮肤起疹或起块,时隐时现,遇风易发,其形状小的如麻疹,大的如蚕豆,更有成块成片的。常发于面部、耳根、颈项、两胁、两臂、两足、十指,而背部、臀部、腹部尤其多。由于皮肤隆起成块,也有人称之为风疙瘩。

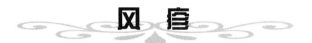

455. 我小时身患风疹是用艾蒿热水洗好的

过端午节,看到一些人往家里拿艾蒿,由此想到孩提时母亲用艾蒿熬水给我洗治风疹的事儿。那时,我身上常出风疹,用艾蒿熬水一洗就好。

配方及用法:由于出汗受风,人们身上就会出风疹(风疙瘩),刺痒难忍,此时可取艾蒿两三棵,切成10厘米左右长,放入锅或盆里加适量的水熬,熬到一定程度,将艾蒿和水一起倒入脸盆里,凉到不烫手的程度捞起一把艾蒿蘸熬成的艾蒿水反复搽洗风疹处(小孩脱掉衣服站在盆里搽洗更好)。这样既可减轻刺痒,又能消除风疹。如此这般,经过两三次搽洗,一两天内即可解除风疹病痛。

引自:1996年7月13日《生活保健》

皮肤科疾病

456. 我用桃叶泡酒精涂治风疹次次见效

配方及用法: 鲜桃叶150～200克,泡入适量的75%酒精内,约3天后用酒精水抹患外,每日3～4次。一般7天可治愈。

荐方人: 河南商丘县　葛尚武

百姓验证

　●辽宁凌源市沟门子乡毛丈子村杨永利用此方治好了本村任宗宝一家三口人的风疹症。

湿　疹

湿疹是一种反复发作,瘙痒剧烈,呈对称性、多变性的皮肤病。以其皮损多形、易于渗出、病程缓慢,复发倾向为特征。

457. 我多年奇痒难耐的湿疹病竟用樟脑球除了根

我从1984年得了局部湿疹,奇痒难耐。尤其到晚上,症状加重,坐卧不安。为这点病,先后到北京五家大医院治疗,打针、吃药、搽药膏,用了许多方法,都不见效。偶然得到消息,说某地来了一位"神医"专治皮肤顽症,我急忙登门求医,"神医"说保证能治好。1个月过去,"神医"给开的药全部下肚,而病情如故。江湖郎中,实不可信。从此,我对治疗这病失去信心。正在这时,得到一治疗奇痒方:用白酒500毫升,加24粒卫生球(樟脑球),放入耐高温的容器内用火加温,至卫生球溶化后,用干净的棉花蘸酒搽患处,一般2～3次即愈。我只用50毫升白酒,2个卫生球,依法炮制,搽了不到10次,病就好了。几个月过去了,长期忌口的酒、蒜、辣椒等刺激性食物,有意吃一些,也没有惹出复发的麻烦。一个小偏方竟治好了我多年的顽疾!

荐方人: 国家新闻出版署　翟富中

中国家庭自疗千方经典

百姓验证

● 安徽合肥市望江路153号王瑞国来信说:"我于1998年9月患了皮肤湿疹,很痒,曾用皮炎平等治疗未见效。后来我按本条方治疗,连续涂搽几次就不痒了。可见,此条偏方治湿疹奇痒相当有效。"

● 四川广汉市南北大街北一段125号冯启培,男,69岁,退休干部。他来信说:"我患荨麻疹,在人民医院皮肤科经输液治疗,病情得到控制。几个月后又出现奇痒,经中医院、华西医院用止痒液、止痒霜治疗,效果始终不理想。后来我用本条方治疗,效果极佳。没想到在医院花了200多元没治好的病,用此条方仅花6元钱就治好了。"

● 新疆乌鲁木齐市95号信箱刘成然,男,72岁,司法干部。他来信说:"我手腕处及手指间生出一些黄水小疱,瘙痒难受,抓破流出黄水更加痒痛钻心。慢慢红肿扩散腐烂,并不断地流黄水,经医院诊断为亚急性湿疹。治疗3个月,花700多元钱。2002年复发,又花了700多元治疗,稍有好转。后来我用本条方只治疗5次,就彻底痊愈了,至今未复发。"

458. 此方治顽固性湿疹58例全部见效

主治: 一切湿热毒邪所致的疮疹疱毒经久不愈之疾患,如慢性湿疹、结节性痒疹、神经性皮炎破溃不愈、天疱疮、黄水疮、秃疮、湿性牛皮癣等顽疾。

配方及用法: 黄连、黄柏、青黛、血竭、儿茶各10克,蛇床子20克,冰片20克,麝香1.5克。先将黄连、黄柏、蛇床子、儿茶、血竭共研极细末,再放入青黛同研,最后放入冰片、麝香再研匀,储瓶密封备用。用时视湿毒疮疡面积大小,取适量,以鸡蛋油调糊状,先以生理盐水清洗患处,将能去之痂尽量去掉,再以脱脂棉擦干,将药涂上,不必包扎,干燥后可再涂,每日3~4次。无论任何湿毒疮疡,一般用药5~7天即可痊愈。

鸡蛋油制法: 把鲜鸡蛋煮熟,取蛋黄,用小铁勺以中火煎炒,使蛋黄由浅黄色变为深黄色,再至黄褐色,待呈黑色微冒烟即有蛋油熬出,每个蛋黄可出油2毫升左右。

注意: ①必须确切掌握用药方法;②应辨证施治并考虑全面,在外治的同时,有必要者亦需内调脏腑机能,以求其本。

荐方人: 河北承德医学院　宋魁三
引自:《亲献中药外治偏方秘方》

皮肤科疾病

百姓验证

● 宫武，男，28岁，承德市被服厂维修工人。1993年7月12日，因两手背及手指起疱疹，干裂流黄水结痂已近2年，奇痒难耐前来就诊，诊断为顽固性湿疹。曾在北京、上海、石家庄等地多方求治，耗资数千元。在我院皮肤科住院几次，均无显效。因疹疮满布两手，羞于外露，虽盛夏亦戴手套，交女友2人均因此疾而未成，十分痛苦。述因1990年4月去池塘捞水草后，初起小丘疹，奇痒，搔抓流黄水，渐发展成现症，伴食眠差，便干结数日一行，情绪烦躁。查见双手背及手指黄痂干裂皮损，少兼增厚粗糙之皮肤，舌质红，苔黄腻，脉弦滑，此属风寒湿毒外侵，郁久化热，为湿毒疹。投以此方1剂外用，内服防风通圣丸，每次1袋，日服3次。1993年7月17日二诊，皮疹大消，嘱继续用药。1993年7月20日三诊，皮疹消尽。病人十分感激，他说："我终于甩掉戴了2年多的手套。"1994年1月结婚，随访至今未复发。

● 江苏无锡市橡胶集团有限责任公司吕建军，男，29岁，技术员。他来信说："我的同事全身患湿疹数年，经市医院多次治疗，又去部队医院，花掉200多元，都是用药期间有效，但是常复发。后来我用本条方为他治疗，现在已近痊愈。"

荨麻疹

荨麻疹是一种常见的过敏性皮肤病，初起皮肤瘙痒，抓后皮肤迅即出现大小不等的风团，剧烈瘙痒，此起彼伏，骤起骤消，甚至累及黏膜，出现腹痛、腹泻、喉头水肿等症状。

 459. **我用韭菜根捣烂擦患处治荨麻疹很有效**

我舅父系浙西山区名医，现已谢世。其子继承祖传，仍在故乡行医，也小有名气。我近年患荨麻疹，与表兄谈及此事，他赐民间验方一例，既简单，又方便，用后果然有效。现介绍给大家。

荨麻疹俗名鬼风疙瘩，初起时皮肤

瘙痒难忍,可将韭菜根100克洗净捣碎,用白纱布包裹,擦患处,疙瘩会自行消退。城市找韭菜根不便,可用韭菜梗代替。(刘显昌)

460. 我用葱白汤治荨麻疹100例均痊愈

配方及用法: 葱白35根,用15根水煎热服,取20根水煎局部温洗。

疗效: 用此方治疗荨麻疹100例,均痊愈。

引自:《浙江中医杂志》(1987年第1期)、《单方偏方精选》

461. 我以地肤子煎服治荨麻疹人人见效

配方及用法: 地肤子30克,加水500毫升,煎至250毫升,加红糖50克热服,盖被发汗,每天早、晚各1次。

疗效: 治疗荨麻疹患者100余例,一般用药1~3剂即愈。

引自:《常见病特效疗法荟萃》

皮肤科疾病

● 吉林省吉林市电信局收发室孙俊久,男,71岁,退休。他来信说:"隋珍凤,女,58岁。患荨麻疹10余年,经医院治疗和服用多种偏方,花费500多元未愈,犯病时奇痒,难以入睡。后来我用本条方为其治疗,服药7天痊愈。"

462. 一位患荨麻疹7年的剧痒患者吃蝎蛋9天痊愈

任某,四肢、躯干部泛发荨麻疹,骤起骤消,瘙痒剧烈,夜间尤甚,病起7年。用全蝎1只洗净,取鸡蛋1个,在顶部开一小孔,将全蝎塞入,破口向上,放容器内蒸熟,弃蝎食蛋。每天2次,5天为1个疗程。5天症减,9天退尽,继服半月巩固疗效,至今未复发。

引自:《浙江中医杂志》(1987年第8期)、《中医单药奇效真传》

● 新疆乌鲁木齐三建公司退休办朱义臣,男,72岁,离休医师。他来信说:"殷海成、佟根来、芦桂英三人均患荨麻疹,我用本条方为他们治疗,每人只花15元钱,均获痊愈,至今未复发。"

带状疱疹

带状疱疹又称"蛇丹"、"蛇串疮"、"火带泡"、"火蛇腰",是一种损伤神经和皮肤的病毒性疾病。患病时有带索状皮肤刺痛,灼痛钻心,皮损初起为炎性红斑、丘疹,很快变为绿豆大小至黄豆大小水疱,状如珍珠,内含水液,四周皮肤有红晕,水疱呈簇状生长。大约一周左右,变浑浊,部分水疱破裂,干燥结痂,痂脱落后一般不留疤痕。又因其好发于胸及腰部,分布形如蛇,所以获得上述别名。一经患病,可获得终生免疫。本病特征为单侧呈带形的多片红斑基础上成簇疱疹,一般不超过身体中线,并伴有发热和神经痛。有时表现为出血性和坏死性征象,双侧分布和复发型比较罕见。

463. 我用针刺大骨空穴法治疗带状疱疹效果明显

1982年，一个偶然的机会，我学会一个治疗带状疱疹的好方法。多年来，有不少患者采用此法获愈，疗效显著。现将方法介绍如下：

取"大骨空穴"（大拇指关节向手心方向弯曲，可见回弯处有两小骨棱突起，正中骨缝沟处即是此穴），用消过毒的针刺破双手此穴位处，出血即可，然后挤一挤。2天后水疱枯干，3天即愈。

荐方人：河北省遵化市东旧寨七户村赵炳珊

引自：1997年11月13日《老年报》

百姓验证

● 江苏镇江市官塘乡家甸村周以荣来信说："本村魏权宝患带状疱疹，胸、腰、后背呈颗粒状，大如蚕豆，小似黄豆粒，连接成片。经几家医院用内服药、外搽药、输液等方法治疗均无效，苦不堪言。后来我按本条方针刺其大骨空穴，2天后疱疹干枯结痂，8天后康复痊愈。"

● 新疆石河子造纸厂张德运，男，61岁，退休。他来信说："我去年9月患带状疱疹，在单位医院打针吃药，治疗1个多星期仍不见好转。后来我按本条方治疗，仅1次就治好了，而且没用花钱。"

464. 我多年应用王不留行治带状疱疹52例全部治愈

我从医多年，应用中药王不留行治疗带状疱疹52例，全部治愈。其中重度患者治疗一周疼痛消失，皮疹结痂；中轻度病人5天内即愈。

方法：取王不留行适量（各药店有售），放在铁锅内炒爆，炒至爆出白花，研成细粉，用鸡蛋清调成糊状，外敷患处，厚约0.5厘米左右，盖上纱布并固定，每日换药2次。

荐方人：山东东平县卫生院 梁兆松

百姓验证

● 江苏扬州市卫生站刘字生，男，47岁，医师。他来信说："扬州市治淮新村蔡燕患带状疱疹3年，去了数家医院，用了很多西药治疗，病情时好时坏。后来我用本条方为其治疗，1周后结痂痊愈，才花十几元钱，未留任何后遗症。"

465. 我用蝮蛇抗栓酶治带状疱疹效果显著

我在偶然的机会试用蝮蛇抗栓酶治疗带状疱疹,收到了良好效果。以后又用此药治疗20余人,效果均佳。用药3日,治愈率达95%。经过观察,用药当天局部疼痛及灼热感消失,自感轻松,第二天病变部位干燥、结痂,第三天或第四天脱痂治愈。治愈后均未再复发。

方法: 将蝮蛇抗栓酶(0.25单位)1毫升溶于生理盐水5毫升中,也可根据患处面积大小按比例增减。将此药均匀地涂抹于患处,让其自然干燥,每日早、晚各用药1次。

蝮蛇抗栓酶是一种低毒复合酶制剂,具有抗凝溶栓、降脂、扩张血管及促进神经细胞恢复的功能,是临床用于治疗偏瘫(脑血栓形成)的静脉用药。但对于带状疱疹何以显示出奇特良效,其作用原理尚不清楚,可能与其具有扩张血管及促进神经细胞恢复的功能有关。

荐方人: 山东省荣成市人民医院 姜艳丽

百姓验证

● 云南思茅市第十三小学张德谦,男,62岁,教师。他来信说:"我儿子今年35岁,2001年头部患疱疹病,医院诊断为带状疱疹,说要20多天才能治好。又到部队医院诊治,医生也说20多天可治好,但要交2000元钱。病人疼痛难忍,我也很着急。于是用本条方自己配药治疗,2日后疼痛减轻,4日疱疹开始干结,1周痊愈,只花100多元钱。"

466. 我用甲氰咪胍治老年带状疱疹药到病除

配方及用法: 西药甲氰咪胍(西咪替丁),每次1片(0.2克),每日3次,口服,睡前加服1片,停用其他药物。

我用此法治疗带状疱疹患者10余例,治愈率100%。一般用药1天即可止痛,并控制发展,2~3天结痂,4~5天治愈。某些患者需用药1周。治愈的患者局部不留疤痕,无后遗性神经痛。可见,此法具有见效快,疗效确切的特点,可作为老年带状疱疹的首选治疗方法。

荐方人: 河南省淮阳县人民医院 常怡勇

中国家庭自疗千方经典

● 四川威远县石油支公司周为,男,67岁,退休干部。他来信说:"我爱人患带状疱疹,在县人民医院治疗1个多月,花费400多元未能治愈。后来我用本条方为她治疗3天就好了。"

467. 我应用疱疹灵液治带状疱疹60例全都见效

配方及用法: 地龙(鲜)100克,冰片2克,雄黄2克,青黛3克,白糖适量。将鲜地龙洗净放少许盐,置于罐头瓶中1小时左右,待其腹中污泥吐出后,再洗净切成小段,加冰片、白糖(覆盖其上一层约0.5厘米厚即可),24小时后加入生理盐水120毫升,过滤除渣,将研细的雄黄、青黛粉和入混匀备用。

注意: 方中地龙选新鲜粗壮者为佳。重症泛发型带状疱疹患者应用时可配合其他综合治疗措施。

疗效: 临床观察60例,治愈率97%,有效率100%。

荐方人: 辽宁曙光医院中西医结合皮肤病治疗中心 邹凤阁

引自:《亲献中药外治偏方秘方》

百姓验证

● 内蒙古多伦县前九号村姚国强来信说:"我用本条方治好很多人的带状疱疹。"

● 江西吉水县枫江镇杨家圹何锦山,男,62岁。他来信说:"我用本条方治好两例带状疱疹。一例是本村何明之孙,4岁;另一例是邻村陈清芳之孙,6岁,都是3天治愈的。"

468. 我用韭菜汁搽洗治带状疱疹多数可痊愈

方法: 将刚刚割下的鲜韭菜(其量不限,可根据病变面积大小而定)用双手揉搓,取其汁备用。先将患处用凉开水洗净擦干,然后马上用韭菜汁反复搽洗,一次见效。病重者不超过3次痊愈。

荐方人: 黑龙江友谊农场 刘为

百姓验证

● 江苏宜兴市南新镇河北83号余连生，男，77岁，教师。他来信说："姜琴，女，74岁。背部痛痒多年，每晚痒得不能入睡。1998年夏天，突然在腰部脊椎处生了10多个带状疱疹，在医院打针吃药，花去100多元仍未治愈。后来我用本条方为其治疗，当即痛止痒除，连续治疗5天就基本痊愈。"

"村民潘品芳患带状疱疹，奇痒难忍，在医院打点滴、吃止痒药及消炎药，花药费200多元也未治好，仍旧很痒痛。后经我介绍用本条方治疗，几天后痒痛就消失了，现在已结痂痊愈。"

● 广西博白县国税东平分局冯巨峰，男，50岁，税务员。他来信说："我女儿14岁，脸上和左边耳朵患带状疱疹，左耳上的疱疹是黑色的，看上去很吓人。我用本条方为她治疗，第一天上午用药，下午就见好转，症状明显减轻，晚上洗干净患处再涂一次，第二天便结痂痊愈。"

● 河南鹤壁市百货大楼张志宽，男，38岁。他来信说："邻居张全成的爱人在2002年夏患了带状疱疹，医生让先输液打针看看，每次输液花70多元钱，也不见好转。在她正发病疼痒难受时，我用本条方为她治疗，结果没花钱就治好了。"

中国家庭自疗千方经典

白癜风

白癜风以皮肤上出现无自觉症状的白色斑片为主症，又称为"白驳风"。其特点为白色斑片，边界明显，四周色暗，大小不等，形态各异，数目不定，局限或泛发，但以面、颈、手背为多，常呈对称性分布。此病病程较长，迁延难愈，偶尔亦有自愈者，无痒痛症状。

469. 我运用本方治白癜风见了良效

配方及用法： 熟地30克，女贞子30克，墨旱莲40克，菟丝子30克，制首乌50克，补骨脂60克，蛇床子20克，雄黄20克，硫黄20克，白藓皮100克，白附子25克，密陀僧20克。将上药共研粗末，用白酒500毫升，米醋250毫升浸泡1个月后外擦患部，每日1~3次。

注意：本药有毒，切忌入口，擦后也要洗手，以免中毒。同时，注意皮肤的变化，发现疾病已消失，应再坚持擦几天，以巩固疗效，防止复发。

特点：根据临床验证，使用本方治

疗，一般3天即可见效，轻者10天可愈，严重者1个多月可愈，愈后皮肤无异样。

按语：如果药的总量大，而酒醋量不足时，可再少加些酒醋，注意不可过量，以免影响药效。（吴风平）

引自：1996年12月4日《健康导报》

470. 我女儿患白癜风用本方治愈

配方及用法：硫黄、雄黄、密陀僧、蛇床子各60克，冰片20克。上药共为极细末，用凡士林调擦患处，每日2次。

疗效：20~30天痊愈。

引自：《实用民间土单验秘方一千首》

牛皮癣

牛皮癣又名银屑病，是一种原因不明、易复发的慢性皮肤病。本病的表现为红色丘疹，常融合成片，边缘明显，上覆多层银白色鳞屑，可见到发亮的薄膜，剥去薄膜有点状出血。皮损形态有点滴状、钱币状、地图状、环状等。本病病因尚不明确，可能与遗传、感染、代谢障碍、内分泌影响、神经精神因素或免疫异常等有关。

471. 我患严重牛皮癣用柳条水烫洗五六次治愈

一年前，我曾经患严重牛皮癣，奇痒无比，多次求医均不见效。后来获得一民间单方，按方将柳条切成12厘米左右长，放入锅内用水煮，待水呈黑色时，烫洗患处，五六次后，牛皮癣很快消失，从未复发。据说，此法可治多种皮肤病，有效率达90%以上。

荐方人：安徽省宣城市宁国县信息处 徐国长

引自：广西科技情报研究所《老病号治病绝招》

百姓验证

● 辽宁新民市于家窝堡乡于家小学郑伟平，女，31岁，教师。她来信说："本村金国顺，12年前在部队当兵，由于着凉等多种原因，患上了极为严重的全身性牛皮癣，到新民、彰武等地多家医院治疗，花费万余元，用了各种方法和药物均未治愈。后来我用本条方为他治疗1个月，顽症牛皮癣被彻底治愈了。"

● 辽宁清原县湾甸子镇二道湾村王安才，男，53岁，农民。他来信说："本村胡扬、赵长岁二人患全身性牛皮癣，均有20多年的病史，刺痒难忍，经常用手指甲往下刮屑，刮得直流血。曾使用各种药物自治，始终不见好转，反而蔓延至全身各部位。后来我用本条方和476，478条方联合为他们治疗，均在20天内治愈，没用花钱。"

● 山东临沂市罗庄区唐少沟村唐晓功来信说："我嫂子患牛皮癣1年多，头上及全身都是，患处终日渗水，结痂、掉屑。在市皮肤病医院治疗，花了几百元钱也没见效。后来按本条方治疗，没用花钱，1个多月就好了。"

472. 我朋友患牛皮癣多年未愈，用醋疗5天就治好了

我有位朋友患牛皮癣多年，去过许多医院，访过不少名医，也花了不少钱，

中国家庭自疗 千方经典

而医治效果都不尽如人意。有一次，我从单位开发办书库有关醋疗的资料上看到两条用醋治疗牛皮癣的方子，介绍给朋友试用后，当天解决了患处痒的问题，患处的银屑一搓就掉；3天后，患处斑痕面积减少，皮肤颜色接近正常；5天后皮肤颜色正常，解决了患者的落屑、痒疼之苦。

方法： ①用棉球蘸5度食用醋，每天搓患处3～4次，5～7天即可。②用5度食用醋250毫升，加水250毫升，调成2.5度淡醋液，每天早晚冲洗患处5～10分钟后，用清水洗干净即可，一般需坚持5～7天。两种方法任选一种使用便可见效。

荐方人： 新疆维吾尔自治区五家渠市酿造厂　白京松

百姓验证

● 广东广州市五羊城寺右新马路11号彭宗堂，男，35岁，保安员。他来信说："我弟弟脖子上长了牛皮癣，到县第一人民医院治疗花费100多元也未见好转，反而又长出了新的牛皮癣。后来用本条方治疗，仅14天就治好了，至今未复发。"

● 江苏丹徒县丁岗镇84号张荣芳来信说："朋友之妻患牛皮癣20多年，我用本条方为她治愈。"

473. 我用本方治牛皮癣33例，有效率100%

配方及用法： 可的松针液35％，硫黄软膏35％，十滴水30％，混合调匀备用。取调好的药直接涂在患处出现渗透液或血点处，不必包扎，每天3～5次，2～3天可愈；愈后再用药三周巩固疗效。用药期间忌服魔芋豆腐。初次用药有刺激性痛感，1～2分钟后消退。

注意： 药不能入口。

荐方人： 云南师宗县五龙卫生所熊贵林

百姓验证

● 江西大余县南安镇北门107号赖和明，男，54岁，医生。他来信说："村民谢瑞娇，左小腿前部生一大片癣，此处皮肤粗糙，奇痒难忍，用了几种药治疗都没有效果。后来用本条方治疗，用药2天后痒止痊愈，至今未复发。"

474. 我用斑蝥酊治牛皮癣20例个个痊愈

中国家庭自疗千方经典

主治: 牛皮癣。

配方及用法: 斑蝥10克, 加入75%酒精内, 浸泡1周即成。用棉签或药刷蘸药液涂皮损处, 一般涂药后24小时内起水疱, 起疱后不要将其刺破, 待3天内液体自行吸收, 皮损结痂脱落。若仍有苔藓样变者, 可再次涂药, 一般每隔1周可涂药1次, 直至病变组织脱尽为止。若有复发者, 可再用此方。

疗效: 治疗20例, 经1次发疱痊愈者9例, 经2次发疱痊愈者6例, 经3次以上发疱痊愈者5例。(痊愈为皮损痒感完全消失, 且在3个月内未见复发)

按语: 本疗法是不针对其病因的极为有效的方法, 不管是中医的风湿热蕴阻、血虚风燥、肝郁化火, 还是西医的神经功能障碍, 只要是确诊为此病, 就可采用本方治疗。

斑蝥的发疱机理, 主要与斑蝥所含的斑蝥素和皮肤中某种酶的参与有关。此作用可以加速皮损局部的血液循环, 促进新陈代谢, 从而改变局部营养, 使苔藓样化的病理组织吸收消退。斑蝥的刺激性比较强烈, 但对组织的穿透力却较小, 因此, 其作用比较缓慢, 发疱时仅有轻微疼痛, 通常不涉及皮肤深层, 所形成的水疱很快吸收痊愈而不遗留疤痕。可以说, 本方是比较安全、方便、经济、可靠的, 值得一试。

荐方人: 天津市蓟县医院　韩德宝

引自:《当代中医师灵验奇方真传》

百姓验证

● 广东广州市沙面大街6号李显勉, 男, 65岁。他来信说:"患者李宇光患牛皮癣10余年, 曾多方医治, 始终未治好, 已花钱很多。后来用本条方治疗10多天, 仅花20元钱, 牛皮癣痊愈, 再未复发。"

475. 我用本方治严重的牛皮癣见了奇效

方法: ①用榆树汁一抹便好。②将皂角去黑皮砸碎加醋煎剩少许, 涂抹患处, 日用数次, 4日见效。

荐方人: 甘肃兰州市　刘太升

● 山东栖霞市栖霞镇付井村衣玉德用此方治好了一位严重的牛皮癣患者。

 476. 我以蒜糖泥敷治牛皮癣收效显著

四川合川食品厂孙光华患牛皮癣，经多处治疗不愈。1992年初用老蒜（去皮）一头，白糖适量，共捣烂包敷患处，每天换1次，3天即治愈，至今3年没复发。

又用此方给该厂赵金安和南津街办事处职工李霞等6位患者治疗，也收到同样效果。

引自：1995年11月23日《科技兴农报》

● 陕西宝鸡市北方照明电器集团股份有限公司田万春，男，57岁，工人。他来信说："今年3月我发现左手合谷穴处有六七个小红点，并发痒，当时我没在意，几天后出现一片硬币大的癣，奇痒难忍。我用本条方自治，晚上敷药，第二天早上就不痒了，1周后即痊愈，至今已3个月没有复发。"

● 江苏宝应县安宜镇东升村祁建平，男，35岁，工人。他来信说："我脚面有一鸡蛋大的牛皮癣，非常严重，经多家医院治疗，用了各种药，几年来花了近2000余元就是治不好。后来我用本条方试治6次，皮肤已完好如初。"

● 四川崇州市桤泉乡建设村张成根，男，58岁，医生。他来信说："村民谢某患牛皮癣多年，曾四处寻医治疗，效果均不理想。后来用本条方治疗，分文未花，3次痊愈。"

 477. 我用单药大枫子涂擦治好儿子头部的牛皮癣

中药大枫子治疗牛皮癣，效果极好。

方法：大枫子适量，去壳备用。将患处用温开水清洗干净，再用去壳的大枫子反复涂擦，每日1~3次，连续3~5天即愈，且不复发。

荐方人：安徽潜山黄泥镇小学　郑蔚

皮肤科疾病

百姓验证

●新疆乌鲁木齐市铁路局四街58栋高淑兰，女，67岁，退休干部。她来信说："我用本条方治好我儿子头部的牛皮癣。"

478. 我用蒜泥敷灸法治牛皮癣竟获痊愈

李某，女，60岁。左前臂外侧近肘处患牛皮癣多年，经中西医多次治疗，时轻时重，不能除根。后来用蒜泥敷灸，初敷时，热辣难忍，但颇解痒，敷灸2次，竟获痊愈。随访2年，未见复发。

灸法：艾条隔蒜泥温和灸，即取大蒜适量去皮，捣如泥膏状，敷于患处，厚约0.2~0.3厘米，上置艾条按温和灸法操作。每次施灸15~30分钟，或灸至局部灼痛热痒为度。每日或隔日灸治1次，7~10天为1个疗程。

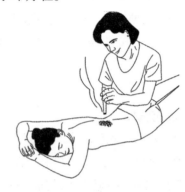

图29

百姓验证

●广西玉林市东门路276号丘家旭，男，59岁，公务员。他来信说："我老伴脚趾上长了脚癣，每天晚上擦癣药水、皮康王等，一连2年多，就是治不好，而且还变硬变黑，特别难受。后来按本条方治疗，现在皮肤颜色正常，脚癣治好了。"

花斑癣（汗癣、汗斑）

花斑癣俗称汗癣，是由腐生的花斑癣菌所引起的一种浅表性皮肤病。花斑癣表现为黄豆大的圆形斑，略带灰色、棕色、黄色或褐色，有时仅隐约可见，有细小糠秕样鳞屑。由于皮屑的存在，紫外线不能透过，因此，去皮屑后，病区比正常皮肤颜色为淡,甚至发白,可视为本病的一个特征。如皮损颜色深浅相间,颇似花斑。发病部位主要在胸和背上部,重者大部分躯干和四肢近端,以至颈面均可累及,病程缓慢,但冬天皮疹可消退,来年夏天又复发。

479. 我女儿患花斑癣用本方治疗一次痊愈

方法: 用杀鸡时烫鸡毛的水擦患处,不要怕脏,热擦洗2~3次可痊愈。

荐方人: 云南普洱县　段锦智

百姓验证

● 广西宾阳县新桥镇民范群英村王世和,男,53岁,农民。他来信说:"我女儿王婷在初中时染上了花斑癣,脸和颈部都有,很不好看,孩子非常着急。我用本条方为她只治疗一次,花斑不知不觉地就全部消失了,此方真灵。"

各部位癣症

癣是由霉菌引起的一种传染性皮肤病。根据其发病部位及特征,常见的有头癣、手足癣、体癣、甲癣、花斑癣等。

480. 我利用韭菜汁洗癣治疗效果好

配方及用法: 韭菜500~1000克(可视患处面积大小增减)捣烂成泥状,放入有盖的盆内,倒进适量的开水,用盖子将盆盖紧,约10分钟后,将患处放入韭菜水中浸泡30分钟。如癣长在难以浸泡之处,可用韭菜水洗。一般长在四肢能泡之处的癣,一次即可治愈。

此方经很多患者试用,疗效显著。

荐方人: 江苏溧水县化工厂　黄羽生

百姓验证

● 广西河池地区配件公司陈远忠，男，67岁。他来信说："我患脚癣，用本条方治疗，仅一次就好了。"

481. 我腿上顽癣用蒜头陈醋搽治愈

我大腿上有一块顽癣，奇痒难忍，并伴有银白色细皮脱落，困扰我多年。曾内服过中西药，外搽过多种软膏，都没能治愈。经一位朋友介绍用蒜头和陈醋外搽，1个多月后基本痊愈。

为使其他患者免除此疾的痛苦，现将方法介绍如下：先将患处用温水洗净擦干，再将蒜的一瓣挤汁搽患处，稍干后再搽陈醋。如此每日早晚各1次。据本人实践，2~3天即可止痒，1个月左右可痊愈。（卓强）

百姓验证

● 新疆托克逊县电厂马春田，男，75岁，退休。他来信说："我右手大拇指有一块顽癣，阵发性奇痒，而且患处皮肤增厚、坚硬，用本条方治疗后，奇痒程度明显减轻。此法真是既经济又简单方便。"

482. 我应用酒精浸泡鲜榆钱治癣80例全部有效

配方及用法： 新鲜榆钱100克，75%酒精500毫升。将鲜榆钱浸泡于酒精中，密封64小时，压榨去渣备用。用前洗净患处，涂擦该药液，每天3~5次。若是干品，先用开水泡涨，再浸泡于酒精中。

疗效： 此方治疗手足癣及体癣共80例，痊愈71例，好转9例。

引自：《陕西中医》（1989年第10期）、《单方偏方精选》

百姓验证

● 宋某，女，21岁。患手癣及体癣4年余，每年初春、深秋加重，经多方治疗，时轻时重，未能根治。指间有多处水疱，甚痒，搔破后流黄水；两股内侧有6个方寸大炎性脱屑损害，先痒后痛，搔抓浸血方止，皮肤粗糙，边界清楚。经用上方治疗痊愈，随访1年未复发。

483. 我的甲癣和脚癣病仅用山西陈醋浸泡即彻底治愈

1986年我左手拇指感染了甲癣，经常向外流水，有微痛，用了不少灰黄霉素，效果一直不好。1987年下乡工作，一老中医给我说了个用食醋治疗甲癣的单方，我使用后效果非常好，至今没有发作。

方法： 取一个大拇指能放进去的小瓶，装入醋液，然后把患甲癣部位放入瓶内浸泡，每次半小时以上，一天浸泡3次，3～5日即愈。治甲癣以山西陈醋为好。

后来我又患上了脚癣，一到夏秋季节脚癣发作时，从脚趾间向外流水，先痒后痛，严重时行走都很困难，多方治疗，效果都不理想。我又用食醋泡脚试治脚癣，效果也很好，至今将近10年没有再受脚癣之苦。

方法： 用40℃温水约400毫升，加食醋（山西陈醋）250～300毫升（以淹没脚趾为好），浸泡患处，每次浸泡半小时以上，每日1～2次。浸泡前先用温水洗净患脚，稍等片刻进行浸泡，效果更好。

荐方人： 河南新安县农牧局　郭景文

百姓验证

● 河北唐山市古冶区唐家庄五号小区11号裴开田，男，52岁，业务员。他来信说："我爱人有脚癣，脚趾间皮肤破烂奇痒，我用本条方和492条方联合为她治疗，第二天就止痒了，继续治疗2天，脚癣就基本好了。"

484. 我用鲜松针熏法治愈鹅掌风（手癣）患者数百人

配方及用法： 用鲜松针（松毛）2000克，先取500克放在炉火上烧着，待烟起，把患掌置于烟上，约距离火10厘米处熏（遇热难忍可提高些）。松针烧透后再陆续增加烧着熏疗。每日早晚各熏1次，每次约2小时，连续熏1周。

疗效： 一般熏4～5次可愈，不复发。此方曾治愈数百人。

注意： 患掌熏后，在2小时内不宜洗手，以后洗手需用温热水。

荐方人： 福建省　翁充辉

皮肤科疾病

百姓验证

● 辽宁清原县湾甸子镇二道湾村王安才,男,53岁,农民。他用本条方治好本村赵国宇的手癣。

185. 我采用艾条悬灸法治手癣数日可痊愈

乔某,男,54岁。左手有手癣,经用中西药治疗无效。改用艾灸劳宫、少府、四缝穴,每日灸3~4次,灸至局部微热,皮肤红润为度。数日后指掌疼痛消失,皮肤粗糙亦转为红润,屈伸运动如常。

灸法:用药艾条在皮损处进行悬起灸,每次15~30分钟,每日灸1~2次,7~10次为1个疗程。

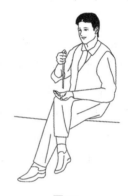

图30

百姓验证

● 福建福清市南门深巷65号李金祥,男,63岁,教师。他来信说:"我的学生黄世娇在理发店做洗头工,有一天她来找我,说手背长了很多豆样小粒,很像疥疮,非常痒,要我为她治疗。我自制很多艾条送给她,让她用本条方和452条方自己治疗,4天后她打来电话说,病已经好了,不痒了,小粒也消失了。"

186. 我以鲜马齿苋治皲裂性手足癣疗效甚佳

民间用鲜马齿苋治疗皲裂性手足癣症,效果显著,现介绍如下。

配方及用法:鲜马齿苋250~500克,洗净,煎取药液2500~3000毫升,先熏后浴,每次半小时至1小时,每天1~2次。

按语:马齿苋临床常用于治疗细菌性痢疾,今用于治疗皲裂性手足癣,使用方法简便,疗效佳,值得推广。

荐方人:华北煤炭医学院附院　陈华　王志文

● 兰某，男，47岁。自述双足瘙痒疼痛伴皲裂3年，久治不愈。诊见患部皮损增厚，弹性差，呈较多条状裂纹，裂纹深者覆有血痂，周围组织肿胀，步行时有鲜血溢出。诊为皲裂性足癣。以上法治疗10天，病减过半，继用5天，瘙痒疼痛消失，裂隙平复病愈，至今未见复发。

● 四川营山县城管局姚代树来信说："有一妇女患手癣病，症状是硬皮、奇痒、裂口，疼痛难忍，已有七八年的时间了。经不少医生诊治，花费好几百元钱，全都无效。后来我用本条方为其治疗，7天就好了，一分钱也未花。"

487. 我用本方治手足癣取得佳效

我过去常用西医方法治疗足癣，但疗效不好，有时还产生不良反应。近几年来，我用"中药浸泡法"治疗足癣，疗效甚佳。一般使用4~7次后，痒感完全消失，患处干燥脱屑痊愈。在治疗过程中未发生不良反应。

配方及用法：公丁香、花椒、防风、防己、土槿皮各15克，加水2500毫升，煮沸30分钟，过滤，待药液降至微温后，浸泡患足。每次浸泡45分钟左右，每日1次。药渣不要倒掉，次日加水再煮，如法再浸泡1次。此法亦可用于手癣的治疗。（张方）

百姓验证

● 河北丰润县赵士良，男，60岁，医生。他来信说："河北遵化市铁厂镇高坤登之妻患手癣，多方医治不愈。后来我用本条方为她治疗，服药5剂就痊愈了。"

● 辽宁凌海市卫生防疫站刘艳伟，女，52岁。她来信说："我每年脚癣都犯得很厉害，用本条方治疗3次后，又结合492条方治疗，现已有2年未复发。"

488. 我生脚癣几十年用韭菜汁泡脚治愈

我生脚癣，已有几十年的历史，用过多种癣药水，吃过灰黄霉素，都解决不了

问题。特别是夏天，瘙痒难忍。

有一次，偶然在报端见到一治脚癣

皮肤科疾病

偏方，我便按方试治：用一小把韭菜，捣烂，放在盆里，倒入开水，洗脚时泡脚（手有癣可同时泡）30分钟。如此泡2次，果然见效，生癣处脱皮，脚不痒了。

小小偏方治大病，解除了我几十年的痛苦。

荐方人：贵州黔东南州地方志办公室　坚实

百姓验证

　广西玉林市东门路274号丘家旭，男，59岁，公务员。他来信说："我儿媳脚面感染，生有一铜钱大的癣，又痒又出脓液，用过多种药效果都不理想。我见冬天快到了，不治好会更难受，就用本条方为她试治，没想到治了几次就好了，效果极佳。"

489. 我患脚癣用弄破的番茄敷两次痊愈

我患脚癣，足趾缝起疱、流水、溃烂，又痒又痛。偶然一次，将一个番茄弄破了，连汁带瓤贴敷到患处，当天即觉见轻；洗净脚，擦干，再贴1次，竟痊愈了。患有脚癣者不妨一试。

荐方人：河南省扶沟县老干部活动室　穆立庵

百姓验证

　四川成都市239信箱张武刚，男，31岁。他来信说："我的工作要经常接触水，右脚水靴是漏的，一直穿了很久，后来就得了脚癣，很痒，起水疱，再后来发展到小脚趾缝裂开，而且非常疼，于是我就用本条方治疗，很快裂口就愈合了，也不疼了。可是我没有坚持治疗，以致发展到其他脚趾和趾缝都痒并起皮，还有像冬天冻后的小红包，又痒又痛。用三九皮炎平等药涂抹，一直不好。最后我仍用本条方治疗，在每晚看电视时，切点西红柿涂擦按摩，干后再进行；然后用纱布包上，到第二天洗澡时再打开。就这样，两天后大有好转，又包了一天就彻底好了。"

490. 我患脚气几十年，用自尿液浸泡一周痊愈

我患脚气几十年，曾用多种药物治疗，始终未根除。喜读《自身体液治脚

癣》一文，立即照办。当晚小便于盆内，趁热浸泡双脚5分钟左右，再用热水洗净擦干。往日难耐的奇痒一扫而光，双脚顿感舒适。连续浸泡3次，一周后，脚趾缝中的溃疡面及小白疱均已消失，并且脚部皮肤光滑。

荐方人：黑龙江教育学院　杜忠义

百姓验证

● 上海市武康路393号李清军，女，23岁。她来信说："本人患有脚气，一直不能治愈，十分痛苦。后来我用本条方治疗，仅1次就彻底治愈了。"

491. 我朋友患脚气用阿司匹林及新诺明治愈

我的一位朋友在校学习期间曾患湿脚气，趾间湿烂，痒得钻心。大夫给开了两样药，让研末撒在趾部。过半小时，痒竟然全消了。

配方及用法：阿司匹林、复方新诺明各等份研末，撒于患处。（薛坤宝）

百姓验证

● 湖北十堰市东风汽车公司余国富，男，46岁，纪检干部。他来信说："我儿子脚趾缝发痒，有时痒得难受要用手去抓才能止痒，先后用皮康霜、三九皮炎平擦，但是只能暂时止痒，不能根除。后来我按本条方给他治疗，用药3次，仅花3元钱就好了。我儿子说，没想到这个单方真管用。"

● 内蒙古呼和浩特市人民路线务段64号杨桂兰，女，43岁。她来信说："我用本条方治好3例比较重的脚气患者。"

492. 我用本方治脚气患者多人，个个获佳效

治方一：安乃近片研成末，撒在脚趾缝里，第二天即愈。

荐方人：河南淇县教育局　张敬忠

治方二：白萝卜叶适量，煎水洗脚，每隔1天一次，连续7天便可治好。

荐方人：河南省方城县岳庄村史金山

皮肤科疾病

百姓验证

● 贵州纳雍县饮料厂李元发，男，52岁，工人。他来信说："我有脚气，特别夏天出汗时痒痛难忍，用本条方二治疗两个疗程，即彻底根除，至今未复发。"

● 山东东营八分场运输中心28号曹明来信说："我双脚患脚气病很严重，脚趾之间起水疱，甚痒，常用针把水疱刺破挤水出来，治好几天后又复发，始终不能根治。后来按本条方一加醋蛋液治疗，效果极佳，双脚再未生水疱，脚趾间也不痒了。此方治脚气真是有特效。"

● 福建尤溪县溪尾乡埔宁村151号纪儒，男，27岁，医生。他来信说："本村有10多人患脚气病，用本条方治疗都痊愈了。用药最多未超过2次，此方花钱少，深受患者欢迎。"

● 广东翁源县交通局谭致茂患有脚气病，至今已40年了，用了许多药物治疗均无效。后来用本条方一试治，很快解除了40年的脚气病痛苦。

493. 我用醋治顽固性脚癣28例全部治愈

配方及用法： 醋100毫升，用200毫升水熬开，倒入洗脚盆里，温度在40～50℃时搅拌后浸泡患脚，每天1次，每次泡30分钟。

疗效： 治疗顽固性脚癣28例，3次治愈13例，5次治愈2例，7次治愈13例，治愈后1～5年随访未见复发。

按语： 本疗法药源广，疗效可靠，经济简便，无副作用，治愈后无复发。趾间

水疱疹俗称脚癣、脚气，是由白癣菌在皮肤上繁殖而引起的。日本医学家将白癣菌投入醋液中，20分钟这些病菌即被杀死。他们还发现，即使在浓度为1%的醋液中，白癣菌也无法繁殖。试验表明，用40～50℃温水加醋搅拌后浸泡患脚，能治愈百药难治的顽固性脚癣。

荐方人： 甘肃省人民医院　安著纲

引自：《当代中医师灵验奇方真传》

百姓验证

● 辽宁抚顺海浪乡转山村张文山，男，52岁，医生。他来信说："本村陈英患脚癣多年，各种脚癣药没少用，但是都不能去根。后来我用本条方为其治疗，仅3次就好了，至今未复发，才花3元钱。"

494. **我用此方治脚气3天即愈**

方法: 取大蒜若干瓣捣烂成泥,涂于患处,10分钟后把蒜泥擦去,再涂上红霉素软膏,2天涂一次,3天后即愈。此外,也可取生姜一小块捣成泥敷患处,1~2次便愈。

百姓验证

● 湖北当阳市商业局程遗海,男,69岁,离休干部。他来信说:"我患脚气多年,奇痒难忍,多有糜烂,擦过各种脚气膏,都只是暂时缓解,几天后又复发。后来按本条方治疗,只用10天时间,未花一分钱,现在既不痒了,也不烂了。"

● 河北丰润县卫生院赵士良,男,62岁,医生。他来信说:"本人患脚气多年,用过各种脚气水治疗未愈。后来用本条方治疗,3次治愈,现已1年多未复发。以后又用此条方治好4位脚气患者。"

495. **一妇女患足癣10余年,用樟脑豆腐治3天后痊愈**

徐某,女,36岁,1984年5月2日就诊,有足癣病史10余年。半月前两足足趾间奇痒,继而两足足趾及足背、足底均肿胀糜烂,渗液淋漓,痛痒难忍。两腹股沟淋巴结亦肿痛,伴形寒发热,头痛,骨节酸楚。经抗生素、中药外洗等治疗收效不显。用樟脑3克,豆腐2块,同捣外敷,每日1次。2天后见渗液已除,糜烂面干燥,两足背肿势消退,予华佗膏外搽。3天后痒痛全消,行走自便。

引自:《上海中医药杂志》(1985年第5期)、《中医单药奇效真传》

百姓验证

● 四川营山县城管局姚代树来信说:"我岳母脚颈长癣1年多,患处变硬发痒,开口流血和黄水,痛得不能行走,曾经县医院进行吃药和搽药治疗,花掉100多元也未见好。后来我用本条方为其治疗7天,仅花3元钱就治好了。"

灰指（趾）甲

灰指（趾）甲是指（趾）甲失去光泽，增厚色灰。本病由于脚湿气、鹅掌风日久蔓延至甲板，湿毒内蕴，爪甲失去营养所致，相当于西医所说的甲癣。

496. 我老伴用醋精治好20年的灰指甲

老伴患灰指甲已20年，多方医治无效，便试着用醋精治疗，没想到竟获痊愈。

方法：修好指甲，将醋精涂抹在灰指甲表面和蜂窝孔内，每日数次，直到长出新甲为止。

荐方人：辽宁沈阳市大东区东北大马路21号　刘伟杰

百姓验证

● 福建屏南县果园新村二巷115号曾灼书，男，71岁，离休。他来信说："我右手指患灰指甲已2年多了，经县医院治疗不见效。后来用本条方和497条方联合治疗1个多月，现已长出新指甲。"

● 福建大田县余景峰，男，75岁，离休干部。他来信说："邻村有一位年轻人，两手指甲增厚，特别难看。我用本条方为他治疗，现在指甲已经恢复正常。"

497. 我的灰指甲是敷蒜泥治好的

我左手拇指曾患过灰指甲，几次用西药治疗均无效。偶尔想到大蒜杀菌力强，即用大蒜试一试，不料竟治愈。

方法：先把灰指甲用剪刀剪掉，或把灰指甲下边灰黑色的有害菌物用剪刀挖掉，而后捣烂一瓣蒜将蒜泥敷在患处，每日2~3次。（桂兴）

● 四川彭山县西铁分局陈上琼，女，72岁。她来信说："我脚上长有灰指甲，用本条方治两个星期就好了，至今也未复发。"

498. 醋酸治好一位80多岁老翁的全指灰指甲病

邻居一位年逾80岁的老翁，手指甲全为灰色，且畸形弯曲凸凹不平，非常难看。经人介绍，他用20%浓度的醋酸浸泡指甲。1个半月后，各手指渐长出光滑的新甲，3个月后痊愈。

方法：用上述溶液约250毫升，装在一容器内，把手指插入溶液中浸泡，每次半小时，每日3次。药液用后可再用，无须更换，但要密封。

此法简便、经济，无副作用。（田丁）

引自：1996年9月17日《老人报》

● 福建大田县余景峰，男，75岁，离休干部。他来信说："邻村余昌来患指甲畸形，有的弯曲，修剪困难，也曾医治过，但再长出新指甲仍旧是畸形。后来我用本条方为他医治半个月，至今已4个月了，新出的指甲光滑而美观。"

499. 我的灰趾甲是用斯皮仁诺治愈的

甲真菌病，俗称灰指（趾）甲，系由皮肤癣菌（主要是毛癣菌和表皮癣菌）感染指（趾）甲所致。但引起甲真菌感染的不仅仅是皮肤癣菌，还包括酵母菌及皮肤癣菌以外的霉菌。因此，甲癣的概念扩延到甲真菌病，即由皮肤癣菌、酵母菌及霉菌引起的甲感染，统称为甲真菌病。

20世纪90年代初期，西安杨森制药有限公司推出的斯皮仁诺为甲真菌病的治疗又提供了新的手段。斯皮仁诺为第三代唑类抗真菌药物，具有较好的亲脂性及亲角质性，它通过甲母质向甲板扩散，也可通过甲床向甲板弥散，达到抑杀真菌的目的。不仅如此，斯皮仁诺还可以在甲中蓄积，停止用药后6~9个月，甲远端仍保持抑杀真菌的药物浓度。因此，即使停止用药，仍有治疗的后效应。斯皮仁诺抗真菌谱广，不仅对皮肤癣有效，而且

皮肤科疾病

对酵母菌及霉菌同样有效。斯皮仁诺毒副作用小，用药时间短。

荐方人：中国医科大学医院　白兆震　林俊萍

百姓验证

● 辽宁丹东市教师进修学校裴晔，女，36岁，教师。她来信说："我原本患灰趾甲，趾甲凹凸不平，同时伴有脚气，用过多种药物均未治愈，后来用本条方治愈。"

甲沟炎

甲沟炎即甲沟或其周围组织发生感染。本病致病菌多为金葡菌，其表现主要为甲沟皮下组织发生红、肿、痛，有时化脓，如果整个甲沟都累及则形成半环形脓肿。

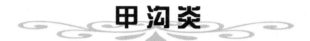

500. 我用本方治甲沟炎均一次治愈

配方及用法： 斑蝥，研成细末，贮瓶密闭备用。取斑蝥末少许，均匀地撒在患处皮肤上，然后用黑膏药贴敷或用涂有凡士林的纱布包扎，以固定药末；3～8小时后，患处有微黄色液体渗出时，揭去膏药或纱布，清除药泥，外涂2%龙胆紫溶液即可。

疗效： 单用上方治疗甲沟炎（早期，皮肤未破溃者）105例，均一次治愈。

按语： 斑蝥味辛性寒有剧毒，具以毒攻毒、破血逐淤之功，敷贴于患处皮肤，引起发赤、发疱，加速了局部的血液循环，从而起到化淤止痛之效。据临床观察，本方能缩短炎变过程，促使患处皮肤早日出头破溃，免于做切开引流手术。部分患者于敷贴后2小时左右患处有烧灼感，或疼痛稍加重，但均能忍耐，待患处发疱自行破溃渗出微黄色液体后，疼痛即随之消失。外涂龙胆紫溶液后，一般在3～4天内结痂脱落，局部不留疤痕。在将斑蝥制备成粉末时，宜戴口罩及手套，并避免药末飞扬，以防止从皮肤、鼻黏膜吸收而引起中毒。

荐方人： 江苏省无锡县职工医院胡明灿

引自：《当代中医师灵验奇方真传》

化脓性指头炎

化脓性指头炎,是手指末节掌面的皮下组织化脓性感染。轻者治疗数日即愈,重者可伤筋骨。化脓性指头炎中医称蛇头疔,多因刺伤或轻微外伤后葡萄球菌或链球菌感染所致。此病发病较急,患者极为痛苦。初起指尖有针刺样疼痛,微红稍肿,疼痛逐渐加剧。当指动脉被压,疼痛转为搏动性跳痛,患肢下垂时加重。剧痛常使患者烦躁不安,彻夜不眠,指头红肿并不明显,但张力显著增高,轻触即产生剧痛。至晚期,因组织缺血坏死,神经末梢因受压而麻痹,疼痛反可减轻。化脓性指头炎如不及时切开减压引流,将导致指骨缺血、坏死,进而形成骨髓炎,伤口经久不愈。化脓性指头炎多伴有全身症状,如发热、全身不适、食欲减退等。

501. 应用本方治化脓性指头炎屡用屡效

配方及用法: 生油葱7条,茶麸100克,浸水老石灰100克,共捣盛于杯内,将患指浸入药中,疼痛立止。如肿则用药渣外敷患处。

疗效: 屡用屡效。

荐方人: 辽宁　卢清光

皮肤科疾病

502. 用单味蒲公英粉可迅速治愈指头炎

一位姓赵的女青年，20岁，招待所服务员。患右侧食指化脓性指头炎，局部青紫发热剧痛，即将干蒲公英粉用甘油与75%酒精（甘油与酒精的体积比为1∶3）调成糊剂外敷，当日肿痛减轻，2日痛止肿消，4日疮面干燥痊愈。

引自:《河北中医》（1994年第4期）、《中医单药奇效真传》

百姓验证

● 新疆阿克苏水利局邢源恺来信说："我爱人下乡工作，因走路太多，磨破了脚趾，化脓发炎，我用此条方为她治愈。"

腱鞘炎

在有些腱（如牵动手指及拇指的腱）的外面，包裹着一层能增加腱的灵活度的滑膜。滑膜衬垫在关节的内部，它产生并包含的滑膜液能润滑关节及腱鞘。如果因受外伤或劳损导致滑膜发炎、肿胀，进而就会发生腱鞘炎。

腱鞘炎是以病变局部皮肤稍红，轻度肿胀疼痛，患肢活动受限等为主要表现的一种腱鞘损伤疾病，常发生于肘、腕及手指等部位，有时也发生在足腕部，多见于青壮年。其病因多为局部过劳，血不荣筋；或受寒凉，气血凝滞，不能濡养经筋等。

503. 我应用家传四世秘方已治愈300多例腱鞘炎患者

配方及用法: 木耳30克，当归、半夏各10克，桂皮、佛手、川牛膝、木瓜各6克，桂枝5克。上药混合为细末，分成12包，成人每天服1次，每次1包，儿童酌减。发于手者晚饭后服，发于足者饭前服，白开水送下。

禁忌: 服药期间忌食猪肉。

疗效: 治愈率达95%，已治愈300多人。

荐方人: 河北　焦玉岭

引自: 广西医学情报研究所《医学文选》

● 四川资阳市水利局丁光文来信说: "有一年我脚脖子突然疼痛, 在医院确诊为腱鞘炎。我用本条方治疗, 同时外敷仙人掌, 结果服药一剂就痊愈了。"

手掌脱皮

手掌脱皮多是因单纯性汗疱所致。本病是一种湿疹样反应, 精神紧张、情绪激动可能是诱发因素。

我用蜂蜜水搓擦治手掌脱皮多例均痊愈

配方及用法: 取蜂蜜适量, 用2倍的冷开水稀释后备用。每天早晚用稀释好的蜂蜜水在患处反复搓擦3~5分钟。

疗效: 治疗多例, 均痊愈。

引自: 《实用民间土单验秘方一千首》

● 内蒙古呼和浩特市人民路线务段64号杨桂兰, 女, 43岁。她来信说: "我用本条方和505条方联合治好两例手掌脱皮患者, 随访至今未复发。"

我用姜汁治手掌脱皮收到较好效果

方法: 将一块鲜姜用刀切为两半, 然后拿起一半, 用有姜汁的一面擦拭手掌面, 反复擦抹3分钟。每天擦3~5次, 3~5天就不脱皮了。另外, 每晚用热水一盆, 水中浸泡几片鲜姜片, 然后用此水泡手, 治手掌脱皮同样有效。上述两种方法同时进行, 效果更好。

皮肤科疾病

百姓验证

● 江苏南通市北濠桥新村255号徐以信,男,65岁,退休干部。他来信说:"我孙女今年10岁,患手掌脱皮症2年,手掌瘙痒难忍,经本市第六医院治疗,好转又复发。后来我用本条方为其仅治疗5天,就把医院治不好的手掌脱皮症治好了,分文未花。"

皲裂(手足干裂)

皲裂是指手掌足底的皮肤变厚、变干、变脆失去弹性,表皮发生裂口。裂口深的会出血疼痛,如果感染,还会化脓溃烂。本病多见于秋冬季节,气温回暖后会自愈,但也有终年不愈者。患有手足癣、慢性湿疹、鱼鳞病者,因皮肤角质层增厚更容易干燥裂口。

506. 我用塑料袋包脚治愈了长达20多年的足跟皲裂

我已患20多年的双脚足跟皲裂现已痊愈,解除了我多年的痛苦。我曾几次到医院诊治,大夫也没有什么好办法,只是指点用防裂膏、胶布、软膏及膏药等维持。年复一年的足跟皲裂,疼痛难忍,尤其春冬更为严重。当我看到《辽宁老年报》刊登的王铁明同志介绍的治疗皲裂的方法后,我立即照办。用薄塑料袋(食品袋最好)套在脚上再穿上袜子,只用一周,足跟呈现柔软状态,不仅皲裂症状好了,而且脚也不干燥了,真是好极了。

荐方人:辽宁沈铁分局工务段离休干部　周世文

百姓验证

● 湖南永兴县金龟镇铁山组曹生军,男,53岁,农民。他来信说:"我患足跟皲裂40余年,用本条方治愈。"

● 广西河池汽车配件公司陈远忠,男,67岁,干部。他来信说:"我用本条方和509条方联合治疗手脚干裂，效果特好。"

● 广西临桂27队工勘仓库关彩文，男，69岁。他来信说："我用本条方治好冬季双脚皲裂。"

507. 我双手皲裂30多年擦醋蛋液治愈

20世纪50年代中期，我从部队转业后成家。因做家务时洗洗涮涮，加之我皮肤原来就不好，两手裂开了数不清的大口子。一年四季总是如此，冬春尤为严重，有的裂口常常浸血，疼痛难忍，无奈我只得用胶布粘上大的裂口处。多年来我为此十分苦恼。

后来，我试着用醋蛋液治疗我的皲裂症。每次在洗手、洗碗或洗衣服之后，我都用醋蛋液擦在手上，然后揉一揉，一天湿几次手就擦几次醋蛋液。这样擦几天之后，手上的裂口基本痊愈，只剩下两个大点的裂口没长好。我又继续擦两周之后，两个大口子也消失了。就这样，我30余年的皲裂被醋蛋液治愈了，洗衣、洗碗再也不受流血、疼痛之苦了。

荐方人：黑龙江省牡丹江市离休会计　刘友兰

注：醋蛋液治病法，请见本书附录三。

百姓验证

● 浙江萧山市临浦镇博兆兴，男，49岁。他来信说："我二嫂患手皲裂多年，按本条方仅用1个醋蛋液就感觉好转，3个醋蛋液还没有用完，手裂部分就已经愈合。"

508. 我用维生素E涂患处治好了手脚裂口症

我手脚每年入秋开始裂口，用药膏治一段时间即好，但着水（洗衣服、洗菜）就复发。后来我试着用维生素E涂抹患处，效果很好。

方法：将维生素E丸用针扎一个眼，

把油挤在患处涂抹（一个丸可用多次）。每次洗手后涂抹，愈合后也要常抹，不会复发。

引自：1997年1月2日《益寿文摘》

百姓验证

● 山东威海市谢振刚，男，33岁，工人。他来信说："由于我在室外工作，手指有两处经常裂口，用胶布包几天就好了，可过几天又复发。后来我按本条方治疗，只用两丸药就愈合了。至今未再发作。以后又把此条方告诉了同行工友，他们用了也同样有效。"

● 四川泸州市蓝田镇力行路190号朱达银，男，54岁。他来信说："我侄子在今年冬季时手脚同患皲裂症，给生活带来很大不便，我用本条方仅花7元钱为他治愈。"

509. 我用醋水洗手脚治皲裂七八次可愈

方法： 每天早晚用食醋250毫升，加适量的开水，泡洗手脚30分钟，连续进行7~8次即愈。

荐方人： 四川荣昌县义仁镇政府 傅相中

百姓验证

● 江西泰和县城南路393号万凤麟，男，52岁。他来信说："我岳父今年72岁，患手掌皲裂症，夏天双手裂口也不少，不仅难看还痛苦不堪，用了不少药均未见效。后来按本条方用醋液搽抹，结果一瓶醋还没用完（10天左右）裂口就愈合了，皮肤恢复正常，没有鱼皮样的毛病了。"

510. 我应用本方治皮肤开裂，愈后不再复发

配方及用法： 取生盐1000克，清水3000毫升，将水烧开煮化盐，以盐水浸泡患处20分钟。不需将水倒去，留至下回可再用，如此连续泡洗七八日，从此永不再开裂，也不发痒。

引自：《神医奇功秘方录》

百姓验证

● 广西博白县国税东平分局冯巨峰，男，50岁，公务员。他来信说："我县绿珠镇农民庞秀兰，双足患周边开裂症，经常出血痒痛，不敢用手搓擦，非常难

受，已好几年了。用皮康王、氟轻松等药物治疗均不见效，已严重地影响工作与生活。后来我用本条方为其治疗8天，只花2元钱就痊愈了。"

头 皮 屑

头皮屑又称头皮糠疹，它也算是一种皮肤病，在抓搔时，可见头屑像雪花般飘落。青年人易生头皮屑。常患头皮屑的人头发逐渐干燥、变脆、变细，甚至脱落使头发稀疏或秃顶。

头皮屑的产生有以下几种情况：一是头皮上正常衰老死去的皮肤角质小碎片，它和头皮分泌的皮脂及空气中坠落下来的尘埃一起，形成头皮屑。二是生理性新陈代谢较快，导致头皮屑产生增多。三是由于某种原因如食用大量的辛辣刺激性食物或大油多脂性食物等使皮脂的分泌溢出过多时，糠秕孢子菌嗜食皮脂后会大量繁殖，同时又产生分泌物进一步刺激皮脂的分泌，并加快表皮细胞的成熟和更替速度，周而复始地恶性循环使得头皮屑也相应地增加许多。四是当机体患有一些疾病时，尤其是患有银屑病或内分泌异常的疾病时，也会使表皮细胞生长速度过快或皮脂病理性分泌增多，此时头皮屑也会大量产生。此外，有时候染发、营养不均衡、精神压力过大也可能会引起头皮屑的增多。

511. 我用啤酒洗头法治头皮屑5天可愈

方法：用啤酒将头弄湿，保持15分钟或更长一点时间，然后用温水冲洗，再用普通洗头膏洗净。每日2次，4～5天即可治愈。（林连浪）

引自：1997年7月2日《晚晴报》

百姓验证

● 辽宁沈阳汽车车桥厂张伟，男，26岁，工人。他来信说："我用本条方治好郝某的头屑病。"

白 发

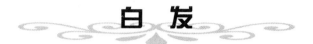

白发是因头发中含有的色素逐渐消失而出现的老化现象。黑发呈空心,而当头发的中心盈满的水分或养分散失时,即变成枯干的白发状态。这种老化现象是营养吸收力或补给力衰退所致。

512. 我用本方为别人治好头发早白症

配方及用法: 立秋后将凤仙花(即指甲花)全棵切碎晾干,每日50克,代茶泡水饮服,10天为1个疗程,3个月可愈。

按语: 凤仙花活血化淤效果明显,服此药能改善血液循环。发为血之余,头皮血液供应充足,发即可由白变黑。

荐方人: 河南唐河县小党庄　张德玉

百姓验证
● 张德玉同志说,本村卫生所张长增用此方治愈不少少年、中年白发患者。

513. 我利用道光皇帝使用过的龟板酒方使白发变黑发

配方及用法: 龟板、黄芪各30克,肉桂10克,当归40克,羌活12克,五味子12克,生地、茯神、熟地、党参、白术、麦冬、陈皮、山萸肉、枸杞、川芎、防风各15克。以上各药研为粗末,放入布袋,浸在酒内(酒的多少,以淹没布袋为宜),封闭半天。早、中、晚各饮一杯。连服2剂,不但会使白发变黑,而且身强力壮。

按语: 提起龟板酒方,还有一段来历。山西省大宁县野鸡垣村有一位姓贺的老人,他高寿108岁,身体十分健康。1981年《山西日报》特约通讯员报道了他。当我们采访他时,他端出一罐子龟板酒,自述从70岁开始,每天3杯,至今耳不聋,眼不花,腿不酸,手不抖,头发也不白。据说这是道光皇帝路遇大宁县县官时赠给县官的偏方，流传到这位老人手中，于是我将这个药方记了下来。

引自：《偏方治大病》

百姓验证

● 四川朱宏德，男，75岁。他来信说："我浑身没劲，感觉劳累，连上三楼都很吃力。我按本条方自制药酒天天喝，现在身体比以前轻松多了，举步上楼感觉很轻快。同时，原来头上只有稀少的白发，如今竟长出黑发来了。"

514. 我经常刺激手部穴位使白发消失

头发变白的主要原因是肾机能衰退。年轻时，肾机能健康，头发既黑又有光泽和弹性；年纪大时，肾机能衰退，白发自然丛生，并且有掉发现象。因此，防止白发出现，恢复黑发生机，首先要增强肾机能。

手掌上与肾关系最密切的是位于小指第一关节的肾穴和位于小指第二关节的命门，这两个穴位分别表示左、右肾脏，与头发有着密切关系，耐心地不断对它们进行刺激，自可提高肾机能，恢复头发生机。

另外，位于手掌中心的手心，位于中指指甲下方的中冲穴，位于无名指指甲下方的关冲穴，以及手腕中央的阳池穴等，对防治白发也很有效。配合肾穴、命门一起刺激，更可提高效果。但是，也要注意刺激方法，如果太用力反而会促进白发生长。（见图31）

因此，具体的方法应是，轻轻地指压，每天大约进行50分钟即可，长久坚持便会使头发变黑亮，白发消失。

注：手脚穴位按摩治病法与按摩工具，请见本书附录一。

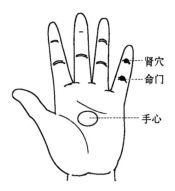

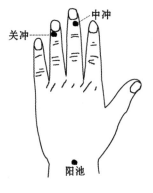

图31

皮肤科疾病

百姓验证

● 新疆石河子139团蔡玉叶，男，50岁，工人。他来信说："我两鬓曾有白发出现，用本条方治疗，万没想到，一段时间后白发果然黑了，并出现了光泽，我非常高兴。"

脱 发

常见的几种脱发是：斑秃，是一种局限性斑状脱发，骤然发生，经过徐缓，病处皮肤如常，无炎症，无自觉症状；早秃，多见于脑力劳动者，往往有皮脂溢出症；脂溢性脱发，多见于成年以后，头皮油腻发光，或有大量皮屑，日久前额两侧及头顶部开始有对称性脱发，患处皮肤光亮，因毛囊萎缩，常致永久性脱发。

515. 我用柚子核生姜治好一位患者8年的脱发症

发黄、发落（包括斑秃），可用柚子核25克，开水浸泡，每日2～3次涂拭患部。若可配合生姜汁涂擦，既可固发，又可加快毛发生长。我曾目睹一位50岁开外的老人，落发严重，多次进医院，花不少钱，仍大量落发。采用本法治疗，只花点生姜钱，不仅落发停止，还长出了新发，至今5年仍保持正常。

百姓验证

● 贵州贵阳市小河区黄河路12号刘振山，男，66岁，退休。他来信说："我用本条方为他人治疗脱发，用药8天开始长出新发。"

● 广东信宜市红旗路112号池上翔，男，69岁，退休干部。他来信说："2003年8月，我头上有巴掌大块的头发在不知不觉中脱落了，我用本条方和516条方联合治疗，现已治愈。此条方有神奇的疗效。"

516. **我用本方已治愈数十名脱发患者**

配方及用法: 鲜柏叶50克,红辣椒10个,75%酒精500毫升,一并装入瓶内,盖紧盖子,泡半月可涂搽患处。每天搽5~7次,10天后头发就能出齐。

荐方人: 河南沈丘县　马培远

百姓验证

● 山东济南市历城区纸房村王庆兴用此方治疗他女儿、女婿的脱发,7天就生出微黄毛发,而且逐渐变黑。后来又治愈了几位脱发患者。

● 甘肃兰州西固区兰化22街区王忠华,男,63岁,退休。他来信说:"渭南县上湾乡董德贤患脱发症,我用本条方为他治疗,用药不到20天,就长出了新发,才花6元钱。"

斑秃

斑秃是于头皮部突然发生大小不等的圆形或不规则形斑状秃发,又称油风。一般无自觉症状,偶有轻度瘙痒及刺痛感。多由肝肾不足,血不荣肤,风邪乘虚袭入,风胜血燥,发失所养而致。常在情志刺激、过度劳累或睡眠不足后发生。

 517. **我服醋蛋液已使秃顶处长出了新发**

我已经拔顶10余年了,在服用醋蛋液后,秃顶处居然新长出了一些细软黑发。

荐方人: 黑龙江省德都县　赵铁珍
注: 醋蛋液治病法,请见本书附录三。

百姓验证

● 辽宁北宁市沟帮子技校邹明胜,男,60岁,教师。他来信说:"一亲属患斑秃,我用本条方为他治疗,仅两周时间脱发处就长出了头发。此方真是有效!"

皮肤科疾病

518. 我应用此方治斑秃总能迅速见效

配方及用法：蛇床子500克，百部250克，黄柏100克，青矾20克，用75％酒精3000～4000毫升浸泡1～2周，去渣，每100毫升加甘油20毫升后擦患处。（冬季用酒精1000～2000毫升泡药）

按语：此方系潼南县蔡文远先生根据其家传方改进制作方法而成。

荐方人：四川潼南县　蔡文远

引自：《四川中医》

百姓验证

● 石某，男，54岁，1980年6月就诊。查头部右侧头发呈现约10厘米×7厘米圆形脱落两处，经用上方治疗一星期后，毛发脱落处出现米黄色细弱毛发，1个月后转黑变粗，恢复正常，观察2年余未见复发。

● 湖南洪江市水利局蒋伯寿，男，60岁，干部。他来信说："1996年的一个晚上，我头部右侧有一处约10厘米×7厘米的圆形区域头发突然脱光了，我用本条方自治，共治疗20天，花药费6元钱，脱发处就长出了很细软的头发。两个月左右头发变粗变黑，恢复了正常。"

"2000年春，我舅侄女头部左耳处头发也脱光了，还是用此条方治而长出了新发。"

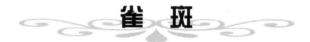

雀 斑

雀斑为淡褐色或深褐色的小斑点，多发生于面、颈、肩及手背等部位。夏季日晒后皮疹增多，色加深。冬季或日光较少时，皮疹颜色变淡，甚至完全消失。

519. 我使用本方可一次除掉脸上雀斑

本品为强效药类化妆品，一次能除　掉脸上多年的雀斑。

配方及用法: 苯酚3.5~4克,乙醚1毫升,在瓶中混合溶解后用盖盖严备用。使用时将脸洗净擦干,打开自配化妆品,将小木杆的尖插入液内浸湿后轻轻点于雀斑皮范围以内(点1~2下即可,千万不能将液体点于斑皮范围以外,用液切勿过量。因有小痛,刺激神经,有心脏病、高血压等症者切勿使用)。等数秒钟后,有斑的皮将变白,如不变白可再点一下,至发白为止。如雀斑数目过多者,可分批去除。

变化: 用药约10分钟后,斑色加重,3日后结硬痂。当痂处发痒时,切勿用手抓,7日后痂可自行脱落。痂脱落半个月左右局部变白,然后皮肤颜色逐渐正常。如提前抓掉硬痂或脱痂后经风吹日晒,皮肤可呈淡紫色或深黄色,但1~3个月后会自行消失,请不必担心。

注意: ①本品要避光、密闭保存,用后要马上将盖盖严(可连用3~4天),否则开口6小时即失效。②本品不得乱用,只能用来去除雀斑,对其他斑无效。严禁入口、入眼。③面部有汗需提前擦掉再用,用后2小时内要保持干燥,15日内勿用油脂类化妆品。④使用时小木杆一定要削尖,用液绝不能超过斑皮范围。⑤冬季瓶内如有结晶,可将瓶底放入温水中溶化后使用。

荐方人: 江苏盐城 蒋忠

皮肤科疾病

百姓验证

● 四川成都市潘碧容用本条方治疗多年的雀斑,仅2次就见效了,效果确实极好。

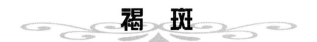

褐 斑

本病俗称肝斑、妊娠斑,是发生于面部的一种色素沉着性皮肤病。可因内分泌障碍,如在妊娠、月经不调期间或患有卵巢、子宫疾病,慢性中毒,如某些消耗性疾病,包括结核、癌、恶病质及慢性酒精中毒等所致。

 我用家传秘方五白粉治黄褐斑1个月内消退

主治: 黄褐斑。

配方及用法: 白芨、白附子、白芷各6

克，白蔹、白丁香（即雀粪）各4.5克，密陀僧3克。上药共研细末，每次用少许药末放入鸡蛋清或白蜜搅调成稀膏，晚上睡前先用温水浴面，然后将此膏涂于斑处，晨起洗净。

疗效：一般1个月内斑可消退。

荐方人：山东临朐县　吴绍伯

引自：广西医学情报研究所《医学文选》

百姓验证

●陕西宝鸡县牟掌权，男，56岁，退休。他来信说："我女儿牟海宁患黄褐斑3年，曾在市医院、县医院治疗，花钱许多却未治愈。后来我用本条方为她施治，仅3个疗程就治好了，现在她脸上很白、很光。"

痤疮（青春痘、酒刺、粉刺）

痤疮俗名"青春痘"、"酒刺"、"粉刺"等。本病多发于青春期男女，好发于面部、胸部、背部等皮脂腺丰富的部位，表现为丘疹、黑头、脓疱、结节或囊肿等症状。因主要症状的不同而有丘疹性痤疮、脓疱性痤疮、结节性痤疮、囊肿性痤疮与萎缩性痤疮之分。

521. 我用本方治500余例青少年痤疮均收好效果

痤疮，多发于青少年的面部，令人苦恼。实践证明，要治疗此病，单靠外用药是不理想的。数年来，我本着清表先清内的原则，选用中药汤剂为500余名青少年痤疮患者治疗，收到良好效果。

配方及用法：海浮石35克（先煎20分钟），干枇杷叶15克，夏枯草15克，桑白皮、银花各12克，黄芩、黄连、甘草各5克，用水煎汁，一天内分3次服完。

荐方人：河北磁县八里甫卫生室辛宝贵

百姓验证

●广西北流市三环集团公司邱勇强，男，20岁，工人。他来信说："我患青春痘已有3年，曾服用过医生给开的西药，使用过100多元钱的去痘露及洗面奶，治了1年多时间也未见明显效果。后来我用本条方治疗，还不到1个月青春痘就消失了，才花几十元钱。在治疗过程中，开始时没见多大变化，用上5剂药后青春痘逐渐减少了，大约服20多剂药后，青春痘全部消失。"

 我用单药白果浸乙醇搽痤疮15天获愈

简某，女，20岁。患脸部痤疮3年，曾使用"暗疮特效霜"等药物治疗无效，后改用白果30克压碎，放于100毫升70%酒精中浸泡一星期，过滤后取药液搽患处，每日2～3次。用药15天痤疮消失，又继用10天巩固疗效，追访观察半年无复发。

引自：《新中医》（1985年第5期）、《中医单药奇效真传》

百姓验证

● 湖北薤城市南乡村孟花改，女，32岁，农民。她来信说："朋友患痤疮，经我用本条方试治，一星期就有了明显效果。"

 我用山楂粉调黄酒外敷使手挤痤疮所留下的瘢痕消失

武某，男，20岁，学生。1983年3月因手挤面部痤疮，感染化脓，治愈后留一瘢痕。1983年8月求诊，经用山楂粉调黄酒外敷，半月后瘢痕消失，患处皮肤光润如常。

引自：《四川中医》（1987年第5期）、《中医单药奇效真传》

百姓验证

● 辽宁沈阳汽车车桥厂张伟，男，26岁，工人。他来信说："王某患面部痤疮瘢痕，我用本条方为他治愈。"

皮肤科疾病

524. 我用家传秘方"二石散"治酒糟鼻很有效

配方及用法： 生石膏、生石灰各等份，研细末过筛，用乳钵研匀装瓶备用。用时先将鼻头用清水洗净，然后视患处大小取药粉适量，加烧酒调成泥糊状，外敷患处，每日1次。一般连用2~3次后可痊愈，局部皮肤破溃者禁用。

引自：《全国名老中医验方选集》

百姓验证

● 高某，男，25岁。患酒糟鼻3年，屡治无效，改用此方治疗3次痊愈，随访2年未见复发。

● 四川乐山市17号信箱王建国用此方为朱秀英治疗酒糟鼻，仅4次就获痊愈。

525. 我应用本方治酒糟鼻多一周痊愈

配方及用法： 水银9克，核桃3个，大枫子7个（去皮）。上3味共捣碎（勿用铁器），以消毒纱布包好。每日拿药包擦患处3~5次，一周可治愈。

荐方人： 河南济源县卫生局　吴泉

百姓验证

● 吉林济源县梨林高中任光祥患酒糟鼻，用此方一周治愈。该县城关镇李德患此病，用此方也收到良效。

狐 臭

　　狐臭生在腋窝，是与生俱来的，虽不会疼痛，但是却令人烦恼厌恶。因为它会发出一种臭味，特别是炎夏汗多的时候更臭。患者的内衣腋窝处，会由于臭汗渍的缘故而发黄或发黑，难以洗去。

526. 我用此药水治狐臭疗效甚佳

近几年来，我用自制的"狐臭药水"外搽治疗狐臭，获得了显著的效果。使用过程中不加其他疗法，未见局部皮肤过敏及周身不适。

配方及用法： 取樟脑（结晶）2克，明矾（碾粉末状）2克，石炭酸4克，甘油10毫升，置于瓶内，充分搅匀，使之溶解，然后分装保存备用。用时患者将腋毛剃尽，用温开水把腋窝洗净，擦干后涂上药水，每日3~4次，至治愈为止。1个疗程为2周左右，必要时可延长。

疗效： 该药对狐臭的疗效甚佳，比手术切除及其他疗法有优越性。夏初秋末天气凉爽时治疗，效果更好。

荐方人： 安徽庐江县医院　占保平

百姓验证

● 江苏灌南县桥西冷冻厂莫福华，男，36岁，专科医生。他来信说："我用此方法治疗腋臭患者近300例，均全部治愈。"

527. 我用古医方治愈了老同学的狐臭病

我有一位老同学，仪表堂堂，诚实耿直，酷爱文学，大学专攻中文，毕业不到2年，硕果累累，然而爱情上却屡遭挫折，姑娘对他皆敬而远之。其缘由皆因狐臭所致，老同学痛苦不堪。一日，忽来求助于我。我翻遍所存医书，先定两方，请老同学试用，疗效出乎意料的好。

不久，老同学寻得佳偶。自然，我们皆大欢喜。今特将二方出处介绍如下，谨供需用者查考。

方一出于明代医学家方贤续《奇效良方》： 治腋气用蒸饼一枚，劈作两片，掺密陀僧细末3克许，急挟在腋下，略睡少时，候冷弃之。如此一腋只用一半。清代褚人获《坚瓠集·广集·卷二》（见《清代笔记丛刊》，上海文明书局印行本）载此方："《真珠船》云：叶元方（人名）平生甘此疾，偶得此方，用一次，遂绝根，录之以传，愿天下人绝此病根。"

方二出自清代朱琰《陶说·卷二》（见《说库》五十三册，上海文明书局1915年版）： 余得一方，既简便又极验。桂圆核6枚，胡椒27粒，共研细末。每觉有汗，用棉蘸药扑之，轻者药一料即断根。

荐方人： 湖北黄州马家巷　南东求

皮肤科疾病

中国家庭自疗 千方经典

百姓验证

● 湖南衡阳医学院附属医院刘光华来信说："我妻子和女儿都患有狐臭,曾用过西施兰夏露和狐臭清,均不见效。由于一出汗就有狐臭气味,女儿的同学都远离她,不与她来往,女儿很苦恼。我采用本条方二为她们母女治疗,两人共用一料药,不到半个月时间,她们身上的狐臭味就没有了,至今也未复发。"

528. 我用碘酒辣椒治愈了邻居的狐臭

配方及用法：将辣椒（朝天椒为佳）2~3个切成小段放于瓶内,再将2%~2.5%的碘酊10毫升加入瓶内,密封摇荡后放置备用。若用量较大,可在100毫升同样浓度的碘酊中加入30个小段辣椒。用棉签（或棉球）饱蘸药液,充分涂擦腋窝,每日3次,连用7天为1个疗程。

疗效：辽宁省朝阳市解放军234医院收治256例患者,用此方治疗均获痊愈。

引自：《实用西医验方》

百姓验证

● 黑龙江齐齐哈尔市电信局李再国,男,47岁,干部。他来信说："邻居患狐臭,我用本条方为他治疗,狐臭消失。"

529. 我以洗必泰治狐臭10次可痊愈

洗必泰是一种表面皮肤消毒剂,可杀灭细菌、消除异味,是治疗狐臭的理想药物。

配方及用法：取洗必泰4克,加入75%酒精100毫升和适量的香水,摇匀。先用香皂和温水将局部清洗干净,然后用棉球将药液擦于患处。每次用药可保持7~10天,然后再重新擦洗。一般用药10次左右可使腋臭治愈,不再复发。药水只需配制一次,用瓶装并封好备用。

荐方人：江苏盐城　蒋忠

尖锐湿疣

尖锐湿疣常发生于皮肤黏膜交界处，是一种软性赘生物，以男女外阴及肛门处为多见。初时为小的乳头状隆起，后逐渐增大、增多、融合重叠，呈蕈样或菜花样。

 我用国产5-氟脲嘧啶涂擦治尖锐湿疣有效率100%

配方及用法： 2.5%的国产5-氟脲嘧啶注射液10毫升加入1%奴夫卡因1毫升，用棉签蘸药液涂擦疣体表面，使疣体变白即可。每日涂2次，7天为1个疗程，一般治疗2~3个疗程。

注意： ①涂药每日不超过2次。②蘸药液不宜太多。③涂药后10分钟不宜活动，防止摩擦后破溃。

引自：《新医学》（1990年第5期）、《实用西医验方》

皮肤科疾病

扁平疣

扁平疣是一种较常见的病毒性赘生物。临床可见发生于面部、手背和前臂的米粒至高粱粒大的扁平丘疹,颜色呈黄褐色或正常皮色,表面无炎症,多数散在,也可密集。

531. 我用柴胡注射液治扁平疣有效率100%

配方及用法: 柴胡注射液。采用2毫升/支柴胡注射液,用棉签涂搽皮损处,每日3次。一般用药10~15支,扁平疣即全部消退,局部无痕迹。

疗效: 有效率100%。

引自:《新医学》(1989年第8期)、《实用西医验方》

百姓验证

● 陕西咸阳市干休所115号崔惟光,男,76岁,离休干部。他来信说:"我亲属从银川来,其身上长有很多扁平疣,虽然不痛不痒,但很不美观。我用本条方为她治疗一周痊愈。"

寻常疣

寻常疣也称"瘊子",为乳头瘤病毒引起的表皮新生物。初起为针头大小、光滑、发亮、半透明扁平的角质丘疹,经过数周或数月后,逐渐增大成为圆形或椭圆形乳头状突起,表面粗糙不平,皮肤呈现灰色、淡黄色或黄褐色变化。

532. 我右眼皮下赘肉用茄皮治消除了

我已年过花甲,去年冬季右眼皮下长一赘肉,并逐日增大,想了很多办法都没消除。

有一次,我让家人买回2个茄子,每天撕下茄子皮在患处擦数次,现撕现擦,2个茄子用完,未满半月赘肉就消失了。(王九如)

百姓验证

● 辽宁北宁市沟帮子技校邹明胜,男,60岁,教师。他来信说:"我女儿眼皮上长一赘肉,我抱着试试看的想法用本条方为她治疗,只治疗10天,赘生物就不知不觉地消失了。这方法太灵了!"

533. 我用本方治身体各部位瘊子均有显效

配方及用法:用一根粗铁丝,一头缠上新药棉,蘸取液氮水涂在瘊子上,注意不要涂到好肉上,每星期涂1次,2~3次即可,1个月左右瘊子逐渐退落,以后不再复发。涂液氮水后,皮肤有轻微的干裂脱皮现象,搽点凡士林油过几天就好了。

注意:液氮水在各畜牧部门的商店有售。此液不易倒取,应蘸取。

此方是我个人试验成功的。原来我的两手心和手背长有多个瘊子,总不是碰着这个出血,就是碰着那个出血,很难受。人们见了都说:"赶快治治吧,难看死了。"我曾用过很多方治疗,均无疗效。一个偶然的机会,用液氮水涂抹了所有瘊子,谁知1个月左右,大小瘊子竟奇迹般开始脱落了。现在已3年多,一个瘊子也没有了,可见此方之神奇。后来我又把此方推荐给别人使用,同样是个个见效。

荐方人:山西灵丘县 王向军

百姓验证

● 辽宁清原县湾甸子镇二道湾村王安才,男,53岁,农民。他来信说:"我用本条方和535,536条方联合治疗24人的瘊子,用药后均痊愈。"

皮肤科疾病

534. 我右手背的7个瘊子用蒜瓣擦很快痊愈

我在野外施工时，右手背上不知不觉长出了7个瘊子。当时受条件所限没治。我想大蒜能治百病，且易取得，便每晚睡前把蒜瓣削去一点擦瘊子，擦到没汁液了，再削去一点继续擦。每晚擦两三瓣大蒜，火辣辣的。不到10天，瘊子全掉了，此后我再未长过瘊子。亲友们有长瘊子的，我都向他们介绍此法。

荐方人：安徽宿州市探测队　迎祥龙

百姓验证

上海市殷行路殷行三屯161号吕德芳，男，75岁，退休。他来信说："我本人大腿内侧及面部生有3个瘊子，已有1年多，大腿上的瘊子如黄豆粒大，心理上有很大负担。后来我用本条方治疗，不到10天瘊子逐渐退化，最后消失。"

535. 我以消疣散治寻常疣有效

配方及用法：生石灰、明矾、食盐、食碱各等份，共研细粉装瓶备用。取药粉3克，用冷水搅拌成稠糊状，用针将患处挑破见血，用药棉擦净，敷药如玉米粒大于患处，不宜用纱布覆盖，2~3小时后可将干燥药粉去掉，脸、手部12小时，脚部5天内勿洗患处。

疗效：敷药后无疼痛，愈后不留瘢痕，疣3~7天后自行脱落。30多年来治疗寻常疣患者多例，皆一次治愈。

按语：方中石灰去死肌，去赘肉；明矾蚀恶疮；食盐解毒凉血，止痒定痛；碱去湿热，有腐蚀之效。四药合用，对消疣有奇效。本方具备简、便、廉之特点，且药源易采，疗效可靠。

荐方人：河北省石家庄市　白锡二
引自：《当代中医师灵验奇方真传》

百姓验证

北京市顺义区大孙庄镇石各庄孙东复，男，62岁，教师。他来信说："我亲属孙红如两手臂长有20多个大小不等的寻常疣，很不雅观，多方治疗始终不见效。后来我按本条方自配药粉给她用，半个月后，她的寻常疣已全部脱落，皮肤完好如初。"

中国家庭自疗千方经典

536. 我利用鲜芝麻花治刺瘊痊愈快

方法：采鲜芝麻花二三十朵，将其逐一揉碎于刺瘊表面，要多搓揉几下，不必包扎。每天揉1次（时间早晚不限），大约揉10次可治愈。

以上方法在治疗过程中不疼不痒，愈后患处无疤痕。

注：每揉1次即需要二三十朵芝麻花。

荐方人：河南焦作中站区化工厂新古椿

百姓验证

● 湖北武汉市青山区白玉山95号罗春莲，女，51岁，工人。她来信说："我颈部和前胸处长有5个瘊子，因觉得不碍事，一直未在意。但后来却越来越大，洗澡擦身都非常不方便，我便用本条方治疗，仅一周时间，5个瘊子就全部消失了。"

鸡　眼

鸡眼是由于足部皮肤长期受挤压和摩擦引起的圆形角质增生性损害，因形似鸡眼而得名，中医亦称为"肉刺"。鸡眼好发于足常接触鞋底的着力点，或手指、足趾受压、摩擦的部位。一般可有多个，对称发生，表现为蚕豆或者豌豆大的黄色至深黄色圆锥形半透明、尖端呈楔状角质增生体，行走时感到疼痛。

537. 我以蓖麻籽治脚鸡眼几天就好了

取1～2粒蓖麻籽在火上烧烤，变酥脆后去外壳，将白色仁捶碎趁热敷在患处，用胶布封好。2天后打开胶布，用刀片轻轻地刮掉上面的角质，当刮下最后一层时，可见有一圆形浅凹，再在上面贴一块胶布，3～4天后，皮肤长好，胶布脱落即愈。

百姓验证

● 吉林梅河口市金成业，男，68岁。他来信说："我用本方治好脚上的鸡眼。"

538. 我同事用鸦胆子糊治鸡眼8天后痊愈

用鸦胆子治鸡眼，一治便灵，简单易行，无痛苦，2~3次即愈，且能除根。

方法： 先将鸡眼患处用温水浸泡十几分钟，擦干后，用利刀（刮脸刀片）轻轻削去鸡眼硬皮部位，然后用药。取一粒鸦胆子剥去外壳，取出仁，研成糊状，将其涂在鸡眼患处并用胶布固定好。3日后取掉胶布，再以上述方法施治2~3次，直至鸡眼脱落。

注意： ①削鸡眼时不要出血，一旦出血，必待痊愈后方可施治；②用药时，不要涂到好皮肤上。

荐方人： 河南省洛阳市伊川县粮食局李相山

百姓验证

● 李相山的同事老赵，左脚跟长了1个鸡眼，行走非常痛苦。用此方8天后，鸡眼即全部脱落。老赵非常高兴。之后经李相山介绍，又有8位同志用此方施治，均反映效果极佳。

● 黑龙江齐齐哈尔市电信局李再国，男，47岁，干部。他来信说："我爱人脚上长了2个鸡眼，我用本条方为她治愈。"

● 辽宁清原县湾甸子镇二道湾村王安才，男，53岁，农民。他来信说："我用本条方治好9位老人的脚底鸡眼。"

539. 我用葱白外层皮治鸡眼10余天就痊愈了

我脚底曾长了2个鸡眼，走路的时候，稍不留心，踩在小石子上，就像被铁钉钻了一下，即使走在平路上，也有疼痛感觉。有一次，在邻居退休的王医师家闲坐，谈起患鸡眼的病痛，她给我介绍了一种治鸡眼的方法，治好了我的鸡眼。

方法： 先用热水洗脚，擦干，然后剥下一块葱白外层的薄皮，贴在鸡眼上面，用胶布固定好, 每天换一次。约10天鸡眼周围的皮肤发白变软, 再过3天鸡眼自行脱落。

现在我走路稳健舒服。这个方法花钱极少, 简便易行, 疗效显著, 的确是灵验的方法。(黄皖江)

百姓验证

● 山东威海市谢振刚, 男, 30岁, 工人。他来信说: "我父亲患鸡眼已30多年, 按本条方只治疗5次就好了。"

"我由于穿鞋比较窄, 把脚磨出了一个鸡眼, 走路特别疼, 有时只能穿拖鞋, 后来也是用此条方治好的。"

---

540. 我的鸡眼用斑蝥嘴贴敷得到根治

我曾因脚板上长鸡眼, 走路时特别痛苦而开刀去除, 但开刀后不久又长出。一友人告诉我用全斑蝥治鸡眼不仅能得到根治, 而且永不复发。

方法: 用全斑蝥1个, 将其嘴部对准鸡眼, 外用纱布和胶布固定好, 24小时后去掉, 鸡眼会很快脱落, 不仅不会复发, 而且毫无痛苦。

引自: 1996年11月6日《安徽老年报》

百姓验证

● 福建尤溪县溪尾乡埔宁村纪儒, 男, 27岁, 医生。他来信说: "我用本条方治好多名患者的鸡眼, 均花钱不到1元, 贴上药几天鸡眼就自行脱落了。"

---

541. 我久治不愈的脚鸡眼用局部封闭法治好了

我患脚鸡眼多年, 一直没有治好, 走起路来痛苦难言。去年9月我在《老年报》上看到刘纯庆、王莉萍介绍治鸡眼新法: 用2毫升2%的奴夫卡因与0.5毫升的链霉素混合, 对鸡眼部位进行局部封闭, 一次便成功。当时心里犹豫不决, 后来还是按上法打了一针。过了几天, 效果就神奇般出现了, 走起路来一点都不疼了。

荐方人: 黑龙江齐齐哈尔车辆厂计志富

百姓验证

● 河北唐山市丰润区卫生院赵士良，男，62岁，医生。他来信说："本乡东高庄村符万山之妻患脚鸡眼，我用本条方给她打了一针，两天后痊愈。"

542. 我用本方治鸡眼非常灵验

配方及用法： 普鲁卡因1支，异丙嗪1支，混合在一起，每个鸡眼用1~1.5毫升。先用70%酒精消毒鸡眼处，然后从鸡眼中心进针5毫米深注药。用药后用70%酒精棉球压5~10分钟。

反应： 注射当时有痛感，药注一半就不痛了。

效果： 打针准确一次就好，自然软化。如过20天不好，可重复一次。

荐方人： 河南偃师李村乡 董顺太

百姓验证

● 新疆乌鲁木齐市三建公司朱义臣，男，72岁，离休医师。他来信说："邻居董桂秀、龚春华二人均患脚鸡眼病，鸡眼有黄豆粒大，不能穿皮鞋。我用本条方为她们治疗，仅2次鸡眼就消失了，没留一点痕迹。"

● 河北丰润区卫生院赵士良，男，62岁，医生。他来信说："我用本条方治好20例手脚鸡眼患者，其中18例均一针治愈，2例是两针治愈的。"

543. 我用豆腐片贴鸡眼几日便可连根拔除

方法： 晚上洗脚后，用一块厚1厘米的豆腐片贴于鸡眼处，再用塑料布包好，次日晨拿掉豆腐，清洗患处，连续几天便可治好。

百姓验证

● 贵州贵阳市小河镇珠显村艳丽用此方治好了自己脚上的鸡眼，解除了平常走路的疼痛之苦。

● 辽宁鞍山化工厂陈雷的母亲患脚鸡眼，走路十分疼痛，贴了许多鸡眼膏也不见效。用此方几天，便见到了效果，走路时脚不疼了，鸡眼也连根拔除了。

我用消毒后的缝衣针刺鸡眼中心几天后鸡眼脱落

方法: 取缝衣针(最好是中医用的三棱针)1根,消毒后对准鸡眼中心扎进去,深度以出血为度,拔出针后挤出一点血,几天后鸡眼便会自行脱落。

百姓验证

● 河北丰润区卫生院赵士良,男,62岁,医生。他来信说:"村民黄维南患有脚鸡眼,走路很痛,我用本条方为他治疗,仅一次鸡眼就自行脱落了。"

● 福建尤溪县溪尾乡埔宁村151号纪儒,男,27岁,医生。他来信说:"村民廖某患有脚鸡眼,走路疼痛,特别是有石子的地面不敢踩,贴鸡眼膏也不见效。我用本条方为他只治疗1次,几天后鸡眼就不见了,未花分文。"

545. **一老妇患鸡眼5年余,用艾炷灸一周鸡眼自行脱落**

黄某,女,62岁。右趾内侧长鸡眼已5年余,用多种方法医治,均未见好转。后来取一块1.5厘米×1.5厘米的胶布,中间剪一与鸡眼大小相同的孔,将胶布套贴于鸡眼上,用与鸡眼大小相等的艾炷在局部直接点燃施灸,连续施灸2~3壮,直至局部焦黑。连灸2天。第二次灸后疼痛明显缓解,1周后鸡眼脱落,疼痛消失痊愈。

灸法: 艾炷灸,病人取俯卧位,足背伸直,足掌向上,暴露鸡眼,局部用中间留一孔(略大于鸡眼)的胶布一块套在鸡眼上贴好,再用略小于鸡眼的艾炷置于鸡眼上施灸,待艾炷全部燃尽后,去除艾灰,再换艾炷施灸。每次4~5壮,以鸡眼呈现焦枯状态为度。施灸时略有灼痛感,可用手在周围轻轻拍打,减轻疼痛。一般5日后焦枯的鸡眼与周围组织会有明显分界线,此时用小刀或镊子沿焦枯鸡眼与周围组织稍加剥离鸡眼即可脱落,然后用消毒纱布敷盖患处,并以胶布固定,20天左右就能痊愈。如第一次灸后仍不易剥离者,可再施灸一次。

百姓验证

● 福建福清市南门深巷青云64号李金祥,男,63岁,教师。他来信说:"我校江老师的爱人爬高搞卫生时,一不小心从梯子上滑了下来,脚后跟碰到地上比较

皮肤科疾病

坚硬的石头上,不能走路,在农场医院治疗很长时间,脚仍然不敢着地。我爱人让她用本条方治疗,仅几次脚就不痛了,可以走路了。"

546. 我利用大蒜花椒葱白泥治鸡眼7天痊愈

配方及用法: 取葱白10厘米长,大蒜1头(去皮),花椒5粒,用石臼一块捣成糊备用。把患部洗净揩干,将葱蒜泥敷于患处,并用纱布固定,每晚1次,7日即愈。

荐方人: 山东高青县　崔承俊

百姓验证

● 湖南泸溪县长坪乡马王溪村刘清泉,男,19岁。他来信说:"我奶奶今年73岁,患鸡眼已有10多年了,一走路脚就疼,用了许多鸡眼膏也不见效。后来我按本条方仅10天就治好了奶奶的鸡眼。"

547. 我用蜈蚣粉外涂治鸡眼3日后全部脱落

方法: 洗脚后刮去鸡眼老皮,把蜈蚣1条放在瓦片上焙干,研末涂患处,用胶布固定,3日后鸡眼便可脱落。

荐方人: 河南省新郑市观音寺乡杨国全

百姓验证

● 吉林汪清市烟叶住宅65号孙冀来信说:"我孙子脚上长满了鸡眼,各种鸡眼膏都用过,均无效。我用本条方为他治疗半个月后,鸡眼全部脱落,仅花10元钱。"

548. 我以葱蜜糊敷患处治鸡眼疗效较好

配方及用法: 连须葱白1根,蜂蜜少许。将患处以温水洗净,消毒后用手术刀削去鸡眼老皮,削至稍出血为度,然后把葱白洗净捣泥,加少许蜂蜜调匀敷患处,

中国家庭自疗千方经典

外用纱布包扎固定，3天换药一次。

疗效：此方治疗鸡眼，轻者1次即愈，重者2次可愈。

引自：《四川中医》（1987年第2期）、《单方偏方精选》

百姓验证

● 李某，男，15岁。右足拇指掌面生一蚕豆大鸡眼，贴鸡眼膏无效，用本方一次治愈。

脚底老茧

脚掌长期与地面或硬底鞋接触摩擦而形成的一层厚厚的皮质，发黄发硬，常年不脱落即为老茧。此处皮肤细胞已在老化死亡。

549. 我脚上老茧是用新鲜大葱白治好的

年岁大了，浑身是病。就说我的两只脚板吧！有好几年经常滋生脚茧，走起路来特别痛苦。没有办法，只有用小刀子削，但是削来削去愈削愈厚，几天不削，就不能走路了。

翻阅报纸，偶见有用大葱贴患处的验方。起初不信，姑妄试之，一经试用竟十分有效。

方法：用新鲜葱白，趁其刚剥还有黏性和辛味时，敷贴患处，外用胶布贴上，防其脱落。可于每晚洗脚后敷上并套于袜内。第二天再洗脚时，如胶布还未脱落，毋庸再换。第三天胶布脱落了，则换新葱。如此坚持三四回则可除去陈腐老茧。但是病根未除，须继续坚持三四回，才能完全治好。（吴士锴）

百姓验证

● 辽宁葫芦岛市冶金机械厂罗振亚，男，86岁。他来信说："我老伴有脚底老茧，一走路就疼，只好用刀片削。后来我用本条方为她治疗，连贴3天，脚底老茧就没有了，走路也不疼了。"

550. 我的脚底老茧用硫黄末贴20多天就脱落了

我脚底长了老茧，10多年来走路疼痛，在多家医院治疗无效。后来用刀片削去老茧，但过不几天又长了出来。去年在许昌中医院听得一方：将硫黄末撒在胶布中心贴于患处，硫黄末以盖住老茧为限，胶布不掉不换药。我照此法贴治20多天，老茧变软脱落，至今未复发。

荐方人：河南宝丰县广播电视局侯天录

百姓验证

● 河北秦皇岛市北戴河区杨各庄董连仲，男，58岁。他来信说："村民刘祥脚底长期有老茧，走路困难，我用本条方为他治疗，半年后走路基本感觉不到老茧存在了。"

过敏性皮炎

某些食物、化妆品、天然植物或药物均可引起过敏反应。轻者可出现皮疹、发热，严重者可发生休克。能引起药物过敏反应的药品大部分为抗生素、磺胺、解热镇痛药、含碘造影剂等。药物过敏症状有寒战、发热，皮肤出现皮疹、水肿、瘙痒、皮炎等。

551. 磁铁帮李医生治好了过敏性皮炎

李秀玉是我校离休的老医生。今春，我们到苏杭旅游时，我问她怎么不吃鱼，她说她患了过敏性皮炎，不敢吃。这病很讨厌，越挠越痒，有时会挠得血迹斑斑。为此，她两次住院也没治好。

当时我告诉李医生，备一块磁铁，磁疗很有效。磁铁的磁力能消除风湿热邪，促进气血运行，增加肌肤失去的营养，从而达到活血化淤、祛风消炎止痒的作用。后来，李医生依法治疗，1个月就彻底治愈

中国家庭自疗千方经典

了过敏性皮炎。

引自：1997年10月11日《晚晴报》

荐方人：山东省委党校　张明

百姓验证

● 黑龙江虎林云山农场欧日超，男，67岁，退休教师。他来信说："我经常因气候寒冷患过敏性皮炎，每次都用本条方治愈。此方真的很有效。"

神经性皮炎

神经性皮炎是以剧痒和皮肤苔藓样变为特征的慢性炎症性皮肤病，过度疲劳、精神紧张及搔抓均可诱发本病。多见于青壮年，老年及儿童少见。先有局部瘙痒，经搔抓后局部出现淡红色扁平丘疹，质较硬而带光泽，久之丘疹渐渐融合，皮肤肥厚，皮嵴隆起，皮沟加深，呈苔藓样变。好发于颈项部、肘部、腘窝、眼睑及股部等处，自觉阵发性瘙痒。局限性者多见，少数患者为广泛性，病程长，易复发，因搔抓损伤表皮，可呈湿疹样变。

552. 我老伴用冰片樟脑治神经性皮炎一次即愈

配方及用法：冰片、樟脑各等份，共研细末，装瓶备用。将患处洗净，药粉撒于患处，外用纱布包扎。

疗效：一次即愈。

引自：《实用民间土单验秘方一千首》

百姓验证

● 河南郑州市政七街9号院李树彬，男，74岁，离休。他来信说："老伴患有神经性皮炎，用本方一次治愈。"

夏季皮炎

夏季皮炎是热天常见的皮肤病。此病表现以双侧上下肢为主,其次是胸腹部的皮肤,开始为红色粟粒大小的丘疹,成群排列,以后逐渐连成片状。一般无水疱、无渗出液。如搔抓继发感染时会糜烂。瘙痒明显,难以忍耐,尤其在阳光照射下瘙痒更为剧烈。

553. 我用苦瓜汁为母亲治愈夏季皮炎

现介绍一种简便易行的方法,可解夏季皮炎患者之忧。

先用鲜苦瓜(未长熟的小瓜)0.25千克左右捣烂取汁,搽患处,过半小时后搽药水乐肤液,待药水干后,再搽必舒软膏。这样每日3次,连续2天即可治愈。

(束健)

百姓验证

● 江苏扬州市小码头39号黄东旭,男,38岁。他来信说:"我母亲患过敏性皮炎,特别是每年夏季高温时,皮肤发痒难受,两个小腿都有,形成了夏季皮炎。我用本条方为她治疗几天后,皮炎被治愈。"

毛虫皮炎

本病系由虫类蜇伤后而发炎,表现为红肿、刺痒,少数有疼痛感。

554. 我用七叶一枝花治毛虫皮炎有效率100%

酒精泡七叶一枝花,治疗毛虫皮炎效果很好。

配方及用法: 用100毫升75%的酒精泡10~20克七叶一枝花,局部外涂。(七叶一枝花又名蚤休、重楼,药用根茎)

荐方人: 广西环江县卫生院医师谭训智

百姓验证

● 福建尤溪县溪尾乡埔宁村151号纪儒,男,27岁,医生。他来信说:"邻居小孩患毛虫皮炎,患处剧痒难忍,打针吃药稍有缓解,但是不能根除,用本条方只1次就治愈了。"

瘩背疮

本疮又称背创痈,生在脊背两侧或腰上,或生在天柱骨下一带之范围,也就是说:上为天柱骨下,中为正对心,下为正对脐。初起时如粟,麻痒不适,如拖延数日不治,即肿如拳大,约20日,即溃烂出黄赤脓血许多,此时有生命危险。其疮口有一头或二头或多头,以至犹如蜂窝似的不计其数,故西医称为"蜂窝组织炎"。

555. 我以老鹳草膏治瘩背疮效果显著

本方系程挚桂老中医使用了50余年的临床经验方。以本方治疗瘩背疮,10多天可痊愈。本方治疗患者200余例,效果显著。

配方及用法: 鲜老鹳草2棵(约60克),儿茶10克,血竭花10克,轻粉5克,红粉4克,冰片6克,大珍珠(煅)2粒,真铜绿5克,朱砂5克,猪板油120克。将儿茶等8种药研成细面,同鲜老鹳草、猪板油调在一起,用铁锤捣烂调匀如糊状,即成为老鹳草膏。将此膏分成两份,摊于两块布上,每块膏药贴7天。第一块贴后,会

皮肤科疾病

有大量脓液流出,红肿即消散,疮面可收缩一半;换第二块,再贴7天后,疮面即收　口愈合。痊愈后忌刺激性食物。

引自:《全国名老中医验方选集》

百姓验证

● 患者程某,男,60岁,农民。右背部患瘩背疮月余,经多方治疗效果不显,疮面扩散如碗口大,病情险恶,脓血淋漓,疼痛难忍,昼夜呼号,寝食俱废,脉象洪数有力。遂为其制作老鹳草膏一料,分为两贴。第一贴敷后,流出大量脓液,7天后疮面收缩如核桃大,红肿消失,疼痛停止;敷第二贴,7天后疮面全部愈合。

● 河北丰润区卫生院赵士良,男,62岁,医生。他来信说:"本乡刘庄村会计患瘩背疮,我用本条方为其治疗,仅敷1剂就痊愈了。"

下肢溃疡(臁疮)

发生于小腿内外侧的慢性溃疡,称为臁疮,又称裙边疮、裤口毒。多由于经久站立或担负重物,致下肢脉络淤滞不畅,加之湿热之邪下迫,气滞血凝,蕴酿而成。临床以经久难以收口,或虽经收口,每易损伤而复发为特点。好发于长期从事站立工作,并伴有下肢静脉曲张的患者。

556. 我一老友用蒲公英治好了臁疮腿病

配方及用法:蒲公英(婆婆丁)。取鲜蒲公英(带根)50克,洗净,加适量水煮开,吃药喝汤,一次服用。每日2~3次,单吃。(汪广泉)

引自:1997年9月16日《老年报》

百姓验证

● 江苏通州机械厂江国妹,女,44岁,中医。她来信说:"我单位张云的母亲患臁疮腿8年,腿脉处有一鸡蛋大的孔,周围发黑,有臭味,在本地多家医院治疗一直未愈。后来我用本条方和561条方为她治疗45天,她的病痊愈。"

557. 我采用家传秘方外敷治臁疮腿有特效

我采用家传秘方外敷治臁疮腿多例，均获良效。

配方及用法： 鲜马齿苋、活蚯蚓等量。取上药捣烂成泥状，备用。据病变范围取药外敷，用纱布包扎，每日1次，3日为1个疗程。症状严重者可取二药各30克，捣绞取汁口服，每日2次。

疗效： 临床治疗200例，总有效率98%，治愈率88%。一般1次即可止痛，1个疗程治愈。

体会： 马齿苋有清热解毒、利湿、凉血止血之功，可用于治疗热毒痈肿疮疖、丹毒。蚯蚓又称地龙，具清热平肝、平喘、活血通络、利尿之功，有解热消炎作用，可用于治疗各种炎症。二药合用能清热解毒，凉血利虚，消炎止痛，对流火有特效。（蒙志刚）

百姓验证

● 四川彭山县西铁分局陈上琼，女，72岁。她来信说："我老伴患臁疮腿已40多年了，用本条方治疗，20多天就完全好了，至今没有复发。"

558. 我使用蛋黄油搽剂治下肢慢性溃疡近300例均痊愈

配方及用法： 蛋黄1个，松香3克。将蛋打破去清取黄，放入铁勺或铜勺内用文火熬化呈油状，放凉后把备好的松香研成末加入搅匀即可。用盐水清洗疮面，用棉签蘸药涂于患处，每日3次。疮口不必包扎，以暴露为宜。5~7天后疮面干净无渗出物时，去松香单用蛋黄油涂搽至疮口痊愈为止。

疗效： 涂搽5~6天后，疮口的白色脓痂消失，疮面红润，较脆易出血，并有少量清水样渗出液。7~10天后疮面干净无渗出物，疮口周边开始发痒，随之疮口逐日缩小。一般经14~20天均能痊愈。治疗患者近300例，全部治愈，其中只有6例用药超过20天。

按语： 蛋黄油性甘温，有生肌止痛、疏风去湿作用，与松香同用有排脓去湿、生肌止痛之功效。

荐方人： 福建省福州市医院　张香梅　何文通

引自：《当代中医师灵验奇方真传》

皮肤科疾病

百姓验证

● 浙江长兴县横山乡凤影村季凤山来信说："我村郑保林因下肢内踝外损伤引起感染，疮口久不收口，经当地医院治疗几个月，花钱数百元，也没有治愈。后来，经我用本条方治疗半个月痊愈，没花一分钱。"

● 江西吉水县杨家圹村何锦山，男，62岁。他来信说："本村孔烈女患下肢溃疡2年，多方治疗无效。我用本条方为其治疗10天痊愈，至今已1年多未复发。"

559. 我配制槐柳膏治臁疮50例均有效

配方及用法：当归15克，生地15克，防风10克，双花10克，连翘10克，透骨草15克，穿山甲15克，轻粉30克，五倍子30克，铜绿30克，乳香15克，没药9克，血竭15克，麻油500毫升，黄丹120克，槐枝、柳枝若干。将以上药（黄丹除外）放入麻油中，文武火煎至药枯去渣，入黄丹，炼制软膏，放罐内备用。将药膏涂在消毒纱布上，盖贴于疮面。换药时，先洗净疮面，脓腐较多2~3日换药1次，脓净肉芽红活可4~6日换药1次。

疗效：临床治疗臁疮50例，治愈48例，好转2例，总有效率100%。

按语：槐柳膏是我院已故著名老中医刘华明先生所献之方，属外用药软膏类，临床用于治疗臁疮多获良效。

荐方人：山东省德州市医院主治医师　霍爱民

引自：《当代中医师灵验奇方真传》

百姓验证

● 重庆市忠县石宝坪山龙滩邓明材来信说："本县涂井乡江书祥患臁疮3年多，右下肢脚胫慢性溃疡，不断流黄水。他本人是医生（西医），自己用了许多西药，就是不能治愈。后经我用本条方治疗1个月痊愈，至今未复发。"

560. 我利用砂糖豆腐治臁疮病有显效

配方及用法：鲜豆腐渣250克与白砂糖100克调匀，涂疮面。每日换3次，3日后疮面缩小，鲜肉芽齐生。敷5日后，再取干柿叶若干烧灰存性，研末，撒在疮口上，每日1次，不用包扎可愈。

荐方人：河南省镇平县高丘乡　刘炳坤

我用单味苍耳子砸猪油治臁疮2剂除根

蒋立顺，男，26岁。右腿下部患臁疮，由膝至踝，皮肤青紫，不时裂纹流黄水，渐渐往四周浸淫，已年余之久，屡治不效。用此方2剂除根（第二次加入松香末50克），至今数月未见复发。

配方及用法：苍耳子100~200克炒黄，研成细末；生猪膘油200~300克，放青石板上，用斧子砸如糊状，边砸猪油边掺入药末，使药末与油混匀后待用。用时先将疮面用生石灰水（生石灰500克，开水4000毫升，冲泡1小时，去渣用清水）洗净，然后将药膏摊贴在疮上，外用绷带扎好，冬季5~7天，夏天3日左右取下。

引自：《江苏中医》（1966年第3期）、《中医单药奇效真传》

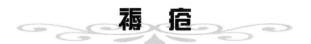

褥 疮

褥疮是指因久病卧床，患部受压摩擦而形成难愈之溃疡，主要为重病或慢性消耗性疾病引起的并发症。其特点：受压部位初起红斑，继而溃烂，坏死难敛，甚至累及皮下组织、肌肉、骨骼。

皮肤科疾病

562. 我采用马勃粉治褥疮很有效

配方及用法：马勃适量研成极细粉末状，经干热灭菌后，置消毒容器中备用。以生理盐水清洗疮面，剪除坏死组织，拭干后将马勃粉均匀撒在疮面上，厚度约1毫米，上面敷盖消毒纱布，每日用药4~6次。

疗效：治疗35例，治愈34例，治愈率97.1%。治愈病例疗程为2~15天，平均5.8天。

荐方人：福建南安市医院　陈志英
引自：1997年第1期《福建中医药》

百姓验证

● 辽宁清原县湾甸子镇二道湾村王安才，男，53岁，农民。他来信说："村民刘俭海的父亲因脑出血症瘫痪在床，时间一长得了褥疮。我按本条方为其治疗，他的褥疮10天就好了。"

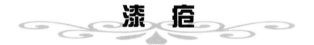

漆 疮

漆疮也叫漆痱子，表现为脸、手、身上出现红斑块，起红疱，痒痛难忍。漆树与某些油漆都具有毒性，使用不当或误触等原因，易使皮肤中毒而致漆疮。

563. 我使用螃蟹韭菜汁治好了漆疮

主治：因中漆毒而致的漆疮。

配方及用法：螃蟹2只，韭菜30克（洗净）。将上二味放在锅中干炒，取汁，用汁涂擦患处。

按语：相传明代王思中曾在海盐县治愈了这样一例病人，海盐彭氏的儿媳，新婚就得了重病，心中烦懑，气不接续，诸医都不识病原及治法。王思中诊后，让家人把新房中的家具搬走，密取了螃蟹的肚脐焙干、研末，掺于粥中让新媳妇服下，很快诸症皆消。别人问他得病的缘故，他说这是中了新漆家具的漆毒所致。

清代崔默庵曾治一少年，新婚未久出痘，遍身皆肿，头面如斗。诸医束手无策，请默庵诊治，诊脉平和，稍虚，急然不得其解。当时乘轿远道而来，腹中饥饿，即在病者床前进食，见病者用手撑开眼皮，观其饮食，盖目眶尽肿，不可开合，便问其想不想吃食。病者说："很想，无奈医生让我戒食。"默庵说："此症无妨碍于食。"遂命进食，饮食甚快，越不得解。沉思良久，视室中，其床榻桌椅，漆气熏人，恍然大悟。速令将病人另迁一室，用螃蟹数斤，生捣遍敷其身。一二日肿即消，痘出，原来病者是漆气中毒也。

引自：《小偏方妙用》

百姓验证

● 贵州纳雍县饲料厂李元发，男，52岁，工人。他来信说："前不久，邻村一少年误触漆树而患漆疮，面目肿得非常厉害。我用本条方为他施治，两天后消肿痊愈。"

疥 疮

疥疮是由疥虫引起的传染性皮肤病。此病初起形如芥子之形，故名疥疮，多因个人卫生不良，或接触疥疮病人而致。

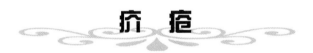

564. 老红军传授的治疥疮方

1933年冬天（第二次国内革命战争时期），一位老红军与当地一位村干部走访农户时，发现这位干部不时用手在身上乱搔，经询问方知这位干部生了疥疮，奇痒难忍。于是老红军翻起他的上衣仔细查看了一番，然后笑着说："这是一种常见的皮肤病。我家乡一个药方，介绍给你试试怎样？"那位村干部高兴得连声说好。

老红军让他准备一碗猪油，用布包一撮硫黄，放在猪油碗里蒸。把身上的疥疮抓破，用蘸有猪油的硫黄包在疮上涂，个把时辰后，再用杞树叶熬的水洗个澡。并告诉他每天涂一次，洗一次，坚持几天便能好起来。那位村干部当天回去就找齐了药料，并按照老红军交代的方法去做，几天后果然痊愈了。当他再次见到这位老红军表示感谢时说："那个药方真灵！"老红军听后很高兴，并关心地问当地生这种病的人多不多，那位村干部回答说："有一些，但不是很多。"老红军关心地说："我所传的方法，你可介绍给周围群众，也算是为群众办了一件好事啊！"那位干部听了老红军的话很受感动，从此这个治疗疥疮的药方在苏区农村逐渐传开。

多年过去了，我们祖国的医疗事业有了日新月异的进步，但在当地有患疥疮者，仍然喜欢用当年老红军传授的药方。一方面是当地老乡难忘老红军的功德，另一方面是那药方好使，省钱，而疗效又确实好。（姚瑜）

引自： 1996年第12期《健康向导》

百姓验证

● 四川彭山县西铁分局陈上琼，女，72岁。她来信说："工人钟荣灿一家三口都生疥疮，在铁路医院、四川广元医院和游医处治疗，打针吃药花费1000多元不见好转。后来找我医治，我按本条方仅用两个星期就治好了他一家三口的疥疮。"

565. 我用硫黄软膏治好严重的疥疮

我曾经患了疥疮，在家乡治疗达10个月之久，注射针剂50多瓶，吃中药12剂，西药不计其数，但病情仍继续发展。在这种情况下，我投书请教"安大夫"，他很快给我回了信，详细介绍了疥疮的治法。我按信上说的，买了些硫黄软膏外用，很快病就治好了。

荐方人： 安徽庐江县　曹先瑛

百姓验证

● 北京市延庆县延庆镇仁庄村李淑秀，女，46岁。她来信说："堂弟的岳母患疥疮5个多月，吃了很多中西药均不见效。后来按本条方治疗，疥疮很快就好了。"

冻 疮

冻疮是低温寒冷侵袭所引起的损伤。正常时，如果低温侵袭过久，人体热量不断丢失，体内所产生热量不足以补偿丧失的热量时，则体温可显著下降，发生全身性或局部性冻伤。一般所指的"冻疮"是指在湿冷的条件下，肢体末端、耳、鼻等暴露处局部皮肤的轻度冻伤，主要表现为紫斑、轻度水肿和炎症反应。冻伤依损害的程度可分为：I度，损伤在表皮层；Ⅱ度，损伤可达真皮层；Ⅲ度，损伤可达全皮层，甚至达皮下脂肪组织、肌肉、骨骼。

Ⅲ度冻伤需住院治疗，I、Ⅱ度冻伤可自治。

566. 我根治冻疮的最佳方法

冻疮是冬季常见病。我通过长期实践，摸索出一种能根治冻疮的方法。

配方及用法：取西药注射剂6542（即盐酸山莨菪碱注射液）1~2支，倒入瓶装十滴水（用20毫升瓶装的）中，轻症倒入1支，重症倒入2支，摇匀。涂搽在患部，一天数次。轻者1瓶，重者2瓶即可治愈，愈后不易复发。（龙中伟）

引自：《老年健康报》

百姓验证

● 四川资阳市丰裕镇王清河，男，60岁。他来信说："我的冻疮已有50多年的历史了，年年冬春都发病。1997年冬天我用本条方治疗几次就好了，只花几元钱。这几年一直未复发。"

---

567. 我用秋后茄秧秆煮水洗冻疮有效

我在山西插队时由于住的房子没有　　取暖设备，睡的又是凉炕，因而每到冬天都会冻脚，而且冻的面积一年比一年大，每当遇热时冻脚奇痒。后来，有老乡告诉我一偏方：冬天的时候到地里将已摘完茄子、叶子也已掉光的光秃的茄秆连根拔

起，回家后放脚盆中加水煮一会儿，等水温低点儿后泡脚。我试着洗了几次，冻疮就洗好了，几年都没有再犯。（高学冬）

568. 我用猪血治冻疮一次除了根

杀猪刀口放血流尽时，速将患手（I～III度年年复发的冻疮）送入刀口内，停留3～5分钟后取出，用热水将手洗净。可一次根除，永不再犯。

荐方人：山东省莱阳市莱阳医院 姜占先

569. 我用本方治冻疮上百例，均能立时止痛止痒

配方及用法：大黄40克，干姜、甘草各15克，天冬、麦冬、黄连各10克，麻黄20克，黄酒500毫升。用黄酒将上药浸泡3天，即可用棉签将药酒涂敷于冻疮患处，并用手反复揉擦患处至有热感，每日擦敷3次，一般3～5天愈合。

疗效：王某，女，饭店服务员。1987年1月15日初诊，患者主诉：手足患冻疮10年有余，每年冬季复发，今年在饭店经常洗菜刷碗，双手冻疮尤重。诊见患者双手手背青紫红肿，掌指关节及小鱼际外侧缘等多处溃破流水。嘱患者按上方治疗，用药1天，肿胀消退，2天溃疡结痂，5天溃疡脱痂而愈，随访至今未见复发。

按语：此方来源于山东民间一位老红军。我临床验证10余年，用此方治疗冻疮上百例，均收到立时止痛止痒的效果。

荐方人: 山东文登市人民医院主治医师　石学波

引自:《当代中医师灵验奇方真传》

百姓验证

● 河北荣城市南孟镇南孟村孟花改,女,37岁。她来信说:"我二儿子每至冬天冻手冻脚,手脚上都落好几个疮,使用本条方配药涂抹后,几天即好。"

黄水疮

黄水疮,又名脓疱疮或浸淫疮,属化脓性皮肤病,具有接触传染及自身接种的特性,夏秋季多见,易在2~6岁的儿童中流行。该病好发于脸面、耳项、四肢等暴露部位,初起红斑,上现水疱,小如豌豆,大如蚕豆,疱液初透明,后变混浊,终成脓疱,四周红晕,疱壁极薄易破,糜烂渐湿,发红,渗流黄水,结成脓痂,痂盖四周翘起,自觉瘙痒,一周左右痂脱而愈,如混合感染则病程可能很长。偶有发烧现象。

570. 我用明矾治好了脓疱疮

我在少年时,两侧臀部患脓疱疮,数月不愈,溃疡面直淌清水。于是用明矾粉干抹,待形成硬痂且不淌水后,在第二次抹药前,用热水坐浴数分钟,使硬痂软化剥离,再抹上明矾干粉即可。每天上药1次,只需7天就能痊愈。

明矾干粉制法: 把整块的白矾放在炭火中烧成白色泡沫状拿出,待冷却后捣成细粉即可。(刘述礼)

引自: 1996年11月18日《家庭医生报》

百姓验证

● 四川彭山县西铁分局陈上琼,女,72岁。她来信说:"我孙女脚患黄水疮,用本条方治疗,7天就痊愈了。"

皮肤科疾病

我用本方治黄水疮效果非常好

配方及用法: 黄柏、生大黄、苦参各30克,蒲公英、百部、银花各20克,水煎取汁。用药汁洗患处(若有脓液溢出,则先用温盐水洗净),每日3~5次。

疗效: 共治60例,痊愈56例,疗程4~8天。

荐方人: 陕西洛南县　张君喜

百姓验证

● 辽宁开原市城东乡大狮村冯中林,男,58岁,医生。他来信说:"村民安英华患脓疱疮5年,在开原市医院确诊,中西药都用过就是不见好转。后用本条方,仅花10元钱,7天就治好了。"

无名肿毒

无名肿毒是指皮肤出现不明原因的红肿热痛等症状,主要表现为痈毒、疮疽等。

我用食醋泡六神丸治无名肿痛药到病除

2年前,不知何故,我腿上出现了红肿疼痛的症状,经医院治疗也未见效。后来一个老乡告诉我,食醋泡六神丸,可治无名肿痛。我抱着试试看的想法用后,果然药到病除,很快解除了痛苦。今年春季我的牙齿发炎,疼痛难受,吃饭都受影响。于是,我又用该法,涂搽了2次,牙痛也很快好了。

配方及用法: 用六神丸6~7粒,放入盛有醋的小容器里(用小酒杯或小瓶盖均可),浸泡15分钟后即可溶解,然后用食指蘸六神丸醋液涂搽患处,一般1~2次即可见效。

荐方人: 河南省信阳市水利局　贾庭芝

引自: 1997年9月16日《老年报》

丹 毒

本病是由毒性极强之链球菌引起的，其伤口若受感染，则皮肤呈现红赤，如丹涂脂染，故名丹毒。丹毒生于头部的，多由于风热湿毒之气所生，叫抱头火丹或大头瘟；生于胫踝足部者，多由湿火下注所致，称为流火；游行于全身的则多发于婴儿，是由胎火所致，称为赤游丹毒。

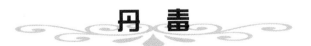

573. 我以芙蓉膏治丹毒23例皆痊愈

配方及用法： 干木芙蓉花或叶适量，研极细末，过120目筛，在粉中加入凡士林，按1:4比例配方，调匀贮瓶备用。用其涂敷患处，涂敷面宜超过患处边缘1~2厘米。涂后即觉清凉，疼痛减轻；患处明显变软。每天涂敷3~4次。

疗效： 此方治疗丹毒23例（其中2例加服中药），均痊愈。

引自： 1991年第10期《浙江中医杂志》、《单方偏方精选》

皮肤科疾病

痈疽疮疖毒肿

痈疽，所指范围很广，中医根据发病部位不同又有不同的命名，是外科常见多发病。病因虽多，不外乎是热毒所致。又因人的体质不同，若邪从寒化，又多寒湿为患，但均因阳虚所致。表现为局部红、肿、热、痛，继而化脓溃破，或流稠脓，或流淡黄水，或流清稀脓液等。

574. 我采用单药苍耳子虫治各期疖痈很快见效

配方及用法：将秋季采集到的苍耳子虫放入芝麻油中窒息，每50毫升油内加冰片1克，雄黄0.5克，浸苍耳子虫100条左右，7天后即可使用。视痈疖大小，取虫0.5~2条，放在病变局部，虫头紧贴病变中心，空隙部位用苍耳子油涂抹，然后用无菌敷料包扎固定，隔日或每日换药1次。成脓期未溃破者切开排脓后用药。

疗效：本法适用于疖痈各期，一般7日内见效。

引自：《国医论坛》（1989年第5期）、《单味中药治病大全》

百姓验证

● 湖南永兴县金龟镇泉圹村曹军生，男，53岁，农民。他来信说："我用本条方治好了曹华英的奶痈。"

575. 我用鸡蛋白治皮肤红肿疮疖很有效

新鲜鸡蛋除能供人们食用外，其蛋白（蛋清）还可供治疗皮肤红肿及疮疖等。

鲜蛋白中含有一种能溶解细菌的酶，称作"溶菌酶"，鸡蛋越新鲜其蛋白里所含的溶菌酶就越多。因此，如用鸡蛋白治疗皮肤红肿疮疖，最好是选用刚下的鸡蛋，其治疗效果更好。

方法: 在患部先铺上一层厚约1厘米的脱脂棉片,其大小以略大于炎症范围为度。然后取新鲜鸡蛋放入75%的酒精中浸泡15分钟消毒,用消毒筷子在鸡蛋两端各打一个小孔,让蛋白流入事先消过毒的碗内,之后将碗内的蛋白倾于脱脂棉片上,使其均匀吸饱蛋白,上面再用胶布固定。每日1次,范围较小的治1次即可见效。

荐方人: 辽宁省本溪县兽医站许乃廉

百姓验证
● 河北承德三家乡河北村刘宝荣的二舅肩头上生了一块疮,吃消炎药打针都不管用,按此方治疗,5次消肿,7次痊愈,没花一分钱。

蛇咬伤

蛇咬伤多发生于夏秋两季。据蛇咬伤的伤口形态及受伤后的症状有助于判断是毒蛇咬伤还是无毒蛇咬伤。

蛇毒按其性质可分三类:①神经毒素,可引起瘫痪;②血循环毒素,可引起心律失常、心肌坏死、出血、溶血和血压下降等;③混合毒素,兼上述两种情况。

蛇类在我国分布较广,已被发现的毒蛇有40多种,根据其所分泌的蛇毒性质,大致可以分成三类:①以神经毒为主的有金环蛇、银环蛇、海蛇;②以血液毒为主的有竹叶青、五步蛇、蝰蛇、龟壳花蛇;③以混合毒为主的有蝮蛇、眼镜蛇。

蛇咬伤病情的严重程度与进人身体的毒素剂量多少有关。蛇大,咬伤深,咬住不放,则注入毒素量大。蛇毒直接进入血循环,可在短时间内引起死亡。被咬者的年龄和体格大小与中毒程度也有关系,儿童、老年人及体格瘦小者一般反应较重。神经毒中医称"风毒",血液毒中医称"火毒",混合毒中医称"风火毒"。

576. **我用本方治毒蛇咬伤百例均未超过2天即愈**

近10年来,我选用纯草药制剂,治愈蝮蛇、竹叶青等毒蛇咬伤人体各个部

皮肤科疾病

位近百例。据服药人反映,此药的特点有四:一是镇痛快,二是消肿快,三是好得快,四是无副作用。只要药入腹内,不到1小时,疼痛就会停止。痊愈也不过2天时间。

配方及用法: 绉面草(全草)25克,冬青草(全草)25克,益母草(苗)15克,车前草(全草)15克,半边莲(全草)15克,分量都以干药来计算。上5味药混合到一起,装在瓦罐里,水3/4,酒(一般酒)1/4,分别倒入罐内,以淹到药上二扁指为度。罐口封一层白纸,以免药味散

发掉。然后将罐放在火上烧开,炖15分钟,拿起来,立即将药汁倒入碗内(大半碗),等稍凉喝下;另倒小半碗药汁,趁热擦洗伤口周围,促使毒素从伤口排出。一剂药煎3次,服3次,洗3次,每隔3小时1次。共用3剂药即可。

此外,还要注意两个问题:一是蛇咬后用带子绑扎的,服药时要将带子松开,否则药力不能到达伤处,非常危险;二要禁忌辣椒、茶等。

荐方人: 河南新县沙石镇沙石村扶桑

百姓验证

● 辽宁清原县湾甸子镇二道湾村王安才,男,53岁,农民。他来信说:"我用本条方治好一位被毒蛇咬成重伤的病人,用上此药,当时就止痛,3日内痊愈。"

---

577. 家传秘方治蛇伤数百例有效率100%

配方及用法: 用蛇草(异名叫徐长卿,土名叫赤芍)数叶,切勿用水洗,必须用口嚼碎对伤处涂之,可立即止痛,经24小时后痊愈。此草涂上后不可让它掉下来,一掉下来再涂就无效了;不经口嚼也无效。如蛇咬伤厉害,用草头煎水服之即愈。

疗效: 福建厦门市老中医用此家传秘方治疗蛇伤患者几百例,有效率达100%。

荐方人: 辽宁清原县湾甸子镇二道湾村 王安才

引自: 广西医学情报研究所《医学文选》

百姓验证

● 辽宁清原县湾甸子镇二道湾村王安才,男,53岁,农民。他来信说:"本村姑娘李燕被蛇咬成重伤,我用本条方为她治疗,仅用1剂药就好了。自1998年至2001年,我用此条方治好了16位被蛇咬伤者。"

中国家庭自疗千方经典

蜈蚣咬伤

本病中医称为百足虫病、蜈蚣螫伤。蜈蚣为褐红色的条状昆虫，体侧多足，其两前足有毒爪，毒爪刺伤肌肤时，放出毒汗而致病。皮肤上先出现两个淤点，然后四周红肿，或有淋巴结炎及红丝（淋巴管炎）出现，剧痛及瘙痒，严重者会出现头晕头痛、全身麻木、谵语抽搐、心闷脉数。咬伤好发于手臂、足部或颈部。

578. 家传秘方治蛇伤数百例有效率100%

方法：将四五粒白胡椒（一定要白的）研成细末，干撒在咬伤处，即可药到病除。

荐方人：江西省新建县石岗中学 陈重信

百姓验证

● 江西大余县南安镇北门赖和明，男，54岁，医生。他来信说："林场职工李俊清于2002年5月在山上刨山时被蜈蚣咬了一口，当即剧烈疼痛，被人送到卫生院治疗，经打针吃药、冲洗均无任何效果，丝毫没有止痛。我用本条方为她治疗，5分钟疼痛便止住，并开始消肿，半小时后一切恢复正常。"

蜂螫伤

本病中医称为蜂螫。蜂的种类很多，常见的为黄蜂与家蜂等，雌蜂腹后有毒刺，当刺入肌肤后，可放出毒汗而致病。咬伤处有淤点，周围起红斑样丘疹或风团；重者皮肤一片潮红肿胀，往往有水疱形成。

579. 我被大马蜂蜇伤立即用热尿淋涂效果非常好

即使是城里人，也难免碰上被蜂（黄蜂或马蜂）蜇伤的事。蜇伤后患处疼痛难忍，个别过敏体质者甚至发生休克并因此而丧命。那么，被蜂蜇伤后如何进行快速而有效的治疗呢？下面我就介绍一个确有奇效的简便疗法：我本人年少时在山上被一大马蜂蜇伤后，由一牧马人指点用热尿淋涂患处多次而治愈。前两年在南京，爱人在五楼阳台上晾被子，不小心也被钻在竹竿里的黄蜂蜇伤，我当即招来小儿，撒尿淋在他妈妈的手伤处，也立见效果。至于被蜜蜂蜇伤后这样做是否也有效果，由于未经实践不敢肯定。

荐方人： 江苏南京市卫生局　胡波

百姓验证

● 北京市怀柔团泉村肖连祥，男，50岁，农民。他来信说："我们这里是山区，上山下地时经常被马蜂蜇伤，只有挨痛忍受。自从用本条方治疗后，效果很好，而且用药方便及时。我被刺蛾蜇伤，也是用此条方治疗，效果极佳。"

580. 我用本方治马蜂蜇伤当即止痛消肿

方法一： 被马蜂蜇伤的部位，用氨水直接洗涤有良好的效果。河南省虞城县人民医院刘涛被马蜂蜇后，很快用氨水直接洗涤患处，疼痛立刻减轻，也没有发生红肿。

方法二： 被马蜂蜇伤的部位，需及时用双手使劲将部分毒汁挤出，再用肥皂水反复洗擦患处，效果很好。河南虞城县医院中医内科阎某，曾被马蜂蜇伤三处，用上法治疗后，既无疼痛感，又没有红肿。

百姓验证

● 广西田林县百乐乡岑艳华来信说："我侄儿于夜晚碰掉马蜂窝，惹怒了马蜂，他被蜇得头晕胀痛，半夜来找我，我告诉他用本条方治疗，很快就治愈了。

581. **人奶汁为母亲治蜂蜇伤迅速止痛消肿**

配方及用法: 取新鲜人乳适量,涂于蜇伤处。如毒刺留于伤口内,应先将其拔出。

疗效: 治马蜂蜇伤13例,可迅速止痛消肿。

引自: 1976年第5期《江苏中医药》、1981年广西中医学院《广西中医药》增刊

百姓验证

● 贵州平坝县204信箱刘鸣菊,女,工人。她来信说:"我母亲有一次到菜地边被马蜂蜇伤了手,肩膀红肿疼痛,我用本条方为她治疗,很快就消肿了,3天后痊愈。"

刺蛾蜇伤

刺蛾是在果树上生长的一种软体虫,咬蜇人的皮肤有刺痒疼痛状,但无大毒,无大后患。

582. **我用黄瓜叶片治刺蛾蜇伤效果极佳**

果农与菜农在劳作时,经常被刺蛾蜇伤,钻心的痛痒既影响情绪又耽误农活,而又无良药能够立即消痛止痒。

现介绍一个既简单又效果极佳的土办法:当被刺蛾蜇伤后,立即摘取鲜黄瓜叶片,反复在被蜇处揉搓3~5分钟,痛痒的感觉会立即消失。

荐方人: 黑龙江七台河市勃利县联社 庄程彬

百姓验证

● 云南马关县城板子街69号王天华,男,64岁,环保员。他来信说:"我孙女被刺蛾蜇伤,我用本条方为她治疗,不到10分钟就止痛了,第二天早上就完全好了。"

肌注后硬结

肌肉注射后由于局部血液循环不畅、肌肉紧张挛缩等原因可导致淤结,局部较硬,甚至有疼痛感、发麻发胀等症状。

583. 我用大黄芒硝膏治肌注后硬结38例均痊愈

有些人在臀部注射青霉素、链霉素及油性针剂等药物后,局部会出现硬结。小儿由于臀部血管细小,血液循环较差,肌纤维组织受针刺增生快,更容易发生肌注后硬结。硬结不仅影响药液吸收,而且还给患者带来许多痛苦。大黄、芒硝有祛淤、活血、消肿、止痛等功效,将此二药制成膏剂外敷注射区,用以治疗硬结,可收到较好的散结作用。近年来我采用这种简易外治法治疗肌注后硬结38例,均痊愈。

配方及用法: 取生大黄、芒硝适量,按1:1比例研细成末,用食醋调成糊状即可使用。用时取药少许涂在消毒纱布上,敷于患处,外以塑料纸包裹后用胶布固定。每4小时换药1次,每日2次。一般3天左右硬结可消失。

荐方人: 山东省莱州市慢性病防治院　郭旭光

百姓验证

● 四川彭山县西铁分局陈上琼,女,72岁。她来信说:"张开春每月至少要感冒两三次,一感冒就要到医院打针,结果形成了肌注后硬结。为治愈此硬结,曾在医院花费100多元,但未见效。后来我用本条方为他只治疗4天,硬结就消除了。"

584. 此方治肌注后硬结25例全部有效

配方及用法: 先用酒精棉球擦洗患处,据硬结大小选择一适宜纱布,用6542注射液浸湿,以不滴为度(或将新鲜土豆切成0.3～0.4厘米厚的薄片,放入6542注射液中浸湿），敷患处，上面盖同样大小的塑料薄膜，然后用胶布固定。每日更换1次，连用数日，直至局部症状消失。

疗效: 据河南许昌市地质医院范明晓医师介绍，治疗25例，有效率100%。

引自:《实用西医验方》

百姓验证

● 江苏响水县灌东小区蒯本贵来信说:"有两位慢性鼻炎患者，均用抗生素治疗后未见效果而又产生了硬结。后来我用本条方为他们治疗硬结，效果令人满意。"

皮肤科疾病

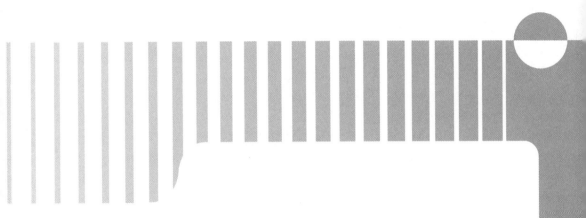

ZHONGGUO JIATING ZILIAO
QIANFANG JINGDIAN

肛肠科疾病

各类型痔疮

痔是直肠下端黏膜下或肛管皮肤下静脉丛发生扩大、曲张所形成的静脉团,成年人中十分常见。痔可分外痔、内痔。内痔最常见,其较早期的症状是出血,便后血自行停止;再进一步发展,痔核增大,排便时脱出肛门,便后自行复位;严重时痔反复脱出,在排便、咳嗽、负重时即可脱出,须用手才能还纳。外痔表现为久站或长时间行走后觉肛门有异物感;若排便或运动剧烈时可导致静脉丛破裂,肛门部剧痛,并突出一暗紫色圆形物,稍触碰即疼痛。

585. 我患痔疮50余年喝猪苦胆汁治愈

我于1952年由修筑成渝铁路军工部队转业后,回乡从事教育工作,已退休多年,如今73岁。我被痔疮折磨了50余年,做过2次手术,年年就医治疗都无效果。今年3月从报纸上看到《猪苦胆治痔疮有显效》一文后,就按里面讲的方法,每次喝1个猪苦胆汁,隔5天喝1次,连续喝了4个猪苦胆汁后果有显效,现在我的痔疮基本痊愈了。

注: 在喝猪胆汁的同时,为了加强疗效,还可以外涂胆汁。

荐方人: 湖北省英山县国营林场 张士美

百姓验证

● 四川绵阳市高水中街118号李如俊来信说:"我妹妹患痔疮20多年。长期服药不愈,先后花费5000余元,行走都很困难,十分痛苦。后来用本条方治疗,服用2剂药,只花5.6元钱,痔疮就好了,至今也未复发。"

● 云南西盟县粮食局李世云,男,54岁,公务员。他来信说:"我爱人2001年在医院诊断为混合痔,打针吃药不见效。后来按本条方连服4个猪苦胆汁痊愈,至今未复发。"

● 广东吴川市长岐镇中间村李康玉,男,70岁,退休。他来信说:"我村美艳患痔疮,按本条方治疗,只用3个猪苦胆就治愈了。"

586. 我好友患痔疮只用1个猪苦胆就治愈了

我的一位好友，20年前患有严重的痔疮病，多方医治均无明显效果。后来，别人告诉他猪苦胆治痔疮有特效。他按照别人介绍的方法，只用了1个猪苦胆就痊愈了，而且20年来从未复发过。此法简便易行：取猪苦胆1个，将胆汁倒在碗里，一次喝下或者对浓白糖水一起喝均可。若1个不愈，再喝第2个。

注： 服此药泻肚者是过敏，不可再用。

荐方人： 河南省驻马店离休干部张焕宇

百姓验证

● 云南西盟县粮食局李世云，男，57岁，公务员。他来信说："我爱人患有痔疮，有一次突然发作，大便下血很多。我让她服用1个猪苦胆汁，即血止痛消，痔疮全好了，再也没有复发过。我后来又用此条方给两个同事治疗，他们的痔疮也都治好了。"

● 四川三台县西城街90号李俊如来信说："李承华患痔疮5年多，曾在县人民医院做过手术，不到半年又复发，长期服用荣昌肛泰、痔疮灵等效果均不好。后来我用本条方为其治疗，用药2次后就有明显好转，服药3次痔疮痊愈，一分钱未花就解除了他的痛苦，而且至今未复发。"

587. 我患痔疮20多年，用醋酸氟轻松软膏10克便治愈

我是从事教育工作的，患痔疮有20多年之久，严重时出血甚多。吃槐角丸虽有效，就是不能根除。有人给我介绍"醋酸氟轻松软膏"，仅用10克就治好了我20多年的痔疮。我外孙女也是这样治好的。至今已6年多，从没犯过。

用法： 3天用1次药。用时可于当天夜晚睡前用开水加少许盐洗浴肛门半个小时。睡时将药瓶口塞进肛门内挤药膏（一瓶药膏用3～4次），再用卫生纸贴住肛门，用食、中指揉肛门5分钟或200次，翻身换手再揉200次。一般用3～4支醋酸氟轻松软膏即可。

荐方人： 山西孟津县横水红桥村韩志笃

肛肠科疾病

百姓验证

● 湖北武汉市青山区红卫路杨永珍，女，66岁，退休。她来信说："我患痔疮30多年，发病时痛痒，并有小手指大的两个痔核喷射出血，须快便才不喷血。我还患便秘，大便硬结便不出，蹲的时间稍长，肛门既便血又喷血，非常难受。便秘好一些时，又泻肚，而后又是便血和喷血，就这样反反复复久治不愈。打过痔核针，用过多种痔疮药，均不见效果。后来用本条方自治，经过3次擦用，感到肛门轻松，大便快、不泻肚，2个痔核也消失了。我还发现，此条方不仅能治痔疮，而且还帮助我减肥。"

● 辽宁凌源市南大街735号陈玉俊，男，54岁。他来信说："我是一名下岗职工，患痔疮、肛裂已有10余年了，每逢劳累、上火，病情就会加重，神情焦躁不安。解便时更是疼痛难忍，便后滴血，苦不堪言。后来我用本条方治疗，果见奇效，用药第二天解大便时就不那么痛苦了，滴血也减少了，2支药用完后，病情大有好转，解便时已基本上无痛感和血滴。为了巩固疗效，我又用了3支药，现在已完全治愈。"

《中国家庭自疗千方经典》

588. 我20多年的痔疮滴血竟用葡萄糖水一盅根治

你有痔疮吗?常为大便时痔疮出血而烦恼吗?不用着急，只需糖水一盅，就可解除你的烦恼，不妨试试。我已年近花甲，年轻时就患上痔疮。20多年来，常常大便时痔疮出血。近2年更为严重，每次大便都出很多血，卫生纸得用上好几块。失血引起心情紧张，头昏目眩，打针服药效果甚微。一次，我去校医务室找医生诊治，他不让我服药，只叫我喝葡萄糖水，说是保证令我满意。我半信半疑按照他的意见办了，果见奇效。

方法： 每日早晚空腹喝一盅葡萄糖水，浓度以2汤匙糖拌大半茶盅温开水为宜。坚持喝3~5日，方能见效。

见效后，我又继续按上述用量将1袋（500克）葡萄糖用完，至今已3个多月未复发。即使便秘数日，便结如硬土，也未见一滴血。（丝佳）

百姓验证

● 贵州纳雍县饲料厂李元发，男，52岁，工人。他来信说："我患痔疮已有几年了，常常大便出血，烦恼不堪。按本条方治疗，并每次便后清洗肛门，痔疮完全好了,至今已有2年多未复发。"

● 黑龙江齐齐哈尔市中华西路13号卢恩祥,男,74岁。他来信说:"我患痔疮,屡治屡犯,还多次出血。按本条方治疗后痊愈,至今未再犯。"

589. 我服用威灵仙治好严重痔疮,20多年未复发

我患严重的痔疮,多方治疗无效。后来友人传我一验方:中药威灵仙100克,分3次,炖后去渣加冰糖炖服。我服用几次,疗效极佳。另每次便后清洗肛门,痔疮很快就治好了,20多年未复发。(张良来)

引自:1996年4月24日《安徽老年报》

百姓验证

● 辽宁新民市于家窝堡乡于家村郑伟平,女,31岁,教师。她来信说:"我村金国顺患严重的痔疮,去过许多家医院治疗均未愈,花药费无数。在没有办法的情况下,金国顺要求手术,医生没有同意,叫他实行保守治疗。我得知后,用本条方为他治疗,用药20多天后,他的痔疮被治愈,仅花100多元钱。"

590. 我的痔疮是喝醋蛋液治好的

一个多月以前,我突然痔疮病发作,只好去医院求治。因病情很重,又不愿动手术,于是打针、吃药、贴肚脐、抹药膏、塞药栓等措施一齐上,花了100多元,治了一个来月,不见好转,我十分苦恼。有一天,见到报上有一则关于"醋蛋液治痔疮"的药方,我半信半疑,但还是试了试。没想到,这办法还真灵,用药1周痔疮处便奇迹般消肿了,10天后就痊愈了。真是良药不在贵贱,关键要看是否对症。这次我只花3元钱,病就治好了。

荐方人:黑龙江省牡丹江老干办　丁迅

百姓验证

● 江苏泗阳县朱其文来信说:"我村罗伟患痔疮已有20多年了,长期出血,疼得连板凳都不敢坐,曾用痔疮灵、膏体药物及熏洗等方法治疗,但就是不见好转。后来

肛肠科疾病

找到了我，我配醋蛋液给他喝，每天2次，当喝到16个醋蛋液时，痔疮就完全好了。"

● 陕西南郑华燕航空仪表公司王国富，男，58岁，工人。他来信说："2003年我患外痔，肛门裂口，流血发痒，用痔疮膏治疗，肛门不裂口了，但肛门周围奇痒难忍。我用本条方喝了20个醋蛋液，奇迹出现了，过去肛门部位越抓越痒，现在痒时轻抓几下就不痒了，解除了我刺痒的痛苦，痔疮也好了。"

591. 我的混合痔用云南白药加冰片治愈

痔疮是中老年人的多发病。我30岁时就患有混合痔，前后经过3次手术治疗，但没过多久又复发。后得一方，用云南白药少许（一瓶可分3~5次）加冰片，用几滴水调成糊状，涂肛上口（内痔可用少许棉花和药塞进肛内，后随大便排出，不适可取出），2~4日便可见效。现已4年了，未见复发，肛口外小核消退了，也不奇痒了。但每日要保持清洗一次，最好便后清洗并要提肛数次。

引自：《中医药奇效180招》

百姓验证

● 广东广州市百灵路兴隆西一巷黄耀辉，男，68岁，退休。他来信说："患者李冰患混合痔30多年，曾用过各种方法治疗，有时见效好转，但过些日子又犯。后来我向他推荐本条方，治疗1个月的时间，仅花40余元钱，痔疮就痊愈了。"

● 贵州贵阳市小河区黄河路2号刘振山，男，66岁，退休。他来信说："我用本条方治好3人的混合痔，均7天痊愈。"

● 新疆十月拖拉机厂十月街218信箱朱奉慧，男，66岁，退休。他来信说："我二女婿患有混合痔，以前动过手术，打过针，但都不能去根。后来我用本条方，仅花6元钱，就为他治愈。"

592. 我多年的痔疮用地锦草大蒜瓣治愈

我患痔疮多年，严重时大便血流不止，虽用过一些药物，但疗效甚微。一个偶然的机会，朋友介绍一则偏方，仅治疗2次，现已痊愈。此方经一些患者使用，亦收到良好效果。

配方及用法：地锦草干品20克或鲜品

200克，加大蒜瓣一个，放在盆内加水没过草药，煮沸10分钟后，用热气熏患处，待药液变温后用其洗患处。下次使用时将药液加热，方法如前。每日早晚各熏洗1次，连续使用3~5天，即可收到明显疗效。

注：大蒜瓣即弃掉蒜头用大蒜茎、叶编成的瓣。

荐方人：陕西渭南市计委　曹雄

百姓验证

● 湖北武穴市花桥镇水利站陈志宽来信说："陈巷村陈号和何楚雄均患痔疮多年，无钱去医院治疗，我用本条方仅几次就为他们治好了。"

593. 我的挚友老高用本方治好了多年的痔疮

我的挚友老高患痔疮病多年，多方求医治疗，始终未有明显效果。最近，我去他家做客，老高却喜形于色地主动告诉我说他的痔疮病好了。他介绍说："我有位部队的战友用偏方治好了痔疮，我用了这个偏方以后果真很灵，几个月过去了，一点疼痛的感觉都没有了。"

方法：500毫升黄酒，50克花椒，混合在一起浸泡7天以后开始饮用，每天喝上一盅或两盅均可，如有酒量多喝点也无妨。有的喝500毫升花椒酒就好了，如不痊愈再往泡过的花椒里续500毫升黄酒接着喝就可以。（刘绍臣）

引自：1997年8月8日《家庭保健报》

百姓验证

● 浙江武义县熟溪街道唐日珍，男，62岁。他来信说："我儿子患痔疮多年，治疗好转后又复发，而且疼痛难忍。后来我用本条方为他治疗，晚上用药，第二天早上就不再疼痛了，又继续服用一段时间后痊愈。"

● 四川自贡市药品检验所肖淑芬，女，65岁。她来信说："我姐夫患痔疮，长期使用痔疮膏，只能缓解，不能根治。后来我用本条方为他治疗，共花5元多钱，就治好了他的痔疮，而且已有1年多未复发。"

594. 我用此绝招治愈300余例痔疮，无一例复发

配方及用法：全虫（蝎子）6克，天虫　（僵蚕）6克，生鸡蛋15个。全虫、天虫瓦

肛肠科疾病

上焙黄，研成粉末，将鸡蛋破一小孔，每个装入药末的1/15，搅匀、封好蒸熟，每餐前空腹吃1个药鸡蛋，连用15个为1个疗程。

此方简单易掌握，无痛苦，疗效显著，无任何副作用。

我患的是环痔，内外痔均有，大便时疼痛难忍，并带有许多鲜血。我吃了第一个药鸡蛋，次日解大便时，出现了轻微泻下疼痛，血便没有出现。于是我连用了15个鸡蛋，为了巩固疗效，又增加1个疗程。以后即使遇有便秘的情况，也没有出现过疼痛和血便。经医生检查，我的痔疮已彻底治愈了。至今我已用此方治愈痔疮患者300多例，无一例复发。

荐方人：山东庆云县后张乡王知县村王学庆

百姓验证

● 广东遂溪县遂城镇农林路四横杨春熙，男，67岁，离休干部。他来信说："原县财政局农财科负责人王奇峰自1987年开始患外痔，经各地中西医治疗，花费数千元也未见任何效果，有时从肛门处频频流液体和血丝。后来我用本方为他治疗，连服3次就见效了，服用20次后彻底治愈此病。"

"广西玉林铁路工人秦秀桂患痔疮达15年之久，经中西医治疗，花去1000余元，一直未得到根治。2001年春节期间她回广东老家看我，谈起所受病痛之苦，我听后用本条方给她治疗。她连服12剂，病就痊愈了。后来她到医院去检查，医生发现，她的痔疮早已愈合结痂了。"

● 辽宁葫芦岛市三家子邮局李树彬，男，54岁。他来信说："我爱人患痔疮，用过痔疮栓剂，又手术一次，共花500多元也没治好。后来我用本条方仅花30元钱就治好了她的痔疮，同时也治好了她的腱鞘炎。"

"我侄女患痔疮，大便疼痛难忍，只好在饮食上控制，每天只吃一顿饭，饿得面黄肌瘦，去过多家医院治疗，均不见效。后按此条方用药1剂而愈。现在葱姜蒜都能吃了，而且已有1年多没复发，一切正常。"

● 湖南桃江县灰山镇大树村高根普，男，65岁，工人。他来信说："我儿媳患痔疮，我用本条方为她治愈，现已1年多没有复发。我用此条方共治好痔疮患者11人。"

595. 我用盐水浴治好了自己的血栓痔

我于春节前后觉肛门处有一小肉疙瘩，以后逐渐长至核桃大小，伴有疼痛感。医院说是血栓痔，要1000元押金，住院手术。后听说大连春柳干休所肛肠门诊室治痔疮有特招，效果很好。我去后，范院长（离休干部，原武汉部队总医院副院长）热情接待了我。他给我检查后说："这是典型的血栓痔，用激光割就可以，不用住院。"当知道我们大学规定在合同医院之外看病不予报销时，他又说："给你介绍一个土办法，每天坚持盐水坐浴，不花一分钱也可治好。"我照法进行，坐浴20多天后明显见效，现已痊愈。

具体做法：粗盐半匙，泡入装有适量热水的面盆中，坐浴20分钟左右。水温不宜太低，以不烫人坐得住为好。水凉后可再加热水，保持一定温度。每日2~3次。盐有消毒杀菌作用，热水可加快血脉运行，使痔疮自然收缩。浴后再涂搽"马应龙麝香痔疮膏"（此药有活血化淤、消炎止痛功效），效果更佳。据范老说，此法对轻微的内痔、外痔、混合痔、肛裂亦有效。（刘显昌）

百姓验证

● 河北唐山市古冶区唐家庄新5号小区裴开田，男，53岁，业务员。他来信说："有一次我肛门肿起，非常难受，站也不行，坐也不是。后来我按本条方治疗，5天就彻底治愈了，走路不碍事，坐下也不疼了。"

5.96. 我老伴用"四注意"法治好严重的痔疮

前几年，老伴的痔疮十分严重。经过我多方面拜访求教，做到了"四注意"，痔疮未再犯。

一是温水洗：每天早晚用温水洗患处，痔疮严重时，温水里面加少许硼酸或盐。二是勤换内衣：不论是春夏秋冬，内衣每天要换洗一次。三是忌食刺激性强的食物：如不饮酒、不吃辣椒等。四是勿过度疲劳：痔疮严重时白天多躺着休息，切记不要久站久坐，不要做繁重的家务活，更不要熬夜，保证休息好。

荐方人：河南潢川县机场新区49号毕鼎铭

百姓验证

● 河北永年二中侯健，男，40岁。他来信说："我爱人患痔疮，我用本条方为她治愈。"

肛肠科疾病

597. 陈家忠用非那根注射液治痔疮3156例全部见效

河南省固始县人民医院陈家忠经过多年的钻研，采用非那根注射液注射痔核治疗痔疮患者3156例，有效率达100%，被河南省信阳地区评为重大科技成果奖。

用非那根治疗痔疮的办法是：将2.5%非那根注射液注入痔核隆起的最高点的黏膜下，不论痔核多少，均一次注完，一人一次的用量不得超过5毫升。

注射后，一、二期内痔和增生痔10天左右可痊愈，三期内痔20天左右可痊愈，混合痔、静脉曲张痔1个月左右均可痊愈。如果头次注射后未能痊愈，可按本方之法再注射一次。

百姓验证

● 我是藁城县北楼乡的乡村医生李兰西，每年都订《农家乐》，并经常用上边介绍的民间验方给农民治病，都取得了较好的效果。1985年4月22日《农家乐》上登了一篇《陈家忠治痔疮手到病除》的稿子，介绍了陈家忠采用非那根注射液注射痔核治疗痔疮的方法。这时正巧我村董奎京患痔疮多年，久治不愈，在大忙期间因劳累过度痔疮加重，疼痛难忍，已3天不能起床了。我按报上介绍的方法给他进行非那根注射治疗，当即消除了疼痛，7天后就痊愈了。消息传开，四邻八村的痔疮患者都来找我治，从去年6月到今年5月底，我共治疗痔疮患者500多人，都是用此方治好的，无一复发。

● 江苏响水县灌东小区蒯本贵，男，62岁，退休。他来信说："我用本条方治疗痔疮患者30余人，有效率达100%，治愈率在98%以上。"

"有两位痔疮患者，都有多年病史。他们以前都住过院，其中有位67岁老者动过手术，另一位83岁的老奶奶，患的是混合痔。他俩的病，我用本条方都取得了满意的治疗效果。"

● 河北丰润区卫生院赵士良，男，62岁，医生。他来信说："我用本条方已治愈肛裂患者12人，肛漏患者11人，混合痔患者10人，外痔患者31人。上述64例患者中，打一针而痊愈者62人，其余2人是打两针而愈。"

● 内蒙古土默特左旗此老乡此老村刘二刚，男，52岁，医生。他来信说："本地安才患混合痔30多年，我用本条方治疗，注射两次而获痊愈，至今未犯。后来我又用本方治好许多痔疮患者。"

中国家庭自疗千方经典

598. 我用本秘方治痔疮疗效好

河南兴隆县联合医院夏茂先生有一个治疗痔疮的秘方，疗效好，无副作用。

配方及用法： 麝香0.15克，炙马钱子（或马钱子面）7.5克，冰片、铜绿、白矾（明矾）各1.5克。将麝香、炙马钱子、铜绿、白矾分别在研钵内反复研成极细的面，混合后将冰片轻研，制好后装瓶备用。用药时取少量的药面撒于痔疮上即可。不用禁忌食物，蔬菜辛辣均可吃。

疗效： 用药后半天即可止痒。一般用药2~3次痊愈，不再复发。若以后发痒时，马上撒药，便不生痔疮。

治外痔三法： ①芒硝（皮硝）若干，放在罐内用纸火点燃熏患处。②将猪胆3~5个煮烂，凉凉后抹在患处，2~3次即可痊愈。③用地鱼（中药锡保科）烧水盛罐熏患处即愈。

百姓验证

● 山东威海新华厂谢振刚，男，33岁，工人。他来信说："有一次我得了痔疮，到当地海军404医院检查，发现痔疮有一个中号红枣那么大，医生建议做手术，我没有同意。回到家后就用本条方中的第三种方法治疗，仅1次就痊愈了，而且至今未犯。"

● 河北巨鹿小吕寨张小村刘由堂，男，53岁。他来信说："我患有多年的痔疮，去医院治疗过3次，效果不大。后来我按本条方中的第二种方法治疗，两天就不疼了。以前外痔一上火就复发，疼痛难忍，而这次就是在三夏大忙季节也没有再犯。"

● 河南桃江县灰山镇大树村高根普，男，65岁，工人。他来信说："我村邓响阳患痔疮，我用此条方没花一分钱就为他治愈。后来又用此条方治好痔疮患者8人。"

● 四川营山县城管局姚代树来信说："我儿子患痔疮，曾住院手术两次，花钱上千元，好了又复发。我用本条方只为他治疗三四次，就彻底治愈了，一直未见复发，才花费10余元。"

599. 我以单药五倍子治痔疮80例全部治愈

配方及用法： 五倍子500克。上药拣净捣碎，浸泡于1000毫升52.5%的乙醇中，密封存放1~2个月，过滤后煮沸消毒备用。局麻下注入适量于痔核内，使之成紫褐色为度。

疗效： 治疗痔疮80例（内痔5例，外

肛肠科疾病

痔3例，混合痔72例），3天左右全部治愈。

引自：《湖北中医杂志》（1985年第3期）、《单味中药治病大全》

百姓验证

● 江苏灌南县桥西冷冻厂莫福华，男，36岁，专科医生。他来信说："患者谢友亭患内痔30年，每逢大便痛不欲生，时常出血便血。曾做激光手术，内服痔炎消，皆未能解除。我用本条方为他治疗2次，1周后病告痊愈，至今未复发。"

"周发生，男，58岁。患内痔如鸡蛋大小，一年中3次开刀未愈，曾大出血致休克，在县医院抢救，光输血就花2000多元。后来我用此条方为他治疗3次，彻底治愈。"

600. 我单用猪胆汁治痔疮50例全部有效

配方及用法：新鲜猪胆1个。用浓白糖水送服新鲜猪胆汁，每周1次；每晚用温开水熏洗肛门。治疗3~5周。

疗效：治疗痔疮50例，痊愈48例，好转2例。

引自：《单方偏方精选》

百姓验证

● 车某，女，67岁。便秘20余年，间断便血，疼痛坠胀，劳累后病情加重。曾诊为混合痔，用手术治疗。近来病情复发，肛门镜检：肛门齿线以上发现5个如杏核大小的内外痔，表面红紫，多发肛裂、狭窄。诊为混合痔并肛裂。用上方治疗5次痊愈，随访一年半未见复发。

● 云南怒江州地方志办公室和光益，男，49岁，编辑。他来信说："我患有痔疮，主要是外痔，凡天热饮酒痔疮就犯，后来我用本条方治愈了。"

● 广东江门市新会区司前镇小坪村黄享球，男，67岁，农民。他来信说："我生有痔疮（外痔），曾在江门中医院治疗，医生说需手术，我没同意。后来我按本条方治疗，很快就痊愈了。"

601. 我用家传秘方酒煮鸡蛋治内外痔百医百灵

主治：内外痔。

配方及用法：鸡蛋12个，白酒适量

（以淹没鸡蛋为准）。把鸡蛋放在白酒中，用微火煮鸡蛋至酒干备用。每天早上空腹内服鸡蛋2个，6天为1个疗程，3个疗程即愈。

疗效： 此方属彝族古老秘方验方，百医百灵，有效率达95%以上。

荐方人： 贵州仁怀县政协委员会王荣辉

引自：《当代中医师灵验奇方真传》

百姓验证

● 云南师宗县检察院杨中明，男，52岁，检察官。他来信说："我患有内外痔多年，痔疮流血，我抱着试试看的态度用本条方治疗，果然见效，痔疮全好了。此条方真是既简单又有效！"

● 贵州贵阳市小河区黄河路2号刘振山，男，66岁，退休。他来信说："我用本条方为2人治痔疮，均3天治愈。"

---

602. 我使用老中医献出的治痔疮方治病疗效显著

四川璧山县团坝乡宝光村八旬老中医伍济生，临终时传治痔疮的有效单方，经该村傅相仲等10多位痔疮患者验证，疗效很好。

方法： 取中药马钱子20克，用1:1酒醋250毫升浸泡，擦痔疮，每天擦3~4次，直至痔疮根脱落。此方无副作用。

注： 马钱子药物有毒，不宜口服。

荐方人： 山东省淄博市周村区王洞村　王冲

百姓验证

● 广东广州市五羊新城寺右新马路102号彭宗堂，男，35岁，保安员。他来信说："我有位司机朋友患痔疮（外痔），连坐都不能，到医院检查，医生说需手术切除。因怕受罪，他就来找我，我用本条方为他治疗，现已彻底治愈。"

---

603. 我用无花果治痔疮27例无一不愈

配方及用法： 鲜无花果10枚。上药放入砂锅（或铝锅）内，加水2000毫升，文火煎煮。沸后再煎30分钟，至药液约1500毫升。然后倒入干净盆内，捞起熟果盛于碗里备用。上药为1日量,分2次,用脱脂棉蘸药液洗敷患处,每次20分钟,同时食煮熟之无花果5枚。一般连用3～4剂见效。禁忌辛辣刺激食物。

疗效: 治疗27例混合痔,均有效,有效率100%。

引自:《新中医》(1985年第3期)、《单味中药治病大全》

百姓验证

● 湖北广水市余店镇古井村付立国,男,49岁。他来信说:"我最近突然患痔疮,痛得连走路都非常困难。于是我就用本条方治疗,仅用4天就治好了。"

---

604. 我用螺蛳白矾水治痔疮很有效

俗话说"十人九痔",若用各种药膏无效的话,可在河边或池塘里捞几只螺蛳,将其肚皮剪开,撒点白矾面,过一会儿螺蛳肉就变成一壳清水。用此水抹于患处,十分凉爽舒适。

荐方人: 安徽肥东县　李文

百姓验证

● 上海市徐汇区大木桥路日晖六村赵根焕,男,76岁。他来信说:"我患痔疮多年,曾在大医院治疗,第一次治愈后没多久就复发了;第二次是用结扎疗法,治愈后仍然复发。大便经常出血,痔疮脱出至肛门外,整天坐卧不安,痛苦万分。后来用本条方治疗,上午用药,下午就感到轻松了,治疗不到1周就完全好了。只花2元多钱就解除了我的难言之苦,而且至今已有两年多未复发。"

● 贵州平坝县204信箱刘鸣菊,女,32岁,工人。她来信说:"我父亲患有外痔,用本条方自治没几天就好了,多年来未复发。"

---

605. 我以香烟灸治痔疮特别有效

在我们周围,有很多人为痔疮所困扰。有人认为,长期坐着工作、饮食习惯不良是患痔疮的主因,其实情仍不清楚。一般可解释为因生理反应肛门淤血而引起。为防止血液逆流,在静脉里都会有瓣膜,唯独肛门的静脉没有这种瓣膜,因此,有时逆流的血液积在肛门,随着排便的伸缩就产生流血的现象。无论是核痔或裂痔，原因都如以上所述，只是症状稍有不同。对有痔疮的人来说，最难过的季节莫过于冬季了。尤其是有喜宴时，长时间坐在椅子上，本来就会容易引起肛门淤血，再加上好酒一喝，扩张血管，痔疮就更恶化了。前阵子某人来找我，当时正值新年期间，喜宴聚会较多，加上他身体疲劳不堪，不单是为了串门，也是为了健康问题。谈话之中，他谈到了治疗痔疮的问题。他说，最近在一次聚会时，因长期坐着，痔疮痛得无法忍受，便跑到厕所，刚一蹲下竟如排尿般泻出大量的血。于是我教他一种即使坐在餐桌上也能简单地刺激穴道的治疗方法。后来听他说，这种方法令他舒服多了，即使连续喝两三天的酒，也不会引起痔疮出血。

治疗的关键穴道是小指中关节上的会阴点。顾名思义，它相当于会阴的位置。除了可治疗痔疮外，对因前列腺肥大引起的阴部疼痛也有奇效。尤其对痔疮出血特别有效。

寻找会阴点的方法：首先将小指弯曲成钩状，然后用指甲按压小指中关节内侧（靠无名指侧），如压到痛点，就是会阴点。建议两只手都找找看，疼痛地方就是穴道所在。（见图33）

操作方法：用香烟灸治或指尖按压、搓揉皆可。香烟灸治时，将烟头逼近穴道，有灼热感即可。可在闲暇之余或等汽车时施行，在会餐时也不妨多利用此按摩法。

这方法应可改善痔痛或痔出血的情

况。如果无效，必须考虑病情是否已超过穴道治疗的范围，最好是到医院做彻底检查。

另外，即使病情已有好转，也要注意生活习惯。

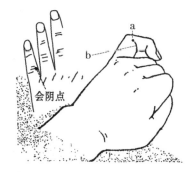

a. 弯曲小指成钩状，用指甲按压中关节靠无名指侧的皱褶处

b. 第二关节的皱褶

图33 寻找会阴点的方法

我曾在一个公开的场合给痔疮患者传授有关手掌按摩的治疗方法。不久以后，我便收到大量的感谢信，很多人按我所传授的治疗方法按摩后，数十年的痔疮之苦，如今一扫而空。

我所传授的治疗法只不过是刺激会阴点而已。

会阴点位于手背小指的第二关节上。根据我多年的治疗经验，这个穴道对痔疮有莫大奇效。刺激方法则限于用香烟头灸治。

普通痔疮用香烟头灸治7~10次便可治愈；若是肛门括约肌紧缩，造成静脉出血，则可增至20~30次。如此反复刺激会阴点，可迅速抑制肛门出血。

除了会阴点外，刺激位于手背上的合

谷穴, 以及位于掌内食指第一关节上的大　　肠穴, 也可治疗痔疮。(见图34)

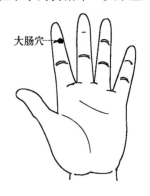
大肠穴

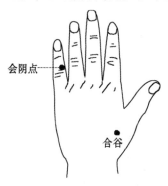
会阴点

合谷

图34

百姓验证

● 吉林白山市八道江区卫生院孙仁正, 男, 37岁, 药剂员。他来信说: "我的同事患痔疮, 在医院动过手术后又复发。自用本条方治疗后, 痔疮完全好了, 现在即使喝酒也没有再犯。"

肛瘘（肛漏）

肛瘘是指肛周和直肠下部的瘘管, 一端通于皮肤, 一端通入肛管或直肠。病因多为肛门、直肠脓肿破溃或切开排脓后伤口不愈形成。脓腔缩小成管状, 破口变小, 形成瘘管。肛瘘有外口、瘘管、支管和内口。肛瘘常由瘘口流脓, 脓液多少与瘘管长短和多少有关。本病中医称为"痔瘘"。

606. 我朋友患肛瘘10年用一味瓦松治愈

旧友张君, 10年前患多发性肛瘘, 曾先后2次住院, 开刀3次, 然均未能愈。痼疾缠绵, 苦不堪言。张君求治于我, 我一时亦束手无策, 愧对旧友。时隔年余, 忽一日路遇张君, 追问旧疾, 张君欣告: "早已痊愈。"说是用土方瓦松治之。我详询治疗过程, 深受启发。此后遇患肛瘘者, 即取瓦松煎汤熏洗治之, 每获良效。几年来几经增删试验，遂成肛瘘熏洗方。兹将方法介绍如下。

配方及用法： 瓦松50克，朴硝30克，黄药子30克。上药放入容器加水适量，然后用火煎煮近半小时，将药液倒入痰盂中（存药可再用），先用药物熏洗肛门部，待药液温热后，再倒入盛器坐浴。每次15分钟，每日2次。1剂中药可连续使用3天。十几年来，用此方治小儿肛瘘50例，痊愈44例。

瓦松又名瓦花、向天草等。民间又名瓦将军。《本草纲目》记载其性味酸平无毒。临床应用具有明显清热解毒、活血化淤、生肌敛疮之功效。该药生年久瓦屋之上，或山中石缝之中，农村处处有之。用瓦松熏洗治疗肛瘘，不用吃药打针，更无须住院开刀，方法简便无痛苦，疗效可靠，不失为医治肛瘘的理想疗法。用于瘘口有脓性分泌物的近期肛瘘则疗效比较显著。而对病程久长的盲瘘管则疗效较差，可能是药力不易透入之故。

荐方人： 江苏省无锡北塘医院　庄柏青

百姓验证

● 甘肃秦安县兴国镇北关村邓双喜，男，60岁，教师。他来信说："我肛门左侧曾长一条索状肿块，劳动或行走蹲卧时就疼痛，经医院检查确诊为肛瘘管发炎。医生说非手术不可，我没有同意，就以吃消炎药和贴膏药方法治疗，花去58元却毫无效果。后来我用本条方配药5剂，坐浴加鱼石脂软膏熏洗治愈，免去了一刀之苦，才花了3.6元钱。"

肛　裂

肛管的皮肤全层裂开，形成慢性感染性溃疡称为肛裂。好发于肛门中线前、后方，以周期性疼痛、出血、便秘为主要特征。

607. 我以盐水和胰岛素治肛裂是百治百愈

配方及用法： 用生理盐水和胰岛素按10∶8的比例配成溶液。用上液清洗肛门，每日或隔日在肛裂处喷洒或敷上此溶液。

疗效： 用此法治疗肛裂61例，3～4次

即可痊愈。 引自:《实用西医验方》

中国家庭自疗千方经典

脱 肛

脱肛又称肛门直肠脱垂,是指肛管、直肠向外翻出而脱垂于肛门外,1~3岁小儿多见。多因解剖发育缺陷或支持直肠的组织软弱或长时期腹内压增加所致。

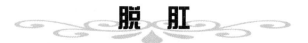

608. 我用甲鱼颈皮治脱肛有治愈效果

主治: 脱肛。

配方及用法: 鳖头数个,火上烤干,分别做细粉备用(其效在颈皮上)。每晚睡前开水冲服,连用3~5次便好。成人每次用2个鳖头,小儿每次用1个鳖头。

疗效: 朱某,男,7岁,河北省迁西县龙井关人,患脱肛数月。1969年10月某日下乡医疗队在其家用饭时,听家长口述后介绍此方,晚上只服1个鳖头粉,第二天小孩便痊愈。

按语: 甲鱼又名鳖,因其长期生活水下,故能大补元阴,滋阴潜阳,对阴虚盗汗功效非凡。其甲中药名鳖甲,能软坚散结,消除症瘕肿块。其头颈中药名鳖头,能提升中气,是治疗脱肛的理想药物,能起到立竿见影之功效。为什么睡前服药?因晚上空腹时便于消化吸收药物,药性能得到充分运行;同时躺下后直肠便于回升复位,得到充分休息与濡养。鳖的皮为什么能够治疗脱肛?因为肺主一身之气,脱肛是因肺气虚,不能提升中气而造成,而甲鱼颈皮有很强的伸缩力,形象和直肠接近,用它的药理性能,完全可以提升直肠回收,起到治愈之目的。

荐方人: 河北省石家庄市正定路36号 高书辰

引自:《当代中医师灵验奇方真传》

● 广西贺州市贺街镇河东街65号廖典,男,65岁,退休。他来信说:"亲属黄信兴患脱肛7天,大便时大肠头脱出,我用本条方为他治愈。"

609. 我用本方提肛散敷脐治脱肛有良效

配方及用法: 柴胡6克,生黄芪30克,升麻9克,党参15克,共研细末,贮瓶备用。每次取本散5~10克,用食醋调敷肚脐上,或直渗入本散于脐中,外以纱布覆盖,胶布固定,每日换药1次。脱肛严重者,可加用本散煎服,每日1剂。

疗效: 治疗40例,均3~5天痊愈。

引自:《中药鼻脐疗法》

● 辽宁清原县湾甸子镇二道湾村王安才,男,53岁,农民。他来信说:"村民王有田由于便秘导致脱肛,每次大便完毕就会直肠脱出,造成行动非常不方便,十分烦恼。后来我用本条方为他试治,1周后痊愈,至今3年多未复发。"

肛肠科疾病

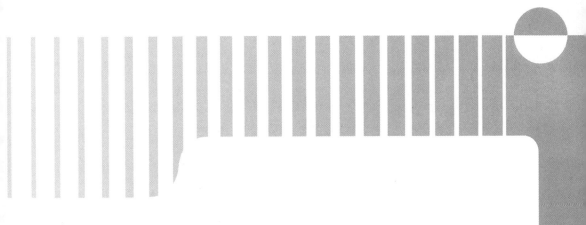

ZHONGGUO JIATING ZILIAO
QIANFANG JINGDIAN

外科杂症

烧烫伤

烧烫伤是由热力引起的一种损伤。通常热力温度45℃接触皮肤20分钟或温度60℃以上接触皮肤1分钟或更短，即可引起烧烫伤。家庭中常见的致伤因素有火焰、滚油、沸水、蒸汽、酸碱、石灰、电流等。

按损伤皮肤及皮下组织的深浅程度，烧伤分为一度、二度和三度烧伤。其中二度烧伤又分为浅二度和深二度两种。

一度烧伤：皮肤的表皮层受损，出现红斑，轻度肿胀、疼痛、灼热，皮肤呈红斑样改变，有烧灼感。

浅二度烧伤：损伤达真皮浅层，出现水泡，剧痛，感觉过敏，水泡皮脱落，泡底潮湿红润，局部水肿。

深二度烧伤：损伤已达真皮深层，外观水泡可有可无，痛觉迟钝，水泡皮脱落，泡底湿润苍白，间有红斑，拔毛疼痛。

三度烧伤：损伤累及皮肤全层，甚至皮下组织、肌肉、骨骼等。外观灰白、蜡黄或炭黑，皮革样变，触之较硬，痛觉消失，拔毛不痛。伤后数日内可见树枝状粗大栓塞血管。

一度和浅二度烧伤，称浅烧伤，病变较轻。深二度和三度烧伤，称深烧伤，病变较重。

烫伤的情况与烧伤类似，这里不再赘述。

610. 我用自尿洗冲治好了腿部烫伤症

去年夏天，我提茶壶到茶炉房打开水，打完开水提着正朝前走，茶壶提手后边螺丝掉了我没发现，开水顺右小腿下边浇下来，把右脚脚趾烫伤。赶快回屋用自尿浇冲烫伤的脚，第一次尿浇得热疼热疼的，到晚上睡觉前发现烫伤的右脚没有起水疱，我想此方对症。所以每天早晚坚持，没去医院，也没花分文，10天左右右脚和左脚皮肤颜色一样。经我亲身体验发现，自尿确能治开水烫伤。

荐方人： 河南省平顶山矿务局工程处张春健

百姓验证

● 江苏宿迁市埠子镇敬老室张昆，男，69岁，医生。他来信说："我孙子去年夏天不慎被开水烫伤手面，整个手被烫掉一层皮，手肿得像馒头一样，手面起了很大一个水疱，整天哭闹不安，当时打消炎止痛针也不管用。我用本条方为他治疗，用后仅几分钟，小孩就不哭闹了。第二天水疱消失，又继续用此方法3天创面愈合，愈后也没有留下疤痕。"

611. 我村一小孩被烫伤用本方治疗很快痊愈

配方及用法：石灰粉（暴石灰粉尤好）加香油（须用生香油）调成稀粥状。将上述油灰涂敷伤处，即能缓解疼痛，渐感凉爽，直至不痛。每天涂敷3~4次。如当时涂敷伤处，既不起水疱，也不留疤痕。

某单位一名烧开水工人手臂烫伤，住院3个月，花治疗费500多元，出院后留下一大块疤痕。后按此方治疗，逐步生肌换肤。本方屡试屡验。

荐方人：云南省曲靖地区司法处刘元民

百姓验证

● 福建尤溪县溪尾乡埔宁村151号纪儒，男，27岁，医生。他来信说："黄某，4岁，因玩耍不慎被热水烫伤多处。其父母找我为他医治，我用本条方试治，果然有效，敷药后小儿即不哭闹了，又换药2次治愈，没有任何疤痕，仅花2元钱。"

612. 我用石灰水搅香油治烫伤一周可愈且不留疤痕

方法：用石灰一块，放置大碗加水搅之，沉淀后取其上层清水，另放一碗中，与香油急速搅成膏，涂在患处可马上止痛。有疱可挑破。重者1周即愈，不留疤痕。倘若火毒攻心，可取白糖水两碗服之，即解之。有小孩小便服之，效果更佳。

引自：《神医奇功秘方录》

百姓验证

● 江苏通州市忠义乡河东村季妙贤，男，50岁，医生。他来信说："我用本条方治好烫伤患者5人，均在1周左右结痂痊愈。"

613. 我父传授的这个治疗烧烫伤秘方特别有效

我父亲从事外科医疗工作55年，他传给我一治烧烫伤秘方。

方法：将老南瓜瓤、籽晒干，用瓦烧烤干打成粉，加菜油调和成糊状涂局部烧烫伤处，每日3～4次，一般3日可治愈，愈后无疤痕。如找不到老南瓜瓤、籽，可将嫩南瓜切成薄片沾上菜油贴于伤处，也同样有好的效果。

我近2年先后治疗烧烫伤患者18例，例例效果好。如南津街一居民王某，女，45岁，熬猪油时油溅在左脸上，3小时后起疱，疼痛难忍，用本方3日治愈。又如某厂修理车间卞某，男，26岁，打铁不注意有烧红的铁块掉在右脚背上，30分钟后起了鹅蛋大的疱，疼痛难忍，去某诊所治疗，花钱105元没治愈，流脓不止。后经我采用本方治疗，只花0.5元，6日治好了烫伤，他对我感激万分。

荐方人：四川合川市清平医疗站
邓增惠　邓碧兰

引自：1997年第10期《农家科技》

百姓验证

● 广西宾阳县新桥镇民范群英村王世和，男，54岁，农民。他来信说："我的侄儿王启精，6岁。于1998年9月25日下午4时，被正在燃烧中的汽车轮胎胶灰烧烫成重度伤，双腿膝盖以下出现水疱，有成人拳头大小，好多人见状不敢看。当时，他家离我家较远，烧烫伤后的第三天我才知道。我随后按本条方配药，第四天晚上开始涂搽，第六天所有水疱全部消失，第七天生新肌，第十天痊愈，可以穿鞋袜随便行走了。痊愈之后，未留疤痕。"

● 云南寻甸县金源乡老街杨天其，男，70岁，教师。他来信说："张光友帮人焊大门，站在墙头上接线，不小心右手拉在火线头上，摔下墙来，有两个手指被烧煳，疼痛难忍。在医院医生把烧煳的硬壳剪去，上药后更是疼痛，打止痛针也无济于事。我告诉他用本条方治疗，敷上药后疼痛就有所缓解，治疗几天就好了。"

中国家庭自疗千方经典

614. 我用地榆黄散治各种烧烫伤有百治百愈效果

配方及用法： 地榆20克，黄柏15克，黄芩15克，大黄15克，乳香15克，没药15克，樟脑10克，冰片10克。上药共研细末，以香油调成糊状，外用涂抹伤面1~2次即可。

疗效： 本方有效率100%。

荐方人： 内蒙古科右中旗医院中医科 于龙

引自：《亲献中药外治偏方秘方》

百姓验证

● 袁某，男，25岁，农民。在发动拖拉机时因用引火之物不慎将身旁的柴油桶弄着而造成双手、头面、胸腹部大面积烧伤，有的部位烧伤重度达Ⅲ度。用地榆黄散施治20天，烧伤各部愈合良好，无疤痕。

● 湖北洪湖市新中医院昌占银，男，30岁，中医美容师。他来信说："我儿子被焰火烧伤面部的大部分，我当时就采用本条方配药给他敷上，连续治疗一周痊愈。两个月后没留下一点疤痕。后又用此条方治好侄女的开水烫伤。"

"本市宏伟路谭宠力骑摩托车时小腿被排气管烫伤，在医院用药治疗2天不见好转。我也是采用此条方为他治疗，2天后便痊愈了。"

615. 我以幼鼠蓖麻油治烫伤效果确实好

幼鼠蓖麻油为我家乡流传的治疗烫伤的验方，用其治疗轻、中度烫伤，取得了良好效果。兹介绍如下。

制作： 取刚出生不久的幼鼠（尚未长毛者）若干只，置于瓶内。将蓖麻油倒入瓶内，以淹没小鼠为度，加盖密闭，置于阴凉处。数月后，待小鼠溶尽，即可使用。

使用方法： 用棉签蘸少许幼鼠蓖麻油，轻轻涂敷于创面，每日2次，直至烫伤痊愈。

按语： 方中幼鼠，《别录》载其能治"烫火伤"，《本草纲目》云其能"灭诸瘢痕"。蓖麻油具有润滑皮肤、消肿拔毒之效。二者合而用之，具有止痛消肿、促进烫伤创面愈合之功。故外涂该油，烫伤很快痊愈，既不留瘢痕，也无色素沉着，收到满意疗效。

荐方人： 河北张家口医院 肖延龄
河北张家口医学院 马淑然

外科杂症

百姓验证

● 邢某，男，6岁。开水烫伤左手背及腕部，面积约4厘米×6厘米，创面红赤，出现水疱，疼痛，诊断为浅Ⅱ度烫伤。于是用幼鼠蓖麻油涂敷创面，每日2次。涂药半小时后疼痛减轻，第二天疼痛消失。涂药后第七天，创面痊愈，无疤痕，皮肤如初。

● 重庆市巫溪县城厢镇陈忠良，男，58岁。他来信说："李廷英被烧红的铁烫伤，疼痛难忍，我用本条方为她涂擦创面，每天3次，5天后痊愈。"

616. 我应用此方治烧烫伤数十例皆愈

配方及用法：当归6克，细辛3克，白芷3克，冰片3克，蜂蜡10克，香油100克。将当归、细辛、白芷放油内炸黑，捞出，再放入蜂蜡溶化后，加入冰片搅匀，稍凉装瓶内，密封。用时以棉花涂药敷患处，勿包扎，每日3次。

疗效：用此方治烧烫伤数十例，皆愈。

荐方人：河南滑县交通局　吴星云

百姓验证

● 李平伦于1970年被电烧伤，右手拇、食、中指及虎口部呈焦甲状，到郑州某医院诊治，让其截肢。经用此方治疗2个月痊愈，且未留疤痕，手指功能无损。

● 陕西宝鸡北方照明电器集团田万春，男，57岁，工人。他来信说："1997年5月桑园王志学妻子找到我家，说她姐姐（在朝榆乡政府工作）不慎将沸开的油溅到脸上，起个大泡，到市医院上药时，没有挑破剪掉，治疗3天不但没好，反而有些感染，她怕脸部留疤痕才来找我的。经我用本条方涂药8天痊愈，未留疤痕。"

● 福建石狮市杆头乡施性再来信说："我儿子喝酒骑摩托车摔倒，被排气筒烫伤，疼痛难忍。我立刻用本条方制成烫伤药膏给他抹上，20分钟后就不疼了，仅2天就好了。同村一人也被摩托车排气筒烫伤，到医院花费3800多元没治好。由于排气筒有毒，造成肌肉腐烂，只好在医院做了手术，又花了1万多元，仍然疼痛。后来找我治疗，我还是用本条方制成的药膏为他抹上，现在已彻底治愈了。"

疝 气 症

疝气是比较常见的一种病，各种年龄都可发病，以小孩和老年人居多。正常人的腹腔内各种脏器都被完整地密封在腹腔内，腹腔由于先天或后天以及解剖上的某些原因和特点，在某个局部可能发生缺损，当腹腔内脏器经腹壁缺损处向体表突出，在局部形成肿块者，称为腹外疝。腹外疝最常见，种类很多，常以缺损处的解剖部位来命名，如腹股沟斜疝、腹股沟直疝、股疝、切口疝、脐疝等。疝气的主要症状是在发生疝的部位如腹股沟、脐部等出现一个可复发的肿块，站立时肿块明显或者增大，平卧时肿块消失。平素多无明显症状，只有当肿块下来以后，平卧或用手向回还纳而不成时，出现疼痛，这种现象称为疝气嵌顿。不论发生在大人或小孩身上都是一种危急病症。

617. 我利用根治疝气不必开刀的效方治病很有效

多年来，一直认为疝气病非开刀不可，其实不然。我花了很大代价获得一个偏方，已治好了许多患者，特献出，让读者中患有此病者早日康复。

内服方：橘核、木香、荔枝、柴胡、八月瓜壳、厚朴各10克，川楝子、白芷、桃仁、青皮、小茴香各7克，大茴香、海藻、昆布各3克，水煎服。

外用方：青盐、雄黄、白矾、花椒、樟脑粉各10克，蓖麻籽50粒，共研成细末，分成5份。每次将1份粉末用开水调成糊状，敷在左手手心，一天换1次。

说明：内服、外敷药同时进行，轻者1次可愈，重者2次可愈，不用开刀。

荐方人：陕西宁强县沙河子乡黄家梁村　王彦明

引自：广西科技情报研究所《老病号治病绝招》

百姓验证

●四川三台县西顺城街90号李俊如来信说："本人患右腹股沟直疝两年多，先后在县人民医院、绵阳市人民医院、绵阳404医院进行中西药治疗，均无疗效。

后来我用本条方内服外敷，2次就大见效果，3次痊愈。"

● 广西来宾县糖厂卢送任来信说："我去年患腹股沟直疝，在厂医院治疗，服了不少西药，效果不好。后改吃中药，仍然感到疼痛，有时疼得直冒冷汗。医生动员我手术，我感到自己年纪已大，身体虚弱，所以就没有手术。后来我用本条方自治，只服2次药就把病治好了，不但免去了手术之苦，还节省了医药费。"

● 四川彭山县西铁分局陈上琼，女，72岁。她来信说："钟荣灿的儿子患疝气3年，打针吃药花了300多元不见效，我用本条方为他治愈。"

618. 我生吃西红柿治好了疝气症

我16岁时，因在打麦场扛麦子用力过猛，得了疝气。后听邻居说生吃西红柿治疝气，我就生吃了一星期的西红柿，每天吃1千克，没吃任何药，疝气就好了。患有疝气者不妨一试。

荐方人：河南尉氏第三中学 郭池

百姓验证

● 江苏张家港市锦花路164号杨发祥，男，40岁。他来信说："我的一位朋友患腹股沟疝气，我用本条方为他治愈。"

619. 我父用本方治腹股沟疝有效

配方及用法：茴香籽50克，鲜姜、红糖适量。三物加水两碗熬至一碗，每天早晚2次煎服，4次便可痊愈。

荐方人：邵云峰女儿 邵淑珍

百姓验证

● 辽宁阜新市海州矿选煤厂退休工人邵云峰，患双侧腹股沟疝气病，用此方治疗4天痊愈，至今未再复发。

● 辽宁抚顺市18号信箱王忠友，男，65岁，退休。他来信说："雪巨生患腹股沟疝气20余年，多方医治不见效，而且逐年加重，真是苦不堪言。后来用本条方治疗，仅5天花费不到10元钱就把20年的疾病彻底治愈了。"

● 四川彭山县西铁分局陈上琼，女，72岁。她来信说："邻居李大姐的孙子有疝气，肿得很大，并疼痛，到县医院、中医院、铁路医院打针吃药，一点效果都没有。后来我用本条方为他治愈，现已有半年未复发。"

● 四川绵阳市高水中街18号李俊如，男，75岁，退休干部。他来信说："我患腹股沟直疝已有15年了，1999年2月去三台人民医院手术治疗，半年后复发。9月又去绵阳四O四医院手术，不到1年又复发。两次手术费达6000多元。2000年我用本条方服药4天，病情好转，继续服药半个月痊愈，共花药费56元，至今未复发。"

620. 家传三代秘方治疝气3次痊愈，永不复发

配方及用法：猪项鬃指粗1束，白糖25克，西茴5克。猪项鬃烧研细面过罗，对白糖、西茴（研面），黄酒冲服。

疗效：不论新旧疝气病，1次止痛，3次痊愈，不再复发。

荐方人：河南南阳县 刘福增

引自：广西医学情报研究所《医学文选》

百姓验证

● 湖北老河口市225信箱贺洪选，男，51岁，工人。他来信说："吴某患疝气病很长时间了，常有下坠疼痛感。到医院去治疗，医生说必须做手术。因其不宽裕，一直未做。后来我用本条方为他治疗1周，花钱不足3元就不痛了。"

外科杂症

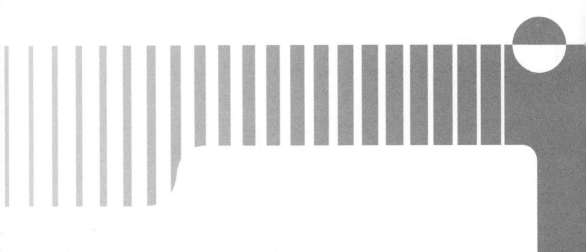

ZHONGGUO JIATING ZILIAO
QIANFANG JINGDIAN

五官科疾病

沙 眼

沙眼是由沙眼衣原体引起的一种慢性传染性结膜炎,并累及角膜。因其在睑结膜表面形成粗糙不平的外观,形似沙粒,故名沙眼。晚期由于受累的睑结膜发生瘢痕,以至眼睑内翻,并加重角膜损害,严重者可影响视力。现代医学认为本病由沙眼衣原体感染所致,可通过沙眼病人的分泌物传染。

621. 我用自尿洗沙眼有效

大千世界无奇不有。十多年前,本人患沙眼严重,时患角膜炎,双眸血丝密布。祖母教我秘方用之,每天早晨用自己第一次小便洗眼,坚持数日,不医自愈。十多年来,一改视物朦胧、泪水涟涟的现象,且看物明亮,水窝眼随之消失。现在,写字看书,耳聪目明,爽快惬意。

尿,究竟有何功能,本人无法破译。小时候,只见害"痨病"的父亲,常常用小碗等着男孩"童尿",视如珍宝地饮之,说是定神安心补肺。近年来,我把这一秘方教给许多人,有人害眼病,不去看医生,自尿洗眼,效果尤佳。可见,小便的药用价值不可低估,兴许它含有多种抗毒杀菌的成分,以毒攻毒。近年来我用心实践:手脚划了口子,自尿一冲;皮肤以及肛门瘙痒,自尿洗之;脚有疮、裂,自尿泡之,均有效。

荐方人:江苏高邮市司徒乡　吕立中

百姓验证

● 湖北宜昌市胜利四路565号任传庚,男,67岁,退休干部。他来信说:"我曾患老花眼(300度)、沙眼,用本条方仅治疗半个月,双眼就不痒了,戴200度老花镜也能看书写字了。"

● 福建龙海市紫泥镇城内村周亚助,男,64岁,农民。他来信说:"我用本条方治好我母亲的沙眼病。"

中国家庭自疗千方经典

眼混浊、眼昏花

玻璃体是指填充整个玻璃体腔的透明胶状体,为屈光间质的一个主要组成部分之一。因多方面因素(如葡萄膜炎、眼底出血等)造成玻璃体内出现正常结构以外的不透明体,均称为玻璃体混浊。临床上主要症状为眼前有黑影飘动。

本病中医属"云雾移睛"范畴,又名"蝇翅黑花"。多因肝胆湿热郁蒸,蒙蔽清窍;或痰湿骨聚,上蒙清窍;或热郁营血,血溢络外,积血不散,气血淤滞;或肝肾虚弱,肾精不能上承,目失濡养;或肝肾虚弱,虚火上承;或产后失血过多,气血虚弱等所致。

622. 我用自尿热洗眼治好双目模糊

去年夏季,我的双目模糊,视力减退,戴上300度的眼镜阅读报刊仍分辨不清字迹。到医院开了四瓶鱼肝油丸,服完后没有效果。

后来,我试探着小便时站在便池旁用"热尿"洗眼,每天早晚2次,百日后双目清晰,恢复了原状。(王九如)

引自: 1997年1月2日《晚霞报》

百姓验证

● 新疆石河子造纸厂张德运来信说:"我的两眼经常视物模糊,用本条方治疗1个月就好了。"

623. 我已近80岁仍保持良好视力全靠用自尿洗眼

我在20多年前就用尿洗眼,现在近80岁不但没有得过眼病,而且视力很好。一次眼底出血去医院检查,眼科主任检

查得很仔细,检查后他很惊奇地说:"快80岁的人,眼能保持到这样程度,太不容易啦,实属罕见。"问我有什么良方,我

五官科疾病

说："没有什么良方，就是用尿洗眼睛。"

尿是经过肾脏过滤的很干净的物质，它有消炎、解毒的作用，用尿洗眼很好，有科学道理，应该推广。

具体方法：早晨起床后接一杯尿（约300毫升），最好是去两头用中间段的尿，先用清水洗净脸上的灰尘和"眵目糊"，然后把尿倒在手上，用另一手来洗眼，尽量使眼睁开，让尿冲进眼睑内，最后用清水再洗一下。

荐方人：黑龙江省勃利县中学　赵凤林

百姓验证

● 安徽铜陵县孝季32号楼伍海华，男，66岁，教师。他来信说："我用本条方治疗老花眼，使眼睛模糊症状消失，看报不用戴老花镜了。"

老花眼

老花眼医学上又称老视，多见于40岁以上男女。因晶体硬化，弹性减弱，睫状肌收缩低，从而导致调节减退，近点远移，发生近距离视物困难。

老花眼的症状首先表现为看细小字迹模糊不清，患者常不由自主地将目标远移，以减轻调节负担，消除视力不清和眼睛疲劳。其次，老花眼在不戴镜的条件下即使勉强看清近方目标，也会因强行调节、睫状肌过度收缩而产生种种疲劳现象，如头痛、眉紧、眼重、头痛加重、视物模糊等视力疲劳症状。

624. 我400度老花眼用冷洗热敷及眨眼法效果很好

我已60多岁，过去由于自己不太注意对眼睛的保护，视力早衰，老花镜已戴400度，离开眼镜就什么也看不清，麻烦不少。

近几年来，我因写稿，参阅学习了不少有关保健的书刊资料，采用自我治疗的方法进行防治，获得了意想不到的效果。近几个月来我有时只带100度的老花镜也能看书，并可以在光线充足的地方摘掉老花镜看书报、写稿等，眼病也很少发生，真是受益匪浅！在高兴之余，我愿意将治老花眼的保养和治疗方法贡献出来。

（1）冷水洗眼法：每天早晨起床后，坚持用冷水洗脸、洗眼。首先将双眼浸泡于冷水中1~2分钟，然后擦洗脸部及眼周围眼肌，最后用双手轻轻搓揉20~40次。

（2）经常眨眼法：平时一有空就利用一开一闭的眨眼方法来刺激、维护眼肌，与此同时，用双手轻轻搓揉眼睑，滋润眼球。

（3）热敷眼部法：每天晚上临睡之前，用40~50℃的温热水洗脸。洗脸时先将毛巾浸泡在热水中，取出来不要拧得太干，趁热敷在额头和双眼部位，头略向上仰，两眼暂时轻闭，约12分钟，待温度降低后再拿开洗脸。

以上方法，既不花一分钱，又简单方便，而且行之有效，一般只要坚持半年左右，就会收到良好效果。（广西　徐淑娴）

百姓验证

● 新疆十月拖拉机厂朱奉慧，男，61岁，退休。他来信说："我的眼睛昏花，戴250度老花镜已近10年，只有戴上花镜才能看书、写字。我用本条方治疗，用了1个多月就见效了，现由原来250度的眼镜降至100度，而且没花一分钱。"

● 河南鹤壁市百货大楼张志宽，男，38岁。他来信说："邻居张中所的爱人眼睛花，看不清鞋锥子的针眼，我用本条方为她试治，两天后效果良好。她说这方还真管用。"

625. 我用本法1个月治愈了老花眼

4年来，我用梅花针刺激痛点穴治好了头晕头痛、腰椎增生、坐骨神经痛、腰肌劳损和风湿性腿痛。我1990年参加户口普查时，戴350度老花镜才能看字、写字。于是从1993年12月1日大胆用梅花针刺激16个穴位，1994年1月1日，我不戴老花镜也能看《老年报》了。现在眼睛一天比一天好，说明眼睛虽不能返老还童，但能返老还壮。

荐方人：辽宁大连市金州区登沙河镇海头村　袁杰

袁杰对16个穴位的说明：

关于梅花针治老花眼刺激16个穴位的问题，本书编者曾给袁杰去信请教并得到了如下的满意答复，今献给老年花眼朋友。

梅花针制作方法：将3根牙签对齐，然后用橡皮筋扎好即可。

它的科学原理和针灸一样，活血化淤、疏通经络、调节阴阳，这是中医的理论。按西医说法就是刺激部位，使其恢复原来功能。

五官科疾病

我看到1993年10月21日446期《辽宁老年报》生活副刊刊登的《告别老花镜》一文后,深受启发。文中是用手按摩16个穴位,需1年多时间才告别老花镜,我大胆地用梅花针刺激16个穴位,从1993年12月1日开始,每天中午一遍,到1994年1月1日不戴老花镜也能看《老年报》和《老同志之友》杂志了。直到今天,已有3年之久了,而且一天比一天好。头两年隔三差五还刺激16个穴位,以巩固疗效。1996年根本不用刺激了,不但白天能看小字,晚间在100度灯光下也能看书了。能告别老花镜真是幸福!

16个穴位及具体刺激方法:

每天1次或2次均可,每次半小时左右。每个穴位刺激1分钟,也就是刺激3秒钟后放松一下,连续刺激20下。刺激力度要以有点痛感和舒服为原则,不要太用力。

在刺激以前应洗手,然后用双手食指、中指、无名指三指并拢,推摩眼眉36下,眼球里外各18下,这是做准备工作。然后,再刺激16个穴位。每天早晚各1次,或只在午睡后做1次亦可。

经常按摩不但能摘掉老花镜,一般眼疾如眼屎、麦粒肿等病都可治疗,头昏头沉现象也能消除。因眼睛直接与大脑相连,所以能防止白内障,也是延长精神衰老的方法。

具体穴位(见图35):

(1)睛明:闭眼时,位于眼内眦上方一分处,靠眼眶上缘。

(2)承泣:眼睛正视时,位于瞳孔直下,下眼眶下缘。

(3)球后:眶下缘外四分之一与内四分之三交界处。

(4)瞳子髎:位于眼外眦角外侧五分处。

(5)攒竹:眉头处。

(6)鱼腰:位于眉毛正中。

(7)丝竹空:眉梢外端凹陷处。

(8)太阳:位于眉梢和眼外眦连线中点后1寸凹陷处。

(9)阳白:目正视,瞳孔直上眉上1寸处。

(10)印堂:两眉之间,两眉头连线之间中点。

(11)迎香:鼻上端软骨头凹陷处。

(12)人中:人中沟上三分之一处。

(13)率谷:位于耳尖直上入发际1.5寸处。

(14)颔厌:头维穴至曲鬓穴弧形上的四分之一与四分之三交界处。

(15)百会:头正中线,后发际上7寸处。

(16)合谷:手背第一、第二掌骨之间,约第二掌骨中点处。

大部分穴位都在眼骨、头骨凹陷处,有痛感就是穴位。穴位看不懂,请向针灸大夫请教。

中国家庭自疗 千方经典

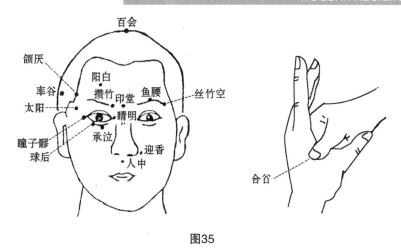

图35

626. 我用针刺激手腕穴位使85岁老人摘掉了老花镜

人老通常先由脚和眼睛开始。人一旦衰老，脚力不足，弯腰驼背，视力也大大下降。在各种老年病中，预防眼睛衰老成为首要问题。其实，只要进行适当的刺激，不但可以预防老花眼，同时也可以抑制50岁后易患的老年性白内障。

现介绍一个具体的例子。她是一位85岁的老人，患有老年性白内障，这位老人自从70岁得了白内障以后，眼镜便一直离不开身。我每周为她进行一次治疗，用针刺激她手腕穴位，仅用3个月的时间，效果已经非常明显，她已可以不戴眼镜看报了。她说："这个年纪还能这样，真是奇迹呀！"我用的方法就是针刺手背小指侧手

腕上的养老穴，对上年纪人的老花眼及眼睛疲劳非常有效，当然，对一般人的眼睛疲倦、眼睛充血等症状也极有效果。不过，这种方法对越高龄者效果越好。

和养老穴具有同样效果的养老点，位于小指指根侧，对40岁以前的人有效，其作用和养老穴相同。刺激养老穴、养老点，可在家中进行，每天早晚各指压10~20次即可。（见图36）如此反复指压，时间最长不超过3个月，穴位的疼痛感就会消失，眼疾也会慢慢消失。如果在指压处再加上发夹、香烟头灸治或艾蒿火灸，效果更佳。

刺激养老穴、养老点，可使双目清明，重享欢乐。

五官科疾病

465

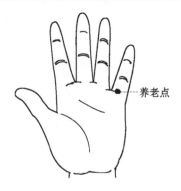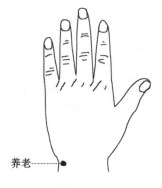

养老点

养老

图36

百姓验证

● 四川资阳市丰裕镇王清河,男,60岁。他来信说:"我用本条方治好自己多年的老花眼。"

627. 我以唾液抹眼防老花眼非常见效

山西省万荣县七庄村有个80岁老人杜学智,从60岁那年开始,每天清晨坚持用自己的唾沫抹眼,不仅没有患过任何眼疾,而且连原来戴过的老花镜都扔掉了。即使晚上在灯下看报,最小的字也看得十分清楚。(阿曦)

引自:《老年健康报》

百姓验证

● 云南建水县朝阳路253号普华,男,68岁,干部。他来信说:"我从1998年10月10日开始,坚持每天早上起床后用自身唾液抹双眼,两年来从未发生过眼疾。我现年68岁,看报、写字均不用戴老花镜。"

飞蚊症

飞蚊症即玻璃体混浊。正常玻璃体为无色透明之胶状物,因各种原因玻璃体发生混浊，即为本症。多为炎症、出血、外伤及某些全身性疾病引起。其症状轻者为飞蚊症，重者眼前有较明显的黑影或不同程度的视力障碍。本病最常见于高度近视的老年人，也可因眼内炎性渗出物、出血、金属异物以及眼球震荡、超声、放射、热灼（包括光凝和透热凝固）所致。

628. 我服3个月黑豆桑葚治好了眼前黑影症

我19岁时，两眼不红不肿，无任何异常，但看东西时眼前总有一个黑影，看什么地方，黑影就出现在什么地方。比如写字，黑影恰巧出现在要写字的地方；看书，黑影就出现在要看的那个字上。那时，我正上高中，因不能看书写字，不得已休学1年。休学后，我心急如焚，就四处打听治疗药方。最后，终于找到了一个偏方。这个方很简单，只用黑豆和桑葚，效果很好。

配方及用法：先将桑葚熬汁，去渣，再将干净黑豆倒入桑葚汁中一起煮，火不要太大，使汁完全浸入黑豆中，最后晒干收藏备用。一天3次，每次用盐开水冲服黑豆100粒。

我共用黑豆2500克，桑葚2500克，服了3个月，眼前的黑影已完全消失，而且感到眼睛也比以前好了。

荐方人：河南新野县沙堰镇　吴甲南

百姓验证

● 河北尚义县安宁街58号刘宣麟，女，48岁，医生。她来信说："本县河南新兴街妇女张春花，去年冬感觉双眼中有黑圈，在医院检查为玻璃体混浊，服药几个月收效甚微。后来我告诉她用本条方加杞菊，结合629条方按眼周，并每日用尿疗法治疗，效果极佳，已接近痊愈，现仍在治疗中。"

629. 我眼前黑影飘浮症用此按摩法治愈了

3年前，我在无任何外来刺激的情况下突然发现右眼前黑影晃动，随目光飘来飘去，对着明亮的背景（如白墙壁、白纸）注视时黑影更加明显。因为

无甚不适，对视力没有影响，加上工作较忙，也没当回事。可是半年后，左眼前也同样出现了黑影，而且愈急躁愈厉害，疲劳时厉害，飘飘忽忽，使人烦

躁不安，脾气也变得暴躁。于是，赶紧到医院眼科就医。眼科医生做了一系列必要的检查后，告诉我是患了"飞蚊症"。并介绍说，此症多见于无明显眼病的人，其原因是玻璃体的轻微变性或存在游离细胞，对视力无影响，不必处理。

医生说，随着病程的发展，慢慢会习惯的。习以为常后，对精神的刺激也就自动消除了。并嘱咐如果出现视力下降，黑影不断增加，或有闪光感时，千万要及时就医。

我将信将疑地离开这家医院，又奔向了另一处更有名气的医院……前后出入四五家医院，说法大致相同，也就只好认了。果然，半年左右，对眼前的黑影就不以为然了，除了疲劳时有所觉察，平时完全一副熟视无睹状。但黑影终究还存在，与医生朋友见面时不免谈起。半年前正巧碰到眼科李医生，他向我推荐了几种飞蚊症的自我按摩术。我按照要求一招一式地坚持到现在，效果很好，黑影明显减少，特别是疲劳时也不感加重。为让此法造福更多飞蚊

症患者，现将飞蚊症自我按摩术推荐给读者朋友。

（1）按攒竹穴（眉头内端凹陷处）：左右两手拇指分别按在攒竹穴上，每日早晚各做5次，每次10下，用力中等，以有酸胀感为宜。

（2）按睛明穴（内眼角内眦角上方）：用左右手的无名指轻轻按睛明穴，用力、次数同上。

（3）按承泣穴（眼眶下缘正中与眼球之间）：用左右手的无名指轻轻按于承泣穴上，次数同上。

（4）按太阳穴（眉外端外开约1寸的凹陷中）：用左右手中指按于太阳穴，早晚各做7次，每次7下。

（5）刮眼眶：左右手拇指屈曲弓形，用指节的桡侧面紧压眼眶，自内向外刮动，每日早晚各做3次，每次10下，用力适中，以有酸胀感为宜。

以上五法可在室内或室外进行，坐站均可，但必须闭双目。若配合气功进行按摩，效果更佳。

荐方人：江苏徐州　陈卫春

百姓验证

● 四川营山县城管局姚代树来信说："2000年我突然得了飞蚊症，开始看白墙壁或白纸时有一个黑圈和几个黑点，三四天后圈和点连成一串串，飘来飘去，10天左右，大眼角2/5漆黑一片，什么也看不见。县、市医院都说得等1年后手术。先用眼药水维持治疗无效果，后我用本条方治疗，很快就治好了。"

红眼病（结膜病）

结膜炎是由细菌或病毒引起的，有急性和慢性两种。急性结膜炎俗称"红眼睛"和"火眼"，中医称为"天行赤眼"，由风热邪毒所致，以夏秋两季为甚，有传染性，表现为眼睛红肿、充血流泪，有多量脓性或黏性分泌物，有异物感、奇痒或灼热感，严重者影响视力。慢性结膜炎多因急性结膜炎治疗不彻底引起，也可由风尘刺激及泪囊炎引起。

630. 我用"童尿"治红眼病特别见效

红眼病（又称火眼）传染性很强，给患者带来极大痛苦和生活上的不便。为此，今献一个既不花钱又能治愈此病的土秘方：入夜临睡前，用温水洗净脸面后，取10岁以下鲜童尿（待童撒尿时，取其中段尿，弃前后少许），擦至患眼眼皮及眼角内外，湿度适宜，然后以右手食指轻揉患眼几下，待患眼用劲紧眨数下后方可入睡，尿自干。次日早晨，患者自感轻松愉快，眼正常。如疾患顽固，按上述办法做2~3次。

百姓验证

● 浙江萧山市临浦镇一村傅兆兴，男，49岁。他来信说："我外甥患红眼病，在村卫生所及镇医院花费300多元未能治愈。我用本条方，仅花1.8元钱就治好了他的红眼病。"

631. 我用茶水浸烟丝外治急性结膜炎105例全部有效

配方及用法：茶叶、烟丝各适量。先用开水浸泡茶叶一小杯，待冷后倒出茶水，然后把烟丝放入茶水中浸渍1小时左右，倒尽茶水取出烟丝轻捏至不滴水为止。睡前用温开水清洗双眼，然后以烟丝敷双眼眼皮，用纱布一小块覆盖，绷带固定。第二日清晨打开绷带，弃烟丝即可。轻者做1次，重者次日再做1次。用时要避免烟丝误入眼内。

疗效：治疗105例急性结膜炎，均有效，其中轻者用药1次，重者用药3次。

引自：《广西中医药》（1990年第3期）、《单味中药治病大全》

百姓验证

● 贵州惠水师范王兆美，男，66岁，教师。他来信说："有一次我一只眼患了结膜炎，且比较严重，全眼已发红而且视力也有所减退。我用本条方治疗，结果仅2次就完全好了。"

632. 我以板蓝根注射液治红眼病75例均有效

配方及用法：用板蓝根注射液滴眼，每日4次，每次2~4滴。

疗效：所治75例均有效，平均治疗时间为3天，其疗效比氯霉素眼药水点眼要好。

引自：《湖南中医杂志》（1989年第1期）、《单味中药治病大全》

百姓验证

● 广西融水县委组织部退休干部韦绍群来信说："我近期患红眼病，按本条方滴眼4次就好了。"

633. 蚯蚓白糖液点眼治急性结膜炎200多例皆治愈

配方及用法：新鲜蚯蚓（选5~6厘米长的）10条，白糖适量。将蚯蚓洗净放入带盖缸内，取1∶1000的新洁尔灭溶液浸泡30分钟后取出蚯蚓，再用0.9%的生理盐水冲洗，放入备好的消毒缸内，加入适量的白糖，盖好缸盖。待化成水后，用此水点眼，每日3~5次。

疗效：1988年7月至10月，全市流行急性结膜炎，我院眼科眼药水脱销，故采用此方法。治疗200余例，均痊愈，用药时间短的仅1~2天，长的5~7天。追踪观察，未发现1例并发症。该方法用于创面感染性溃疡,同样能获良效。

荐方人: 辽宁锦州合成职工医院

徐宗云

引自:《亲献中药外治偏方秘方》

百姓验证

● 四川自贡市沿滩区蒲殿村宗燮维,男,69岁,退休。他来信说:"有一次我患急性结膜炎,双眼红肿发痒,流眼泪生眼屎,非常疼。用青霉素眼药水不见效,又用利福平仍然不见效。后来我用本条方治疗,用药后就感到舒服多了,又用药四五天,眼病逐渐好转,共花30多元钱就痊愈了。"

634. 邱林用花椒酒治红眼病两天就好了

江津县东关6队邱林,用花椒酒治疗红眼病,效果较好。1989年3月,邱林患了红眼病,痛痒难忍。他买了氯霉素眼药水、金霉素眼膏点擦,均不见好转。后又买了病毒灵眼药滴眼,仍时时反复。邻居陈大娘告诉他用花椒泡酒治疗。老邱买了25克花椒放入250毫升白酒内泡3天后,用棉签蘸擦眼角,早晚各1次,两天后红眼病就好了。

荐方人: 四川省江津县外贸公司夏国忠

引自: 广西科技情报研究所《老病号治病绝招》

百姓验证

● 北京市延庆县延庆镇老庄村李淑秀,女,46岁。她来信说:"邻居谢枝秀得了红眼病,我用本条方仅2次就为她治好了。"

635. 我村于庭海患红眼病用木贼苦瓜治3天便痊愈了

红眼病,中医称为风火赤眼。它的传染性很强,特别是夏天,可一日之内蔓延甚广。该病是因被病菌感染后,再兼受风热,上攻于眼所致。其症状是眼白红赤灼热,既痛又痒,遇有光线时感到畏光,且有分泌物黏结眼睛。它的症状比普通风热证严重。

患者可用木贼草15克,苦瓜1个煎汤,此分量乃成人所取,儿童则要减半。先将苦瓜洗净剖开去瓤,切成小块,

五官科疾病

连同木贼草放入瓦锅内，再注入清水四碗，慢火煎至两碗，将其渣滓隔去服用。

此汤要温服，早晚各饮1次，3天为1个疗程，通常1个疗程便可痊愈。病重者，可多服1个疗程。风火赤眼患者，要注意在生病期间多休息，且不时用热毛巾覆盖眼部，可有助于减轻痛痒。另外，患者在生病期间，更应注意单独使用毛巾，以免家人受传染。同时，在患病及病愈初期，不要去游泳，以免病情加重，或再度受传染。（戴延荣）

引自：1997年7月18日《新家庭报》

百姓验证

● 辽宁清原县湾甸子镇二道湾村王安才，男，53岁，农民。他来信说："村民于庭海因与妻子离婚而上火，得了急性结膜炎，我按本条方为他治疗，3天后就好了。"

电光眼炎

电光性眼炎，是由电焊中的电弧与溶化金属所产生的紫外线被眼结膜或角膜吸收而引起的。该病往往发生在被照射后6~8小时，症见眼部红肿热痛、眼睑痉挛、双眼有异物感、眼睛睁不开、羞明、流泪、角膜上皮有点片状脱落等，并常常在睡眠时痛醒，剧痛难忍。

636. 我用肾上腺素注射液滴眼治电光眼炎立时见效

配方及用法：取0.1%肾上腺素注射液，用消毒注射器套上针头抽吸药液，滴入左右眼各3～4滴，20分钟后再重复滴眼1次。

疗效：滴药后疼痛迅速减轻，第二次滴药后20分钟，症状几乎完全消失。治疗47例，有效率100%。

引自：《实用西医验方》

近视眼

人们一直认为，视力减退是悄悄地降临，等到发现视物模糊时，则木已成舟。其实，在视力减退之前，近视眼的发生是有预兆、有信号的，这里告诉大家有关近视的一些知识。大多数中、低度近视眼的发展与眼球发育期用眼过度有关。近视在12~18岁为高速发展期，而这正是青少年求知欲强烈、看书多、作业忙的时期；又因长时间看电视、玩电脑、打游戏机等，户外活动明显减少，眼睛长期处于疲劳状态；更有人忽视用眼卫生，阅读时不注意距离与姿势，不注意照明和时间。在这种状态下，睫状肌长期持续收缩，先形成调节痉挛，以后进一步发展成为近视眼。另外，遗传因素也是造成近视的原因。近视的主要表现：一般近视处良好，视远处目标模糊不清。

637. 我以天茄棵煮汁浸眼治近视效果很好

配方及用法：取天茄棵250克煮沸，把煮好的汁液倒入广口瓶内，同时把瓶口放在患者眼上（瓶口大于眼睛），抬起头，使药水浸入眼内1~2分钟。每天3次，5天为1个疗程。治1个疗程后，休息一两天，再进行第二个疗程。如此反复，四五个疗程即可痊愈。

按语：天茄系龙葵别名，出自《药性论》，为茄科植物龙葵的全草，我国各地均有分布，性苦、微甘、寒，有小毒。功能清热解毒，散结消肿，利尿，抗癌。副作用是可使瞳孔散大。

荐方人：河南省新安县仓头乡卫生所 傅优优

百姓验证

● 山东五莲县高泽水西河子村何兆合用此方法对同班4位同学进行治疗, 经2~4个疗程, 均有疗效。

● 辽宁北票市邮电局刘文萍用此方为他的儿子治疗近视眼病, 效果很好。

● 河北河涧市故仙乡宋留村宋金哲自幼患近视眼病, 利用此方治疗, 视力提高了不少。

638. 我用本功法治近视有效率100%

现代科学认为, 人体是一个高级的复杂的和多层次的自我调控系统, 机体功能失衡是疾病发生的重要原因, 而治疗近视眼气功则注重发挥人的主观能动性, 激发人体潜能, 增强人体自我调整、自我控制和自我修复能力, 以提高自身健康水平。

治疗近视眼气功, 通过自我锻炼、自我调节的方式, 调摄心神, 通经络, 补虚泄实, 平衡阴阳, 调节神经和内分泌功能, 改善和增强免疫功能, 从而达到防病治病、健身益智和延年益寿的目的。

治疗近视眼气功, 主要特点是整体调整, 辨证施治, 补泄分明, 疗效显著。根据5年来的治疗、观察发现, 本气功治疗近视眼有效率为100%。本功法对各种胃病、神经衰弱、肾病、肝病、痛经、高血压等都有明显疗效, 尤其对假性近视眼、真性近视眼、遗传性近视眼、远视眼、弱视眼、老花眼、视网膜病变、青光眼、白内障等眼病, 有立竿见影之功效。

治疗近视眼气功, 创立于1990年。于1990年和1991年先后在全国医学气功学术交流大会与全国气功学术研讨会上交流之后, 迅速风行全国。

治疗近视眼气功功法:

在练功之前先活动一下颈部、关节等部位, 这样有利于气血流通, 从而可提高练功效果。

(1)坐在椅子三分之一的地方, 坐的时候腰要伸直, 要挺着腰坐, 不要靠在椅背上。

(2)颈椎要伸直, 下颌内收一点儿。

(3)双手上下重叠, 放在小腹部位, 男左手在上边, 女右手在上边。

(4)舌微微上翘, 顶着口腔上腭。

(5)患有近视眼病、真性近视眼病、弱视眼病、遗传近视病、青光眼病、老花眼病、白内障等眼病的患者, 轻轻闭上眼睛, 眼球左转36圈, 再右转36圈。

(6)轻轻地抬起双手放在胸前, 两掌相对, 双手相距10~20厘米, 之后双手

中国家庭自疗千方经典

轻轻地向内推,接着双手再轻轻地向外拉,做36次。注意,向内推时吸气,向外拉时呼气。

(7)抬起双手向双眼贯气72次。

(8)用双手的中指揉揉睛明穴、攒竹穴、鱼腰穴、丝竹空穴、阳白穴、太阳穴、四白穴、迎香穴、人中穴。

(9)收功。轻轻地睁开眼睛,双手合掌,掌根对着自己的胸部,深呼吸,同时全身用劲,双脚用劲,牙关紧闭,要想着收功,想着手上的光线进入脐中,接着双手快速擦掌。戴眼镜的要取下,掌心擦热后抬起双手掌心对着眼睛,眼睛不要闭,

要睁开眼睛看手掌的光线,想一下掌中的光线进入眼睛,保护视力。紧接着双手向额头上擦,接着擦下来,沿着面部擦下来,双手合掌,手指向上。紧接着擦第二次。往上擦吸气,往下擦呼气。男反复擦7次,女反复擦6次。在这个过程中,可以挺胸扭腰,可活动一下腰部。擦完之后,双手虎口相交,一只手把另一只手捂着,男左手捂着右手,女右手捂着左手,掌心对着肚脐,眼睛看着肚脐,想一下手上的光线进入肚脐,想一下收功,两手轻轻拉开。

荐方人: 吉林省松原市　宋永权

百姓验证

● 四川自贡沿滩开发区115幢周利堂,男,63岁,退休干部。他来信说:"沿滩人民医院一名职工的女儿患近视眼,左眼0.6,右眼0.4,曾用近视灵眼药水滴眼,吃中西药,治疗近半年多,花费上千元仍无效果。后来我用本条方为她治疗,视力恢复到1.5,现今仍然保持正常。"

● 贵州纳雍县饲料厂李元发,男,52岁,工人。他来信说:"我儿子患近视眼,眼镜度数已升到400度,用本条方仅治月余,疗效显著。"

639. 我按家传秘方服药治近视眼疗效好

主治: 近视眼(先天性近视眼亦可)。

配方及用法: 石菖蒲6克,党参5克,远志6克,云苓12克,盐知母6克,盐黄柏6克,生地、熟地各15克,菟丝子、茺蔚子、五味子、车前子、枸杞子各10克,水煎服。

加减法: ①伴有多梦多惊者加磁朱丸10~15克。②伴有复视症状者加羌活6

克,防风6克,细辛0.5~1克。③伴有失眠者加柏子仁、薏米、枣仁。④伴有肺病者加天冬、麦冬。⑤伴有头晕头痛眼前发花者加石决明15~30克,杭菊花10克。

荐方人: 河北　郝德新

引自: 广西医学情报研究所《医学文选》

百姓验证

● 福建仙游县游洋镇政府唐日珍，男，45岁，干部。他来信说："我镇陈明加患近视已5年之久，戴400度近视镜。用本条方治疗9天后，经眼科医生检查，近视已由原来的400度降到100度了。现已摘下了近视镜，药费才花35元。"

640. 我用近视丸治好很多青少年的近视眼

文日新，男，85岁，宁乡县中医院眼科医师，全国中医眼科学会名誉会员。他在医林耕耘几十年，以善治眼网膜脱离、角膜溃疡闻名遐迩。他在日常的眼科接诊中，对久病眼疾，重脾胃调养；对新病眼疾，活血祛淤，清源疏流，形成独特的治疗方法。他自制的眼药治疗眼疾疗效显著，现将他的近视丸介绍如下。

主治：青少年近视眼。

配方及用法：五味子、石菖蒲、远志肉各9克，车前子10克，菟丝子10克，茯神10克，枸杞子15克，生地黄25克，丹参10克，红参8克，红花2克，石决明15克。上药可水煎服，每天1剂，日服3次。如想制成丸剂，可将各味药研成细末，用水成丸或用蜜炼成丸，3日内服完。日服次数可自己灵活掌握。

荐方人：湖南省中医药局　谭同来　郭予华

引自：1987年5月5日《湖南科技报》

百姓验证

● 广东封开县曙光路148号聂建雄用此方给3名学生治近视眼，1个月来均已收效。

● 山西山阴县环境所丰继文患近视眼病，自配药丸服用1个月，近视已由原来的400多度降为250度了，原来看书时间一长眼睛就痛，现在连看几个小时也不痛了。

● 辽宁彰武县阿尔乡中学梁继东用此方治疗后，视力由原来的0.5提高到1.3。

● 辽宁沈阳市油脂厂石杜全原来眼睛近视200多度，自从服近视丸后，他的视力基本恢复正常，不用戴眼镜了，也不眯着眼看东西了。

● 辽宁兴城市高中石光远自用近视丸治疗近视眼后，视力已明显好转。以前，只有别人走到眼前时才能看清楚，有时亲戚朋友离远都不敢认，现在10米之外的人都能看清楚。

中国家庭自疗千方经典

641. **我用正光穴按摩法治眼病收到较好效果**

这里介绍的是我在临床实践中总结出的正光穴按摩法。通过近30年的临床验证，对治疗近视、远视、斜视和儿童弱视，都能收到较好的效果。

正光穴位于眼眶的缘内1/4和外3/4交界处，取攒竹穴和鱼腰穴的中点，眶上缘下方。此穴用手指触摸按压时，多数患者会有不同程度的酸痛感，随着按摩的继续和近视的好转，酸痛感会逐渐减轻以至消失。（见图37）

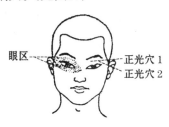

图37

具体操作方法：

（1）将两手食指、中指并拢，与大拇指形成屈曲钳状，将食指和中指按在前额上，大拇指螺纹面尖端按在正光穴上（不是用整个指腹）。眼轻闭，头微向前倾。（见图38）

（2）按摩时指尖紧贴眼眶上壁，不是按皮肤。按摩时用力方向向里向上，不要向里向下按压眼球，以免眼球不适或出现头晕现象。按摩速度要均匀，旋转幅度宜小，如转圈似的摩动，不是上下、左右揉按，也不是按压内眼角。

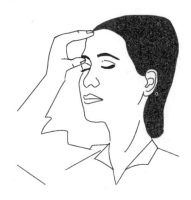

图38

（3）患者自己做按摩时，用右拇指按摩右眼，左拇指按摩左眼。家长给患儿做按摩时，家长用右拇指按摩患儿右眼，左拇指按摩其左眼。按摩时家长分别用左手及右手交替扶持患儿后脑部，以便操作。

一只眼睛每次按摩50~100圈，以有酸痛、酸胀感为度。操作时要保持手指清洁，指甲要剪短。一日做2~3次，可每日早、中、晚做，也可以在阅读、书写过久眼疲劳、不适时随时按摩。（钟梅泉）

百姓验证

● 辽宁沈阳市汽车车桥厂张伟，男，32岁，工人。他来信说："我用本条方治辛某的近视眼，已收到很好的效果。"

白内障

晶体任何部分的透明度降低，即晶体出现混浊，使光线通过受阻，造成视力障碍或视力减退，称为白内障。白内障有多种，不同类型的白内障其发病原因不同。

642. 我服醋蛋液使白内障见轻

我用山西清徐老陈醋泡制醋蛋液服用，白内障见轻。原来我因患白内障，眼前总有一小块黑影挡视线，现在只是偶尔有一小点儿影。原来看书要戴200度老花镜，现在不用眼镜也能清楚地看书、报。

荐方人：陕西西安市　庞秉陔

注：醋蛋液治病法，请见本书附录三。

百姓验证

● 福建龙海市紫泥镇内村周亚助，男，64岁，农民。他来信说："我母亲今年89岁，患白内障，我用本条方为她治愈。"

643. 家传秘方"三白散"治愈白内障数百例

白内障是老年人极易患的疾病之一，它严重影响老人的视力，甚至导致失明，所以积极预防极为重要。

我家有一家传秘方名"三白散"，经过我多年临床施治，已治愈数百例患者。家父在世时，曾嘱咐将其献给大众，以除老年人病痛之苦。"三白散"对于因年老多病、身体虚弱、气血两虚、新陈代谢减退、营养不良或因操心过度而引起的白内障有良效。

配方及用法：白术、白芨、云苓各50克，研为细末，经过细筛后，以10克为一包，可包制13~15包，待服用。主要采取食疗法，即于每天晚饭后、临睡前用制好的"三白散"药粉一包，加适量净水配1~3个鸡蛋煎饼食之。做时用植物油少许，亦可加入少量的面粉和适量食盐，注意药粉要与鸡蛋混合均匀，用文火煎成饼，切不可大火爆煎。

白内障患者若将一剂药粉服完一半或全部服完后，感到病情明显好转者，可继续再服一二剂或数剂，待完全恢复正常方可停药。一剂药粉可服13~15次，即15天为1个疗程。初患白内障者一剂药粉服完即可治愈。

注意事项：

（1）服药期间忌食刺激性食物（如辣椒、大蒜等）和生冷坚硬的食品。

（2）服药期间房事要尽量减少。

（3）正常情况下，一包药粉配3个鸡蛋煎饼。患者如系高血压病人，可在煎制药饼时，一包药配1个鸡蛋煎饼，亦可将大部分蛋黄去掉，光用蛋清。

（4）一剂药要连续服完，切忌中途停止。

（5）服药期间除要避免眼睛过度疲劳外，还应注意加强营养，供给优质蛋白，注意摄取含维生素 B_1、B_2、C、E 等较多的食物和动物肝脏（如牛肝、猪肝、羊肝等），也要多吃含锌食物（如苹果、花生、柿子、牛奶、鱼虾、牡蛎及豆制品等）。除通过食物补给外，也可在医生的指导下适量服用含上述成分的药物，以延缓老年性白内障的发生。

荐方人： 安徽临泉县农牧局　黄子善

百姓验证

● 广西融水县委组织部韦绍群来信说："本县煤矿退休干部贾茂立患白内障，曾多次在县医院治疗，吃了很多药就是不见效，医生说需手术。因他害怕手术，便向我求方，我遂将本条方告诉他。他用此条方治疗不到1个疗程，眼睛就完全好了。"

● 广西陆川县中医院沈宣耀来信说："我用本条方为本县周焕乡王某治白内障收到显效。此人患病半年有余，视力模糊，什么都看不太清楚，到医院治疗毫无效果。自我用本条方为他治疗半个月后，右眼在5米内就能看清东西了。"

● 新疆石河子7小区27栋刘燕群，男，72岁。他来信说："我因高血压引发白内障，用本条方治愈。"

644. **我坚持手脚穴位按摩治疗白内障收效显著**

眼睛里的晶体变得混浊，称为白内障。白内障是老年人多发病，可使视力逐渐减退，最后致盲。目前中西医对白内障均无较理想疗法，西医主张障体成熟时

五官科疾病

动手术。

据近几年手脚穴位按摩实践体会，手脚穴位按摩具有预防和阻止白内障发生、发展的疗效。但需坚持长期按摩才能奏效。

脚部选穴：8，1，3，18，21，22，10，11。（见图39）

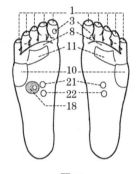

图39

按摩方法：8，3，21，22四穴均用按摩棒自上向下定点按压，双脚取穴，每次每脚每穴按压5分钟。1穴分布在双脚十趾肉球尖部，用拇指逐趾捏揉，每次每趾捏揉3分钟。18穴用按摩棒大头自上向下推按，右脚取穴，每次推按5分钟。10穴用按摩棒大头自上向下推按，双脚取穴，每次每脚每穴推按5分钟。11穴用按摩棒大头自内向外推按，双脚取穴，每次每脚每穴推按5分钟。每日按摩2次。

手部按摩：用香烟灸5，6，9，56，63，每手每穴3分钟，每日2次。（见图40）

注：手脚穴位按摩治病法与按摩工具，请见本书附录一。

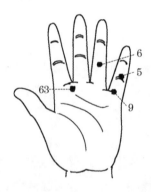
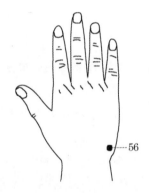

图40

百姓验证

● 黑龙江省军区干休所周剑说："我今年63岁，1944年参加革命，离休前在部队从事医务工作，患白内障已有4年。1992年3月底我按摩脚部8，1，18，21，22，10，11七个穴位点进行治疗，视力明显改善。"

● 黑龙江省军区干休所刘正英、孙玉清说："我们两个老太婆患白内障已三四年，曾用障眼明和白内停等药治疗，均未奏效，病情日益加重，视力模糊。从4月17日开始，干休所老干部周剑同志教我们用脚穴按摩治疗白内障，我俩经过20多天的治疗，已经收到很好的效果，眼球胀痛和发涩症状减轻，视力明显好转。

中国家庭自疗 千方经典

治疗前刘正英左眼0，右眼0.5，治疗后左眼、右眼均0.7；孙玉清治疗前左眼0.5，右眼0，治疗后左眼0.6，右眼0.1。我俩十分高兴。"

● 黑龙江省虎林县敬老院张加瑞说："我是老年白内障患者，到多家医院治疗，都说不开刀不能好，我非常苦恼。后来按本条方治疗，我的白内障逐渐好转，现在能看清东西了。"

● 重庆市江北二村84号李习说："我今年78岁，患白内障已有20多年，本没想用手脚穴位按摩能治疗这种陈年痼疾，只是想试试看，结果却出现了奇效，现在看电视屏幕上的字已由模糊变得清楚了。"

青光眼

所谓"青光眼"是指眼球内的压力不正常，引致视神经受损，视力减退。简单地说，青光眼是因眼压升高导致损坏视力的疾病。青光眼基本上可分为急性青光眼、慢性青光眼和并发性青光眼。

645. 我用车前子汤3剂就把李子山的青光眼治好了

配方及用法： 车前子60克，加水300毫升，一次煎服。

疗效： 用此方治疗青光眼有良好的疗效。

引自：《浙江中医杂志》（1986年第1期）、《单方偏方精选》

百姓验证

● 陈某，女，39岁。急性充血性青光眼，起病3天。诊见头痛，双目胀痛，痛甚则呕吐，视物不清，伴口干、尿赤，便秘3天未行，舌红、苔薄黄，脉滑数；检查巩膜充血，瞳孔散大色绿，视感满眼云雾。证属绿障，乃肝胆火热炽盛，痰湿郁于目轮。治宜清热泻火利水湿。服此方1剂后，小便增多，大便泻下2次，头痛目胀减轻，翌晨目能识人辨物。继服2剂后，瞳孔收缩正常，视力增加。后改用一贯煎加减善后。

云翳目疾

云翳，多由暴发赤肿或赤丝虬脉等外障失治而成。云翳一症，不外感受风热、虚火上炎或阳明燥热等所引起，表现为目赤肿痛、刺涩难开、流泪畏光等。

646. 我利用此秘方治好本村曾维的目中云翳症

主治: 目中云翳。

配方及用法: 当归10克，怀生地12克，黄芩10克，栀子6克，蝉蜕6克，谷精6克，杭菊花10克，川羌6克，防风6克，柴胡6克，青皮10克，胆草6克，水煎服。

加减法: 口渴加麦冬10克，花粉12克；眼珠憋胀加石决明10克，杭芍10克，粉丹皮6克。

疗效: 用此方40余年，共治此病患者7000多人，治愈率80%。

引自: 广西医学情报研究所《医学文选》

百姓验证

● 湖南涂浦县水庄乡杨柳组曾社祥，男，49岁，教师。他来信说："本村曾维突然嘴歪，下眼皮翻下，眼中白云，脸发肿。我用本条方为他治疗，吃5剂药痊愈。"

夜盲症

由亮处到暗处时，虽然经过一定的时间，视物仍不清或根本看不见称为夜盲。夜盲者在光线暗淡时行动困难。各种疾病致视网膜晶体细胞功能受损可引起夜盲。先天性视网膜色素变性常见于青少年，多有家族遗传史，双眼发病，除夜盲外，多数病

中国家庭自疗千方经典

例视力进行性下降,视野缩小,甚者继发性视神经萎缩以至失明。

 我利用此秘方治好本村曾维的目中云翳症

配方及用法: 百草霜(别名锅底黑灰、锅烟子)涂猪肝上服后夜盲症即愈。

荐方人: 四川 庄树森

引自: 广西医学情报研究所《医学文选》

百姓验证

● 湖北大悟县大新镇八塘村周行勇,男,25岁,农民。他来信说:"我用本条方治好一名夜盲症患者,没花一分钱。"

迎风流泪

此症是常不自主地有泪流出,见风更甚。初起时,冬季较重,夏季减轻,时间久后,则不分冬夏。一般可分两种:

(1)冷泪:局部不红不痛,经常有泪流出,迎风时更甚,眼泪较清稀而不黏稠,如久流失治,会两目昏暗,难辨物色。此症都起因于肝肾两虚,又因感受外邪所致;凡精血衰败,或悲伤哭泣过久者,较易患之,治疗时以补益肝肾为主。

(2)热泪:两眼每有红肿、疼痛、羞明等症状,且泪下较黏浊。多为风邪外客,每与其他眼疾同时显现;其他如肝火挟外风,亦会引起本症,治疗时宜平肝清热祛风为主。

 我坚持手脚穴位按摩治愈了迎风流泪症

脚部选穴: 8,22,23,24,18,36。(见图41)

按摩方法: 8穴用按摩棒小头由上向下点按,双脚取穴,每次每脚每穴点按5

分钟。22，23，24三穴要连按，用按摩棒大头从22穴斜推按至24穴，双脚取穴，

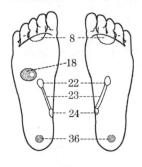

图41

每次每脚每三穴推按5～10分钟。18穴用按摩棒大头推按，右脚取穴，每次推按5

分钟。36穴用按摩棒大头点压，力度要强些，双脚取穴，每次每脚每穴点压5分钟。每日按摩2次。

手部选穴：9，56，5，6，63。（见图42）

按摩方法：9，5，6三穴分别用单根牙签扎刺，双手取穴，每次每穴刺激2分钟；56，63两穴分别用梅花针刺激，双手取穴，每次每穴刺激2分钟。

注：手脚穴位按摩治病法与按摩工具，请见本书附录一。

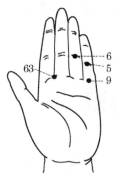
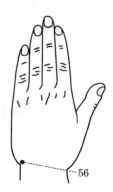

图42

百姓验证

河北保定市热电厂离休干部李文刚说："原来我两眼有迎风流泪的毛病，自从按照本条方每日数次按摩两只手的5，6穴点后，两眼不再流泪了。"

麦粒肿

麦粒肿俗称"偷针眼"，医学上叫睑腺炎，常常发生在眼皮（眼睑）上。人的眼睫毛根部有腺体，当微生物侵入后，这些腺体就会发炎，出现红、肿、热、痛等发炎症

状。这时摸起来会有一个硬结，几天后红肿范围扩大，眼睑边缘出现一个麦粒大小的黄橙色的小脓肿，这就是麦粒肿。

649. 我用耳尖穴放血法给本村陈小根治麦粒肿2次治愈

治疗方法：患者端坐，将患侧耳郭上部用碘酒、酒精消毒后，用无菌三棱针或7号注射针头在耳尖穴直刺约1.5毫米深，快速退针，挤出5~6滴血，边挤边用酒精棉球将血擦干净。次日病情如没有好转，可用此法治疗第二次或再治疗第三次，病情较重者可在健侧耳尖穴放血。不使用其他内服和外用药，治疗后红肿消退痊愈。

疗效：用本法治麦粒肿156例，其中1次放血减轻42例，2次放血渐消76例，3次放血硬结平复30例，仅有8例溃破化脓施行手术。

荐方人：江苏省新沂市新店乡卫生所许昌华

> **百姓验证**
> ● 江苏通州市河东村季妙贤，男，54岁，乡村医生。他来信说："本村陈小根患麦粒肿3天，我用本条方为他治疗2次痊愈。后来我用同法又治愈数十例此病患者。"

倒　睫

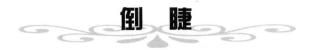

睫毛倒入，卷毛刺触眼珠，即称为睫毛倒卷，多因内急外弛，睑弦内翻，或睑弦赤烂，睑皮损伤而致。

650. 我以木鳖子塞鼻法治好倒睫患者多人

配方及用法：木鳖子1粒，敲开皮把仁打烂如泥，将消过毒的棉花少许摊开，如1元硬币大小，放木鳖子粉于棉上少许，把棉包裹如长圆形，以塞入鼻孔内不胀，能呼吸气为宜。临睡时纳鼻内，左眼毛倒塞右鼻孔，右眼毛倒塞左鼻孔。而

眼毛全倒者,左右鼻孔皆放药。初起不久
者,放一夜,天明即愈。

疗效: 曾屡用屡效。

荐方人: 王德辅

百姓验证

● 江苏响水县灌东小区蒯本贵,男,65岁,退休医师。他来信说:"我用本条方治愈3位老年患者的两眼倒睫症,他们是许井才、时照生、许太文,其中1人在医院做手术后仍倒睫。"

● 辽宁清原县湾甸子镇二道湾村王安才,男,53岁,农民。他来信说:"我村王青山之母患倒睫症,眼睛被睫毛刺得淌泪疼痛,我用本条方为她治愈。"

● 广西南宁市水库管理处陈敬忠,女,65岁,退休干部。她来信说:"我老伴患倒睫症,用本条方治疗几次,效果明显。"

眼中异物

尘土、沙粒等在大风天有时飘入眼内,使人突然睁不开眼,眼睛磨痛,不停地流泪,这就是所说的眼睛进了异物。

651. 我用本方清除眼中沙粒获得了较好效果

方法: 沙粒如果进入眼中,不要乱搓,可用清水一盆,将有沙粒的眼睛浸入水中,先用劲睁大眼睛,然后快速闭上,如此反复数次,便能将沙粒清除出眼。

荐方人: 辽宁恒仁检疫站 孙志和

百姓验证

● 福建尤溪县溪尾乡埔宁村151号纪儒,男,27岁,医生。他来信说:"有位40岁的张石匠,因一时不慎将碎石崩入眼内,采用了多种方法都未能取出。后来找到我,我用本条方为他施治10分钟,两粒残石从眼眦处流出,眼能闭合,红肿消退而愈。"

● 贵州纳雍县饲料厂李元发，男，52岁，工人。他来信说："一天风很大，一粒沙粒刮进了我的眼睛，顿时疼痛难忍。后来我用本条方施治，沙石被清除了。"

652. 我用刺激大骨空穴法清除眼中异物特别灵验

多年前，我曾给一位石雕师治过病。石雕师雕刻石像都用锤子、钎子，他的病就是石片飞入眼内所致。但是，由于工作繁忙，他无暇医治，因而一直延误。当我见到他时，他要我看看"到底怎么了"。

经检查之后，我马上针灸他手背拇指第一关节上的大骨空穴（见图43）。瞬间，那位石雕师大叫："呀，掉出来了!"

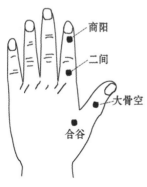

图43

可见，刺激大骨空穴可以巧妙地取出眼内杂物。异物进入眼内，的确是件令人难受的事，但学会此法，就可高枕无忧了。

刺激大骨空穴对被硬物击中眼部而引起的炎症也非常有效。曾有个小孩，在做游戏时被人打中眼睛，治疗1个多月还无法治愈。最后，到我这里，当时我就是刺激他的大骨空穴给治好的。

另外，刺激大骨空穴也可治愈睑腺炎。睑腺炎是因为体内的废弃物质排泄不良所致，也是肠机能衰弱的表现。治疗睑腺炎的要穴全在大肠经经络上，位于食指指甲下方、大肠经出发地的商阳穴，再下方的二间穴，以及食指和拇指交叉处的合谷穴，对治疗睑腺炎有特效。

实施眼疾刺激方法时，一定要用强刺激法。尤其是治疗睑腺炎时，为了立即排除废弃物质，最好使用香烟头灸治，或用牙签捆成一束施行强刺激。

百姓验证

● 四川彭山县西铁分局陈上琼，女，72岁。她来信说："我家属区有一位正在修房的打工仔，不慎将沙粒崩入眼内，用了多种方法也没取出来。后来求我治，我用651条方清水除石法为他治疗后，还有一部分没有出来，就又用刺激大骨空穴法治疗，不一会儿眼中沙粒全部出来了。"

五官科疾病

653. 我用三七叶捣汁治火爆伤目一星期就痊愈了

如眼睛被火爆伤,可用三七叶捣汁,点眼数次之后便可痊愈;或者用三七磨水,滴入眼睛之中,其效甚快。

引自:陕西人民教育出版社《中国秘术大观》

百姓验证

● 山西晋中市榆次区王玉仪,男,51岁,工人。他来信说:"本人在一次工作中,不慎被飞溅的铁渣烫伤眼睛,用本条方治疗一星期痊愈。"

耳膜穿孔

耳膜穿孔多由中耳炎未能及时治疗而致,临床表现与中耳炎相同。

 654. 我用公猪肉丝加菖蒲治好儿子的耳膜穿孔

配方及用法:公猪肉丝120克,菖蒲60克。上2味文火同煮,待肉熟烂后,肉、药、汤同吃。

荐方人:河南省郏县堂街乡政府 王发祥

百姓验证

● 王同志前年患耳膜充血、穿孔症,疼得彻夜难眠。后用此方,仅吃了5剂,疼痛全部消除,听力恢复。经医生检查,耳膜充血消除,孔洞缩小且结痂。

● 贵州黎平县农技站吴灌木用此方治好了一青年的耳膜穿孔。此青年小时洗澡时水灌进耳内,导致耳膜穿孔,10多年来,流淌黄水,有时脓肿带血,听力减退,到处求医无效。经用此方治疗,再也不淌水了,听力逐渐恢复了。

● 陕西宝鸡洗衣机厂牟掌权,男,50岁,工人。他来信说:"我患中耳炎多年，一直治不好，经常流黄水，有时还脓肿带血，而且听力不断下降，为此我特别苦恼。后来用本条方治疗，我连续吃了6剂药，黄水就不流了，听力明显好转。"

● 四川彭山县西铁分局陈上琼，女，72岁。她来信说："我儿子耳膜穿孔，吃了很多药不见效，后来我用本条方让他吃了5次药就好了。

中耳炎

中耳炎，俗称"烂耳朵"，是鼓室黏膜的炎症。病菌进入鼓室，当抵抗力减弱或细菌毒素增强时就产生炎症，表现为耳内疼痛（夜间加重）、发热、恶寒、口苦、小便红或黄、大便秘结、听力减退等。

655. 我用氯霉素眼药水滴耳并口服土霉素治中耳炎有特效

3年前我患中耳炎，出现聋、疼、流脓症状时，河南洛宁县医院五官科张大夫让我向患耳内点氯霉素眼药水，口服土霉素。每日点3次眼药水，每次口服土霉素2片，3天病愈。

荐方人：河南洛宁县河底乡中学　贾光奇

五官科疾病

● 湖北武穴市花桥镇水利站陈志明来信说："兽医陈敬患中耳炎2年多，在市人民医院治疗，花去200多元也未治好，我用本条方只花2元钱为他治愈。"

● 江苏东台市回灶乡六组王伯盛的邻居小孩患中耳炎，在医院花费600多元也没治好，后按本条方只花1元钱就治愈了。

656. 我用猪胆明矾治好了久治不愈的慢性中耳炎

本人左耳曾患慢性中耳炎多年，并经常复发，久治不愈，时常发生耳鸣、头昏、耳道流脓等症状，听力也随之逐渐下降，十分痛苦和烦恼。

有一同学向我介绍此方，我就照着试治，用药仅4天，耳道内流脓即被止住；用药7天后，耳内完全干燥，因而就停药；半个月后耳鸣、头昏等症状也随之消失，后来听力也逐渐恢复。我患的慢性中耳炎已治愈3年，至今不曾复发过。这则验方我曾向多人介绍，他们采用后，效果也很令人满意。

配方及用法：取猪胆1个（猪胆不能破裂，原胆汁要保留在内），在胆上部开一小口，塞入一些明矾（医疗、化工商店有售），使明矾全部浸没在胆汁里，然后用线在开口处扎牢，再把猪胆挂在通风处阴干。经过一段时间，待胆汁干了后，就把胆内的明矾倒出，研成粉末，即成"明矾散"。使用时，取一段空心麦草秆，在麦草秆中放入少许药粉，叫另一人把麦草管的一头伸进患者的耳道里，另一头用嘴吹，把麦草管内的药粉吹入耳道深处。每天吹药2~3次，直到耳内没有脓液、耳道内干燥为止。

荐方人：浙江余杭县乾元乡陈村杜应松

引自：广西科技情报研究所《老病号治病绝招》

百姓验证

● 江西武宁罗溪乡小学叶礼忠，男，48岁，教师。他来信说："本村叶发成之子患中耳炎4年多，到医院治疗只能维持一星期左右。后来我用本条方为他治疗2次见效，现已痊愈。我村邹叶华之子患中耳炎，也是用本条方治愈的。"

● 新疆阿克苏批发站罗跃华，男，39岁。他来信说："有一位患中耳炎的病人，间断性流耳脓，听力严重下降。我用本条方为他治疗3次，现在耳朵已不再流脓水了，而且听力已明显增强。"

中国家庭自疗千方经典

657. 我用蝎子白矾治好了自己的中耳炎

我四五岁时患中耳炎，上高中时，耳内还时常流脓，后用此方治疗，现已痊愈。

配方及用法： 活蝎子1只，白矾1块（花生仁大小）。将蝎子和白矾同放在鳌上用火焙干，研成细末。先用棉花把耳朵里的脓液除净，再用小竹筒把研好的药末吹入耳内，两三天1次。

荐方人： 河南省宜阳赵堡乡老君小学 现通

百姓验证

● 云南怒江和光益的长子患了中耳炎，耳内发炎，略带疮，流黄水，用此方3次便治愈了。

 658. 我用黄连治好了外甥女的中耳炎

配方及用法： 黄连10克放在洁净的瓶中，用75%的医用酒精浸泡24小时后，将药渣滤出（瓶口盖应严密，以免酒精挥发）即可使用。每日2次，用药前用棉签先将耳内脓液擦净，然后用棉签蘸药液涂擦患处（注意不要让棉签扎伤中耳）。

此方疗效快、治愈率高，多人使用，均告痊愈，而且不复发。（佟生勤）

引自： 1997年4月19日《晚晴报》

百姓验证

● 江西芦溪县张坊乡朋乐村邹华昌来信说："我的外甥女3岁，耳朵流脓水，经医院确诊为中耳炎，多次治疗无效。后来我用本条方为她治愈，1年多未复发。"

659. 我以蛇壳治耳流脓症收到了治愈效果

配方及用法： 蛇壳（医用名：蛇蜕）1条，冰片10克。将蛇壳、冰片分别碾成细末，再与核桃油调成液体，装入瓶内保存。为了使用方便，可找一个眼药瓶装入

五官科疾病

此液,睡觉时向耳内滴入2~3滴。此药不仅能治耳流脓,对中耳炎、耳流水、外耳道炎、耳部湿疹也有疗效。治疗耳部湿疹时,可用药棉蘸上药液涂于患处。

荐方人: 陕西陇县　王天福

百姓验证

● 辽宁葫芦岛市南票区暖白枣沟村李树彬用此方治好了他外甥10多年的耳流脓病,现在听力已逐渐恢复。

耳聋、耳鸣

耳聋是指不同程度的听力减退,甚至失听。它是耳病中最常见的病种之一,可作为许多疾病的伴发病,也有单独发作者。

耳鸣是患者耳内或头内有声音的主观感觉,因听觉机能紊乱而引起。由耳部病变引起的,常与耳聋或眩晕同时存在。由其他因素引起的,则可不伴有耳聋或眩晕。由耳部疾病引起的耳鸣,一般为低音调,如刮风、火车或机器运转的轰鸣声;也可能是高音调,如蝉鸣、吹哨或汽笛声。

660. 我用此方治好了神经性耳聋耳鸣病

近年来,我双耳患神经性耳鸣疾病,右耳由耳鸣导致耳聋,听力严重衰退,与人交谈有诸多不便。我多次到医院检查治疗,但一直未能根治,十分苦恼。真想不到,如今我耳鸣耳聋完全消除,听力恢复正常了。这是怎么回事呢?

多年来,我养成了坚持每天读报的习惯。去年秋天,我看到《人民日报》海外版"健康"栏上介绍治疗神经性耳鸣的配方:

灵磁石30克,五味子10克,龙胆草6克,生地黄30克,山药12克,山茱萸12克,泽泻10克,丹皮10克,茯苓10克,水煎服。先将灵磁石煎15~20分钟,然后再和其他药共煎20分钟,即可服用,每日1剂,早、晚各服1次。我连服7剂,效果很好,耳鸣耳聋病状迅速消失,恢复并提高了听力。至今耳鸣没复发,自觉听力良好,这显示了疗效的稳固可靠性。

荐方人: 安徽合肥曙光新村　促冲

● 贵州纳雍县饲料厂李元发，男，52岁，工人。他来信说："朋友张某患神经性耳鸣，左耳听力严重减退，与人交谈非常困难，为此他很苦恼，求治于医院也未能治愈。后经我用本条方治疗，病告痊愈，直到现在也未复发。"

661. 我运用"鸣天鼓"方法使耳聋耳鸣症痊愈

"鸣天鼓"原为《陆地仙经》中的一种养生功法。

具体方法：于每日晨起或睡前用两手掌摩擦生热，随即将两掌紧按于两侧耳郭，使两耳听不到外界声音而嗡嗡作响为止；同时手指并拢贴于头顶或枕部，食指叠在中指上，然后食指着力用中指点弹枕部或头顶部，以听到有鼓鸣音为好。每次弹20～40下，弹毕做深呼吸5次。

该方法有提神醒脑，宁眩聪耳之功效，可作为日常养生保健之法，对中老年人常见的耳鸣、眩晕、失眠、头痛、神经衰弱等病症有良好的疗效。（春贵）

● 山西襄汾毛纺厂贾振祥，男，68岁，退休。他来信说："我患有耳聋病，已经发展到隔2米远说话都听不见的程度，只好看口形和表情，非常烦恼。后来我用本条方和665条方配合治疗，效果非常明显，现在听力已经恢复正常。"

● 重庆丰都县许明镇五组黄民军，男，72岁，退休干部。他来信说："1998年我右耳患实发性耳聋，左侧耳鸣已半年多，1998年11月去丰都人民医院诊断为腔隙性梗死、神经性耳聋，开了尼莫地平、肠溶阿司匹林等药，服后效果不佳且病情加重。1999年又去重庆解放军203区院开了耳聪耳鸣两种药，服用1个月仍无好转。后来我用本条方治疗，至今右耳已基本能听到别人说话了，耳鸣也减轻了。现在我仍坚持使用此法，以巩固疗效。"

● 安徽铜陵县教委65号楼伍海华，男，66岁，教师。他来信说："我用本条方配合662条方治疗我的耳聋症，使听力恢复正常。"

662. 我用鼓气法治好了耳聋病

我从小患中耳炎，左耳鼓膜穿孔引起耳聋，只有右耳有听力，可是1985年竟然右耳也聋了。经医院检查，因鼓膜凹陷失去听力。经别人介绍一法，自我鼓气可治耳聋，照法我鼓两三次气之后，果然又恢复了听力。自此以后凡有凹陷，我就自我鼓气。

具体做法：患者首先吸足一口气，把嘴紧闭，然后用拇指和食指捏紧鼻子，再用力出气，让气从耳孔排出，用气把凹陷鼓膜冲起，当听到耳内有"咯嘣嘣"响声时，说明起到作用，应继续做两次。同一天再用此法两次，听力可能恢复。

荐方人：河南省南阳市第二十八中学韩廷魁

百姓验证

● 河北永年广府镇北街侯健，男，40岁。他来信说："本人患耳鸣四五年，用本条方治愈。"

663. 我的严重耳鸣用此按摩法彻底治愈

12年前，我患耳鸣，耳内声音如蝉鸣，1米远左右的声音都听不清楚，医治2年不见好转。一天，我听人说按摩耳朵能治耳鸣，我又看了一些关于治耳鸣的书籍。从此，我每天利用早晚时间按摩耳门，方法是这样的：先用大拇指顺时针方向揉耳门12下，再反时针方向揉耳门12下，然后用食指和中指并拢扣耳门两下，大拇指按一下，两扣一按为1次，连续12次。1年后，虽未吃药，可我的听觉恢复正常了，耳朵不鸣了。

引自：1996年6月14日《老年报》

百姓验证

● 江苏响水县灌东小区蒯本贵，男，61岁，退休医师。他来信说："我用本条方治好慢性耳聋症。"

664. 我用三花汤治耳聋收到了好效果

主治：因中耳、外耳道发炎（未化脓）而致的耳聋。

配方及用法：二花、槐米、杭菊各9克，青茶叶引。上药煎20~30分钟，取汁约300毫升，早、晚各服1次。

疗效：治疗患者64例，治愈（用药3剂，炎症消失，完全恢复听觉功能）62例，显效（用药5~6剂，炎症有消减，耳聋有所改善）2例。

按语：全方配伍严谨，疗效神奇，最适用于100天内的耳聋患者。服药期间，保持静态休息，忌食生冷酸辣及荤厚油腻食物。

荐方人：陕西省丹凤学校教导处许书民

引自：《当代中医师灵验奇方真传》

百姓验证

● 湖南涂浦县水庄乡杨柳组曾社祥，男，49岁，教师。他来信说："本村卢六一，6岁，因患中耳炎引起耳聋。我用本条方为他服6剂药后，听力恢复。"

665. 我应用此民间验方治愈许多耳聋患者

配方及用法：瘦猪肉500克（切丝），豆腐250克，大葱250克，石菖蒲200克。上4味煮在一起，熟后吃肉、豆腐并喝汤。每次适量，一次食不完可分次服。一般连食3剂即获显效。

说明：本方疗效可靠。因为方中瘦猪肉、豆腐含蛋白质，为补虚佳品，石菖蒲、生葱宜气透窍，4味同煮，共奏补虚、通窍之功，故而疗效显著。

注意：

（1）吃药过敏的人不可用此方，因过敏者吃后上吐下泻，起反作用。

（2）石菖蒲并非有毒中药，每剂药石菖蒲为200克，是特殊用法。服后如有不良反应，可以将药量减少或停服。

（3）此方不要加油、盐及其他作料，以免影响疗效。

（4）每日早、中、晚三餐饭后服此药，食肉吃豆腐，喝汤，每次适量，一般1剂药可吃3天。

（5）每次需加热后温服。

（6）方中石菖蒲属于芳香开窍药，久服易泄人元气。一般连服3剂即获良效，服药3剂无效者不必再服用。

（7）体质虚弱的老年人应慎用此方。

五官科疾病

荐方人: 河南南召县板山坪乡华山村 周德昌

引自: 1984年4月1日《农民报》

百姓验证

● 辽宁清原县湾甸子镇二道湾村王安才,男,53岁,农民。他来信说:"我因小时患麻疹导致40多年耳聋,曾在多家有名的大医院治疗,花钱无数均无效果。后用本条方治疗,服药5剂就恢复了一定的听力。"

"我堂兄弟患老年性耳聋,用本条方治疗,仅服药3剂就治愈了,只花40多元钱。"

● 河南南召县板山坪乡武装部部长的8岁女儿患耳聋,雷声都听不见,服用此方后,口利耳聪。

● 四川崇州市桤泉乡建村张成根,男,58岁,医生。他来信说:"我大队二组胡某患耳聋多年,曾多方求医治疗无效,花药费3000多元。后来我用本条方为他治愈。"

● 山东莱州市郭旭光用本条方治愈10余人的耳聋,未出现不良反应。

● 河北承德河北村姚志贤因患脑膜炎造成耳聋20多年,后来他按本条方治疗,只吃3次药就恢复了正常听力。

666. 我用鸡蛋巴豆治神经性耳聋和链霉素所致耳聋均有特效

配方及用法: 取1个鸡蛋先开一孔,将巴豆1粒(去皮、去心膜)由孔放入鸡蛋中搅匀,取汁滴于耳中。每日滴两三次,连续用3个月。

按语: 此方来自《清宫医案》,对神经性耳聋、链霉素所致的儿童性耳聋均有效。因巴豆有大毒,在滴耳治疗时,一旦发生耳内肿痛或急性皮炎,应立即停用此药。

引自:《偏方治大病》

百姓验证

● 辽宁凌源市三家子乡二北伞贵强的姐姐耳聋半年多了,用多种药治均无效,后按此方只用1个鸡蛋就治好了。

667. 我用此方治神经性耳鸣效果好

配方及用法： 生地、熟地、麦冬、元参各30克，川芎15克，香附15克，柴胡15克，菖蒲10克，水煎服，每日1剂，分2次服完。

疗效： 2~3剂痊愈。

引自：《实用民间土单验秘方一千首》

百姓验证

● 云南弥勒人民政府郑荣，男，54岁，干部。他来信说："我于1998年5月突患耳鸣，工作、休息都不得安宁，医院诊断为神经性耳鸣，服药打针花去30多元毫无效果。后用本条方服药2剂治愈，才花8元钱。"

● 辽宁清原卫生院路怀信，男，65岁，医师。他来信说："清原张凤霞，女，45岁。经沈阳医大确诊为神经性耳鸣，久治不愈，后来用本条方3剂治愈。"

● 广西柳城沙铺镇吉利屯廖德明，男，54岁，复员军人。他来信说："我用本条方治疗自己的耳鸣，只服1剂药就好了，真是神奇。"

668. 我用手脚穴位按摩法可很快治愈其他病引起的耳鸣

脚部选穴： 9，1，41，39，40，42，21，22，23。（见图44）

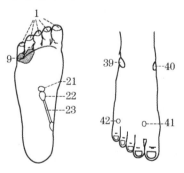

图44

按摩方法： 9，21两穴分别用按摩棒小头由上向下点按，双脚取穴，每次每脚每穴点按5分钟。41，42两穴分别用拇指推按，双脚取穴，每次每脚每穴推按5分钟。39，40两穴要同时按，用拇指和食、中指捏住自下向上推按，双脚取穴，每次每脚每两穴推按10分钟。22，23两穴要连按，双脚取穴，每次每脚每两穴推按5分钟。1穴分布在双脚十趾肉球尖部，要用拇指逐趾捏揉，每次每趾捏揉3分钟。每日按摩2次。

手部按摩： 用梅花针强刺激4，27，57三穴，每手每穴3分钟，每日数次。（见图45）

注： 手脚穴位按摩治病法与按摩工具，请见本书附录一。

五官科疾病

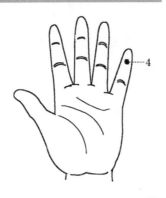
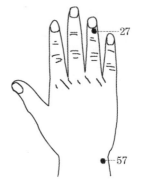

图45

百姓验证

● 吉林省蛟河酒厂于桂芝说："我患高血压、动脉硬化，引起耳鸣，近年来病情加重，夜间常被耳鸣搅得心神不宁。曾连续服用中药龙胆泻肝丸数十盒，也不见效，十分苦恼。看到手部穴位病理按摩法后，我开始按摩手部4，27，57三穴，每天按摩数次。至今已有两个多月，收到显效，耳鸣逐渐减轻，头脑清醒多了，这使我非常高兴。"

● 河北省保定市二十八中学郑志民说："我是退休干部，年老多病，自采用本方法后，收到了很好的效果。我老伴患耳鸣、痔疮等症多年，久治不愈，按此方法对症治疗后，不到一个月的时间就基本痊愈了。"

● 新疆石河子造纸厂张德运来信说："我用本条方治好了我哥哥的耳鸣。"

鼻息肉

　　鼻息肉为常见鼻病，好发于双侧筛窦，单侧者较少。多因慢性鼻部炎症的长期刺激导致鼻部的变态反应等逐渐形成。临床以持续性鼻塞，嗅觉减退，闭塞性鼻音，睡眠时打鼾为主要特点。若息肉阻塞鼻窦引流，可引起鼻窦炎；阻塞咽鼓管咽口，可引起耳鸣和听力减退。

669. 我按本条方按摩治愈了鼻息肉

赵妪，今年84岁。1974年鼻生息肉，痰液带血，左鼻孔堵塞不通。曾进行过两次切除手术，而术后息肉复发。患者乃自用双手中指压在鼻息肉对应外侧，睡前进行轻轻揉搓和按摩100余次。前几周鼻中有脓血样液体流出，1个月后左鼻孔即能通气，脓液逐渐消失，自感轻松，2个月后恢复正常。以后患者仍不断进行自我按摩，至今已11年，未见复发。

荐方人： 宁夏食品检验所　赵杰

百姓验证

● 广东台山台城镇富华新村257号甄沃根，男，53岁。他来信说："我爱人患鼻息肉多年，手术两次又复发。我用本条方为她治疗，很见效，原来鼻息肉堵住鼻腔，现已很少了。"

● 四川彭山西铁分局陈上琼，女，72岁。她来信说："邻居李嫂的儿子患有鼻息肉，我用本条方和670条方为他治愈，已有1年没复发了。"

670. 我用清凉油治鼻息肉有效果

鼻息肉，医院常以手术治疗，但常常割而复长，长大再割，循环往复，徒增痛苦。我说服两位患者，各买上一盒清凉油，每日涂搽鼻翼，不久疗效便显现了：一位鼻子已堵塞一大半的患者用药1周，息肉便稳定不长，第二周开始萎缩，第三周渐趋消退，4周后已如常人。观察4年，再无复发。另一名患者也同样取得了满意效果，清凉油只用了半盒，就治好了外科医生感到头痛的鼻息肉。

荐方人： 江苏阜宁县水利局　李绍同

百姓验证

● 四川成都市马鞍西路45幢刘辉锷来信说："我患鼻息肉，好几次去医院做手术，但总是不能根除。后来我用本条方治疗，去医院检查发现鼻息肉没有了。"

五官科疾病

671. 我以家传秘方治鼻息肉收到良好效果

配方及用法： 雄黄15克，冰片6克，卤砂15克，鹅不食草15克，共研粉贮瓶备用。棉球蘸湿拧干，蘸药粉塞入鼻孔内，左右交替，塞后5分钟流涕、打喷嚏。配合内服桑叶、甘菊各9克，龙芽草15克，水煎服。

疗效： 治疗100多例，效果满意。

荐方人： 福建福州市　马长福

引自： 广西医学情报研究所《医学文选》

百姓验证

● 广东吴川市黄坡卫生站林顺余，男，62岁，乡医。他来信说："黄坡镇李宝莲患鼻息肉10多年，在镇江人民医院手术2次，花医药费1500元，回家后不久又复发。我用本条方为她治疗20多天痊愈，未再复发，花费不到2元钱。"

672. 我爱人的鼻息肉是用乌梅肉散治好的

配方及用法： 个大肉多乌梅适量，冰片少许。将乌梅用清水浸透，把肉剥下，焙干研为极细末，加冰片混匀贮瓶备用。用时以消毒棉签或棉球蘸药末敷撒患处，每天3～4次，至息肉脱落为止。

引自：《国医论坛》（1989年第6期）、《单方偏方精选》

百姓验证

● 河南鹤壁市长风南路66号张志宽，男，36岁。他来信说："我爱人患鼻息肉，曾在市第一人民医院做过手术，现在又复发。息肉堵塞鼻腔，造成呼吸困难，花1000多元也未治好。后来我用本条方为她治疗，用药后呼吸畅通，鼻腔舒适，连用一星期后鼻息肉脱落痊愈，共花2.5元钱。"

673. 我用手脚穴位按摩法治鼻息肉有良效

脚部选穴： 6，13。（见图46）

按摩方法： 6穴先用拇指捏揉，后用

中国家庭自疗千方经典

艾柱灸，双脚取穴，每次每脚每穴先捏揉

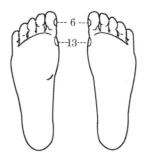

图46

5分钟，后灸2～3分钟。13穴用按摩棒小头点按，双脚取穴，每次每脚每穴点按5分钟。每日按摩数次。

手部按摩：按压42，43两穴点，每手每穴3分钟。用香烟灸1，3，22，26，61各穴点，每手每穴3分钟。每日数次。（见图47）

注：手脚穴位按摩治病法与按摩工具，请见本书附录一。

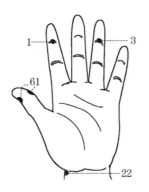

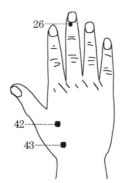

图47

百姓验证

● 湖南省郴州化肥厂罗慎初说："我患鼻息肉多年，先后动手术切除过4次，切而复长，苦不堪言。1992年10月又长很大，呼吸困难，打算去医院再受一刀之苦。未进医院之前，我抱着试试看的想法，按压手部42，43两穴点，用香烟灸1，3，22，26各穴点，并配合按摩脚部6穴点，每穴点施治3分钟，每天早、中、晚各按摩1次。到第四天，奇迹出现了，呼吸自如，到医院一检查息肉消失了。没花一分钱，没吃一片药，治好了鼻息肉，我异常欣喜。"

鼻　炎

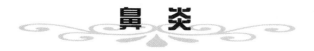

鼻炎是中老年人常见病。除上呼吸道疾病引发的急性鼻炎之外，最令患者烦恼的

是慢性单纯性鼻炎和慢性肥厚性鼻炎等顽症。

慢性单纯性鼻炎是指鼻黏膜由于各种因素所致的可逆性慢性炎性疾病，是一种常见多发病。其主要发病原因为急性鼻炎反复发作或治疗不彻底。另外，受鼻中隔偏曲及邻近病灶的影响，长期吸入污染空气，以及某些全身慢性疾病如贫血、糖尿病等，均可导致慢性鼻炎的发生。

慢性肥厚性鼻炎又名增生性鼻炎，是一种常见多发性鼻腔疾病。其发病与全身慢性疾病、维生素缺乏、鼻黏膜反复急性感染以及慢性化脓性鼻窦炎等因素有关。其特点为鼻腔持续性阻塞，鼻黏膜肥厚、增生。此病相当于中医的"鼻窒"。

674. 我用霍胆丸配辛夷花与苍耳治好很多严重鼻炎患者

我用霍胆丸结合辛夷花、苍耳煎水当茶饮，治好了不少严重鼻炎患者。

配方及用法：霍胆丸每天服3次，用量依照霍胆丸说明，重者需连续服10瓶。在开始服用霍胆丸时，取中药辛夷花、苍耳适量，每次各15克煎水当茶饮（此为1日药量）。辛夷花、苍耳水煎时间不宜久，药开后2分钟即可滤出药汤，然后用开水泡药渣。喝完原药汤后，再喝泡药渣所得的药液。辛夷花、苍耳当茶饮时，一定要配合服完霍胆丸为止。（董德行）

引自：1997年9月18日《老年报》

百姓验证

●河北永年广府镇北街侯健，男，40岁。他来信说："我女儿患有鼻炎，用本条方和675条方治疗，效果很好。"

675. 我的鼻炎竟然用搓鼻法治愈

我30多岁即患鼻炎，双鼻经常阻塞，非常难受。在无奈中，我自觉不自觉地以手指搓鼻，以求暂时缓解。孰知，常用此法，果然奏效。现在，仍坚持早晚搓鼻，20余年，鼻炎症再也未见复发。

具体方法：以双手中指沿鼻梁两侧，从眼角至迎香部位上下搓动，每次以200下为宜，每天早晚各1次。搓揉时，勿压太紧，以免搓伤皮肤。常年坚持必有效果。

荐方人：安徽师范大学　陈华

中国家庭自疗千方经典

● 湖北长阳贺家坪镇卫生所吴文之，男，57岁，医生。他来信说："我用搓鼻法治好一大批被误诊为感冒的慢性鼻炎患者。"

676. **我以单药斑蝥粉贴印堂穴使鼻炎病痊愈**

邹某，男，40岁，干部。患鼻炎3年多，平日鼻塞，浊涕多，头痛，经中西药治疗效果不显著。故取斑蝥1.5克研为细末备用。把胶布剪成铜钱大，中间挖一绿豆大的小孔，将此胶布贴于印堂穴。患者仰卧于床上，取半粒绿豆大的斑蝥粉放于胶布孔中，用小胶布覆盖其上。保留一昼夜，揭去胶布，局部可见一小水疱，用消毒针刺破后，取消毒棉球拭干渗液，再涂龙胆紫药水3次即愈。随访2年未见复发。

引自：《辽宁中医杂志》（1990年第3期）、《中医单药奇效真传》

● 江苏响水盐场小区蒯本贵，男，61岁，退休医师。他来信说："我用本条方治慢性鼻炎20余例，有效率100%，治愈率96%以上。"

677. **我邻居20多年的鼻炎用浸药疗法治愈**

鼻炎、鼻塞多由伤风感冒引起，严重者双鼻孔阻塞，呼吸不畅，头昏头晕甚至胀痛等，经久不愈，影响工作和休息。

现介绍一浸药疗法，该疗法可与临床对症给药治疗配合使用。

浸药疗法的具体操作：先用1%的麻黄素滴入或喷入鼻腔，使肿胀的鼻甲缩小。再用7厘米左右的棉签，滴上0.25%氯霉素眼药水或庆大霉素眼药水，药水浸透棉花后，将棉签轻轻塞入鼻腔中，直至稍用力不能塞入为止。双鼻孔阻塞则两鼻孔皆塞入药水棉签，约2小时取出，擤鼻涕后再如上法塞入药水棉签。每天2~3次，晚上可塞着棉签过夜。

浸药塞1次后，即感轻松，几次则基本痊愈。此法简单、方便，对多种原因造成的鼻炎、鼻塞皆有效。

荐方人：四川都江堰市医院　陈志勇

百姓验证

● 云南思茅市第十三小学张德谦，男，60岁，教师。他来信说："我去年因患感冒引起鼻塞、流脓涕，吃药打针两个多月未见效。呼吸不畅，经常头昏，到地区医院检查确诊为鼻窦炎，吃中西药、穿刺花费200多元仍未治好。后来我用本条方自治，只花4元钱，不到一星期就治好了鼻窦炎。此后又用本条方治好一朋友的鼻炎。"

● 辽宁清原县湾甸子镇二道湾村王安才，男，53岁，农民。他来信说："邻居尚礼明患鼻炎20多年，鼻子不知不觉经常滴水，我用本条方为他治愈。经他一宣传，有很多人都来找我治疗，结果是求治者人人皆愈。"

过敏性鼻炎

过敏性鼻炎是发生在鼻黏膜的过敏反应性疾病。临床表现为鼻痒、喷嚏，鼻部分泌物多，常为水样，由于鼻黏膜水肿而导致鼻塞、张口呼吸、嗅觉消失。大多数病例症状出现迅速，消失也快。

678. 我用按摩法治好了自己的过敏性鼻炎

过去我一直畏寒，遇到天气突变或感冒的时候，清鼻涕不断，进而引起头疼，眼睛酸胀。经医院诊断为过敏性鼻炎，口服药、滴鼻药水用过不少，都没有明显疗效。1992年我在《老人天地》杂志里看到薛文林同志写的《按摩鼻侧清醒头脑》一文，从中得到启发，结合自己的实际情况，停止服药，开始进行按摩。

按摩方法：每天早晨跑步做操后开始按摩。首先将两拇指的外侧擦热，顺鼻梁的两侧上下按摩100次；然后再用两指端按摩"迎香"和"人中"穴位各10次，用力均匀。在晚上睡觉前再重复按摩一次。天天坚持，从不间断。

经过一年的实践证明，按摩治疗过敏性鼻炎效果的确很好，从按摩到现在再没有复发过。去年冬天虽遭遇多次寒潮，也没流过清鼻涕，我的身体素质和适应外界气温变化的能力都得到了明显提高。

百姓验证

● 北京大兴区天堂河86号张世泽，男，72岁。他来信说："我身体一向很健康，看似60多岁的人，但本人患一种鼻炎病20多年了，用本条方以后，一下子就治好了。"

679. 我应用扑冰散治过敏性鼻炎83例全部有效

配方及用法：扑尔敏400毫克，冰片3克，共研细末，贮瓶备用，勿泄气。每次将本散少许置指头上，按于鼻孔吸之。每日吸2~3次。

疗效：治疗83例，痊愈80例，好转3例，有效率100%。

引自：《中医杂志》（1990年第10期）、《中药鼻脐疗法》

百姓验证

● 山东威海市古陌路87号谢振刚，男，33岁，工人。他来信说："张某患过敏性鼻炎，每年秋季犯病。到医院治疗，花费600多元未见好转。我用本条方为她施治，并配合按摩，病人反映效果很好，以前白天鼻塞，现在已通了。"

● 江苏响水盐场小区蒯本贵，男，61岁，退休。他来信说："我用本条方治愈2例过敏性鼻炎患者。"

680. 我患鼻炎多年用本方滴鼻很快治愈

配方及用法：取盐酸山莨菪碱针剂3毫克（3毫升），地塞米松针剂10毫克（2毫升），生理盐水4毫升，共装入一个容积10毫升的洁净滴鼻管内混合，用黑纸或黑布包裹，避光保存。变态反应性鼻炎有继发感染时，液体中加庆大霉素4万单位。药物在使用时临时配制。每次每侧鼻腔滴药2~3滴，每日2~3次。一次配药可使用15天，超过半个月疗效减弱。

疗效：治疗52例，随访48例，显效42例，好转6例，未发现无效者，无不良反应。在发作期，滴药后当天症状即消失或减轻，一天后87.5%的患者主症全部消失。经滴药10～15天后停药，一般能维持半月甚至半年，有3例长达2年才出现复发现象，即使复发，症状也轻。2例变态反应性鼻炎伴支气管哮喘，经用本剂后，哮喘亦被控制。5例患者做特异性脱敏治疗近1个疗程，病情无好转，加用本药后症状很快消失或减轻。本法简便，见效快，持效久，对尚未找到过敏原，或受医疗条件限制不能手术者，或因职业及伴发病不宜使用抗组织胺药、肾上腺皮质激素者较为适合。至今，经用本药的患者均未出现毒副反应。

引自：《湖南医学》（1992年第2期）、《实用西医验方》

百姓验证

● 广西玉林柴油机总厂龙盛祺，男，65岁，退休。他来信说："我厂退休职工陈全患过敏性鼻炎已有20多年了，每日都不停药，但是仍然治不好。经玉林市多家医院治疗过，总是不能治愈，花药费达2000多元。我得知后就用本条方为他治疗，第一次用药后，患者说，这是20年来所有用药最好、最有效的一次。因为病情大有好转，患者非常高兴，要求继续用药，以期根治。此后我又运用本条方为20多位鼻炎患者进行治疗，都收到了良好效果。"

● 新疆奎屯市127团孙占武，男，56岁，干部。他来信说："我患鼻炎多年，发病时，鼻子干痛结硬块，堵塞鼻腔，呼吸困难，而且鼻涕多，痒痛。曾服鼻炎康等药物治疗，花费数百元也没有治好。后经我用本条方治疗，一次就见效了，两剂药痊愈，才花3元钱。"

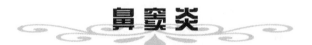

鼻窦炎

　　鼻窦炎是一种常见病，可分为急性和慢性两类。急性化脓性鼻窦炎多继发于急性鼻炎，以鼻塞、多脓涕、头痛为主要特征。慢性化脓性鼻窦炎常继发于急性化脓性鼻窦炎，以多脓涕为主要表现，可伴有轻重不一的鼻塞、头痛及嗅觉障碍。

　　感冒是引起鼻窦炎的最主要的原因。感冒时可引起鼻腔黏膜发炎，若治疗不及时，鼻腔的炎症便会蔓延并侵入鼻窦而引起急性鼻窦炎。鼻异物的存在，妨碍了鼻窦内分泌物的引流，也会引起鼻窦炎。如果有龋齿，又没及时治疗，致使齿根发炎，也可以诱发上颌窦发炎。

681. 我43年的鼻窦炎竟然用精盐水点鼻法奇迹般治好了

配方及用法： 精盐50克，开水50～100毫升。可随便配制，没有严格要求，病重浓度大点，病轻浓度小点。把泡在盐水中的药棉拿出来塞在鼻孔内20～30分钟，此时不要仰卧，淌水应流于鼻外。轻者3～5次，重者5～7次可治愈。不愈者多用几次，也有效。

我今年67岁，患鼻窦炎43年，左侧偏头痛，淌黄脓，恶臭异常，特别难受。夏天好一些，冬季易犯。经沈阳二四五医院治疗无效，需手术切除，但是并不保愈。后来我自制精盐水点鼻，仅几次就治好了患了43年的鼻窦炎。盐家家都有，少花钱能治愈大病，这真是个好秘方。

荐方人： 辽宁沈阳市大东区　宋洪刚

百姓验证

● 广东江门市白沙长安里87号马春花，女，63岁，退休。她来信说："我患慢性鼻炎50多年，经常鼻塞流涕头痛，感冒时更为严重，口干，睡觉不能平卧。后来到医院确诊为上颌鼻塞，中西药吃了不少，一直是时好时坏，晚上经常鼻塞。后来用本条方治疗一星期，鼻子特别通畅，晚上睡觉也好多了，而且很少鼻塞，嗅觉也好了。"

● 四川崇州市榿泉乡医疗站张成根，男，58岁，医生。他来信说："我爱人患鼻窦炎10多年，鼻子经常流黄脓，恶臭难闻。经成都市第五人民医院手术治疗，花费2000多元大有好转，但3个月后又复发。后来我用本条方为她治愈。"

● 湖南溆浦教育工会何士桂，男，71岁。他来信说："卢峰镇学生白海患鼻炎、鼻窦炎，我用本祭方为他治疗，一星期就好了，至今已有1年未复发。"

682. 我用本方1个月治愈了寇斌的慢性鼻窦炎

配方及用法： 辛夷花15克，苍耳10克，细辛、白芷、冰片各5克。上药共研成细末，装瓶备用。使用时取块药棉以开水浸湿（以捏不出水为度），沾药末塞入鼻腔，两侧鼻孔轮流塞，2个小时更换1次，每日用药8小时。连续用药3日后鼻塞通畅、头痛减轻、鼻涕减少，用药半个月左右可愈。

引自： 1997年9月18日《老年报》

五官科疾病

中国家庭自疗千方经典

● 陕西洛阳南石门镇二组胡满仓，男，58岁，乡医。他来信说："寇斌，16岁，从小就患慢性鼻窦炎，鼻子不通气，有时还疼，在县医院治疗3次，花300多元不见效。我用本条方为他治疗1个月就痊愈了。"

683. 我运用李杰家的家传方治鼻窦炎20多天可痊愈

山西省永济市张营乡卫生所李杰医师，有一家传治疗鼻窦炎方，一般用药7~10剂症状明显减轻，20剂左右可治愈。

配方及用法： 金银花、夏枯草、桔梗各15克，藿香15~20克，白芷、菊花、赤芍、川芎、苍耳子、炒防风、辛夷花各10克，生苡仁、蒲公英各30克，升麻10~15克，生甘草6~9克，水煎服，每日1剂。气虚者加黄芪30~60克；血虚者加当归10~15克，丹参20~30克。久治不愈的鼻窦炎患者不妨一试。（常怡勇）

● 广东阳西沙扒镇环城二巷陈三兴来信说："我爱人的姐姐患有慢性鼻窦炎，5年来，去过多家医院治疗，鼻侧两面打过多次针，中药、西药服了不少，病况还是依然。后来我用本条方给她试治，服药17天病情好转，连服5剂治愈，至今已3年未见复发。"

684. 我以青苔塞鼻法治慢性鼻炎与鼻窦炎都获得了好效果

配方及用法： 用小刀从潮湿处刮下青苔装干净瓶内，用时夹取少许青苔卷在消毒过的纱布内，形成小条，放入鼻孔内。交替塞，每3~4小时更换1次，一般5天即愈。

反应： 起初鼻塞加重，嗅觉丧失1天左右，第三天患者可闻到清凉味，随即打喷嚏、流涕，鼻塞减轻。四五天后鼻塞消失，黏膜红肿消失，鼻翼无压痛感，痊愈。

荐方人： 云松庵师太

嗅觉丧失

685. 我大儿子嗅觉丧失用本方治愈了

　　通顶散配方：胡黄连、滑石各0.3克，瓜蒂7枚，麝香3克，蟾酥1.5克，共研匀，每用少许，吹入鼻内几次即愈。

　　通透丸配方：通草、细辛、附子各3克，共研末炼蜜丸，用绵裹丸塞鼻孔，立通。

　　引自：《古代验方大全》

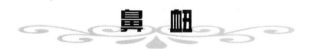

鼻 衄

　　鼻衄是鼻腔疾病常见症状之一，也可由全身疾病所引起，偶有因鼻腔邻近病变出血经鼻腔流出者。出血多为单侧，亦可为双侧；出血量多少不一，轻者仅鼻涕中带血，重者可引起失血性休克。多因鼻外伤、鼻腔炎症、鼻肿瘤等局部原因或出血、凝血功能障碍、血管张力改变等全身性疾病引起。

五官科疾病

686. 我用蒜泥敷足心止鼻衄获满意疗效

方法: 取大蒜头适量, 捣烂成泥。先用凡士林或菜油在两足底中心处（涌泉穴）薄薄涂一层, 再把蒜泥涂在穴位上, 敷料覆盖, 胶布固定, 20分钟后鼻血即止, 然后去药。

近年来, 我在农村医疗实践中用此方治疗鼻出血10例, 均获满意疗效。（钟久春）

百姓验证

●山东庆云后张乡王知县村王学庆来信说:"谢金明之女患鼻出血症, 致使面黄肌瘦, 四肢无力, 经多方治疗无效。后请我治疗, 我用本条方与688, 692, 697条方联合, 为她治疗10天便告痊愈, 至今未复发。"

687. 我用蒜泥敷涌泉穴治鼻出血特别灵验

方法: 大蒜数枚, 去皮, 捣烂如泥状, 制成直径约2厘米, 厚度约0.2厘米的饼子敷在足心（涌泉穴）。若左鼻孔出血, 贴左足心; 若右鼻孔出血, 贴右足心; 若两鼻孔均出血, 同时贴两足心。

荐方人: 福建省浦城保健所 李圣融

百姓验证

●辽宁岫岩县政府办公室张德珍, 男, 70岁。他来信说:"我女婿经常出现不明原因的鼻出血, 曾多次在县医院及卫生所治疗, 均无效。我用本条方为他治疗, 用药当晚就见效, 鼻子不再出血了。"

688. 我5年的鼻衄病服本方9剂治愈

几年以前, 我的鼻子经常流血, 曾在甘肃省中医院、兰州军区总医院、本厂医院等先后治疗过多次, 吃过多种药, 也打过封闭针, 还冷冻过, 但都未除根, 5年来一直反复流血。后得一民间医生处方, 喝了9剂就好了, 至今已2年多没有流过鼻血。

配方及用法: 当归10克, 生地15克, 麦冬20克, 元参15克, 小蓟10克, 黄芩12

克，甘草6克，菊花10克，紫草5克，白芍 10克，侧柏叶20克，仙鹤草20克，棕榈炭 10克，白茅根30克。水煎，然后将血余炭

3克研末，用上方冲服，共饮9剂。

荐方人：甘肃手扶拖拉机厂　全彬华

百姓验证

● 山东威海市古陌路77号谢振刚，男，33岁，工人。他来信说："小时候与班里的同学吵架，他用木棍打到我的鼻子，致使鼻子出血。从那以后，一犯病就止不住，从童年到成年饱受着鼻出血的困扰，有时躺在床上仰卧睡觉，鼻血就从两个鼻孔里流出，真是难受极了。家人劝我到医院去检查，我没有去。用本条方治疗，鼻出血得到了控制，服药8剂后痊愈。现已有半年多了，鼻子没有再出血。"

---

689. 我用此方治好了顽固性鼻流血

鼻流血曾使我几近丧命。从记事起，我就生活在鼻流血所造成的恐怖氛围里。不论春夏秋冬还是白天黑夜，稍不注意就鼻流血，轻则几分钟，重则几十分钟；有时几天一次，有时一天几次。最严重的是1989年7月13日，鼻流血不止。其间又注射止血敏，又服止血药，又向鼻孔里塞棉球纱布，才好不容易止住。从那以后，我的体重便从68.5千克下降到63千克。我以为这回体重趋于正常，鼻流血也就会不治自愈了。可是我想错了，那稍不注意就流出来的血液，经常搅得我惴惴不安。

常言说："得病三年会行医。"我在服用了许多中西药都不起任何作用的情况下，于1990年9月7日自己上山采了下面这剂鲜草药服下以后，至今已经6年，没有复发过一回。现将药方献出，愿能对不幸染有此疾的各位朋友有所帮助。

配方及用法： 大蓟根100克，白茅根、朝天罐各65克，倒触伞、岩桑根各45克，枇杷叶、棕榈芯各30克，皆为鲜草。煨水服，直到色淡汤清。若效果不明显，可连服2剂。

荐方人：贵州普安县组织部　陶昌武

百姓验证

● 陕西渭南市临渭区张南勇，男，23岁，农民。他来信说："我村一位老太太患鼻出血半年多，如果用力过猛或稍加劳累就鼻出血，看了几个医生，花了300多元钱也没有治好。后来我让她用本条方治疗，她连服3剂药就好了，现已有半年未复发。"

五官科疾病

690. 我用此单方止住了鼻出血症

5月7日晚，刚吃完晚饭，我一转身，忽然鼻血流了下来，血抹了一手。就在这时，我猛地想起《农家信使》报曾介绍过手掐脚后跟止鼻血法。于是照报上的办法试着做，一两分钟后，鼻血便止住了。

方法：单侧出血治单侧，双侧出血治双侧。

荐方人：陕西蒲城县永丰镇　刘杨海

百姓验证

● 甘肃秦安县北关槐树巷75号邓双喜，男，61岁，教师。他来信说："我妻因鼻出血险些丧命，在县医院注射止血敏，口服止血药，又向双鼻孔里塞棉纱都未见效，到第二天鼻也肿胀，特别难受。从鼻子里取出纱布，又立即出血。经过止血处理，最后才将出血止住，止血共花药费130余元。原以为这样鼻出血就可以完全好了，可是好景不长，鼻孔又出血，我担心又要大出血了，情急中我用本条方和697条方双管齐下，1分钟后鼻血止住。此后我用以上方法又治好了8名鼻出血患者。"

691. 我用人发灰治鼻衄有特效

配方及用法：用人头发50克烧成灰，吹入鼻孔内，可立即止血。

我常常流鼻血，照此方去做，很有效。后来只要一流血，都按此法治疗。现在，我流鼻血的病全好了。

荐方人：湖北省麻城龟头河乡　鲍明智

百姓验证

● 江苏宜兴市南新镇河北83号余连生，男，77岁，教师。他来信说："我村李娟鼻子经常出血，到医院用止血药，吃消炎药，也是时好时坏不能去根。后经我用本条方为她治疗，仅用几次就好了。"

● 河南浚县十一中王修德，男，65岁，教师。他来信说："我的学生牛瑞辉鼻子出血，多年来形成习惯性鼻出血，一直没治好。后来我用本条方只一次就为他治愈了。"

中国家庭自疗千方经典

692. **我用血余炭加绿豆土面治鼻血特别灵验**

配方及用法： 头发灰10克，绿豆面12克，白土面15克（系当地白黏土的干细面）。将上3味研细过筛后和水为丸。此为1日量，分3次白开水冲服。

说明： 头发灰又名血余炭，具有止血功效，与另2味配伍，止血作用佳。

荐方人： 河南省洛宁县西山乡医疗室王德生

百姓验证

● 李卓云，女，患鼻流血多次，吃药不少，难以根除。其舅父杨荣起是老中医，给她用此方1剂而愈。后又将此方介绍给许多患者，鼻血皆止。

● 上海青浦风溪叙北鱼塘浩康的堂妹患鼻出血很重，多次治疗无效，用此方鼻血立止。

● 广东花县新华镇东莞小学林可景用头发烧灰治好了两位流鼻血的小孩。

● 浙江嘉兴市玛桥乡水产队陈玉红的爷爷流鼻血几天不止，用此方治疗，鼻血立刻止住了。

693. **我母亲用白茅根治鼻衄疗效显著**

陈家媳妇平时患鼻衄，在产子时突然发病，因失血过多急送县人民医院抢救，出院后不到1个月再度暴发此病，血涌如喷，许久不止。家母挖取鲜草根一把煎汤给陈家媳妇当茶饮，一饮后20余年再未复发。陈家孙儿遗传母病，自小即有鼻衄，服此"茶"一碗后亦除根。受家母赐"茶"者先后数十人，尽皆痊愈，无一复发。

方法： 挖取白茅根一大把（也可用干根），扒去根外包衣，洗净后用棒敲击一遍，使白茅根中汁液易溶于水中，加水1.5~2千克，煮沸15分钟后捞去根渣，取汤当茶饮，随时服用，服完为止。（周永昌）

引自： 广西科技情报研究所《老病号治病绝招》

百姓验证

● 贵州贵阳市小河区黄河路2号刘振山，男，66岁，退休。他来信说："我用本条方治鼻衄患者4人，均当天痊愈。"

6:94. 我用荷叶冰糖治好了鼻衄病

王某,男,9岁。鼻出血反复发作4年。常在夏秋季发作,多于夜寐时发病,自觉鼻腔燥热。经检查除贫血(血红蛋白每分升9.5克)外,余均正常。于是,取浮于水面之鲜荷叶(干品也可)1张,冰糖30~50克,加水三小碗,煎至两小碗。每次服一小碗,早晚各服一碗,连服3天。服1个疗程(连服3天)后,鼻衄消失。次年夏秋季节再服1个疗程,现已2年未再复发。

引自:《广西中医药》(1986年第2期)、《中医单药奇效真传》

百姓验证

● 广东云安县六都中学徐利群,男,37岁,教师。他来信说:"我患有鼻炎症,经常流鼻血,大约已有2年时间了,中西医都治过,均不能根治。后来我用本条方自治1个疗程,才花2元钱,至今未见复发。"

6:95. 我用寸冬、玄参、生地治鼻衄3剂除根

配方及用法: 寸冬60克,玄参40克,生地50克。水煎服,每日1剂,早晚分服。

疗效: 1剂止血,3剂可除根。

引自:《实用民间土单验秘方一千首》

百姓验证

● 浙江江山市须江镇下三桥毛日祥,男,54岁,医生。他来信说:"水泥厂毛日法时常鼻出血,经医院治疗,时好时坏。我按本条方为他治疗,只用药3剂就彻底止住了鼻血,现已1年多没有再犯。后来我又用此条方治好2名鼻出血患者。"

● 黑龙江齐齐哈尔市电信公司李再国,男,47岁,干部。他来信说:"朋友高权的儿子患鼻出血3年多,在省内多家医院治疗都未能治愈。后我给他邮去本条方让他施治,半月后他来信说孩子的鼻子不再出血了。一个月后来信说孩子的鼻子没有再出血,并表示非常感谢。"

中国家庭自疗千方经典

6.96. 我以向耳内吹气止鼻血法治愈3人的鼻出血症

方法：施术者用手将患者的耳朵口适当张大，嘴巴对准患者耳朵口，用力缓缓地向内吹气，两耳各连续吹三口气即可。若血未完全止住，待1~2分钟后，再吹1次。

此法之所以能止血，其原因可能是因气流刺激内耳神经反射弧及交感神经，使鼻黏膜血管收缩，达到促进凝血的效果。

荐方人：辽宁省大连市某部卫生队张文西

百姓验证

● 四川成都市龙泉驿区佛寺村蒋康健，男，27岁，农民。他来信说："我用本条方治好3人的鼻出血症，均未花钱。"

6.97 我以举手法止鼻衄很有效

方法：左鼻孔出血举右手，右鼻孔出血举左手，两鼻孔出血举双手。举手时身体要直立，手与地面垂直，与身体平行。

百姓验证

● 甘肃兰州西固区兰化22街区64号王忠华，男，63岁，退休。他来信说："有一男孩，流鼻血几年，到兰州市很多地方治疗过，但疗效甚微。我用本条方为他治疗1次就好了，没花一分钱。"

● 内蒙古多伦县大河口乡九号村赵桢用此方仅3分钟就治好了供销社主任杨玉玺的鼻流血。当时杨玉玺两个鼻孔出血，用棉花把鼻孔堵住后，血从口中流出，吃药也不见效，于是使用此方，结果一试就见效。

● 黑龙江牡丹江市某集团公司李殿臣，男，60岁。他来信说："我外孙9岁，鼻子经常出血，用本条方治疗，大约两分钟鼻血就止住了。"

鼻中生疮

本病多因用不洁手指挖鼻孔带入细菌感染所致,主要表现为鼻腔内有肿胀物或硬块,疼痛刺痒。

698. 我鼻子生疮用瓦松末敷患处很快就治好了

瓦松烧灰研末,敷患处,每日3次。治鼻疳、鼻疮溃烂不收口症,极效。

引自:《中药鼻脐疗法》

百姓验证

● 辽宁法库县十间房乡马沟村杨耀锋,男,50岁,农民。他来信说:"有一次我鼻子生疮,奇痒难忍,按本条方治疗,仅几分钟就感觉舒服了,继而痛苦消失了。"

鼻涕不止

本病致病原因不明,如流清涕者,多数因伤风、感冒引起;如长期不愈,由肺肝病所致。

699. 我因患鼻炎流清涕不止用本方一次就治愈了

配方及用法:取大蒜4～6瓣,洗净切　　碎备用;将3厘米宽纸条卷成筒,筒壁以两层纸厚为宜。将蒜末装入筒内，以两头开口处不外漏为宜，将此蒜筒插入鼻孔，5分钟后取出，可治流清鼻涕。

按语：尽管此法有装"象"之嫌，但可使你感冒时不再带手绢、手纸之类物品。一般1次即好。（韩小瑞）

引自：1996年第3期《健康顾问》

咽喉炎

咽喉炎是一种非常多见的上呼吸道感染症，常由伤风感冒引起。几乎每个人的一生之中都有过该病的体验，只不过有的人病势轻些，有的人重些；有的人容易得，有的人不常得而已。

100. 我喝自尿治好了咽炎等多种慢性病

我于1990年7月患病住院，检查结果是肝炎、心肌衰竭、胆管发炎合并症，过去曾患慢性肠炎、慢性咽炎和关节炎。整日无精打采，浑身无力，真不想活下去了。偶然看到《神奇的妙药——尿》一文后，每天早晨空腹喝一杯（约250毫升）自己的尿液，1周后肝部疼痛减轻。同时，我每天早晚还练气功。两年来，咽炎一次也未发作，肠炎、关节炎也彻底好了，肝功能恢复了正常。现在，我精力充沛，走路像一阵风，体重比患病时增加了15千克。可以说，尿给了我第二次生命。

引自：广西科技情报研究所《生命水治病100例》

注：尿疗法，请见本书附录二。

五官科疾病

百姓验证

● 四川彭山县西铁分局陈上琼,女,72岁。她来信说:"彭山县一老太太患咽喉炎,到处治疗,花费1000多元也没有治好,后来用本条方治愈。"

701. 我患咽炎服本方2剂即愈

我因常患咽炎而苦恼,虽经医生多次治疗,亦未痊愈。常在吃饭、喝水时咽喉疼痛,并伴有干咳。

去年春天,我幸得一个验方,连服2剂,病即除,且至今未复发。此方花钱少,效果好,特提供给患有慢性咽炎的老年朋友。

配方及用法: 胖大海、玄参、桔梗各10克,生甘草3克,泡水代茶饮。

荐方人: 安徽宿松县 石月娥

引自: 1996年12月11日《安徽老年报》

百姓验证

● 河南郑州市政七街63号常正光来信说:"我老友张浩由于感冒引起咽喉肿痛,吃饭喝水都有障碍。我用本条方为他治疗,服药3剂,仅花5元钱,咽喉炎即愈。"

702. 我老伴患7年咽炎用本方3天治愈

我老伴患咽炎,症状是嗓子紧,像贴片树叶,声音嘶哑,说话费劲,病顽持久。7年来,总是麦梢黄开始,立秋后渐轻。为治病,请中医,拜西医,远近医院去了不少次,结果收效甚微。

前年,朋友来家言传秘方,结果收效显著,用药后,2天见轻,3天痊愈,至今未再复发。以后此方传递几人,皆药到病除。

配方及用法: 干桑木柴500克,开水500毫升,白砂糖50克。将烧成的火炭(桑木)放进盆或锅内后,立即把开水浇到火炭上,并加盖闷气。待水温时去渣加糖,一次饮完,每日1剂。

荐方人: 河南南阳宛城区高堂村 林齐庆

中国家庭自疗千方经典

百姓验证

● 江苏启东市聚南乡15组陆红菊，女，28岁。她来信说："我患咽喉炎2年多，说话嘶哑费劲、咽痛。去医院治疗过，输过液，吃过中药，结果是当时有好转，过后就复发。后来我用本条方自治，3天便见轻，4天痊愈，花钱不足2元。"

703. 我久治不愈的咽炎服此方1剂痊愈

我于1990年患咽炎，久治不愈，后得一方，服用1剂即愈，至今未复发。

配方及用法： 白砂糖、蜂蜜、芝麻油各500克；八角茴香7个，碾碎；鹅蛋1个，去壳与上药混在一起拌匀，如蒸馍一样蒸熟备服。每日3次，每次三小勺，开水冲服，服完为止。轻者1剂治愈，重者连服2剂即愈。

荐方人： 河南省镇平县劳动局　张伯揆

引自： 1997年第4期《老人春秋》

百姓验证

● 新疆奎屯市127团孙占武，男，56岁，干部。他来信说："酒厂退休工人马梅患咽喉病多年，复发时，吃饭饮水特别困难，疼痛难忍。经团医院诊断为咽炎，服消炎药阿莫西林和注射青霉素等均无效，花药费百余元。后按本条方治疗，只服1剂药就治好了她多年的咽炎。"

704. 我用蜂蜜浓茶治好4位咽炎患者

配方及用法： 取适量茶叶用开水泡成茶汁，再加适量蜂蜜搅匀。每隔半小时用此液漱喉并咽下，一般当日可以见效。

百姓验证

● 辽宁瓦房店市倪家村倪殿龙，男，70岁，离休。他来信说："我村郭洪艳患扁桃腺炎，打针吃药治疗1周，病情不见好转。后用本条方治疗，结果是立即见效，疼痛基本消失。"

五官科疾病

● 广西贵港市邮局李素玲，女，56岁，干部。她来信说："我用本条方治好咽炎患者4人。本条方治咽炎有特效。"

705. 我用本方治好多人的咽喉痛症

扁桃腺炎、咽炎都可引起咽喉疼痛、吞咽不适并有梗塞感。这种病非常普遍，一般药物对其治疗收效甚微，或根本无效。一些人患此病长期不愈，怀疑是癌症初期，从而背上了严重的思想包袱，影响了学习、工作和身体健康。现介绍一方，效果确实很好。

配方及用法：

（1）口服法：①一次口服氯霉素2片，磺胺增效剂（TMP）1~2片，日服3次。②一次口服氯霉素片2片，磺胺增效剂（TMP）1~2片，黄连上清丸1丸，日服2次。

（2）含化法：每日晚睡前咬碎含化氯霉素2片，磺胺增效剂（TMP）1~2片，同时含化黄连上清丸1丸，效果更好。

用法比较：含化法可使药物直接作用于病部，见效快。但氯霉素味很苦，许多人难以忍受。

疗效：轻者服1~2次即可见效；重者则需连服多次方能治好，同时服黄连上清丸效果更好。

说明：如对磺胺类药过敏者可不服磺胺增效剂（TMP）。

以上处方，疗效很好，所用药物均为常用药，药店容易买到，售价低廉，服法简单。但治好以后，亦可复发，须时时注意保护咽喉。若养成早晨起床后饮开水（一杯或半杯均可）的习惯，少吃或不吃有刺激性的辛辣食物和忌烟酒等，方可保持咽喉长久健康。

荐方人：河南省汝州市中学　王禄堂

百姓验证

● 重庆市忠县石宝坪山龙滩邓明材，男，81岁。他来信说："本县涂井乡廖秀英患咽炎3个月，在县人民医院和石宝区医院治疗无效。后来我用本条方和701条方效果很好，至今未见复发，仅花25元钱。"

● 河北黄骅市师范学校刘玉玺，男，48岁，干部。他来信说："我用本条方治好多人的咽喉肿痛症。"

● 江西新建县厚田街86号谭兆法，男，54岁，医师。他来信说："患者聂金杜患咽喉炎6年之久，吃过不少药，总是没有效果。后来我用本条方为她治疗，服药10天就彻底治愈了。"

706. 我以手脚穴位按摩法治愈多位咽炎病患者

咽炎有急、慢性两种。急性咽炎常由上呼吸道炎症引发，咽部有干燥、烧灼感，以后出现疼痛；慢性咽炎起病缓慢，病程较长，咽后壁隆起，颈椎棘突有压痛。

脚部选穴： 45，41，39，40，48。（见图48）

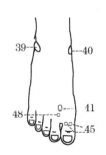

图48

按摩方法： 45穴用拇、中指强力捏压揉摩，双脚取穴，每次每脚每穴捏按5分钟。41，48两穴分别用拇指点按，双脚取穴，每次每脚每穴点按5分钟。39，40两穴要同时按摩，用拇指和食、中指从踝骨凹处两侧着力捏住，向上推按，双脚取穴，每次每脚按摩5~10分钟。每日按摩2次。

手部选穴： 用香烟灸46，47两穴，每手每穴3分钟。如炎症较重，可在46，47两穴位区放置2粒绿豆，然后用胶布粘牢，连敷2日左右。用梅花针刺激65穴。（见图49）

注： 手脚穴位按摩治病法与按摩工具，请见本书附录一。

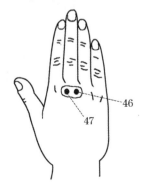

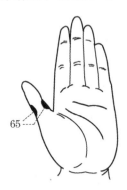

图49

五官科疾病

百姓验证

● 山西省汾西县物资局刘庆琪说："我是一个身患多种疾病的老病号。因病不能坚持正常上班，所以提前退休在家养病，近几年为治病花去的医药费众多，但见效甚微。1992年冬，我按本方法对症施治，收到了意想不到的效果：我的牙痛和咽喉炎奇迹般好了，而且一直没有复发；另外，我的耳鸣和头痛眩晕也逐渐消失了。"

● 重庆市江北二村48号李习说:"我学习手部、脚部穴位病理按摩法不到一个月,就基本治好了牙根痛、慢性咽炎、左手抖动、左脚踝部肿胀等病症,真是手到病除。"

● 新疆石河子造纸厂张德来信说:"我有多年的吸烟史,后来患上了咽炎,吃药打针都不见效,也记不清楚花了多少医药费了。后来用本条方,只一次就治好了我的咽炎。我又把此条方介绍给其他几位咽炎患者,用后都说很有效果。"

扁桃体炎

扁桃体炎也叫乳蛾,是一种常见病,多发于秋冬季节,对青少年危害较大。扁桃体炎可分为急性和慢性两种。

急性扁桃体炎是腭扁桃体的急性非特异炎症,往往伴有一定程度的咽黏膜及其他咽组织的炎症,是一种常见的咽部疾病,多发于儿童及青年。本病按其病理概念及临床表现分为急性充血性扁桃体炎和急性化脓性扁桃体炎。前者多由病毒引起,全身和局部症状均较轻。但后者临床表现较重。局部较常见的并发症为扁桃体周围炎或扁桃体周围脓肿,全身较常见的并发症为急性风湿热、心肌炎、肾炎或关节炎等。

慢性扁桃体炎多由急性扁桃体炎反复发作引起,也可因扁桃体隐窝引流不畅,细菌在其内部繁殖而引起。另外,邻近病灶如鼻腔及鼻窦感染,某些急性传染病后也可导致本病发生。慢性扁桃体炎患者因受扁桃体隐窝内细菌和毒素的影响,可能产生各种并发病,如心脏病、肾炎、风湿性关节炎等,故应引起重视。本病相当于中医的"虚火乳蛾"。祖国医学认为其主要病因病理为脏腑虚损、虚火上炎。

107. 我用手脚穴位按摩法治急性扁桃体炎有效

脚部选穴: 45,41,70。(见图50)　　　　**按摩方法:** 45穴用拇、中指捏揉,双脚取穴，每次每脚每穴捏揉5~10分钟。41穴用拇指点按，双脚取穴，每次每脚每穴点按5分钟。70穴在双脚背十趾趾缝间，用中指点按，每次每穴点按3分钟。每日按摩2次。

四穴每次每穴2分钟。46，47两穴分别用绿豆压敷，双手取穴，压敷后嘱患者自己压按绿豆。每次压敷可保留2天。

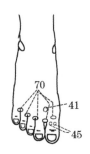

图50

手部选穴： 65，46，47。（见图51）

按摩方法： 65穴用梅花针刺激，双手

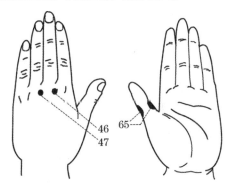

图51

注： 手脚穴位按摩治病法与按摩工具，请见本书附录一。

百姓验证

● 河南省新乡市中医院曹冬庆说："我的孙子（4岁）患急性扁桃体炎，高热39℃，当天输了液，点氨苄霉素、地塞米松、清开灵，体温下降了。可是傍晚时，又开始发烧，这时我想起穴位配方，就用梅花针治疗，并用王不留行压贴手部46，47两穴，同时按摩中部穴位。开始孙子不让我按压，贴上胶布他自己就撕掉，我就坚持给他压，一会儿孙子就出汗了，烧也退了。"

失 音 症

失音是一种常见病，多由于外感风寒、风热、吸烟饮酒过多、大声喊叫、咽喉炎症等原因所致。其特征是咽喉干燥不适、灼热疼痛、声音嘶哑、严重时失声等。

708. 我9岁的孙子声哑用蝉衣蜂蜜治好了

配方及用法： 蝉衣15克，蜂蜜30克。将蝉衣用水洗去沙土，加入500毫升水，煮开锅后，凉15分钟，过滤去渣，然后加入蜂蜜在火上煮，边煮边搅，一沸即可。应趁热饮，并当茶慢慢喝，凉了再热。一般2~3剂即可。

荐方人： 河南省新乡市中医院 曹冬庆

百姓验证

● 河南郑州市政七街131号常正光，男，74岁，退休干部。他来信说："我孙子9岁，在班级里选为班长，说话多，管事多，经常声音嘶哑，校医给开过药，效果不明显。后来我用本条方为他治疗2次，有一定效果。"

709. 我的不能发声病用醋煮鸡蛋治好了

配方及用法： 用搪瓷器皿盛普通食醋250克，加入鸡蛋1个，煮10~15分钟，然后去蛋壳再煮10~15分钟，将鸡蛋连同食醋一起服下。通常吃1个鸡蛋即可痊愈，不愈可再服1个。醋煮鸡蛋可治各种原因引起的急性喉炎、声带发炎，对因剧烈咳嗽而引起的声音嘶哑亦有效。

荐方人： 山东省滕州市 孙梅香

引自： 1997年第3期《中国民间疗法》

百姓验证

● 黑龙江虎林云山农场欧日超，男，67岁，退休教师。他来信说："我今年2月份突然说不出话来，口腔内干得厉害，于是按本条方治疗，没用多长时间就恢复了正常。隔几日又治1次，至今未再犯。此方还使我的耳鸣消失了。"

中国家庭自疗千方经典

食道异物（骨鲠）

食道异物是较常见的急重症，常表现为吞不下吐不出，难以进食，极为痛苦。如果处理不当，还可发生并发症，甚至危及生命。

食道异物发生后，表现为吞咽困难，异物停留的部位疼痛。颈段食道表现为颈部疼痛，推压气管及喉头向后摆动疼痛加重；胸段食道表现为胸骨后疼痛、背部疼痛。

食道异物发生后出现寒战、发烧、气紧、呼吸困难，预示发生了严重的并发症，如纵隔炎、纵隔脓肿、胸腔感染等。如果吞食尖锐异物后，呕血数十毫升至一二百毫升，是先兆性大出血的表现，预示有可能在短时间内被损伤的大血管（如主动脉弓）破裂，发生致死性大出血。

710. 我用本方治鱼刺卡喉效果很好

吃鱼时万一不慎，鱼刺会被卡在喉咙里，咽不下，吐不出。曾有人喝醋，企图使鱼刺软化、溶解，以消除痛苦。其实，此法效果不佳。因为鱼刺的成分不全是碳酸钙，不能被醋酸完全溶解。如果找西医，必须用医疗器械将鱼刺取出，这样会使病人感到痛苦。我曾用几样中草药煎成汤，像喝茶一样，慢慢咽下，当最后一口药汤下肚，鱼刺也就被清除掉了。既不使人感到痛苦，效果又很好。

配方及用法： 威灵仙、草果各45克，砂仁30克。将上述草药加水两碗，文火煎熬，当熬至约有一大茶杯时即可。放凉后，在20~30分钟内慢慢饮完，鱼刺即可被软化，顺流而下。

荐方人： 河南省漯河市漯河高中陶菊欣

百姓验证

●云南弥勒县朋普镇政府郑荣，男，54岁。他来信说："邻居小张在吃鱼时不慎鱼刺卡喉，到卫生院看后也未能取出，回来后求助于我。我用本条方为他煎药内服，很快就治好了他的鱼刺卡喉。"

711. 我老伴鱼骨鲠喉用本方治药到病除

广西玉林市中医中药研究会陈家伦医师的女儿陈春梅，在进食时不慎被鸭骨鲠喉，持续1个多小时难下。陈家伦想起一农民介绍的"白矾疏喉丹"，随取来一颗黄豆大小的白矾，给春梅含于口中，徐徐将矾液咽下，过了三四分钟，鸭骨即吞下无恙。据陈家伦说，那位传秘方的农友，曾以此妙方治愈多名骨鲠喉患者。

引自：广西科技情报研究所《老病号治病绝招》

百姓验证

● 陕西宝鸡洗衣机厂牟掌权，男，56岁，退休。他来信说："我老伴在吃鱼时不小心被鱼刺卡住了喉咙，我用本条方没花一分钱就解除了她的病痛，真是药到病除！"

 712. 杨洪龙的鱼骨卡喉症用本方治半小时就好了

节假日，肉食是餐桌上的主菜，常见有人被骨卡喉，由于使用除骨的方法不当，损伤咽喉的黏膜或使骨卡得更深，相继发生红肿、发炎、发烧、疼痛、吞咽困难、出血等现象。因此，我特向大家献一个秘方，该方经30多年临床实践，疗效确切。

配方及用法：白灰面120克，白砂糖60克。先将白灰面用冷水调敷在两膝头上，再每隔20分钟含一满口白糖，令其自消。连含3次，其骨立化。

引自：《中医药奇效180招》

百姓验证

● 云南金平县金河镇小河沟黄代祥，男，60岁，退休干部。他来信说："杨洪龙因吃鱼被鱼刺卡喉，用多种方法都不能去除。我用本条方施治，半小时后鱼刺便自然消失了。"

 713. 我小时候被鱼骨卡喉仅取深井水一次顿服就治愈了

这件事发生在我5岁的时候。有一天，我吃饭时不小心被鱼刺卡喉，母亲

中国家庭自疗千方经典

叫我吞下好几口干饭也无济于事。听说大理城内一位大爹对此治疗有方，父亲就带我前去求治。说明来意后，大爹只顾和父亲闲聊，好像把我给忘了。约半小时后，有人来大爹门前的水井里汲水。大爹叫人取来一个大瓷碗，顺手从人家刚提出井口的桶里盛了一碗水。大爹把那碗水放在桌上，然后闭目端坐，用右手食指在碗上方比划。父亲悄悄地告诉我，大爹是在画"佛章"。过了好半天，大爹睁开双眼，命我把那大碗水一次喝下去。说来也奇怪，回到家后，我的喉咙里没有了异物感，也不痛了。以后，我一直深信是那"佛章"起了作用。

长大之后，我当了医生，不再相信是"佛章"的作用，但却解不开这个谜。前不久，我在图书馆查阅资料时发现，在一本专门介绍单方验方的医学书上竟然明明白白地写着："鱼骨鲠喉的治法，取深井水1~2大碗，一次顿服。"虽然书上未说明疗效和机理，但对其疗效我不是早已验证过了吗？

吞咽动作是通过食道肌肉一连串交替收缩完成的。由于大量冷水的刺激，食道肌肉的收缩增强，使得刺入咽部或食道壁上的鱼刺脱落了。简单的道理，古朴的方法，只是画"佛章"使之带上了神秘的色彩。（赵立国）

百姓验证

● 广西宾阳县新桥镇民范群英村王世和来信说："我儿子在一次吃鱼时，不慎被鱼刺卡住了喉咙，我见后急忙用本条方试治，结果只喝了几口水，鱼刺就下去了。"

牙齿过敏

 714. *我的食酸"倒牙"用本方两分钟就治好了*

倒牙，系属牙齿过敏症。老年人要注意保护牙齿，平时多吃些含钙质高的食物，如牛奶、豆类等，少吃食酸和含糖多的食物。如果吃酸东西"倒牙"，可冲些小苏打水，含在口里1~2分钟后，将水吐出，牙齿就不疼了。

引自： 1997年1月4日《晚晴报》

百姓验证

● 广西河池地区配件公司陈远忠，男，67岁，干部。他来信说："我有一次'倒牙'，用本条方仅含1次就好了。"

715. 我口嚼大蒜治好了多年的牙齿过敏症

多年来我经常牙痛，吃甜的、酸的、冷的、热的都不行，严重牙齿过敏，到医院看过多次未见效。后来看到《晚霞报》上登了一则单方：口嚼大蒜可治牙齿过敏。我试了试，开始觉得辣得很，于是我就改为先少量，后逐步增加的方式食用，也就适应了。坚持了两个星期，牙齿就不过敏了，完全恢复了健康。

百姓验证

● 陕西西安市西五路交大二院26号李天才，男，70岁，离休。他来信说："我患牙齿过敏症多年，去医院治疗也没有治好。后我用本条方治，很快就见效了，现在吃冷、热、酸的食物都不难受了。"

各种牙痛

人们常说"牙痛不是病"，其实，牙痛本身正是各种牙病的信号，即痛出有因，如龋齿、牙髓炎、牙周炎、根尖周炎、智齿冠周炎、牙本质过敏以及三叉神经痛等疾病均可引起不同程度的牙痛。其中又以龋齿的危害最大，故龋牙病已被世界卫生组织列为重点防治的三大慢性非传染性疾病（心血管疾病、癌症、龋病）之一。

716. 我用花椒粒止牙痛每次都有效果

花椒止牙痛疗效甚佳。

方法：用干花椒1~2粒，去籽放在患处（如手放不方便，可用舌尖舔到患处）。花椒放在患处约1刻钟，即发挥效用，感觉患处及患处附近肌肉有麻木感，此时疼痛即减轻，随着药效继续发挥，疼痛即可停止。花椒入嘴后产生的唾液，可以吐出也可咽下，对人体均无妨碍。我用此单方，每次都有效。

荐方人： 安徽合肥三里庵邮电所 连方

百姓验证

● 陕西西安市西五路交大二院26号李生才，男，70岁，离休。他来信说："我孙子常患牙痛，又不愿去医院治疗。我用本条方为他仅治疗半个小时，未花一分钱，他的牙就不痛了。"

● 辽宁西丰县房木镇德龙赵源渊来信说："邻居张某患牙痛，我用本条方给他治好了。"

● 云南玉溪三中林文惠，女，78岁，教师。她来信说："我患龋齿牙痛，左脸肿大，后用本条方治愈，脸也消肿了。我又用此方法治好了我儿子的牙痛。"

717. 我用"牛奶子"治牙痛效果特别好

我牙痛两月余，时痛时止，服药只管用一两天。一天友人来访，见我牙痛难受之状，便介绍给我一个小单方：将草药"牛奶子"根部生长的小肉子砸破敷在痛牙牙龈处。我照友人所说之法，从地里找来些草药，含在牙痛处，并使药产生的口水尽可能浸没痛牙，不一会儿，牙痛消失。我仅用药一次，牙痛从未再发。

此单方在临床中试用5例，均在几分钟内见效。为了巩固疗效，牙痛消除后不要马上去药，应适当延长几分钟再去掉。注意含药时产生的口水不能咽下去，口水多了应该吐掉。

百姓验证

● 重庆市南岸区南坪福利社李永德，男，49岁。他来信说："邻居有人患牙痛，不能吃饭，脸肿得很高，每痛一次就四处求医，就是不见好转。后来我用本条方给他治愈，现已有5个月未痛过。"

五官科疾病

718. 我的牙痛病是用茄子皮灰治愈的

去年秋季，我牙痛一直不好，后经人介绍一方治好了我的牙痛病。现将此方献给大家。

方法： 用生茄子皮化灰，放于避风处过夜去其火气，与蜂蜜拌匀，涂于痛处，立即见效。

荐方人： 河南省西华县　何永全

百姓验证

● 广西融水县委组织部韦绍群来信说："我应用本条方不但医好了自己的牙痛病，也医好了我老伴的牙痛，就连我3个女儿及外孙的牙痛都医好了。我还经常用此条方免费为别人治疗牙痛。"

719. "八爪丁"中药治牙痛使我晚年享尽口福

我是贵州赤水市楠竹场的退休工人，现已近古稀之年了，但牙齿完好，很多硬脆食物仍咀嚼得如青年人那样爽快。

护齿方法： 当牙痛时，即将"八爪丁"中药切碎含在痛处，待10～20分钟后，将热涎吐出，其痛慢慢减轻；如再出现牙痛，又照法治之，牙病自除。我反复治之，所以有副完整的牙齿。

据医师言，"八爪丁"有"开喉剑"之美称，是治疗口腔咽喉疾病的消炎良药。

百姓验证

● 湖南桃江县灰山镇大树村高根普，男，65岁，工人。他来信说："我用本条方治好了高安付的牙痛，至今已有9个月未复发。"

720. 我常年含漱白酒使牙痛病一去不复返

俗话说：牙痛不算病，痛起来真要命。我年轻时经常患牙痛，去医院口腔科诊治，效果并不是十分令人满意，一度吃足了牙痛的苦头。后来，我就收集偏方治牙痛。最简单有效的偏方要数口含白酒漱口。每晚临睡前刷完牙后，口含白酒一大口, 低头和仰头漱口10分钟, 然后把酒吞下 (不喝酒的人可以吐出来)。天天晚上坚持含漱白酒, 日复一日, 年复一年, 牙痛消失。

口含白酒漱口也适应于因齿槽脓肿、齿龈炎、牙髓炎、牙周炎而引起的牙痛。

引自: 1996年8月5日《家庭医生报》

百姓验证

● 广西宾阳县新桥镇王世和来信说:"我用本条方治好了一名村民的牙痛病。"

---

721. 我长达7年的顽固性牙痛用车前草治愈

牙痛的滋味我深有体会, 深受其害。少时嗜糖如命, 常常躲在被窝里偷偷吃, 于是牙痛便接二连三地光顾。经常是一痛半个月, 一肿半边脸。为此我想方设法多方寻医问药, 针剂注射过, 药剂口服过, 土法偏方屡次尝试, 却往往是"按下葫芦起来瓢"。5年前得一偏方: 仲秋时节从野外采摘大量车前草, 连根拔起, 洗净晒干。择两株车前草配以两块似核桃大的冰糖煎煮, 文火熬制一茶杯汤水口服。每日3次, 7天为1疗程, 一般2个疗程痊愈。

我试用此法后 (连服2个疗程), 长达7年之久的顽疾牙痛终于不痛了。而听我介绍使用此法的患者也一一报告喜讯, 分文未花, 效果显著。

荐方人: 新疆农四师72团 罗雪玲

百姓验证

● 广东台山县台城镇富华新村328号甄沃根, 男, 53岁。他来信说:"我用本条方治好多位牙痛患者。"

● 辽宁清原县湾甸子镇二道湾村王安才, 男, 53岁, 农民。他来信说:"我用本条方治好一名牙痛长达10年之久的患者。"

---

722. 我的家传秘方治牙痛效果非常好

我有一治牙痛的家传秘方, 60多年来, 我家乡很多人采用此方施治, 效果非常好。

配方及用法: 熟地、生地各50克, 大黄5克，升麻、卜子、荆芥、防风、甘草、双花各10克，水煎服，每日1剂。重者2~3剂即可见效。

荐方人：河南省淅川县　师清民

百姓验证

● 云南弥勒县朋普镇政府郑荣，男，54岁，行政人员。他来信说："我本人患牙痛，并有脓肿出血现象，遇冷热也痛，使我寝食难安。后来我按本条方服药2剂就治好了自己的牙痛病。"

723. 我用灭滴灵治牙痛80例全部收到了好效果

几年来，我使用灭滴灵治疗牙痛病80例，取得显著疗效，有效率100%，治愈率98%。

具体方法：先把病牙刷净，保持口腔卫生，再将一块酒精棉球咬在病牙上，5分钟后吐出酒精棉球，然后口服灭滴灵，每次2片，每日3次，连服3天即可痊愈。此法治疗牙痛效果好，特别是治疗龋齿效果更好。

用此法治疗牙痛具有药源广，简单易行，花钱少，收效迅速，愈后不再复发，无副作用等优点。（刘加森）

引自：《上海老年报》

百姓验证

● 重庆市忠县石宝坪山龙滩邓明材来信说："湖北宜城鄂西的苟安福牙痛得要命，我按本条方为他服药，3天见效。"

● 四川资阳市丰裕镇资样村王清河，男，60岁。他来信说："我用本条方治好刘程飞、王有林等几人的牙痛病。"

724. 我用本方3剂药治愈了自己的牙痛

配方及用法：荆芥15克，黄芩6克，防风、升麻、连翘、生地、栀子、大黄、甘草各9克，竹叶为引，水煎服。

疗效：用本方治疗牙痛患者525例，服药1剂治愈者128例，连服2剂治愈者324例，连服3剂治愈者42例，病虽未除而病减轻者31例。

荐方人：河南内乡县张晓阳　谢怀盈

725. **我用单药公丁香治各种牙痛均在数秒钟内止痛**

主治：各种牙痛。

配方及用法：取公丁香数十粒，研细末，贮瓶中备用。牙痛者可将丁香粉纳入龋洞内或牙隙处。

疗效：用后约数秒钟即能止痛，重者可连续使用2~3次，有效率100%。

荐方人：四川省犍为县　沈吉义

引自：《四川中医》（1990年第5期）、《单方偏方精选》

五官科疾病

726. 我用四种西药片治牙痛真是一服即愈

1990年农历腊月二十九,我的牙痛病复发,愈痛愈烈。第二天到公疗医院和县医院求医,医生都放了假。回家时碰到一位校医,他给我开个药方,到药店买了四包药。一包吃下不到2小时,牙痛即止,使我快快乐乐地过了个春节。按时吃完四包药,至今没有复发。一学生牙痛难忍,照我用过的方法服药,也是一服即愈。

为解牙痛患者之苦,特献此方。此方是:强的松、芬布芬、维生素B₁、维生素C各2片。

注: 芬布芬别名为联苯丁酮酸。

禁忌: 14岁以下儿童不宜服用,消化系溃疡者及孕妇和哺乳期妇女慎用。

荐方人: 河南沈丘高中　窦全悟

百姓验证

● 辽宁本溪电信局张广生来信说:"我局职工张义振前2年开始牙痛,用消炎止痛药治疗也无效。今年我用本条方为他治疗,不到1小时牙就不痛了,很灵验,只花10多元钱。"

● 重庆市南川冷水关乡周治安,男,68岁,退休干部。他来信说:"以前我每年犯几次牙痛,去医院输液、打针也只能缓解,不能根治,实在痛苦。后我用本条方治疗,用药1剂即愈。此方不仅治好了我自己的牙痛,还治愈了20多人的牙痛。"

● 江苏响水县灌东小区蒯本贵,男,67岁,主治医师。他来信说:"我用本条方治疗各种牙痛患者10多人,有效率100%。"

727. 我用本方治好一位牙痛剧烈病人

我于1988年出差到昆明,住在翻胎厂旅社,见该旅社一服务员因牙痛异常,以致休克,注射青霉素无效,后用此方治愈。于是我虚心求教而讨得此方。去年,我曾用此方治好了一位严重的牙痛病患者。

配方及用法: 生石膏15~30克,当归15克,升麻5克,黄连5克,生地15克,丝瓜15克,丹皮5克,牛蒡子10克,煎服,每日3次。可治牙齿剧烈疼痛。

荐方人: 云南曲靖药厂　杨家仁

● 广东信宜市怀乡银行退休干部梁振，男，73岁。他来信说："去年夏天我右上牙痛得非常厉害，并伴有高烧，坐卧不安。后我按本条方服药，7分钟后痛止，又服1剂效果更佳，至今未复发，才花5元钱。"

728. 我用瓦松白糖治牙痛有特效

配方及用法：瓦松1把，白糖100克。将瓦松（当地称瓦棕）用水洗净，放入锅内，加水一大碗，煎至半碗，将瓦松捞出，把药液倒入白糖碗内喝下，1次见效。

我6年前经常牙痛，痛起来吃不下饭、睡不好觉，脸肿，服遍止痛片、牙痛散、牛黄解毒片，抹牙痛水，都无济于事。后来用此方治疗，用药1剂便好，再没复发。我应用此方治疗过许多牙痛患者，均见效。

荐方人：河南洛宁县　曲书祥

● 江苏镇江市谏壁镇南头146号蒋顺洪的老伴患突发性牙痛，痛得呼天唤地，束手无策。后来用此方治疗，3天后消肿痊愈。

729. 我以三神西药片治好许多牙痛患者

牙痛患者发病时，可将消炎痛1片，保太松2片，解热止痛片2片同时服下（缺一不可），等2~3分钟后，疼痛即消。此方疗效极佳。

注意：儿童禁用，成人患胃炎、胃溃疡者禁服；牙痛治愈后不宜久服；此方饭后服不伤胃。

● 重庆市陈孟庄，男，69岁，工程师。他来信说："我县航管站站长的父亲患牙痛，我用本条方为他施治，服药不到5分钟牙就不痛了。"

"我单位职工罗光牙痛得厉害，腮肿得很大，吃不下饭，睡不好觉，去医院打针吃药花60余元钱未见效。我用本条方为他医治，不到10分钟即痛止，第二天

五官科疾病

肿消去大半, 第三天就全消肿了。"

● 广西三江县丹洲村梁汉斌来信说: "村民刘战德患牙痛, 在镇卫生院治疗无效。后我用本条方, 8分钟就治好了他的牙痛。同事兰群英、朋友杨贵花同患牙痛, 在镇卫生院花钱治疗无效, 也是用此条方治愈。我用此条方共治好50余人的牙痛病, 这条方真灵验! "

● 四川崇州市榿泉乡建设村张成根, 男, 58岁, 医生。他来信说: "兴隆镇叶某因牙周发炎牙痛, 在别处治疗未见好转, 已两天未吃东西。我用本条方为他治疗, 3分钟后牙就不痛了。我用此条方共治好上百人的牙痛病。"

730. 我利用名师叶天士的验方治各种牙痛千余例无不显效

中国家庭自疗千方经典

主治: 急性根尖炎、牙周脓肿、急性化脓性牙髓炎。

配方及用法: 煅石膏2.1克, 生地6克, 荆芥3克, 防风3克, 丹皮3克, 生甘草2.1克, 青皮1.8克, 水煎服。上门牙痛属心火, 加半夏2.4克, 麦冬3克; 下门牙痛属肾火, 加知母3克, 炒黄柏3克; 两边上牙痛属胃火, 加白芷2.4克, 川芎3.6克; 两边下牙痛属脾火, 加白术2.4克, 白芍3.6克; 左边上牙痛属胆火, 加羌活3克, 龙胆草2.4克; 左边下牙痛属肝火, 加柴胡3克, 炒栀子3克; 右边上牙痛属肠火, 加炒枳壳3克, 大黄3克; 右边下牙痛属肺火, 加桔梗3克, 炒黄芩3克。

疗效: 30余年治牙痛上千例, 无不效果显著。仅1983年就治58例, 按上方辨证施治, 服3剂愈者12例, 服6剂愈者35例, 服9~12剂愈者4例, 反复发作(逆行性3例, 龋齿者4例)根治者7例, 经观察2年均未犯。

按语: 本方为先师所授。20世纪60年代初荐给口腔科, 用于治疗牙痛, 屡用屡效。

荐方人: 北京市延庆县中医院口腔科　侯士林

引自:《当代中医师灵验奇方真传》

百姓验证

● 广东连州市清理处吴木清来信说: "我市九坡镇农民邱远贵患顽固性牙痛15天, 吃不下, 睡不好, 受尽了折磨。曾在管理区医疗站治疗, 吃药打针一星期, 牙还是照痛不减。后来用本条方治疗, 服下2剂药开始见效, 服完3剂药后牙就一点也不痛了, 仅花5.1元钱。"

● 江西定南县陈坑村陈日林, 男, 48岁, 农民。他来信说: "我爱人患牙痛,打针吃药均不见效, 用本条方治疗, 服药2剂就见效了。后来我用此条方又治好其他几位牙痛患者。"

731. 百岁老人裴心易献出的治牙痛秘方—用真灵

湖北松滋县杨林市区家河村白岁老人裴心易, 生于光绪十六年 (1890年), 年轻时当过药铺调剂员。他献出一个治牙痛的秘方, 供医药研究者和牙痛患者使用。

配方及用法: 取生地、丹皮、甘草、熟石膏4味药, 并可因不同齿痛另加2味药, 即上庭四齿属心, 痛则加川连、麦冬; 下庭四齿属肾, 痛则加黄柏、知母; 左上盘牙属胆, 痛则加羌活、胆草; 左下盘牙属肝, 痛则加柴胡、山支; 右上盘牙属大肠, 痛则加枳壳、大黄; 右下盘牙属肺, 痛则加白芷、川芎。以上六方, 各6味药, 每味药各取6克, 不得代替。

百姓验证

● 广西宾阳县新桥镇王世和来信说: "我用本条方治好牙痛病人60例。其中王启仁夫妇同患牙痛, 去县中医院和个体牙科诊所花去70余元未治好。我按本条方让俩人睡前各服1剂, 第二天早晨俩人的牙就不疼了。"

● 广东英德市农业委员会林宗炳来信说: "我单位办公室一位同志患牙痛, 用本条方治疗, 1剂痛减, 2剂痊愈。"

● 四川乐山市中区航务管理所吴永福, 男, 50岁, 干部。他来信说: "客运站驾驶员李兵患牙周炎多年, 因他常喝酒抽烟, 病痛时常加重, 痛时需输液缓解, 一年输液费就达1300元, 长年治疗, 也无法根治。后用本条方治疗, 3剂根除, 只花药费18.5元。"

"乐山市通镇胡华牙痛, 打针输液不见效, 用此条方治疗, 半个小时牙痛即止。原来输液花掉105元, 此次只花5.5元就完全好了。"

732. 我用本方治各种原因所致的牙痛均有显著疗效

主治: 风火 (热)、虚火、胃热牙疼及　　龋齿、牙髓炎、冠周炎等所致的牙痛。

五官科疾病

功效: 本方具有祛风散火、杀虫止痛之功。

配方及用法: 块樟冰、生石膏、大青盐各50克,花椒15克,薄荷冰50克。将前4味药共研细末,用连颈葱根100克打汁,和药末放入铜勺内置炭火上烧之。

溶化后,待药面翻泡微冒烟,再将薄荷冰对入拌搅数次离火,待冷,研细备用。用时以湿棉球蘸药敷患处。如因牙周炎引起的疼痛,将药敷在牙根部的牙龈上;如牙根残部肿疼,须将药敷在残根上;如龋齿疼痛,将药棉球塞至蛀孔中即效。一般用药后不到1分钟即可止痛,龋齿病人用药后常数月乃至数年不再作痛。个别牙周炎病人用药后数小时或数日再痛,可以上药重复使用。

引自: 1989年10月6日《中药科技报》

百姓验证

● 李某,女,29岁。患者牙齿疼痛2天,痛剧烈难忍,辗转不寐,饮食难下,以致影响工作。曾注射强痛定等无效,后服用此方,敷药后痛立止,肿消再未复发。

● 辽宁抚顺市露天区新屯街38号吴广明,男,28岁,工人。他来信说:"我用本条方配制成牙痛特效药,已治好牙痛病人6例。"

733. 我以巴豆大蒜膏塞耳法治好韦惠卿的牙痛

配方及用法: 巴豆1粒,大蒜1头。二药同捣为膏,取膏少许,以适量棉花包裹塞于耳中。左牙痛塞左耳,右牙痛塞右耳,8小时换药一次。

疗效: 此方治疗牙痛,一般3~5分钟即可止痛,连用2~3次可收良效。

引自:《浙江中医杂志》(1987年第8期)、《单方偏方精选》

百姓验证

● 张某,男,30岁。牙痛难眠,用此方塞耳,3分钟痛止,3次显效。随访半年无复发。

● 广西天峨县供销社邓钟杰,男,75岁。他来信说:"我用本条方治好了韦惠卿的牙痛。用药约20分钟牙痛便止住了,治后耳内起了小泡,但过几日自然就好了。"

我用石膏花椒为父亲治牙痛立时见效

配方及用法: 石膏30克, 花椒15克, 共研细末, 装瓶密封备用。用时抹牙痛处。

我父患牙痛, 吃药无效。我从邻居李彦青处得此方, 配药抹患处, 痛即止。

荐方人: 山东省瞧县县委宣传部 李修成

百姓验证

● 内蒙古巴林左旗浩尔吐乡乌兰坝村王兴贵, 男, 49岁。他来信说:"我用本条方治疗多位牙痛患者, 均用药后很快见效。"

735. **我用仙人掌贴脸治牙痛有效**

方法: 牙痛时, 取一块鲜嫩肥大的仙人掌, 用水洗净, 剪去表面的针刺, 再对剖成同样厚的两片, 把带浆的一面贴在牙痛部位的脸上。

此方治牙痛有效。我曾牙痛红肿, 用此法贴了1天, 牙痛就好了。

引自:《老同志之友》(1992年第5期)、《中医单药奇效真传》

百姓验证

● 辽宁凤城四门子镇朱明久, 男, 工人。他来信说:"四门子村11岁的朱琳, 每月都犯牙痛病, 病程已有3年多了。每次牙痛时, 都要到医院打针吃药, 花费20~30元不等。这次孩子又犯牙痛, 我就用本条方为她施治, 只用药2次就不痛了, 而且至今未犯。我周围的人每患牙痛, 我也是用此条方治疗, 均收到同样的良效。"

● 陕西宝鸡洗衣机厂牟掌权, 男, 56岁, 退休。他来信说:"我用本条方治好8人的牙痛, 方法简单, 疗效特好。"

736. **我用七种中药研末吹鼻治牙痛30例都是立竿见影**

配方主用法: 雄黄10克, 乳香6克, 胡椒10克, 麝香0.5克, 荜拨6克, 良姜9克,

五官科疾病

539

细辛5克，共研细末，分装密封保存。用时将少许药吹鼻中（男左女右），用药后 牙痛立止，有显效。

引自：《中药鼻脐疗法》

百姓验证

● 江苏响水县灌东小区蒯本贵，男，67岁，主治医师。他来信说："我用本条方治疗小儿牙痛30例，都有效。"

737. 我老伴和孙子患牙痛病用本方治疗很见效

冰片、薄荷、樟脑各等量，放于碗片上，上盖一小碗片，置于炭火上焖成炭， 放于痛牙上，有效。

引自：《蒙医妙诊》

百姓验证

● 辽宁本溪电信局张广生，男，61岁，干部。他来信说："我老伴和孙子患牙痛病，用本条方和744条方治疗，均有效，现已4个月未见复发。"

738. 我用露蜂房煎汁漱口治愈反复牙痛症

严某，男，50岁。1980年3月2日初诊，多年来反复牙痛，时有牙龈红肿疼痛，寝食俱废。方用露蜂房20克，煎浓汁，含漱 口，几次见效。几年来，未见复发。

引自：《四川中医》（1985年第6期）、《中医单药奇效真传》

百姓验证

● 山东济宁市任城区人民医院耿际茹，男，47岁，会计。他来信说："我按本条方用露蜂房煎汁漱口，治好了牙痛，至今未复发。"

739. 我堂兄经常牙痛用白芷细辛冰片治立刻见效

配方及用法：白芷30克，细辛15克， 冰片6克。将细辛焙黄，与白芷、冰片共研成细面,用药棉包裹,塞入鼻孔,每次0.5克,止痛后即可取出。

疗效: 治疗多例,均见效。

引自:《实用民间土单验方秘方一千首》

百姓验证

● 湖北武穴市陈志明来信说:"堂兄陈正云经常牙痛,一痛脸就肿,睡不好觉,几天不能吃饭,痛苦万分。我用本条方为他治疗,真是药到病除。"

● 黑龙江齐齐哈尔市电信局李再国,男,47岁,干部。他来信说:"我用本条方配成药粉,治好许多人的牙痛。"

740. 我弟媳牙痛用生地元参猪肉彻底治愈

配方及用法: 生地、元参各30克,猪肉250克。水煎煮,食肉喝汤,每日1剂。

疗效: 1剂止痛,3剂不再复发。

引自:《实用民间土单验秘方一千首》

百姓验证

● 福建大田县文江乡体协余景峰,男,75岁,退休干部。他来信说:"我弟媳牙痛数日,打针几日不见效,吃不下饭,睡不好觉。后我按本条方只给她服用3次,就治好了她的牙痛病。"

741. 我用香椿树皮加糖口服治好了牙痛

配方及用法: 香椿树皮30克,白糖适量。香椿树皮加水煮沸后去皮加糖口服。

疗效: 1次见效。

引自:《实用民间土单验秘方一千首》

百姓验证

● 广西桂林市十五中学陈小玲,女,62岁。她来信说:"我用本条方,没花一分钱就治好了自己的牙痛,而且至今未复发。"

五官科疾病

742. 我用本法止牙痛效果好

对治疗脖子以上各部位的疼痛最有效，应用最广的穴道要算合谷穴了。

先将合谷穴的好处牢记心中，当头痛、喉咙痛、牙痛时，便可派上用场。前几天有位摄影师来找我，只见他按住脸颊，一副愁眉不展而又疲惫不堪的样子。一问原来是牙痛，不但痛得无法工作，而且还彻夜不眠。

看他那副痛苦不堪的样子，我就替他在合谷穴上扎了几针，不出所料，牙痛果然消失了，他又可继续工作了。后来他去牙科治疗时，用大拇指用力按压合谷穴，或去医院前，先用线香灸治或牙签刺激合谷穴，效果也很好。

这是利用强刺激提高穴区疼痛感，并通过过度的刺激使患部疼痛感觉麻木，最后达到不觉痛的效果。当然，刺激穴道的疗法很多，现代牙医大都利用刺激合谷穴的方法止牙痛。

刺激中指可治牙痛及肩胛骨酸痛。当牙痛严重时，还有一个简便方法，那就是刺激中指。在朝鲜"高丽手指针学"中，中指部位相当于关部的穴道，而末关节的指腹正好相当于脸部。因此牙痛时，疼痛那一侧的中指末关节指腹，相当于牙齿部分。直接弓起中指，用大拇指指尖用力按压中指指腹，即可找到穴道。为便于寻找穴道，可将中指从中间对分，分别从右侧或基侧的上方开始顺序按压而下。如压中穴道时，会有轻微的抽痛感。（见图52）

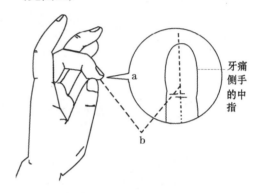

牙痛侧手的中指

a. 此部分的压痛点即为穴位

b. 寻找时，从中画一直线，用大拇指指尖从右侧或左侧的上方开始向下按压

图52

用线香灸或牙签刺激压痛点，反复5～6次，再配合刺激合谷穴，可以马上使疼痛缓解。即使无法完全止痛，至少不再疼痛难耐。

此外，牙痛造成肩胛酸痛的情形也很多。消除肩胛酸痛，关键在于同一中指的基关节至中关节部分。

"高丽手指针学"中，中指的基关节到中关节的两侧相当于肩膀部分，用另一只手的大拇指和食指用力按压该处，压痛点就是穴道，继续用指尖按压或用线香灸治，反复施行5～6次即可。

该方法对一般的肩胛酸痛有效。

● 辽宁清原县湾甸子镇二道湾村王安才,男,53岁,农民,他来信说:"有一回去山东寿光县参观蔬菜大棚,在火车上遇见了一位辽中县的村干部。这个人当时犯了牙痛病,我用本条方(压指法)给他治疗,当即疼痛解除,他对我感谢不已。"

743. 我用手脚穴位按摩法为老伴治好了牙痛

牙周病是牙周组织的慢性、破坏性常见病,也是中老年人的多发病。从广义上讲,风火牙痛、龋齿、牙龈炎、牙周炎、牙龈出血等,均可从脚穴病理按摩角度划入牙周病范畴,按一个组穴处方进行治疗。

脚部选穴: 46, 47, 41, 70, 15, 16, 17。(见图53)

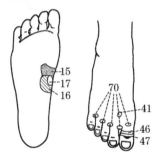

图53

按摩方法: 46,47两穴要同按,用拇指横推按,双脚取穴,每次每脚每两穴横推按10分钟。41穴用食指关节角推按,双脚取穴,每次每脚每穴推按5分钟。70穴分布在双脚背十趾缝处,用拇指逐趾按摩,每次每穴点按3分钟。15,16,17三穴要连按,用按摩棒大头从15穴推按至17穴,双脚取穴,每次每脚每三穴推按10分钟。每日按摩2次。

手部按摩: ①治疗牙痛时,用单根牙签在7-1穴区轻刺激寻找刺痛点,找准后反复强刺激,每手每穴5分钟。刺激的重点:左侧牙痛刺激左手7-1穴,右侧牙痛强刺激右手7-1穴。②治疗齿髓炎时,用梅花针强刺激4,7-2穴。然后按压42穴,每手每穴3分钟。每日数次。③治疗牙齿过敏时,用梅花针刺激4,6两穴,每手每穴3分钟;牙齿过敏发生时除刺激上述穴外,加按42穴。(见图54)

注: 手脚穴位按摩治病法与按摩工具,请见本书附录一。

五官科疾病

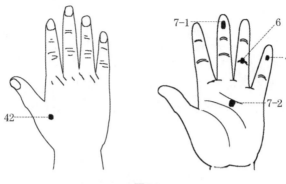

图54

中
国
家
庭
自
疗
千
方
经
典

百姓验证

● 河北保定市环城南路75号张桂淑说："我牙痛得厉害,按照此按摩法,用梅花针反复强刺激7穴点,按摩几次就不痛了。"

● 福建省福鼎县建设局谢兴斌说："我老伴牙痛数月,久治不愈。我按照手穴位按摩法为她治疗后,牙痛痊愈。"

● 山东莱阳市城关镇城北村田淑秀,女,50岁,农民。她来信说："我用本条方治好了邻里数名患者的牙痛病。"

● 沈阳汽车车桥厂张伟,男,26岁,工人。他来信说："我用本条方取手穴治疗多位牙痛患者,都收到了很好的疗效。"

● 广东郁南东坝镇粗口村余国英,男,58岁,农民。他来信说："我用本条方治好几例牙痛患者。"

龋牙痛

龋齿是指牙体被龋蚀,而后逐渐毁坏崩解形成龋洞的疾病。龋齿继续向深部发展,可引起疼痛,称龋齿牙痛。此病多因平素不注意口腔卫生,牙齿污秽,食物残渣塞于牙缝间隙或过食肥甘食物所致。此病可伤及牙体,损及络脉,继而影响咀嚼功能,甚至导致咀嚼功能丧失,并可成为病灶引起其他口齿疾病。

744.　我用本方治龋牙痛有特效

　　配方及用法: 黑松(也叫油松)节(就是剪下的松树分权节部分),剁成小块,取50~100克,用搪瓷缸装水,文火煮半小时,口含松节水漱口20分钟。

　　此方我已应用10余年,先后为10多人治虫牙痛均见效。

百姓验证

　　● 安徽合肥6号信箱余萍,女,38岁,公务员。她来信说:"我龋牙特多,经常疼痛,采用本条方治疗,仅几次就不疼了。我儿子也经常牙痛,我用此条方为他治疗效果较好,至今未听到他说牙痛。"

　　● 四川越西列检所杨启凤,男,48岁,检车员。他来信说:"张在伟,24岁,患龋齿病5年多,多次治疗没有效果,我用此条方为他治愈。"

　　● 广西三江县丹洲村梁汉斌来信说:"1998年10月我患牙痛,曾多次到医院治疗,花30多元也未见好转。后用本条方,分文未花,用药30分钟治愈。"

745.　我应用速效牙痛宁治各种牙痛均有效

　　配方及用法: 用生草乌、洋金花、闹羊花、花椒、生南星、生半夏、细辛、白芨等量,用适量医用酒精浸泡,制成速效牙痛宁酊剂。用时,以棉球浸药液塞于龋洞或均匀涂于患牙根周围。

　　疗效: 治疗168例,显效160例,有效8例,总有效率100%。

　　荐方人: 山东德州地区医院　孙宝忠

百姓验证

　　● 四川达县龙会乡十八村彭兴田,男,71岁。他来信说:"我近1年来经常牙痛,用本条方治疗,牙不再痛了,很有效。"

746.　我用韭菜籽香油治蛀牙疼痛特别灵验

　　配方及用法: 韭菜籽25克研成末,与香油25毫升混合,放杯内,用火在杯内烧，至发出香气。再将葱或竹管一　后即可。
头放到蛀牙处，用嘴吸香气，20分钟

中国家庭自疗
千方经典

百姓验证

● 辽宁凌源市沟门子乡毛东组杨永利用此方治好了本村一位男孩的虫牙痛。

● 辽宁抚顺市石油二厂代秀芹用此方仅一次，就治好了她姐姐的牙痛病，现已数月未痛。

747. 我用土豆片贴腮治虫牙痛很有效

我以前常因牙有小洞疼痛难忍。有时牙根也肿起来，不敢吃东西。吃药也不见效，输液也没解决问题。后来采用土豆片贴腮法治疗，果然见效。

方法： 用生土豆片在凉水中泡一会

儿，贴于患牙根腮帮部位，反复换两三次就能止痛消肿。

荐方人： 辽宁省辽中城郊乡离休干部王凤言

百姓验证

● 江苏连云港市勘察设计院朱红一，男，38岁。他来信说："我侄子来我家，正好患虫牙痛，我没有送他去医院，而是用本条方为他治疗，用药不到半个小时，他的牙就不痛了。"

● 山东栖霞市卫生防疫站冯万新，男，57岁，医生。他来信说："亲属衣明珍患牙痛，我用本方给她治疗，约半小时后牙就不痛了，至今也没复发。"

748. 我以雄黄香油治好了外甥女的龋齿牙痛

配方及用法： 雄黄100克，香油50毫升，调成糊状，涂抹于患牙处，痛止后用清水漱口。

疗效： 见效。

引自：《实用民间土单验秘方一千首》

百姓验证

● 安徽合肥市第615信箱王瑞国来信说："我外甥女患龋齿，牙根溃疡，连左上门牙牙根都已烂掉，从牙根空洞里往外流脓水，去过几家医院治疗均不见效。后来我用本条方治疗，2天后脓水就没有了，一星期后空洞开始收口，1个月后长出新牙。"

● 福建仙游钟山卓泉吴捷榜，男，70岁，退休干部。他来信说："谢银花有两个龋齿，经常痛得吃不下饭，因患心脏病又不敢拔掉。我用本条方为她施治后，便再也没发作。"

风火牙痛

 749. **我用本方给一火牙痛患者治疗果见神效**

我在行医治牙痛病时，曾遇见一高人赠方于我。

配方及用法： 生鸡蛋破壳加一匙白糖，另加醋1~2匙，搅匀服下，几分钟痛止。

荐方人： 黑龙江依安县　高洪川

百姓验证

● 辽宁瓦房店市永宁镇贺家村倪殿龙，男，73岁，离休。他来信说："邻居王庆禄因家庭琐事患了火牙痛，痛得不能吃饭。我用本条方为他治疗，半个小时痛止，连服2次见效，而且至今未犯。"

"我的老友梁传申因上火患了牙痛症，疼痛难忍，经我用本条方治疗，半小时疼痛即止。"

● 湖北武汉市江夏区流芳镇朱达银，男，52岁，工人。他来信说："我儿子患牙痛病，左边脸红肿发热，不能吃东西，我用本条方为他治疗3次就好了。"

● 广西天峨县供销社邓钟杰，男，75岁。他来信说："患者韦惠卿，女，73岁。我用本条方为她治疗，用药2分钟牙就不疼了。"

750. 我和老伴的牙痛都是用本条方治愈的

配方及用法：大黄、生地、升麻、葛根各10克，石膏15克。水煎服。先放石膏煎沸，次放生地、升麻、葛根再煮沸，最后放入大黄，煎沸后10分钟，澄清，1剂药煎3遍。治风火牙疼和神经性牙疼，2～3剂药见效，副作用是轻度腹泻。

如果患有三叉神经痛，可再增添下列4味药同时服用：川芎、白芷各30克，桔梗、元胡各15克，煎法同上。

2个月前，我和老伴都得了牙疼病。一日，妻说："还是上医院取点药吧，总比不吃强。"在医院里，经过一阵走马灯似的忙乱之后，还是取了牙周宁、新诺明、灭滴灵，外加三粒炎痛喜康等药。

在回家的路上，牙疼得受不了，就坐在邮电局门口的台阶上休息。我正抱着脸呻吟，听有人说："牙疼吧，老哥！你今个儿算碰到神医了。"我抬头一看，是一位五十来岁，穿着退了色的对襟棉袄，背个旧竹篓，胡子又长又乱的人。

这人笑着说："我开个中药方，叫神仙一把抓，吃1剂见效，吃2剂效果更治好。"

我斜着眼睛看看他，心里好笑，想："我们不知看过了多少大夫，都治不了，就凭你能行？"便头也未抬说："谢谢好心，我有药，甭费神了。"

这人仍然和和气气地说："中不中试试呗，我保险吃了不会坏事。"说完，也不征求我的意见，弯腰在地上拾了个破烟盒，把灰土吹了吹，用手展平，掏出圆珠笔，就着窗台开起了药方。

他把药方递给我时，我不愿接，可盛情难却，捧在手上看时，那字写得歪歪斜斜。药方极简单，只有五味：大黄、生地、葛根、升麻各10克，石膏15克。

那人背上竹篓，刚要迈步，又回头叮咛："可得吃吃试试，别不当一回事，1剂药最好煎3次。"

我歇够了，起身回家，走一截路后心想：既然人家说得挺诚恳，何不试呢？便绕路来到了药材店，开票员算了算，还不到六角。我买了4剂，回了家。从第二天开始，我和老妻各吃了2剂。确实像那人说的，好得很快，药到病除了。吃东西和平常一样，敢啃敢嚼，热冷酸甜都不怕了。老妻高兴地追问："这是哪儿的大夫？咱得买点礼去谢谢人家呀！"老妻越诚心诚意地追问，我越觉得没法解释。

我的牙病治好了，可心病又来了，千恨万悔，当时咋那样冷冰冰地对待那位热心的好人？内心无比愧疚，认识得到升华：以貌取人者，乃蠢人也！（焦静波）

百姓验证

● 黑龙江老年报社编辑部主任章丰来信说："1周前,《聊天站》责任编辑赵洁大姐拿给我一篇读者来稿,让我看看能不能用。我一看是焦静波读友从河南省洛宁县写来的《病途遇好人》。聊的很有点意思。但那好人送他的小药方是否真有效? 有点存疑。于是我拿稿请教本报特聘编辑、副主任医师汪广泉兄。汪兄看药方后说:'这几味可治风火牙疼,但10克大黄服后恐下泻。'

我想最好试用一下这药方的疗效,也是对读者负责。我的牙最近总是轮班疼,也像焦静波读友那样吃了不少药,但还是一遇酸甜凉热硬就疼。于是到药店按焦静波读友提供的药方,抓了3剂药。药剂师告诉我,先煎石膏10分钟,再加进生地、葛根、升麻后再煎15分钟,最后放进大黄再煎10分钟。

服1剂药后果然见效,遇酸、甜、凉、热不疼了,虽有轻度下泻,但对健康无害。3剂药吃完后,连过去钻牙后遗留的牙根隐疼也渐渐消失了。焦静波读友病途遇好人巧治牙病,我是看稿见好后共享喜悦,故也参加一聊。"

● 四川自贡市沿滩区富全镇殿蒲村宗燮维,男,69岁,退休干部。他来信说:"我爱人牙痛,冷热酸甜都吃不下,已有5年多了,反复吃药,反复发作,不能根除。后我用本条方,只两剂药就解除了她的痛苦,现在她是百口不忌。"

● 北京顺义大孙庄镇石庄村孙东复,男,62岁,教师。他来信说:"我侄媳患牙疼已有五六年了,而且每隔一个多月就犯,每次都持续一周左右,脸部肿胀,夜间无法入睡。后来我用本条方为她治疗,只服药一剂就消肿止痛了,至今已有一年多未再犯。"

751. 我用本方治牙痛168例全部有效

主治: 风冷牙痛。

配方及用法: 苏叶、乳香、白芷、细辛各1份,冰片半份,共研细末后,装入0.5克的空心胶囊内备用。这是1剂药量,一天内服完(可分2次服)。如果弄不清1份和半份量的问题,可按苏叶、乳香、白芷各5克,细辛2克,冰片0.05克量来配制。

按上法配药服用而牙痛未愈时,可再继续配药连服2日。

疗效: 治疗患者168例,治愈(用药1~2次,临床症状消失)164例,好转(用药3~6次,临床症状改善)4例,有效率100%。

注: 本方适用于风冷牙痛,症见牙龈

无红肿，遇冷痛甚；风热牙痛禁用；孕妇忌服；服药期间忌食辛辣之品。

荐方人：吉林农垦特产学校　孔令举

引自：《当代中医师灵验奇方真传》

百姓验证

● 辽宁本溪电信局张广生，男，60岁，干部。他来信说："我患牙痛30多年来陆续在各医院治疗多次，虽有所缓解，但是总不能去根，这些年的医药费也不计其数。后来我用本条方治疗，果然很灵，几分钟就止痛了，现已3个多月未犯。此次治疗仅花10多元钱，真是偏方治大病。"

752. 我母亲用竹叶绿豆荷包蛋治牙痛一次即愈

配方及用法： 竹叶15片，绿豆50克，煮荷包蛋三四个，一次吃完荷包蛋。

我母亲因牙疼不能吃饭，用此方治1次就好了，特别有效。

荐方人：河北承德县三家乡中学
刘建国

百姓验证

● 广西南宁市郊区水库管理处陈敬忠，女，68岁，干部。她来信说："我用本条方治疗亲家母的牙痛病，仅1次就不痛了。"

● 辽宁鞍钢南部机械厂尹奉玺按此条方验证20余人，无一不愈。

● 辽宁昌图企业局唐宝云患牙痛病20多年，因疼痛难忍拔掉了4个牙，另外还有3个牙也已严重损坏，非常疼痛。他曾用过多种方法治疗，均无明显效果。后来用此条方治疗，一剂药就见效，吃完后就不痛了，吃两剂牙痛痊愈。

753. 我以此牙痛霜治风火牙痛与龋齿牙痛都有特效

配方及用法： 樟脑、川椒各3克，细辛2克。将以上三药研细放铜勺内，用茶盅盖上，再调面糊密封四周，放在微火上烧。15~20分钟，闻觉樟脑气透出即离火，待冷后揭开，药霜俱在茶盅底，取下药霜，入瓷器瓶中贮存。牙痛时取少许药霜塞痛处，一般3~5分钟止痛。（王来林）

引自：1996年2月19日《家庭医生报》

● 湖南桃江县灰山镇大湾村高根普,男,65岁,工人。他来信说:"我用本条方治好高秀花的牙痛,没花一分钱。"

754. 我用蛇皮油酒治愈3位牙痛病人

配方及用法:半条蛇皮(最好用野鸡脖子蛇,且人工剥的皮较好。如没有人工剥的蛇皮,药店出售的蛇蜕也可,但剂量需大一点),白酒适量(视自己酒量大小而定,如能喝100毫升酒,就要备125~150毫升)。将白酒点着,用筷子夹着蛇皮放到酒火上烧,把蛇皮油滴在酒里。待蛇皮烧净后,将酒火熄灭,趁热将酒猛喝下(喝时可就点儿菜),感觉头晕时,躺下睡一觉,牙痛即可消除。如不愈,可照此法再来一次,保证您不再受牙疼之苦。

百姓验证

● 云南师宗县检察院杨中明,男,52岁,检察官。他来信说:"我患有牙痛病,久治不愈,疼痛难忍时就拔掉,以致上牙已拔光,仅剩下牙。上次牙痛我选用本条方自治,果然治好了,而且至今也没有复发。"

● 广西贵港市邮局李素玲来信说:"我用本条方治好3位牙痛病人。其中有一人在医院治疗6天,不能正常上班,后用此条方一次治愈。"

● 河北秦皇岛市北戴河区杨庄董连仲,男,58岁。他来信说:"本镇程百泉患牙痛,百治无效,我用本条方为他治愈。"

755. 我用本方2剂治愈了牙痛

配方及用法:生地、熟地各30克,当归20克,川芎12克,白芷、菊花各10克,升麻3克,细辛5克,甘草6克,煎服。

我患牙痛,久治不愈。听说此方火、虫、亏牙皆治,即抄来取药服用,1剂轻,再剂而愈。后将此方介绍给几十位牙痛患者,所服皆效。

荐方人:河南内乡县赤眉乡 孙建成

百姓验证

● 山东威海谢振刚，男，33岁，工人。他来信说："我以前常闹火牙痛，有一次在岳父家吃饭时，饭粒碰到了火牙，使整个脸部全麻痛起来，好长时间都无法进食。后到厂医处治疗，医生说到医院挑断牙神经就好了，我一听就害怕了，还是我自治吧！随后我用本条方治疗，一剂药仅喝一半，牙就不痛了。因为此次未治彻底，过些日子牙又痛起来，我仍用这条方连服4剂，牙痛至今未再复发。此条方治牙痛确实有效。"

● 四川旺苍县广旺矿务局羊裔洪来信说："汪松晓患牙痛，去县医院、本公司总医院及个体诊所治疗都不见效。我听说后按本条方为他治疗，只服3剂药就止痛消肿了。在医院花400多元都没有治好的牙痛病，用此条方仅花15元就治愈了。"

● 内蒙古多伦县新在地赵桢，男，68岁，农民。他来信说："河北围场县的赵芝贵患牙痛3午，吃药时好时坏，疼痛严重时，在老窝铺卫生院已拔掉两颗牙。上次疼痛加剧，日夜不得休息，先后到卫生院用中西药治疗，花费240元无效。3天没喝一口水，没吃一口饭，凡遇风、冷、热、硬、酸、甜便更加疼痛。后我用本条方为她治疗，服1剂药便缓解疼痛，服3剂药后牙痛基本治愈，花费22.8元。随访至今未复发。"

756. 我患牙痛用本方治疗两天就痊愈了

配方：土霉素2片，强的松2片，安乃近一片半。

荐方人：黑龙江省依安县三兴镇保卫村 高洪川

百姓验证

● 辽宁瓦房店市永宁镇倪殿龙，男，73岁离休。他来信说："本村宋乃平患火牙痛，服了不少止痛药效果不佳。我用本条方为他治疗效果较好，现已有2个月未再犯。"

● 河北丰润区高坨村胡春得，男，36岁，工人。他来信说："我患牙痛，脸肿得很高，吃不下饭。用本条方治疗两天，牙就不疼了。"

肾虚牙痛

757. 我多年的肾虚牙痛用本方治愈

人过45岁，常常会发生各种慢性口腔疾病，肾虚型牙痛就是其中的一种。

此病多因肾虚兼受风寒引起，牙齿动摇不稳固，咀嚼时咬到稍微硬点的东西，就痛不可忍，遇冷或遇热都痛，或兼有腰痛。本人曾患这种病，找过许多口腔科大夫检查、治疗，都认为牙外表是好的，不是龋齿。开始用牙周灵、磺胺、磺胺甘油等消炎药医治，暂时对牙龈的肿痛有一定的疗效，过后疼痛依然如故。后来有的医生则认为是因牙结石太多，引起牙周的慢性炎症，但刮除了牙结石，服消炎止痛药也不见好转。我被这种病困扰了10多年。

后来，我想到了用中药治牙痛。医生让我从补肾固齿入手。

配方及用法：黄柏10克，升麻10克，食盐3克，水煎服，连服5剂。服完上药后，再煎服以下方药：熟地12克，麦冬12克，牛膝10克，当归15克，黄柏10克，升麻10克，食盐3克。连服2剂。

开始服药时，牙痛加剧，但坚持服下去，自会好转。本人服药后，牙痛从未复发过，平时吃炒花生、胡豆都没有问题。

引自：1996年7月15日《家庭医生报》

五官科疾病

百姓验证

● 广东连州市连州镇元正村邵庆焕，男，67岁，教师。他来信说："本村邵文泉患肾虚牙痛，我用本条方为他治疗，服药4剂见效。"

758. 我妻子的牙痛用本方2剂治愈

配方及用法：知母、黄柏（盐炒）、升麻、薄荷各9克，水煎服。

说明：知母、黄柏滋阴泻火，升麻、薄荷发散风热，四味同煎，滋阴而抑阳，

清热又泻火，故治肾虚牙痛效果明显。　　　　荐方人：河南济原卫生院　吴元泉

百姓验证

● 安徽南陵县许镇富民路314号刘飞，男，32岁。他来信说："我妻子2颗门牙疼痛，到医院检查无明显红肿，服止痛片、螺旋霉素、消炎片，疼痛略减，但不久又复发。后来用本条方治疗，服药1剂牙痛减轻，2剂之后牙痛不见，至今未复发。"

牙 衄

牙龈炎是最常见的牙龈疾病，其发病原因主要是口腔内的局部刺激。软垢、牙石、微生物等，可使牙菌斑获得滋生的有利条件，牙菌斑内微生物本身的致病能力和牙菌斑成分的代谢，均能直接对牙龈及牙周组织发生破坏作用，从而引起牙龈炎。临床表现为牙龈受到机械刺激后有少量出血，或者在说话、吮吸时引起牙龈出血；牙龈有痒、胀感觉，局部呈深红色或紫红色。该病属于祖国医学的"齿衄"、"牙衄"、"牙宣"范畴。

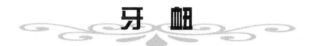

759. 我用本方3剂治愈了一患者的牙龈出血

配方及用法：生石膏、山药各15克，知母、泽泻、生地、甘草、丹皮各10克，连翘12克，大黄5克。水煎服，每日1剂，分2次服完。

疗效：1剂止血，3剂不再复发。

引自：《实用民间土单验秘方一千首》

百姓验证

● 江苏通州市季妙贤，男，54岁，乡村医生。他来信说："有一次，一患者牙龈出血，很严重，打针输液效果不佳，最后我按本条方给他服药3剂见效，至今未复发。"

慢性牙周炎

牙周炎是牙龈和牙周组织所患的慢性炎症，是一种破坏性疾病。其主要特征为牙周袋的形成及袋壁出现炎症、牙龈萎缩、牙齿逐渐松动，这是导致成年人牙齿丧失的主要原因。本病多因菌斑、牙石、食物嵌塞、不良修复体、咬创伤等引起。

 我用灭滴灵（甲硝唑）治慢性牙周炎效果好

配方及用法：初诊做一次龈上洁治后，口服灭滴灵，每次200毫克，每日3次，15天为1疗程。再用2%～4%灭滴灵溶液（也可用灭滴灵片100～200毫升放入500毫克温开水中，用前现配制）含漱，每日数次。

疗效：服药后1～3天牙龈出血即止，口臭、牙过敏等自觉症状逐渐减轻，半月后基本消失，牙周脓肿也未复发，牙齿松动减轻，牙渐趋稳固，咀嚼功能渐改善。四川仁寿县医院口腔科医生丁树清治疗101例患者，效佳，有效率100%。

引自：《实用西医验方》

百姓验证

●江苏无锡市橡胶集团有限责任公司吕建军，男，29岁，技术员。他来信说："一妇女患慢性牙周炎3年，发病时牙周红肿流脓水，疼痛难忍。我用本条方为她治疗，服药20天牙周炎治愈，现已有1个多月未见复发。"

 我朋友患牙周炎只在牙膏上撒甲硝唑刷牙就很快治愈了

方法：用甲硝唑半片（0.1克）研细撒在普通牙膏上刷牙，每次刷3～5分钟，每天早晚2次，1周后能取得显著效果。

曾有50余例病人，以牙周炎为主，并有牙龈炎和牙龈脓肿病，用此方法后他们一致反映：疗效很理想，能够很快消除

五官科疾病

口臭，能消肿、止痛。

病情较重者，用甲硝唑刷牙后，不要

用水漱口以保证理想的效果。

牙龈萎缩

口腔病、牙龈病可造成牙龈萎缩。牙根暴露，牙齿松动，也是一种较重的牙龈病。

762. 我以大蒜酊治老年牙龈萎缩10天可愈

方法：取大蒜头适量，捣碎，加入95%酒精浸泡1周，即成大蒜酊。先用消毒纱布擦净牙齿周围口水，再用小棉球蘸大蒜酊涂于牙根部，吹干后再涂，如此反复几次。每日1~2回，连用5~10日效果较理想。

引自：1996年7月3日《安徽老年报》

中国家庭自疗千方经典

固牙法

我和老伴的固齿妙方是用盐水漱口

8年来，我和老伴都坚持用盐水漱口，取得良效。

方法：每日三餐，餐前餐后均用凉开水化碘盐漱口。餐前，先漱一口吐掉除脏，再喝一口吞下肚垫胃底；餐后先漱一口清洗牙缝残存物，再吞一口舒肾。

好处：食中有味，食后舒化，又固齿。

我和老伴如今都已64岁了，胃好，牙齿齐全，还能吃硬食物。

荐方人：安徽枞阳县函山镇退休干部　陶筱亚

百姓验证

　●广西桂林市关彩文，男，59岁，工人。他来信说："我牙齿经常有松动的感觉，按照本条方坚持每天用淡盐水漱口刷牙，现在感觉很舒服，牙齿也不松动了。"

口腔溃疡

口腔溃疡（中医称口疳、口疮）是一种反复发作的慢性口腔黏膜疾病，好发于青壮年，女性多于男性。发病时唇、颊、舌边缘、牙龈等处出现孤立的圆形或椭圆形浅层小溃疡，有的同时多处发生，剧烈疼痛，似烧灼样。

我严重的口腔溃疡只喝核桃壳汤9天痊愈

2个多月前,我患了严重的口腔溃疡。正当我病痛难熬时,《老年报》"送"来了一个良方——核桃壳煎汤治口腔溃疡,这真是雪中送炭。于是,我就按报纸上介绍的方法,每天取核桃壳10个左右,用水煎汤口服,每日3次,连续服用。我连服9天,溃疡几乎不见。

荐方人: 河南三门峡市　侯振荣

引自: 1997年9月18日《老年报》

百姓验证

● 湖北武汉市青山区红钢城182街吴志恩,男,65岁,退休。他来信说:"我患有严重的口腔溃疡病,先西医治疗没有好转,又转到中医治疗,每天吃消炎片、牛黄解毒片、知柏地黄丸等药物,一天不吃药病就复发,治疗半年时间未见效果。在没有办法的情况下,我采用本条方治疗,连续服用15天后,我严重的口腔溃疡病竟然好了。"

● 四川彭山西铁分局陈上琼,女,72岁。她来信说:"我儿子患口腔溃疡一年多,吃了很多药也没有治好。后来我用本条方一星期就为他治好了,而且到现在也未复发。"

765. **我患口腔溃疡用黄柏一周治愈**

我已年逾古稀,3个多月前患了口腔溃疡,曾去知名大医院医治2个多月,没有效果。我从《老年报》上看到介绍用黄柏治疗口腔溃疡的方法后,便到中药店买了30克黄柏,放到家用小电烤箱中烘烤。待黄柏呈淡焦色便取出凉凉,粉碎后添加三四匙蜂蜜调成糊状存放在一小玻璃罐中,每日涂溃疡处3~5次,仅1周时间,口腔溃疡几乎治愈了。

荐方人: 黑龙江省哈尔滨市离休干部　陈继伦

引自: 1997年9月4日《老年报》

百姓验证

● 河南鹤壁市长风南路313号张志宽,男,36岁。他来信说:"我爱人的姐姐常年患慢性口腔溃疡,多次治疗无效,平时吃饭说话都很困难。后来用本条方治疗,用药的第二天疼痛就有所减轻,说话也不困难了,又连服一星期后痊愈。"

中国家庭自疗千方经典

166. 我用本方治口腔溃疡20余例全部有效

口腔溃疡是常见口腔疾病，患者深受其苦。我自1985年以来，采用自拟处方进行治疗，共治20余例患者，收到了很好的效果。

配方及用法： 每次口服维生素C0.2克，甲硝唑0.4克，维生素E0.1克，每日3次；或将维生素E胶丸弄碎涂于溃疡面。

疗效： 一般3~7日即可见效。

引自： 1995年6月《开卷有益》

百姓验证

● 福建尤溪县溪尾乡埔宁村纪儒，男，27岁，医生。他来信说："黄某患口腔溃疡，吃不下饭睡不好觉，多方治疗不见效。后来我用本条方为他治疗3天就好了。"

167. 我患口腔溃疡用本方治疗3天痊愈

配方及用法： 用棉签点上95%酒精，轻压口腔溃疡点，并轻轻转动棉签除去溃疡面上的腐败组织。每天2~3次，每次时间20~30秒，不服任何药物。

疗效：《新医学》杂志报道，13年来用此法共治疗300多例患者，除极少数溃疡面大而深的患者需3~5天愈合外，绝大分病人均在2~3天愈合。针头般大的白点和溃疡周围的红点，1天见效，2天即愈。有效率100%。

引自：《实用西医验方》

百姓验证

● 广西河池地区配件公司陈远忠来信说："我年初患口腔溃疡2次，每次都是用本条方治疗，均3天见效。"

168. 我患口腔溃疡用灯芯草粉涂治很快痊愈

李某，男，29岁。1983年2月6日就诊。自述口腔内数处溃疡，非常疼痛，不能进食。检查见舌尖部有两个米粒大小的黄白色溃疡面，舌质红，苔中略黄腻，

五官科疾病

辨证为湿阻中焦，心火上炎而口舌生疮。嘱将灯芯草干品15克放入生铁小平锅中，在火上烧，直至锅内药物黄焦或黑末燃着为止，然后取出研末，涂抹于患处，每日2次。第三天，患者高兴地自述涂抹该药只1次就见效了。随访1个月未见复发。

引自：《上海中医药杂志》（1985年第3期）、《中医单药奇效真传》

百姓验证

● 四川马边县委办公室喻学瀚、陈金黄夫妇，均68岁，离休。他们来信说："马边县民建镇居民彭秀患口腔炎，多次复发，久治不愈，后用本条方仅3次就治好了。"

● 吉林白山市八道江区卫生院孙仁正，男，37岁，药剂员。他来信说："我患有口腔溃疡，多次发作，很苦恼，后用本条方治愈。"

769. 我用蜂蜜为爱人治愈了口腔溃疡

方法：晚饭后，先用温开水漱净口腔，再用一勺蜂蜜（最好是原汁蜂蜜）涂敷在口腔中的溃疡面处，待1~2分钟后吞下，重复2~3次。

用此方法治疗后，第二天疼痛感减轻，连续使用2~3天，口腔溃疡痊愈。

荐方人：重庆市　唐德江

百姓验证

● 黑龙江齐齐哈尔市电信公司李再国，男，48岁。他来信说："本单位职工患口腔溃疡半个多月不见好转，后用本条方治疗，3天见效。"

● 广东台山县台城镇富华新村220号甄沃根，男，53岁。他来信说："我用本条方为爱人治愈了口腔溃疡病，用药第二天即感轻松许多。"

770. 我用痢特灵治口腔溃疡有特效

口腔炎多为口腔溃疡，反复发作，很痛苦。有人用痢特灵治疗30多例，效果很好。

方法：痢特灵0.1克，维生素B$_1$10毫克，每日服4次。不用其他药，一般3天内

中国家庭自疗千方经典

疼痛减轻，一星期可治愈。初发或溃疡面小的效果更好，反复发作可反复治疗，无不良反应。

引自：《中国老年报》

百姓验证

● 贵州惠水师范学校校王兆美来信说："我患口腔溃疡多次，均用本条方治愈。"

● 山东招远市辛庄镇前康村刘春平来信说："本人患口腔溃疡症，嘴角疼得不敢张口，吃饭困难。后来按本条方仅用药3天就治愈了。"

● 广东梅州市江南机场路48号梁炽标，男，76岁，退休干部。他来信说："我经常患口腔溃疡，后用本条方治愈，现已有半年多未复发。"

 771. 我用明矾摩擦患处治口腔溃疡收到了很好效果

方法：取一小块一头略尖的明矾，将其放在患处稍用力来回摩擦（摩擦时有疼痛感）。5～10秒钟，由于药物的作用，溃疡边缘与正常组织之间形成一圈较明显的分界线（倘若能将溃疡周围的一圈微白色边缘摩擦掉，效果将会更加理想，且容易得到根治），此时即可停止摩擦。每天早晚各摩擦1次，一般情况下，病人只需摩擦2次，便可获得较好疗效。症状较重者，连续摩擦3～4次也可获良效。

荐方人：江苏省南京市　陈志春

百姓验证

● 福建南平市火车站台后水南里76号汤冬信，女，60岁，退休。她来信说："我爱人患口腔溃疡，我用本条方为他治疗，每天1次，约一星期，逐渐一圈一圈地愈合了。"

烂 嘴 角

这是一种口角疮，也称口角炎，多发生在口角处，外观糜烂、皲裂、张口疼痛。

772. 我爱人用绿豆汤冲鸡蛋治愈了烂嘴角病

5年前我爱人得烂嘴角病，多方治疗均未见效。后得一偏方治疗2周后竟获痊愈，至今病未复发。现将此方介绍如下：

取绿豆30克洗净，放在一碗冷水中浸泡10分钟，然后加热煮沸5分钟（煮沸时间不宜过长），再将此汤冲入早已打好的一个新鲜鸡蛋液中，趁热空腹喝下，早、晚各服1次。每次都换新绿豆，用过的绿豆可做他用。

荐方人：河北河间县邮局　殷玉清
引自：1997年11月6日《老年报》

百姓验证

● 新疆阿克苏市水电局邢源恺，男，52岁，干部。他来信说："昌吉市延安南路的许俊光患口腔溃疡，经乌鲁木齐各大医院治疗，均无效果。后用本条方连治1周，伤口竟好转了，至今未再复发。"

口腔黏液腺囊肿

由于口腔中黏液腺分泌管受损伤，形咸瘢痕挛缩受阻，而此时黏液不断分泌，腺泡内压力便会增大，从而形成囊肿，此囊肿称为口腔黏液腺囊肿。它常见于下唇及舌尖的腹面，位置表浅，呈浅蓝色、半透明小泡，突出于黏膜表面，黄豆至樱桃大，质软有弹性，易被咬伤破裂，导致囊肿消失。

773. 我用碘酊治疗60例口腔黏液腺囊肿全部治愈

配方及用法：用2%地卡因液在囊肿周围黏膜表层麻醉，用1.5%碘酊常规消毒，7号注射针头沿囊肿底部刺入腔内，然后用棉签挤压囊肿使黏液流出，再以皮试针头（或头皮针）向囊腔内注入2.5%碘酊0.2～0.5毫升，一般使囊肿充盈变色即可。1周后复查。

疗效：观察60例，58例1次见效，2

中国家庭自疗千方经典

例2次注射后见效, 随访1~5年无一例复发, 无任何不良反应。

引自:《实用西医验方》

口 臭

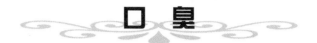

口臭是一种临床症状而不是一个独立的病, 常见的原因有: ①不注意口腔卫生, 食物碎屑附于牙隙中被细菌分解而产生臭气; ②患牙周病及根尖周病时, 牙周袋溢脓或瘘管溢脓也可致口臭; ③龋洞内的腐质亦易产生臭气; ④急性坏死性龈炎可引起明显口臭; ⑤口腔伤口感染; ⑥其他器官病变亦可引起口臭, 如慢性扁桃体炎、鼻窦炎、肺癌、肺结核等。

774. 我用两面针牙膏刷牙, 口臭果然消失

我患口臭病已有数年, 有人介绍用两面针刷牙治口臭。当时, 我抱着试一试的态度, 开始使用两面针牙膏刷牙, 用了2个多月的时间, 口臭果然消失了。

荐方人: 河南省许昌县长村乡老干部 张松茂

五官科疾病

舌肿溃烂

舌肿即舌体肿胀而疼痛，甚则使喉头梗阻而窒息。多由心经火盛血壅所致。

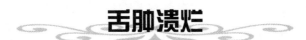

775. 一妇人舌肿满口用蒲黄治一宿而愈

一妇人舌肿满口，不能出声，用蒲黄一味为末敷之，一宿即可见效。

引自：《古今医案按》、《中医单药奇效真传》

百姓验证

● 福建福鼎市桐城麻坑民中路钟义晶，男，67岁。他来信说："我爱人在夜间突然舌痒麻硬，并缩短，舌伸出又无法收回，胀硬满口，情况非常危急。我用本条方为她治疗，用药后舌硬渐退，舌也变软收回，并能发出声音了。"

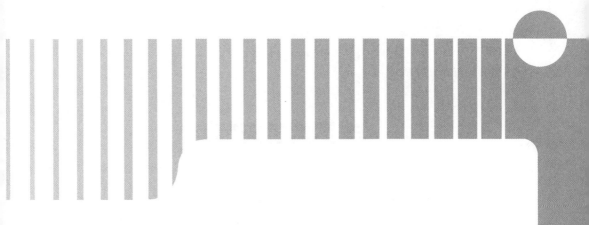

ZHONGGUO JIATING ZILIAO
QIANFANG JINGDIAN

风湿与骨伤科疾病

类风湿性关节炎

　　类风湿性关节炎是一种最常见的关节疾病,它是一种炎症性、进行性、对称性、破坏性的关节疾病。女性发病率比男性高。它不属于遗传疾病,但其发病可能与遗传因素有关。尽管多年来人们不断探索类风湿性关节炎的病因,但迄今为止,病因仍不清楚。细菌性病毒感染及遗传因素可能与发病有一定关系。目前公认类风湿性关节炎是一种自身免疫性疾病。

　　类风湿性关节炎的症状表现为低热、乏力、消瘦、贫血、食欲减退;初发的类风湿性关节炎,以手指关节和膝关节最为常见,其次是腕、踝、肘、足趾关节;对称性发病是类风湿性关节炎的主要特征,以多关节(指5个以上关节)疼痛或肿胀多见;患者感到晨起关节有僵硬感,常持续30分钟以上,不能握拳,这是类风湿性关节炎的独特特征;晚期表现为关节畸形、强直和功能丧失;类风湿性关节炎影响到肺部,可造成胸腔体外液,可引起胸痛、气短或呼吸困难,巨大结节可形成肺部空洞,引起咳嗽、咯血;严重者可累及心脏,造成心包炎、心肌炎等,导致一系列心脏病变症状。

776. 我服10个醋蛋液治好手关节类风湿病

　　1985年初,我的手关节开始肿痛,经医院检查化验,诊断为类风湿。经过市级医院3个疗程的理疗及服用"布洛芬"均不见好转,而且肩膀也开始痛。严重时手抬不起来,甚至到了生活不能自理的程度,起居、大小便都需要别人协助。听说"地塞米松"作用很好,从此就试服此药,效果果然特殊,服药几小时后关节各部就不痛了。在服药期间医生和有经验的人都说常服此药不好,一停药就出现剧痛。没有别的办法,只好按维持量每天服用1片,共服用了一年半。在服此药期间虽然止了痛、能活动,但全身不舒服,心情急躁,感觉有一种骨头和肉脱节似的难受。

　　1987年9月开始服醋蛋液。当时想停了"地塞米松",试试醋蛋液的作用。服醋蛋液的第一天关节没痛,第二天也没痛，第三天还是没有痛，我高兴极了。以后我便坚持服醋蛋液，结果不但关节不痛了，且全身也特别轻松舒服。服到第五个醋蛋液时，双手各关节前部由白变粉红、深红色，总感觉关节内像有小虫往处钻似的。继续服到第十个醋蛋液时，双手颜色正常了，各关节也不痛了；双手在早晨或劳累时有些发硬，但活动一下就好了；双肘及手活动也灵活了，我还为女儿织了一条毛裤，一般的家务活也都能干了。

荐方人：辽宁省有线电四厂　李化栋

注：醋蛋液治病法，请见本书附录三。

百姓验证

● 江苏靖江市新建路134号徐熙来信说："朋友侯金生之妻患关节炎1年多，多处治疗没有效果。后来我让她用本条方治疗，仅花15元钱，2个月就有明显的好转。"

● 广西柳城县沙铺镇上雷村廖德明，男，54岁，复员军人。他来信说："本村何飞，今年左手关节手腕处肿痛，整个手臂肿得端碗拿筷都困难。到处求医，打针吃药，不但不好，而且右手也开始肿得和左手一样粗，痛得生活不能自理。我让他用本条方治疗，几天后消肿，病好如初。"

---

777. 我用黄柏外洗治风湿类风湿关节炎疗效显著

配方及用法：黄柏20克，苦参、浮萍、地肤子、蛇床子各10克。上药加清水煎沸后，将药液倒入盆内，备用。用消毒毛巾蘸药液擦洗患处，每次擦洗5～10分钟，每日3次。

疗效：屡用屡验，疗效显著。

按语：方出《中国当代中医名人志》。在临床中，同时配用三藤通脾汤（忍冬藤、鸡血藤、夜交藤、秦艽、桑树枝、牛膝各20克，没药10克，桑寄生、黄芪、当归、连翘各20克，生甘草10克，水煎内服），内外并治，疗效显著。

引自：《百病中医熏洗熨擦疗法》

百姓验证

● 河北唐山市丰润区卫生院赵士良，男，60岁，医生。他来信说："高凤娟患类风湿，腕膝关节肿痛1年多，走路困难，手不能端东西，我用本条方结合强的松龙局部注射为其治疗，很快就不痛了。现在她还在巩固治疗。"

● 广西鹿寨县城关太湖莫国海，男，40岁，医生。他来信说："我用本条方、778条方、779条方、791条方治愈风湿、类风湿患者不计其数。"

778. 我岳父患类风湿用本方治疗不到1个月即愈

我患类风湿病，双手僵化，肿胀疼痛，医治2年多无效。后得此秘方，1剂治愈，至今未复发。现将此方推荐给大家。

配方及用法：雷公藤250克，生二乌各60克，当归、红花、桂枝、羌活、地枫各18克。首先将诸药用水浸泡一会儿，然后添水2500毫升，煎成1000毫升，过滤弃渣，加糖250克，待药汁冷却后，再对55度左右的白酒2000毫升搅拌均匀，装瓶备用。成人每次服30~50毫升，每日3次，老人和儿童酌减。

注：因本方毒性大，有胃、心、肝、肾病者及孕妇禁用，其他人也应慎用。

荐方人：河南商水县国营工业科黄福林

引自：1991年《老年报》

百姓验证

● 山东庆云县庆云镇王知县村神奇特医专科门诊王学庆，男，31岁，医师。他来信说："河北黄骅市孙延军，18岁，1999年患强直脊柱炎，疼痛极甚，在多家医院治疗，花费4万多元，而症状却日见加剧，后来经朋友介绍到我处医治，我用本条方给予内服，用427条方外敷，1剂疼痛减轻，2剂疼痛全无，3剂治愈，后又加服1剂巩固疗效，现已正常工作。"

"本镇北候村张书华患类风湿20多年，到处医治，花掉2万多元也无效，致使身体各关节发生僵硬畸形，疼痛难忍，常年服用强的松等药维持。后经朋友介绍到我处就诊，我用本条方和813条方联合治疗两个月，花费300元便使他的顽疾消除，现在一切正常。"

● 安徽枞阳县石矶镇黄圩村王开国，男，52岁，农民。他来信说："我岳父1999年患类风湿，在县医院治疗，花费1600多元无效。后用本条方治疗不到1个月痊愈，现已能干农活了。"

中国家庭自疗千方经典

779. 我服用此方2剂治愈了类风湿

1986年冬天的一个早晨，我突然感到浑身不适，站立不稳，家人赶忙把我送进医院，经检查化验，确诊为类风湿疾病。以后，很快出现全身麻木、四肢无力、疼痛难忍、行走困难等症状，更严重的是，各骨节红肿，逐渐变形、僵硬，出现肌肉萎缩、强直等现象，直接影响了我的活动，生活不能自理。因此，我到处求医寻药，先后在齐齐哈尔、哈尔滨医治未获效，又赴山西运城市、湖北洪湖县、辽宁鞍山等地治疗，也未获效。后终因服用《老年报》推荐的"河南黄福林医治类风湿病秘方"2剂，使我多年的缠身顽疾得愈。

配方及用法： 雷公藤皮240克，川乌、草乌各60克，当归、羌活、桂枝、地枫皮、西经花、川芎各20克，豨莶草6克。先将上各味药放入冷水中浸泡1小时左右，然后取药放置火炉上，加水2000毫升煎煮。煎至1000毫升，滤渣、取汁，趁热加入冰糖260克，汁凉后装入容器内加入60度以上白酒3000毫升，隔48小时后服用。成人每天早、中、晚饭前20分钟各服1次，每次50毫升。儿童酌减，孕妇忌服。本方有毒，均应慎用。

荐方人： 黑龙江齐齐哈尔市富拉尔基区北钢厂退休职工　李如云

百姓验证
● 甘肃秦安县贤门路188号胥毅来信说："我用本条方治好2位类风湿患者。"

780. 我应用本药酒治类风湿性关节炎疗效特好

配方及用法： 千年健、青风藤、海风藤、穿山甲各10克，50度白酒500毫升。将酒和药放入大口瓶内密闭浸泡7天即可服用，每日服35毫升，分2~3次温服，连续服用2~3个月。

疗效： 治疗患者248例，显效191例，临床症状改善44例，关节疼痛明显减轻13例，总有效率100%。

本方中千年健善搜风祛湿，消肿定痛，壮筋骨；穿山甲祛风活络；青风藤、海风藤专祛风湿。四药以辛温醇酒合之，具有祛风除湿、逐淤活络、消肿定痛之效，可稳定病情，止痛效果尤佳。

荐方人： 山东蓬莱部队医院主治医师　肖致意

引自：《当代中医师灵验奇方真传》

风湿与骨伤科疾病

百姓验证

● 云南曲靖市南宁小区贺友菊来信说："本人患有类风湿性关节炎30多年，手腕关节及肘关节僵硬畸形，肌肉萎缩，伸屈艰难，膝关节疼痛，行走不便。曾服中草药、西药无数，效果不好。后来采用本条方治疗4个月，又结合794条方外搽患处，现在关节疼痛消失。"

● 湖北广水市余店镇6组付立国，男，49岁。他来信说："我表妹患风湿关节炎，用本条方治疗，现在已消肿止痛了。"

781. 我用血藤祛痹汤治类风湿性关节炎119例全部有效

配方及用法： 鸡血藤50克，威灵仙、秦艽、益母草、乌梢蛇各30克，黄芪、当归各20克，川乌（制）15克，桂枝、防风、白芍、乳香各10克，上药煎20～25分钟，取汁约300毫升，日服3次。偏热者加生石膏、知母各30克；偏寒者桂枝加倍，加细辛10克；寒热错杂者加首乌、豨莶草各20克，治疗时禁忌酸辣之品。

疗效： 治疗患者119例，治愈（用药2个月，临床症状消失，指趾关节肿痛陆续消退）81例，好转（用药3～5个月，临床症状改善，关节肿痛明显减轻，性质有所改变）38例，有效率100%。

荐方人： 四川省达县医院　谭正

引自：《当代中医师灵验奇方真传》

百姓验证

● 四川渠县金属公司黄克川来信说："罗刚，男，22岁。患类风湿性关节炎，两手指中关节肿大疼痛，曾在重庆医学院诊治，花费1500元无好转。后我用本条方为他治疗，只花70元钱就治好了。"

782. 我采用固本培元法治类风湿10例均痊愈

类风湿是人类的一种常见病，不管男女老少都有患此病的。治疗此病有多种方法，有药酒擦法、外敷法、药水熏洗法、内服汤药丸散法等，方法之多，举不胜举。

我深入研究了类风湿的病理病机，

采用固本培元、标本兼治方法治愈了10位患者。其中，男性3例，女性7例。发病时间最长的9年，最短的1个月；年龄最大64岁，最小16岁。

配方及用法：黄芪50~100克，党参、苍术、茯苓、秦艽、松节、桑枝、蚕砂、忍冬藤各15克，当归10~20克，白术、路路通、蜂房、防己、赤芍各10克，甘草、草乌、川乌、乳香、没药、红花、土鳖、附子各6克，灵仙15~30克，白芍、虎杖各20克，蜈蚣3克。每天1剂，其中除蜈蚣、蜂房、土鳖研成粉外，余药水煎服，日服2次。在服煎剂的同时，把蜈蚣、蜂房、土鳖粉分2次服。

服药期间忌食腥、酸、辣的食物。服药初期可出现腹胀、纳差、轻微腹泻，有的患者还可出现疼痛加剧。我治疗类风湿的病例虽然不多，但收效很大，一般服药1~15天开始起效，一个月至一个半月后痊愈者6例，明显好转者4例。

荐方人：广西柳州市革新路五区257号 李元龙

百姓验证

● 李某，女，60岁，家住柳州特种汽车厂院内。自述关节疼痛多年，1995年7月23日因被雨淋，全身关节（指、腕、肘、膝、踝）红肿疼痛加剧，屈伸不利，步履艰难。到市卫校检查确诊为类风湿。7月28日找我诊治，服上方药物一星期，局部肿胀减退。二诊：继续用原方7剂，局部肿胀大减，肿痛明显改善。三诊：按原方调治30天，诸症皆除，关节肿痛基本消失，关节屈伸自如，行走如常。

● 湖南郴州市完小王水莲，女，45岁，教师。她来信说："毛小英，女，45岁。患风湿性关节炎5年多，手足双膝肿胀变形，疼痛厉害，行走非常困难，一步一步挪动，正常人花10多分钟走的路，她要花上1个多小时。2003年9月15日经朋友介绍找到我，我用本条方为她治疗1个多月，并加服醋蛋液，现在坐立行走方便自如，手足关节不再疼痛了。"

风湿性关节炎

风湿性关节炎是由风湿病引起的关节炎症疾病。多发生于寒湿的温带地区，发病同溶血性链球菌感染后的变态反应密切相关。急性期局部可有红肿热痛，严重时关节发生运动障碍, 甚至畸形。慢性期有些关节疾患可有粘连、畸形, 活动受限, 肌肉萎缩。本病的特征为游走性, 主要侵犯肩、肘、腕、膝、髋等大关节, 但不化脓, 不发作时关节功能无障碍。

本病属于祖国医学"痹症"范畴。有急性发病的, 也有不知不觉而发生的, 易成为慢性疾患。本病的发生主要是身体素虚, 阳气不足, 腠理空虚, 卫外不固, 以致风寒、湿邪乘虚而入, 流注于经络、关节、肌肉, 气血运行不畅而成。

783. 我用本方治愈亲属多人的风湿性关节炎

我亲属多人患风湿性关节炎, 后觅到此方, 经试用均痊愈且未复发。

配方及用法: 取白凤仙花一把洗净, 加老姜适量, 捣烂喷洒60度白酒, 敷于膝盖及关节患处, 用纱布包紧, 伏天中午将关节患处在日光下曝晒1~2小时。一般经2~3次治疗即可使风寒散失, 恢复健康。

荐方人: 江苏吴江市广播电视站郭瑞城

引自: 广西科技情报研究所《老病号治病绝招》

百姓验证

● 江西子都县马安乡李桃园, 男, 40岁, 医生。他来信说: "江西兴国县刘珍桂患风湿性肩关节炎8年, 在县医院做过针灸、理疗, 服西药芬必得等药, 效果甚微, 前后共花去4000余元。后来我处治疗, 我按本条方和787条方, 并结合中成药蛤蚧大补丸为其治疗7天, 效果明显。"

784. 我村一妇女患风湿性关节炎用本方3次治愈

配方及用法: 川桂枝4.5克, 净麻黄3克, 防风4.5克, 制川乌6克, 生甘草6克, 肥知母、当归、赤芍、丝瓜络、生白术各9克。上药水煎服, 制川乌先煎。每日1剂, 分2次服。

按语: 该方善治风寒湿相搏为患之关节炎。其中用乌头以增强散寒止痛之作用, 桂枝温通血脉, 加用当归作用更强。该方在祛风散寒利湿药的基础上, 加用清热药, 定在标本同治。乌头一药常用于治疗风湿性关节炎、类风湿性关节炎。乌头有毒, 在服用时必须先煎, 同时应配合甘草。乌头配合白蜜应用也有临床报道，白蜜既可以治疗关节痛，同时又有解乌头毒的作用。

荐方人： 上海市　张羹梅

引自： 《中国当代名医秘验方精粹》

百姓验证

● 沈某，男，32岁。游走性关节肿痛1个月，伴发热。自1个月前起，发热、多汗，同时出现左踝关节肿痛，后膝、肘等多处关节红肿热痛。血沉101mm/h，抗"O"652单位。服上方2月余，症状全部消失，血沉1mm/h，抗"O"125单位。

785. 我用酒烧鸡蛋法治好自己5年的风湿病

我患风湿病5年，起初是浑身瘙痒，后来发展为腰、膝盖、肩部关节又凉又痛，冬春更甚。烤过电，吃过大活络丸、人参再造丸，可疗效甚微，病情愈加严重。

岳母给我提供了一个偏方——酒烧鸡蛋，具体做法是：将3个红皮鸡蛋洗净擦干，放入铝盘（瓷盘也可），再倒入50度以上的白酒适量（以不浸没鸡蛋为宜）。盘底先加热一会儿，再点燃白酒，至自行灭火。然后将鸡蛋和残酒一同吃完，上床蒙头发汗（时间在晚上）。轻者吃1次，重者吃3次。

经此方治疗，我腿不疼了，腰不凉了，肩也好了。以后又有几位多年的风湿病患者试用此方，都称其为灵丹妙药。

荐方人： 河北宽城县碾子乡　宋瑜

引自： 广西科技情报研究所《老病号治病绝招》

百姓验证

● 新疆石河子柴油机厂刘燕群，男，69岁，退休。他来信说："我在新中国成立前曾拜师学过中医内外科，也算是中医内行人。自1985年到新疆后就改行了，但还断断续续地治一些不收费的病人。我用本条方治好了7例风湿病人：①青海杨文秀，男，20岁。患风湿病，我按本条方为其治疗2天基本痊愈。②四川同梁东郭乡何碧文，女，59岁。1963年8月生小孩时受了风，大胯骨和两膝疼痛，按本条方吃了15个酒烧蛋基本痊愈。③何文碧之儿媳，28岁。1992年引产时，因受凉手脚经常疼痛，按本条方吃6个酒烧蛋痊愈。④本厂职工何淑文（此人是何文碧之妹），女，53岁。1972年6月13日生孩子时受风，头、手、脚常疼痛，按本条方吃6个酒烧蛋痊愈。⑤何淑文之女彭燕，24岁，1994年冬天来月经时，在雪地里等车受了凉，两膝关节常疼痛，吃酒烧蛋2天痊愈。⑥高兰，女，56岁，患手腰腿风湿痛，按本条方吃6个酒烧蛋痊愈。⑦我本人青年时期打篮球后洗了冷水澡，当时没什么反应，以后双臂及手常疼痛，这次按本条方吃了6个酒烧蛋也痊愈了。"

● 辽宁抚顺18号信箱肖顺莉，女，38岁，工人。她来信说："邻居马堂京腿痛并经常抽筋，关节肿痛，手指变形，受凉疼得更加厉害。夏季也要穿棉衣棉裤，经常见她揉腿和手，很痛苦。她说为治此病吃过很多中西药，但是都不见效。后采我用本条方为她治疗，由于她不喝酒，我就叫她只吃鸡蛋，连吃5天后，她的腿不痛了，手指关节也不肿痛了，还可以用凉水洗菜做饭了。没想到一个小偏方竟能治愈37年的风湿症。"

● 山东济宁市浣笔泉小区五楼李蕴华，女，57岁。她来信说："我患有风湿性关节炎，在本厂医院和济宁市第一人民医院等多家医院治疗，未有好转，甚至落下了腰腿痛的毛病。贴过伤湿止痛膏、麝香虎骨膏、大狗皮膏等，输过液，喝过药酒，用过治疗仪，做过针灸、烤电、拔罐、推拿等，但都没有效果，为治病花掉好几千元。只要见点风，腿关节就疼，就像灌凉水、掉进冰窖一样。最后我按本条方治疗，只服用了2次，腰腿就再也不疼不凉了，夏天也可以穿单裤、吹电风扇了，总共只花几元钱。"

786. 我喝醋蛋液治好关节炎等多种病

我叫卢书俭，现年71岁。1963年因患了关节炎、头痛、头晕、出冷汗等多种疾病（正常的活动都不能参加），组织上让我提前离休了。在此期间我曾到郑州、新乡、安阳、长春等地医院治疗，花了不少钱，也未能治好。自去年我开始服用醋蛋液，服完3个醋蛋液后，就陆续收到意外的奇效：一是下肢的疼痛消失，4个脚趾麻木，走起路来脚下像踩着软垫似的现象没有了；二是头痛、头晕的现象有明显好转；三是白天出冷汗，冬夜盖一条被子也出大汗的现象消失了。现在我浑身充满活力，精神振奋，头脑清醒，腿脚轻松，确有万事如意之感。

荐方人：河南省内黄县　卢书俭

注：醋蛋液治病法，请见本书附录三。

百姓验证

● 云南寻甸县金源老街杨其天,男,70岁,教师。他来信说:"朋友周朝启之妻两膝关节肿痛麻木,行走困难。我叫她按本条方治疗,她仅喝2个醋蛋液,肿胀就消失了,疼痛也明显减轻。过去她每次疼痛都要打针,花100多元药费也不见效,没想到这次仅花2元钱就有显效,她决定今后坚持服用。"

● 四川荣县双石镇大竹村吕振纲,男,30岁,农民。他来信说:"我母亲患手指关节痛,1993年到县医院治疗,花了几十元钱毫无效果。1994年又在镇上让江湖郎中贴膏药治疗,花去200多元,最终也未治好。1998年7月,按本条方治疗,既经济又方便,很快就治好了病,至今未复发。"

787. 我父留下的治关节炎药酒方特别灵验

今把我父留下的治关节炎验方荐出。此方是我父在一位知心朋友那里得到的,父亲生前曾用此方治好20位患者。

配方及用法: 红花、防己、川芎、甘草、牛膝各18克,草乌、川乌、当归、木瓜、五加皮各30克,用黄酒或白酒1000~1500毫升,和药共同放入罐内,封好口深埋地下,8天后取出过滤。药渣用水煎服2次,药酒每日服2次,一次1~2酒盅,一般1剂药即可见效。

荐方人: 河南省淮阳县 褚光思

百姓验证

● 广西柳城县沙铺镇上雷村廖德明来信说:"我用本条方为他人治好了风湿病。"

● 黑龙江嫩江县第五小学任凤舞,男,69岁,退休教师。他来信说:"我于1950年患风湿性关节炎,严重时关节发热、发痒、水肿、走路困难。多年来,几乎各种风湿药都用过了,但都只能缓解。我曾买过同仁堂的虎骨酒3瓶,也采用过注射、烤电、火罐等治疗措施,后来又用万通筋骨片治疗3个月,效果都不明显。2003年7月,我用本条方泡药酒治疗,不到10天,疼痛就明显减轻,1个月后不知不觉就好了。"

风湿与骨伤科疾病

788. 我10余年的关节炎只用白芥子花椒治疗便痊愈

我双膝患关节炎已有10余年之久，曾先后到许多大小医院治疗，但都没有治愈。1989年10月初，我到仙鱼乡了解情况，突然关节炎发作，乡政府的李昌明同志给我介绍了他家的秘方。我照他介绍的方法治疗后，双膝疼痛消除，至今未复发。我又将此方介绍给另2位患者，他们也收到了同样的效果。

配方及用法：根据患病部位的大小、多少，到药店买回中药白芥子。然后取与白芥子等量的花椒，与白芥子共同焙干碾细，再用红壳鸡蛋清调成糊状敷于患处，用草纸包好，并用毛巾包扎好，以免药液流失。包好后5~7小时患部开始发烫，发烫3~5小时后解开，不然患部要出现小疱。重者一般反复包3~4次即见效，轻者一般1~2次即见效。

荐方人：四川江津县　唐德文

引自：广西科技情报研究所《老病号治病绝招》

百姓验证

● 广西宾阳县新桥镇民范群英村王世和，男，54岁，农民。他来信说："我用本条方治好一名膝关节肿大病人。此人膝关节红肿疼痛，走路困难，不能下地劳动，用多种药治疗无效。后来按本条方治疗4次即愈。"

● 河北景县隆兴卫生院张云，男，44岁，医生。他来信说："刘会来患右膝关节炎，不能走路，生活不能自理。我用本条方加服抗风湿药为其治疗6次痊愈。"

789. 我家传秘方治风湿性关节炎千例均痊愈

主治：风湿性关节炎。

配方及用法：白芥子、川乌、草乌、江子霜、蟾酥、透骨草、杜仲炭各等份研为细末，以人乳调和成膏，摊布上，敷患处。约在20小时内，患处奇痒，或出现水疱时即去药。待水疱消失后，再敷之。五六次即可痊愈。此方适用于急慢性风湿性疼痛。

疗效：本方治疗患者千例，均治愈。

荐方人：河北石家庄市　董阴庭

引自：广西医学情报研究所《医学文选》

中国家庭自疗千方经典

百姓验证

● 辽宁葫芦岛冶金机械厂罗振亚,男,85岁,退休干部。他来信说:"我家邻居患大拇指肿痛,不能弯曲,经医院诊断为风湿症。我按本条方为他治疗,仅服5剂药就治好了他的病。"

790. 我用本家传秘方为一老寒腿患者治疗一疗程获愈

主治: 寒腿沉疴。

配方及用法: 红砒1克,艾叶10克,透骨草10克,共为细末。把药末用纸包一长包,外用纱布重包,用线缝好,装入袜子内,垫在脚心下。白天穿上,夜晚可以脱下,10天换1次。轻者1料见效,重者2料见效。

注意: 以上为一条腿的药料,如两腿痛,可增1倍。

疗效: 百治百验。

荐方人: 河北任丘县　曹春

引自: 广西医学情报研究所《医学文选》

百姓验证

● 辽宁凌海市防疫站刘艳伟袁女,48岁,检验师。她来信:"我单位锅炉工崔学成腿疼,活动受限,我按本条方为他试治1疗程后,其肢体已恢复功能,疼痛消失。"

791. 我用此家传三代麻痛灵秘方治风湿麻木特别见效

主治: 颈肩腰腿风湿疼痛、周身麻木、半身不遂、羊角风(癫痫)、吊线风(面神经麻痹)、紧口风(受风后牙关紧闭)、产后风(产褥感染)等。

配方及用法: 麻黄、青风藤、灵脂、元胡、牛膝、苍术、乳香、没药、川乌、草乌、全虫、僵蚕、羌活、独活、桂枝、甘草、丹参、曼陀罗花各20克,蜂蜜400克。诸药微炒,研细过罗,炼蜜为丸,每丸2克。体壮者每次2~4克,年老体弱者每次1~2克,7~15岁者每次0.5~1克,7岁以内者每次0.25~0.5克。一般每日1次,晚上睡前服,黄酒作引。不能饮酒者开水送服。

疗效：一般病症用此方1剂或半剂即可见效，新患病人服数次即可见效。

按语：服药期间至服药后的4日内禁食大肉、茶叶及生冷食物，同时要避风护身，忌冷水洗涤。疮疡、刀伤患者及孕妇忌之。麻痛灵三世秘传，治麻木疼痛效果特好。

荐方人：河南省郏县医师　刘本善

引自：《当代中医师灵验奇方真传》

百姓验证

新疆乌鲁木齐建材局龙儒川来信说："陶瓷厂60岁退休老工人钟林，四肢关节疼痛已久，尤其是手腕和下肢腿关节肿胀疼痛，行走困难。虽经其他各种疗法治疗过，但病情不稳定，吃上药就好转，停下药就疼痛。特别是在夜间疼痛难忍，不能入眠。后来我用本条方为他治疗，并配合服用其他药，1个月后病情好转，经2个多月的治疗，四肢关节疼痛症基本痊愈了。"

792. 我用本家传五世秘方治好妻子的风湿病

主治：腰、四肢疼，全身麻木。对羊角风、吊线风、紧口风、产后风亦有效。

配方及用法：牛膝、甘草、苍术、麻黄、乳香、没药、全蝎、僵蚕各38克，马钱子30克（要生的），此为1料。牛膝、甘草、苍术、麻黄、全蝎、僵蚕用砂锅炒成黄色。乳香、没药用瓦（瓦洗净）炒去油（将油渗入瓦内），炒至基本没泡沫为度。马钱子先用砂锅煮，内放一把绿豆，绿豆煮开花时即为煮好，然后剥去黑皮，切成薄片（热者易切），经两三日晒干后，再用砂锅掺沙土炒至黑黄色。以上诸药合碾成面，即可服用。一般成人每次2.4~2.8克，6~15岁小孩每次0.6~1.2克。每日1次，黄酒100毫升或白开水送下。睡前空腹服，服后应坐半小时再睡。

注意：①如中毒发生牙关紧闭时，饮几口温水即可好转。②用药期间及用药后3~4日内，忌腥荤、茶叶、生冷食物、绿豆等，并避冷风冷水浸身。③身体生疮疖或有伤口时要忌用。

疗效：有效率100%，屡用屡验。

荐方人：河北张家口市　辛龄香

引自：广西医学情报研究所《医学文选》

百姓验证

辽宁葫芦岛三家子邮局李树彬，男，54岁，他来信说："我妻子患风湿病，疼痛时睡不好觉，我按本条方为她治疗，仅服用2剂药就治好了她的风湿症。"

中国家庭自疗千方经典

793. 我用风湿散治痹症疗效非常好

主治: 因风寒湿邪侵袭引起的筋骨、肌肉、关节等处疼痛、酸楚、麻木。

配方及用法: 故纸、防风、防己、炮姜、乳香、没药、秦艽、杜仲、元胡、独活、茯苓、桃仁、红花各15克,川断、当归、地龙各20克,鸡血藤、苡仁各30克,肉桂枝、细辛各10克,木瓜25克,上药粉碎成极细面,每次6克,温开水送下。每日3次,20天为1疗程。类风湿加蜈蚣15克,全蝎10克,炙川乌10克。

疗效: 临床治疗400例,治愈260例,好转140例(临床症状改善),有效率100%。

荐方人: 辽宁省锦州市　白宝成

引自:《当代中医师灵验奇方真传》

百姓验证

● 湖南隆回县桃洪镇军民街12号宁秋元,男,59岁,他来信说:"我内兄罗元井于2002年12月患肩周炎,当时右肩部疼得很厉害,右手不能抬起,不能脱衣服,连吃饭都很困难,要靠家人照顾。发病后在当地医院吃药、打针不见效,疼痛不堪。我用本条方和794条方配合为他治疗,2天就见成效,右手能上举,动作正常。又治疗一段时间,已完全康复,至今未复发。"

794. 我以八虎通痹搽剂治寒湿痹症收到较好效果

主治: 寒湿痹兼有淤血者,包括类风湿性关节炎、强直性脊椎炎、坐骨神经痛及跌打损伤等病症。

配方及用法: 生川乌、生草乌、生南星、生半夏、当归、鸡血藤、路路通、生黄藤各等份,将上述8味中药在适量的50%酒精中浸泡1周,然后取出浸泡液适量搽患者痛处或辨证施穴搽用,同时用电吹风烤患处3分钟左右,每日2次。

疗效: 用八虎通痹搽剂治疗千余例类风湿疼痛患者,总有效率100%,显效治愈率50%以上。该方一般搽1次就可减轻或消除疼痛,对跌打损伤淤肿有特效。

荐方人: 湖北省洪湖市医院　曾小平

引自:《当代中医师灵验奇方真传》

风湿与骨伤科疾病

百姓验证

● 四川丹巴县杨柳坪贺书林，男，59岁，工人。他来信说："朋友方洪兵之妻患腰腿痛，经医院治疗花费500多元，但不见好转，仍然疼痛不止。我用本条方为她医治，第一次用药疼痛大减，仅用2次药，她的腰腿就不疼了。用此条方治疗仅花30元钱，而且至今未复发。后来我又用此条方治疗10多人的风湿痛症，均有特效。"

● 湖南益阳市资阳区金花坪66号高新苗来信说："我用本条方治疗跌打损伤患者13人，风湿骨痛患者36人，总有效率100%。此条方治各种风湿骨痛、关节痛、跌打损伤、老伤痛很有效。"

"杨女士，40岁，家住资阳区马良湖。患关节疼痛一年半，在市人民医院和镇医院都治疗过，均未见好转。后用本条方治疗9天痊愈。"

795. 我以祛风灵治风湿性关节炎100例全部有效

主治：风湿性关节炎、类风湿性关节炎、腰腿痛。

配方及用法：制首乌15克，制草乌6克，追地风12克，千年健12克，制马钱子3克。准备好白酒500毫升，将上药同时浸泡于白酒内，密封48小时，然后过滤。每次口服5～10毫升，每日3次。

疗效：治疗100例，1～2剂治愈者80例，好转者20例。

按语：祛风灵具有补益精血，增强身体抗寒能力，强筋健骨，通经活络，祛风止痛之效果。用于临床20年，疗效显著。

荐方人：陕西省兴平市南市乡中医张开义

引自：《当代中医师灵验奇方真传》

百姓验证

● 辽宁葫芦岛冶金机械厂杨纪文来信说："我右手拇指部位痛得睡不着觉，拿不住饭碗，吃饭不得不用匙。到厂医务室门诊确诊为风湿性关节炎，经治无疗效。我用本条方试治，1剂药刚服一半，手疼痛减轻，吃完1剂药，手一点也不痛了，拿东西也敢用劲了。一共才花4元钱就把风湿关节炎治好了，并且至今未复发。"

● 辽宁清原县湾甸子镇王安才来信说："村支书的母亲患关节炎，膝盖不能弯曲，走路僵直，拖着腿走路。我用本条方和813条方为其治疗，并辅以按摩两个多月，现在她的膝盖不再疼痛了，也能稍微弯曲了。"

796. 邱一平患风湿关节炎多年，服本方2剂痊愈

四川蒲江县离休干部邱一平，长期患风湿性关节炎，后得一验方服2剂见效，迄今未复发。

配方及用法： 天麻40克，牛膝、制川乌、制草乌、乌梅、甘草各20克，将上述药物放大碗中，用白酒500毫升浸泡，7天后，每天服用一杯（不超过50毫升），连服10天即愈。停药3天之后再服1剂，以巩固疗效。

注意： 方中川乌、草乌均有大毒，必须用炮制过的熟品。

百姓验证

● 江西武宁县罗溪乡小学叶礼忠，男，48岁，教师。他来信说："村民张少青患关节炎一年多，严重时不能站立，吃过很多药不能治愈。我用本条方为他治疗，服药1剂见效。"

"我又用此条方为本村另二人治疗关节炎，同样收到了治愈的效果。"

"我爱人经常手腕痛，我用此条方为她治疗8天后，手就不痛了，且至今未复发。"

● 湖南衡阳市南华大学附属医院刘光华，男，40岁，医生。他来信说："我于1997年开始患有肩颈痛，后来发展到整个背部，疼得我睡不好觉。在本医院做检查，发现有风湿病，经中西医治疗不见好转。我用本条方和800条方联合治疗，20天后，此症治愈。"

797. 我以本方治关节炎9例，其中7例治愈

主治： 瘫痪型关节炎、风湿性关节炎。

配方及用法： 桂枝、防风、地风、木瓜、牛膝、甘草、自然铜、杜仲、羌活、独活、千年健、乳香、没药各9克，马钱子（去毛油炒）、麻黄各120克，研细末，炼蜜丸，每丸6克。每天早晚各服1次，每次1丸，黄酒或温开水送下。

此方必须配合热敷治疗，具体方法：取食盐3千克，分两个布袋装入后封口。然后取国槐树嫩黄皮，放在被炒热的盐袋上，再取鲜姜切成片铺在槐皮上。待热后，将患腿的脚心放在姜片上，用棉被包好脚和腿，再将炒热的另一袋盐装好

风湿与骨伤科疾病

交替使用继续热敷。一般每次热敷1~2次，以腿脚见汗为好。3个月为1疗程，一般3个疗程即愈，不留病根。热敷的同时，要经常活动关节，锻炼走路；禁忌生冷、受风着凉。

疗效：治疗9例，有效9例，显效7例。

注：地风为"追地风"，也叫"钻地风"、"散血藤"，是"钻地风"的根皮。

荐方人：北京大兴县市政园林管理局　王金海

引自：《当代中医师灵验奇方真传》

百姓验证

● 辽宁凌海市卫生站刘艳伟，女，50岁，检验师。她来信说："我爱人患腰痛，痛不可忍，我按本条方配药，仅吃几次就不痛了。"

---

798. 我利用祛风通痹活络汤治风湿性关节炎疗效甚佳

配方及用法：当归、赤芍、秦艽、五加皮、荆芥、防风、木瓜、牛膝、苍术、茯苓、威灵仙各9克，红花6克，防己、桑寄生各12克，丝瓜络15克，黄酒100毫升，红糖50克。以上诸药盛砂罐内加水浸泡后，置有水的锅内蒸煎2次，然后滤出药液加入黄酒、红糖。早、晚2次分服。服药后微汗。

以此方治疗数十例风湿性关节炎患者，经临床观察疗效甚佳，轻则服药三五剂，重则十余剂可见效，且无复发。

荐方人：河南桐柏县淮安路　王桂英

百姓验证

● 张某，男，24岁，矿工。1987年5月因双膝关节疼痛，不能行走来院门诊治疗，门诊给予安乃近、强的松等药物治疗疼痛暂缓解，但仍不能行走。经化验血沉为42mm／h。后住院投用本方，服3剂后可下床行走，疼痛减轻。按此方又服5剂即见效，随访数年未见复发。

● 江西宜丰观前路179号兰清太，男，46岁，工人。他来信说："我爱人手指关节麻木，经常疼痛，难以入睡，在当地医院治疗过几次，却没有见效。我用本条方为她治疗，服药2剂病愈，至今已有两年多未复发。"

● 河南内黄县梁庄诊所段国红，男，27岁，医士。他来信说："我岳母患风湿性关节炎半年有余，经县乡人民医院和中医药研究所治疗均未获效，花费3000多元。后来用本条方治疗，服药21剂治愈，才花73元钱。"

799. 我应用五枝煎治风湿性膝关节炎很有效

膝关节变形性关节炎，俗称"鹤膝风"，其痛苦之剧烈，是各种关节炎中罕见的。此病因青少年饱受风湿之害而形成，也有营养不良和气血俱虚所致者。五枝煎，可活血通络，遇血止痛。

配方及用法：桃枝、桑枝、柳枝、竹枝、酸枣枝各30克。上述五种枝以新枝为好，不能用干枝，精细似筷子，切成一寸长短，放水3000毫升煎煮。煎成的五枝液，趁热放入盆中。让病人躺下并用棉被盖严，不得漏风，双膝屈曲，盆放双膝之下，让蒸气蒸熏膝关节，以膝关节及下肢发汗为宜，时间为1小时左右。同时内服中药和西药。每天1次，连续10天为1疗程。

引自：《偏方治大病》

百姓验证

● 周某，男，16岁，山西省浮山县向水河村人，学生，1973年3月2日就诊。其双下肢关节疼痛2年有余，已渐进性僵硬，关节肿大，屈伸困难，肌肉萎缩，步行艰难，跌跛行走。今年2月感冒后，再不能动弹，终日不离被褥，时轻时重，反复发作，关节活动不灵活，僵硬成畸形。经过针灸、按摩、推拿和服三蛇片、独活寄生汤、大秦艽汤，以及改用激素和阿司匹林治疗，疗效总不满意。改用偏方五枝煎蒸熏疗法治疗15次，疼痛减轻，屈伸好转，可扶杖行走。

● 辽宁法库县十房乡沟村杨耀锋，男，50岁，农民。他来信说："邻村马洪伟患神经性双膝风湿关节炎2年，走路艰难，蹲不下，骑不了自行车。经县中医院诊断并用泰和风湿胶囊治疗，吃药就缓解，停药就疼。后来用本条方和自尿疗法联合治疗1个月，病告痊愈。"

800. 我运用通络疗法治颈肩腰腿痛取得很好疗效

临床100例患者，均为门诊病人。男性69例，女性31例，年龄21~76岁。其中，风湿性关节炎36例，类风湿性关节炎4例，颈椎病3例，肩周炎9例，腰椎间盘突出症4例，坐骨神经痛16例，腰肌劳损6例，梨状肌综合征2例，急慢性软组织损伤11例，骨质增生9例。绝大多数患者曾经西医明确诊断过，而且均接受过各种抗风湿药物治疗，甚至激素的治疗，因疗效差、疼痛难忍而来本所就诊。

根据中医学"久痛入络"的理论，风、寒、湿、热、淤致痹，必定使脉络阴滞，邪气郁闭，引起营卫不贯，脏腑功能失调，唯有疏通经络，调节阴阳，方能取效。故临床上应着眼一个"通"字，非通不能止痛，非通无以逐邪。治疗方法采取以下步骤：

（1）特效痛可宁系列药物的制作

①**特效痛可宁膏药：**白芥子、山柰、白芷、荜拨各60克，藤黄、龙骨、肉桂、血竭、急性子、花椒、桂枝、干姜、生川乌、生草乌各10克，马钱子30克，三七15克，公丁香、细辛各5克，威灵仙20克。上述药用传统方法熬制成膏。

②**特效痛可宁药粉：**肉桂、生附子、川芎、山柰、晚蚕沙、白花菜子、花椒、狗骨各10克，公丁香、细辛、白芥子、血竭各5克，蜈蚣3条，共研细末，撒膏药中心敷贴。

③**特效痛可宁擦剂：**白龙须、千年健、防己、雪上一枝蒿、山甲珠、当归、红花、生川乌、生草乌各等量，用95%酒精浸泡4周后取汁，按3∶1的比例加入二甲基亚砜，并加100片消炎痛即成。以此为介质进行推拿按摩。

④**特效痛可宁胶囊：**精制马钱子30克，当归、红花、川芎、乳香、没药、生姜、防己、血竭、牛膝、羌活、独活、狗脊、僵蚕、杜仲、狗骨、木瓜、南星、地龙、细辛、桂枝、甘草、川断、鸡血藤、地鳖虫、钻地风、千年健、自然铜（煅）各3克，麻黄45克，共研为细末，备制胶囊。

（2）具体操作步骤

第一步：手法推拿。常规循经推拿理筋，并沿患者受累神经走向及其支配区域用滚、揉、点、按等手法，同时以特效痛可宁擦剂为介质配合使用。充分利用该擦剂以强渗透溶剂为载体，直接作用于患部及全身的特点，来缓解推拿手法对表皮组织的刺激，让推拿手法充分作用到深部组织，以达到松解粘连、活血通络、祛邪疏经及解痉止痛的目的。

第二步：局部拔罐。通过推拿按摩，促进全身气血流动，改善损伤组织周围的血液循环，从而达到"通则不痛"的效果。但仅此往往还不够，应紧接着进行阿是穴拔罐。其方法是：在疼痛集中的患处，进行皮肤常规消毒，用专用器具（瓷针）划破真皮。一般划3～5道平行的刀痕即可，要避开血管；或用皮肤针叩刺，以刺出血为度。随即选用大小适中的真空穴位拔罐器拔罐5～15分钟，拔出肌腠内的淤血、涎液，但出血量不可过多。有时，可在相应的腧穴上选穴拔罐，以增疗效。

第三步：药物敷贴。病变部位经过前两步施治之后，血液循环和炎性反应得以明显改善。此时以特效痛可宁膏药配合适量药粉局部敷贴，则可更有效地加速血液循环，增加新陈代谢，促进淤血、炎症的吸收，缓解肌肉痉挛，从而有利于病变部位致炎致病物质的清除，以达到"行气血、疏经络、濡筋骨、利关节"的作用。

本膏药贴敷后，个别患者有头晕、恶心或局部皮肤瘙痒的现象，停止贴敷或对症治疗即可消失。

第四步：内服药物。 通过上述三步疗法后，为巩固疗效，缩短疗程，部分患者仍需内服特效痛可宁胶囊。成人每日服1次，每次服6克，每日早晨用黄酒送下。热痹者，以黄柏30克，鸭跖草30克煎汁送服。14岁以下患者忌服。14~18岁患者每次服2~3克，但要慎用。

体虚或有胃病者，服后稍有头晕、四肢不舒现象，2小时后即消失，且感觉身体舒服，疼痛减轻。此药疗效相当迅速，病情轻微或发病1年以内者，只需服几次即愈。

疗效： 本疗法每日或隔日治疗1次，每5次为1疗程，每疗程间隔3~4天。一般急症、轻症患者经1~2次治疗，能立竿见影，解除酸痛、僵直、功能障碍等症状。重症患者经1~3个疗程治疗，亦能取得显著疗效。

在100例患者中，经上述方法治疗后，痊愈93例，好转6例，无效1例，总有效率99%。

荐方人： 福建省宁德市南大路364号 陈名仙 邱文卿

百姓验证

● 张某，男，51岁。自述右腿痛已月余，近日疼痛加剧，行走困难，入睡时翻身不得，苦不堪言。经检查，疼痛部位沿坐骨神经走行的方向放射，腓肠肌压痛明显，患侧足背感觉异常。直腿抬高试验阳性。脉沉细，舌苔厚白。X线摄片提示，腰椎无异常。西医诊断为干性坐骨神经痛，中医诊断为痹症（寒湿型）。按上法治疗1次后，患者即能下地行走，疼痛基本消失，第二天复诊即愈。随访半年无复发。

此疗法经过数万例患者临床验证，其疗效是确切的。

● 辽宁凌海市卫生防疫站刘艳伟，女，50岁，检验师。她来信说："单位崔学成患有颈椎病，脚趾与手指麻木，冷热不知，颈部活动时感觉内有一沙粒在吱吱作响。经我用本条方治疗5个疗程后，症状基本消失。"

● 江苏无锡北外长安镇王家庄王瑾，男，38岁，农民。他来信说："无锡市广益的王志勇，男，34岁，患腰椎间盘突出症，平时走路臀部有牵制感，阴天下雨腰腿疼痛难忍，不能多走路。用本条方治疗，很快便好了，并且至今未见复发。"

 801. 我用风湿散治风湿关节肿痛1剂就可见效

风湿、肿痛、关节炎是我国最为常见的疾病，患者约有1亿多人。往日的药物治疗效果不理想，近年有一些新药治疗效果较好，但有的有毒副作用，有的价格昂贵。本药由九种药制成，成本低，疗效很好，广泛地应用于各种风湿、关节肿痛、腰痛、四肢麻木、坐骨神经痛、手足不灵便等症。

配方及用法： 川芎、全虫、牛膝各6

克，木瓜、苍术各12克，乳香、草乌各4克，防风7克，威灵仙7克。将上述中药配好，粉碎成粉末，用100～150目筛过细，装成3克一小包即可。每次服用一包，每天服用2～3次。

荐方人： 湖南省洞口县太平乡　杨晚生

● 四川江安县东正街文化馆曹鸿根，男，65岁，退休。他来信说："亲属徐芝英患风湿病20多年，在泸州化工厂职工医院住院治疗，打针吃药不见效，花药费2000多元。我用本条方为她治疗，目前已初见效果，以前拄的拐棍现在已不再使用，她的心情非常舒畅。此方治风湿病果真有效。"

● 陕西洛南县石门镇二组胡满仓，男，58岁，乡医。他来信说："我表弟在山沟打石头，因受凉腰脚疼半年之久，服一些常用药只能缓解。我用本条方只1剂就为他治愈了，再也未复发过。"

802. 我使用本方药酒治关节炎取得好效果

配方及用法： 红花、川芎、防风、甘草、牛膝各18克，草乌、川乌、当归、木瓜、五加皮各30克。用黄酒或白酒1000～1500毫升，和药共同放入罐内，封

好口深埋地下，8天后取出过滤。药渣用水煎服2次。药酒每日服2次，每次1～2酒盅。一般1剂药即可治愈。

百姓验证

● 四川广汉市供销系统冯启培，男，67岁，退休。他来信说："我患风湿病、骨质增生、痛风8年多，经过多次治疗，医疗费花了几百元，却始终不见好转。后来我用本条方与醋蛋液疗法联合治疗，病情已大有好转，现仍在继续服用。"

● 辽宁葫芦岛市南票区白沟村李树彬用此方治好了他20多年的关节炎和肩周炎。

中国家庭自疗千方经典

803. 我用本方治风湿性关节炎非常灵验

配方及用法: 先用消毒针刺痛患处,见血为度,再将米糠(细糠为佳)放入童尿(取中段,以7岁以下男童尿为好)中浸泡7天,然后挤出尿液,将米糠与鸡蛋清调匀后涂敷痛处并包扎,每日1次,连用3日即愈。

荐方人: 福建尤溪县溪尾乡　纪长球

百姓验证

● 湖北宜昌市胜利六路465路任传庚,男,67岁。他来信说:"我侄女患多年的双膝关节炎,尤其是天气变化时,双膝关节肿大,伸屈困难,行走坐卧疼痛难忍,甚至不能下床。几年来经各大医院针灸、按摩、理疗,并服多种药物,总是不能治愈,反复发作。2000年1月14日,我按本条方配药,包扎在她的疼痛处,用药几次,她十几年的膝关节炎就被治好了。现已有一年半的时间未见复发。"

---

804. 坚持按摩手脚穴位可使风湿性关节痛很快缓解

关节痛多由风湿病引起,表现为游走性关节痛,常呈对称性,可累及膝、踝、肩、腕、肘、髋等大关节,局部可有红、肿、热、痛等症状。

脚部选穴: 基本取穴部位是19,22,23,24,膝关节痛加35,髋关节痛加38。(见图55)

按摩方法: 19号穴用按摩棒大头自上向下点推按,右脚取穴,每次点推按5分钟;22,23,24三穴要连按,用按摩棒大头自22斜推按至24,双脚取穴,每次每脚每三穴推按5~10分钟;35号穴用按摩棒小头自上向下点按,双脚取穴,每次每脚每穴点按5分钟;38号穴用拇指自下向上按压捏揉,双脚取穴,每次每脚每穴按压捏揉5分钟。每日按摩两次。

手部选穴: 用梅花桩刺激38,58,每手每穴3分钟,每日数次。(见图56)

注: 手脚穴位按摩治病法与按摩工具,请见本书附录一。

风湿与骨伤科疾病

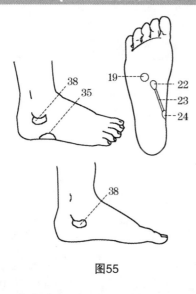

图55

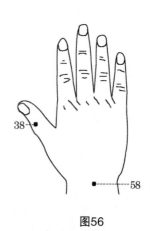

图56

中国家庭自疗千方经典

百姓验证

● 新疆焉巴州拖拉机厂费玉青说："我老伴腿痛，走路困难，我家距诊所仅有800米的距离，每次去看病都需在半路上休息多次。连吃两个多月治疗风湿性关节炎的药，也不见效。于是采用手部穴位按摩法治疗，坚持按摩20天后，收到非常好的效果，现在能随意走动了。"

腰 腿 痛

　　腰腿痛是中老年人十分常见的症状。在临床上，有时可以先发生腰痛，后发生腿痛，或先发生腿痛，后发生腰痛；或腰痛与腿痛单独发生。如果在用力、咳嗽、打喷嚏时腰腿痛加重，或疼痛向腿后方向放射，要想到腰椎间盘脱出的可能性，应结合其他检查确诊。若腰痛有时伴有双下肢痛，或双下肢交替出现疼痛，行走困难，行走几百米后需蹲下来休息才能再开步（但骑自行车无困难），应考虑到患腰椎管狭窄症的可能性。如果过去有腰部扭伤史，以后又发生疼痛，或无明显原因，或与天气变化有关，要考虑到患腰部慢性劳损或肌筋膜炎的可能性。

805. 我服醋蛋液赶走了腰酸腿痛病

我是个林业退休工人，从小生长在南海边，又在北方奋斗了30年，从事与树木打交道的重体力工作。我以前体质一直比较好，可是50岁以后抵抗力却开始逐年下降，退休后多种老年病使我日感痛苦和烦恼。

1987年秋天，我抱着试试看的想法服用醋蛋液，之后亲身体验到醋蛋液确有"神功"。这几年我经常感到的腰酸腿痛、口干嘴苦、多梦、精神不振、厌食、尿少而频及更年期出现的症状，现在都不翼而飞了。我现在感觉精神振奋，能吃能睡，心情愉快，体力倍增。

荐方人：黑龙江佳木斯市木材站温渥沾

注：醋蛋液治病法，请见本书附录三。

百姓验证

● 新疆石河子造纸厂张德运来信说："我母亲腿痛，用本条方治疗，一个醋蛋液还没有喝完，她的腿痛病就好了。"

806. 我用本偏方治腰腿痛，仅服几次即痊愈

我患腰腿痛病多年，曾采用中西药物及多种疗法治疗，都未见效。前不久，朋友送来一偏方，仅服几次，即痊愈。

配方及用法：骨碎补100克，狗脊150克，核桃肉（或花生米）50克，红枣10枚，猪尾巴1条（切碎）。将以上诸味合在一起，并加入少许盐同煎食；能饮酒者以酒送服。每日1~2次，2日见效，一般3~5日可见显效。

荐方人：河南省开封市马号街462号陶冶青

百姓验证

● 山东夏津县油厂徐源蒲，男，72岁，离休。他来信说："我按本条方仅用3剂药就治好一腰痛病患者。起初该患者腰疼疼得不能干活，骑不了自行车，现在他骑车自如。"

807. 我吃5次猪腰杜仲腰痛病就痊愈了

过去我患腰痛病，不能干出力的活，痛时腰直不起来。后来友人介绍一方，吃了5次，腰痛病就好了。

配方及用法： 猪腰2个，杜仲30克。将杜仲放锅里炒断丝（断开无丝为止），再将猪腰剖开洗净，共入砂锅中，加水炖熟。吃猪腰，饮汤。

荐方人： 河南省伊川县史志室　郭大儒　祁玉梅

百姓验证

● 江苏泗阳县医院季选洪来信说："我侄女季如霞，35岁，患腰痛病2年多，在洋河医院、县医院治疗，花了100多元无效。后我用本条方为她治疗，服药8剂便见效了，至今未复发。"

● 重庆市潼南县米心镇五组唐永伦，男，61岁，技师。他来信说："我肾虚腰痛10多年，我哥哥患腰痛8年，都是用本条方治好的，只吃了5剂药。村民唐吉圆患腰痛35年，也是用此条方治愈的。"

● 辽宁清原县湾甸子镇二道湾村王安才，男，53岁，农民。他来信说："我用本条方治疗6位中年人的腰痛，用后都说灵验。"

808. 我用此腰痛妙方治病效果非凡

我当小学教师时，得了慢性腰疼病，后来我找当地著名老中医刘中和先生求治，他给我写一处方，并说："这一方治好了不少腰疼病患者。每年冬季服上1剂，到老年时会眼明不花。"果然不错，那时我服1剂，腰就不疼了。之后，每年冬季服1剂，连服5年。这几十年来，我不但没犯过腰疼，而且眼力也很好。今年我63岁了，不戴花镜照常读书看报，现将此方荐给广大读者。

配方及用法： 云故纸15克，破故纸25克，大芸13克，巴吉13克，川木瓜15克，川牛膝15克，川断15克，西小茴10克，全虫12克，黑杜仲30克。另备黑豆1000克，青盐60克。以上10种药第一次用水1000毫升，煎成约500毫升药水，倒在大砂锅内；再用750毫升水煎第二次，第二次仍煎成药水约500毫升。两次煎好的药水同时倒在大砂锅内，将黑豆倒入药水中，加上青盐（白盐也可），待煮至药汁干为止。然后倒出晒干即成。每晚吃30克,用开水冲下。1000毫升黑豆吃完,可再制1剂。第一年连服2剂,腰疼完全可以消除。之后,每年冬季可服1剂。连服几年,不但不会犯腰疼病,而且有延年益寿之功效。

荐方人: 河南鲁山县　谭宗泽

百姓验证

● 江苏镇江市官塘桥乡村周以荣来信说:"缪甸史顺克下肢疼痛,累及范围由踝关节到大腿根处,活动受限,步履艰难。我用本条方(改为煎剂)连服5剂,一次治愈,未见复发。"

809. 我的腰痛病用拉单杠法治愈

我是个老腰痛病号了。自20多年前开始发病,经多方治疗,有一定的效果,但不太理想。病情经常反复,有时莫名其妙地复发,不能动,睡不下,即使睡下了,也不能翻身。拍片后医生诊断为腰3,4椎间盘突出,无特效药,曾动员我做手术。

一次因腰痛复发又到中医院去针灸推拿、拔火罐,一位年轻的丁医师介绍说:"挺腰杆、拉单杠可能对你的病症有好处,你不妨试试。"碰巧我家旁边有一"单杠"——篮球架的横档。自去年初夏开始分两步动作试拉。第一步,手拉单杠,脚尖固定踏地,将腰部前后摆动16~20次;第二步,再手拉单杠,靠手臂上下屈伸,使脚脱离地面,身体悬空,做16~20次。从此以后腰痛明显好转。我已坚持1年多了,这1年多,腰病从未复发过,而且把原来的颈椎痛、肩周炎也治好了。

引自: 1996年11月23日《老年周报》

百姓验证

● 湖北兴山县粮食局蒋必科,男,74岁,离休。他来信说:"我于1999年12月在县人民医院确诊为腰椎骨质增生,经住院治疗20多天,花费近千元,疗效甚微。后我用本条方治疗,收到了良好的效果。"

810. 我用此家传秘方治风寒麻木腰腿痛有奇效

主治: 风寒湿痹,腰腿疼痛,四肢麻　疼。

配方及用法：马钱子30克去皮，血竭花（血竭花是血竭的上品，即麒麟竭之别称）120克。马钱子用香油炸至焦黄色（也别过火，以捞出来仁不带油、色焦黄为度，挂油未熟吃了有危险，过火就失效了），捞出来同血竭共研为细面。分60次用水送服，每日早晚各1次，服一料或半料即愈。

注意：服后如有头晕感觉，必须减量。

荐方人：河南　某大夫
引自：广西医学情报研究所《医学文选》

百姓验证

● 四川绵阳市高水中街38号李俊如，男，75岁，退休干部。他来信说："我老伴突患腰腿痛，行走困难，不能下蹲。我用本条方为她治疗，服药15天，只花28元钱，腰腿痛痊愈，行走、下蹲都正常了。后来我又用此条方治好4位亲友的腰腿痛病。"

811. 我患腰痛是用本方治好的

腰腿疼痛是常见的疾病，轻者精神不振、软弱无力，重者长期卧床不起，疼痛难忍。为减轻腰痛患者的痛苦，特介绍家传验方一则。

配方及用法：杜仲、破故纸、小茴香各9克，新鲜猪腰一对。将猪腰切成片，与上述中药加适量水共煮至腰片发黑。喝药汤，吃腰片，每日1剂。连用3剂，腰痛消失，连服5剂即可痊愈。

家父曾用此方治疗过数十名腰痛患者，疗效颇佳，有效率达95%以上，且无任何副作用。本方对肾虚型腰痛疗效尤佳。

荐方人：湖北黄石市制药厂　袁从愿
引自：1986年11月《现代生活》

百姓验证

● 广西融水县委组织部退休干部韦绍群来信说："我患腰痛已有两个月了，夜晚睡觉不敢翻身，动则疼痛难忍。后试用本条方治疗，服完1剂药腰就不痛了，晚上睡觉也可以随意翻身了，走路也能挺胸直腰了。"

● 广东电白县马踏镇供销社陈三兴，男，39岁，工人。他来信说："患者洪民患肾虚腰痛两年多，在县医院住过院，花钱1000多元未治好。后用本条方治疗，服药3剂痊愈，才花30元钱。"

● 江苏通州市忠义乡六组季妙贤，男，50岁，医生。他来信说："我用本条方治好15名腰痛患者，一般都是1剂见效。"

● 广西武鸣县太平镇文坛韦乃春，男，64岁，农民。他来信说："我在2002年用本条方治愈40多名肾虚腰痛患者。"

● 黑龙江肇东市人民医院燕崇英，女，68岁。她来信说："我爱人患腰痛20年左右，我按本条方为他试治，每天1剂药，5天后就好了，至今已10个月没有复发，药费不到20元钱。"

812. 我用羊肝汤治好了许多人的腰痛病

配方及用法： 羊肝1具，肉桂20克，附子20克。上三物用水煎，不放盐，吃肉喝汤。

河南汝南县医院用此方治疗820多例腰腿痛患者，效果显著。

荐方人： 河南汝南县医院　王明山

百姓验证

● 广西贵港市邮局李素玲来信说："我用本条方治好腰痛患者5人，多者用药3剂治愈。"

● 辽宁清原县湾甸子镇二道湾村王安才，男，53岁，农民。他来信说："我用本条方和815条方治好12位老年人的腰腿痛。"

● 四川双流县华阳镇小学黄自成来信说："我患有坐骨神经痛，膝盖以下疼得厉害，夜里疼醒后就无法再入睡了。自用本条方治疗7天左右，疼痛便消失了，10天后就恢复如初。"

813. 我用本方治愈许多腰腿痛及风湿半身不遂病人

口服方： 生川乌、生草乌、川木瓜、川牛膝、当归、川芎、金银花、麻黄、乌梅、防风、秦艽、全蝎各9克，白术、杜仲、仙灵脾、大芸各12克，蜈蚣3条，白糖250克，粮食酿的白酒1500毫升。将上述药、糖、酒同时装入容积为2000~2500毫升的里外有釉的坛子里，用干净布封口后，口向上放入锅里固定牢，加水淹过大半截坛子，用文火煮1小时后端出，随后立即放入事先在屋内潮湿处挖好的坑里，碗扣住坛口填土、踩实。24小时后即可取出服用。每日3次，于饭后服，每次不可超过50毫升。高血压病人忌服。

外用方：①用稍粗点的陶碗盛白酒3毫升，取一颗生川乌在酒碗底上研磨，待酒磨成米泔水色即可抹在痛处，每日3次，止痛很好。②用生川乌20克（或鲜品60克），生姜一块，紫苏叶20克，大葱7根共捣蓉炒热，加白酒适量调成糊状。于睡前贴于痛处，用布包扎，第二天即可止痛。任选上述两种验方之一和内服药酒同时进行，效果更佳。

用此方治愈后不复发，轻者半剂，重者1剂即可痊愈。没喝完的药酒可以长期保存，但在存放时应去渣后装入瓶内，封闭好。此方经400多人试用，个个见效。

荐方人：江西全南县陂头乡　谌志安

百姓验证

● 新疆石河子148团6营蒋良成，男，59岁，农工。他来信说："我是新疆农垦兵团农工，按此法为一位60岁女工治好了风湿性关节炎。这位女工平时走路十分困难，夏天还穿着棉裤，病程2年多，经多家大医院专家诊治，花钱上千元，效果不明显。我按本条方为她服用1剂药治疗10天，病情大有好转，接着又服用1剂药，仅花钱90元，就将她两腿疼痛病治愈。现在她与从前一样，下地干活一切正常。"

● 山东威海市印刷厂谢振刚，男，33岁，工人。他来信说："我父亲的工友患关节炎，在医院花了1000多元也没有治好。我用本条方为他治疗，吃2剂药就见效了，继服2剂病痊愈。"

● 广东电白县马踏镇供销社陈三兴，男，39岁。他来信说："蔡大妈患风湿性神经痛，右手抬不起来，病程达5年之久。曾在市级医院治疗过，花费2万多元，一直未治好。后用本条方服2剂药基本痊愈。"

---

814. 我用本方治好了腰腿痛

配方及用法：制马钱子30克，地龙20克，全虫、川木瓜、制乳香、制没药、川牛膝各10克，共研细末，用黄酒或白开水冲服。每日1次，每次2.5～3克。

说明：方中马钱子，又名番木鳖，主产我国云南、海南岛，也产于印度、越南、泰国。性味苦寒，有大毒，入肝、脾经。可通络、止痛、消肿、散结，善治风湿痹痛、筋络拘挛、半身不遂等，且作用较明显。内服一日量不得超过0.3～0.6克，炮制

（油炸法或沙烫法）后入丸散用。若未经炮制或剂量过大，均易中毒，甚至死亡。本品主要含有番木鳖碱和马钱子碱，番木鳖对脊髓神经有强烈的兴奋作用，可引起强直性惊厥。

引自：《商丘科教》

百姓验证

● 辽宁兴城梁屯村刘志厚用此方治好了自己的腰腿痛和坐骨神经痛。

815. 我用本方治腰腿神经痛有特效

配方及用法：川乌、草乌、川木瓜、金银花、川牛膝、川芎、当归、防风、乌梅、秦艽、全蝎各9克，杜仲、白术各13克，蜈蚣3条，白糖200克，白酒2000毫升。找一个能装2500~3000毫升水，里外有釉的坛子，并按坛子大小在室内阴凉处挖一个坑，准备埋藏。把药全部装入坛子后，倒入白糖和白酒，用干净白布封紧坛口，然后坛口向上放入添好水的锅里，锅水深要浸没大半个坛子。煮1小时后，将坛子取出，立即放入挖好的坑内，用一只碗口朝下盖住坛口，再用土埋好、踩实。埋24小时即将坛子取出并服用药酒。每日服（冷天加热后再喝）3次，成人每次服50毫升左右，一般患者服1剂药酒即愈。

从1984年开始，我先后患上了腰痛、胳膊痛、肌肉痛、坐骨神经痛和手指麻木等疾病，经多方治疗均无效果。朋友从陕西邮来一个秘方让我试试。据朋友介绍，此方在河南商丘、虞城，山东单县等地治好的腰腿痛、胳膊痛、肌肉痛、坐骨神经痛和半身不遂患者达400人。我照方买了1剂药制成药酒，药酒没喝完病就好了。

荐方人：黑龙江桦南县种子公司成水临

百姓验证

● 吉林扶余县新站乡柳家村陈万才来信说："我村鞠艳于1999年正月患了腰腿坐骨神经痛，终日痛得不能走路，丈夫背着去大医院进行针灸、电疗、理疗，就是不见效，花钱2000多元。后来我用本条方给其配药酒，1剂服完，病痛明显减轻，连服2剂，基本不痛了。为了巩固疗效，又配了1剂药酒。现在她的腰腿坐骨神经彻底不痛了，也没有花多少钱，真是偏方治大病。"

● 广东英德市民主路灯笼桥8号梁尔清来信说："我本人患腰痛病，经医院诊断为腰肌劳损，住院治疗半个月，花药费1000多元也没有治好。我用本条方自

風濕與骨傷科疾病

配药酒试治，结果只服药两天就收到了显著疗效。1剂药酒未服完，腰痛病就好了，共花了25元钱。"

● 湖北广水市余店镇6组付立国，男，49岁。他来信说："徐章木的老伴患坐骨神经痛多年，在医院治疗花去1000多元也没有治好。后来用本条方治疗，服药1剂就痊愈了。"

● 湖南溆浦县水庄乡杨柳组曾社祥，男，49岁，教师。他来信说："村民鲁达文患下肢小腿痛5年，红肿不能走路，曾在省级医院花5000多元也未治愈，后我用本条方为他治好了。"

816. 我用本方治下肢及腰神经痛可迅速见效

有一天，家里来了一位客人，当他端起水杯要喝水时，突然发出一阵剧烈的咳嗽，同时身体也好像忍受着剧痛似的摇动着。忽然，他挺起上半身，大叫一声"好疼"。我马上说："是神经痛吧！"当场要他伸出手，并用指尖强刺激他的手背，他本能地又大叫一声"好疼"。我指压的部位正是脊、腰、腿区，也就是对腰部及下肢神经痛最敏感的区域。（见图57）

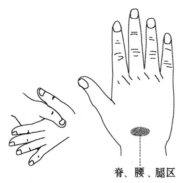

脊、腰、腿区

以牙签、香烟头刺激

脊、腰、腿区可解除神经痛的烦恼

图57

一般而言，腰部到脚部的神经痛是脊椎或脊髓老化现象，应该是中年以后的疾病。年轻人也会发生，但只是短暂性疲倦，或因寒风、潮湿等引起。这种现象只要没有激烈动作便不会有感觉，因此，在初期往往被忽视。当疾病蔓延时，只要稍微一动，从腹部、臀部到大腿以后侧都会有牵扯般的疼痛感。检查神经痛征兆及预防的部位在脊、腰、腿区。例如，当寒冷或疲倦时，观察这个区域，如果有淤血状或有压痛感，则表示可能引发脚部到腰部的神经痛，这时就该刺激脊、腰、腿区。

方法：把牙签成束捆起刺激相关区域，或用香烟头灸治，使用吹风机的暖风也可收到效果。当这一区域不再感到疼痛时，就表示不再有神经痛的困扰了。

注：手脚穴位按摩治病法与按摩工具，请见本书附录一。

中国家庭自疗千方经典

百姓验证

● 甘肃秦安县北关槐巷151号邓双喜，男，61岁，教师。他来信说："学校张兴万老师早晨起床后觉得右臀部和股骨部麻痛，不能行动，去医院做按摩治疗，经2次拍打、推拿，比原来痛得更厉害了。到了第六天疼痛加重，不能翻身，一动就痛。后来他找到我，我用本条方施治，一次疼痛大减，两次基本痊愈。"

817. 用手脚穴位按摩法治足腰痛简便有效

足腰痛是中老年人多发病。祖国医学认为，腰与肾脏有密切联系，腰为肾之府。肾与膀胱相表里，足太阳经脉循行经过腰背部，若肾气虚衰，足太阳经会失调或经络闭塞不通，即可造成足腰痛。

辨证参考：腰部到脚部的神经痛多是脊椎异常或脊髓的老化现象，属于老年病；年轻人如患此病多因风湿引起。典型的疼痛反射是从腰部、臀部到大腿后侧并延续到脚部，有牵扯样痛。

脚部选穴：68，66，55。（见图58）

按摩方法：68穴在双脚掌外缘，呈条状，按摩时用按摩棒大头由上向下推按，双脚取穴，每次每脚每穴推按10分钟。66穴用食指关节角点按，力度要强些，双脚取穴，每次每脚每穴点按5～10分钟。55穴用食指关节角推按，双脚取穴，每次每脚每穴推按5分钟。每日按摩2次。

手部选穴：用梅花针持续刺激55，21两穴，每手每穴3分钟，然后在55穴区上放两粒绿豆，用胶布粘牢，每日不断按摩，3～5天后取下。（见图59）

注：手脚穴位按摩治病法与按摩工具，请见本书附录一。

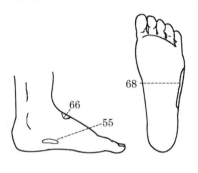

图58

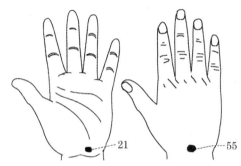

图59

风湿与骨伤科疾病

肩周炎

肩周炎是肩关节周围炎症的简称，是由肩关节慢性劳损、蜕变或创伤引起的肩部软组织无菌性炎症。肩周炎多发生于50岁以上的人，故又称"五十肩"。无外伤的患者，初时感觉肩周围微有疼痛，常不引起注意，1~2周后疼痛渐增，肩关节外展、外旋功能开始受限。由外伤而诱发的，患者感觉肩关节外展功能迟迟不能恢复，且肩周疼痛持续不愈，甚至逐渐加重。自我检查，肩部并不肿胀，肩前、肩后、肩外侧均右压痛，向外伸展功能受限，被动持续外展时，肩部随之高耸。

818. 用手脚穴位按摩法治足腰痛简便有效

我们宾县职业高中音乐教师赵朋两年前患了肩周炎，胳膊不敢往上抬，心爱的手风琴不能拉了。经过针灸、拔罐子、打针、按摩、吃药等方法治疗，都没见效。我告诉他醋蛋液能治肩周炎，他不太相信。可是他喝了1个醋蛋液后，胳膊就敢往上伸了，饭量也增加了。他喝了4个醋蛋液以后，双臂就能大幅度抢动了，而且多年的胃病也好啦。现在，赵老师的手风琴拉得更带劲了。

荐方人：黑龙江宾县疗养院　陈刚

819. 我吃山蚁粉治好了多年的肩周炎等病

我原是山西洪洞第四中学的高中外语教师，今年已73岁。过去我的膝关节红肿，走路感到疼痛，医生诊断为骨质增生，打针吃药效果欠佳。另外，我患有血管硬化、抽筋、贫血症，时常昏厥；还患有结肠炎，经常腹部疼痛，以前每到寒暑假都要住院治疗，痛苦不堪。

1994年12月，我又患了肩周炎，疼痛难忍，生活都不能自理。这时我从《健康指南》杂志上看到山蚁粉能治疗风湿或类风湿关节炎，心想或许也能治肩周炎，便购了500克蚁粉。服了3天后，疼痛便减轻了许多，连服1个月，我的肩周炎彻底好了，拿东西、写字都不痛了，生活也能自理，心情十分高兴。从此我了解了山蚁粉

的神奇功效，又连续服了4000克蚁粉，结果，膝关节红肿消失了，走路也不疼了，连一些多年的老病也治愈了。现在我明显感到精力充沛，食欲增加，又恢复了晨练。蚂蚁粉真成了我的救星。

许多同志得知我治愈了几十年的老病，纷纷到我家探问，问我吃什么药治好的，我说就是服了山蚁粉，没有服其他药。他们也准备服用山蚁粉。

现在我走在大街上，有人问我："你五十几岁？"我说都73岁了，别人都说我不像。蚂蚁粉使我又恢复了青春。

荐方人：山西省洪洞县第四中学教师　霍淑屏

百姓验证

● 湖北兴山县粮食局蒋必科，男，74岁，离休。他来信说："我于1999年12月经兴山县人民医院确诊为肩周炎，并住院治疗20多天，花费近千元，但是疗效甚微。后来我用本条方治疗，收到了很好的效果，现已基本痊愈。"

820. 我做甩手运动治好了肩周炎病

从前年起，我两肩膀逐渐胀痛，右侧偏重，手臂也不能高举。夜间睡觉要是压到右侧肩臂，会经常痛醒。经医生诊断是肩周炎。我用膏药贴，用热水袋敷，还吃些舒筋活血药，治疗1年多效果也不大，

有时走在路上胀痛严重时，只好停下来活动一下肩臂再走。

去年8月，我看了《甩手——祛病健身》一文后受到启发，从9月份起练甩手运动。在每天早起后和晚睡前进行练习，

具体方法是：全身放松，两脚与肩等宽，两手前、后约45度甩动100下。坚持到12月份，两肩胀痛有明显好转，更增强了我的信心，便将每次甩动100下改为150下。从今年2月至今，我的肩周再没痛，此期间我也没用任何药物。为巩固疗效，现在我每天仍坚持做甩手运动。

荐方人：辽宁省庄河市平山乡　吴允宝

引自：1996年8月《辽宁老年报》

百姓验证

● 广西鹿寨县寨沙镇王唯懿，男，60岁，干部。他来信说："1999年冬天，我到友人家，睡在楼上平铺。半夜着凉，天亮起来后我的右肩部位酸楚冷痛，因自己没有及时治疗，一直发展到举不起右臂来。后来我用本条方和825条方结合治疗，现在右臂已不痛了。"

● 河北永年广府镇北街侯健，男，40岁。他来信说："我父亲患肩周炎多年，我用本条方为他治愈。"

821　我的肩周炎用抡臂法治愈

几年前，我患有肩周炎，臂既不能高举，也不能后伸，活动受限。经过服药和理疗，症状虽有缓解，但仍不能痊愈，给生活带来诸多不便。

后从一本杂志上看到"自我抡臂内旋外转活动方法"，于是照此方法进行练习，做了一段时间后，我的肩周炎痊愈了。此后，我每见到患有此病的老同志，都向他们介绍此法，经试用都反映疗效显著。这种方法简便，患病者可治病，没病可防病健身。

操作方法：患病肩做上臂内外旋转活动（或反复上伸），每次内外各旋转50圈。反复锻炼，每天可多做几次。开始时有疼痛感，可缓慢进行，如能坚持，很快会缓解或痊愈。

为了预防肩周炎，平时可轮换旋转上臂。经常坚持锻炼，可防止复发。

荐方人：辽宁沈阳市　王本义

百姓验证

● 福建福清市城关后埔街吴鹏飞，男，68岁，退休干部。他来信说："我患肩周炎已经有15年了，发作时疼痛难忍，行动不便，很苦恼。自从用本条方治疗半个月后，疼痛有所缓解，又坚持治疗1个月，肩周炎基本治愈了。我老伴也有肩周炎，用此条方自疗后，也收到同样好的效果。"

● 江西万年江西水泥厂杨步东，男，68岁。他来信说："我的朋友患肩周炎半年多，去了几家大医院治疗，效果均不理想。后来我让他用本条方治疗，不到两个月就见效了，现在肩一点儿也不痛了。"

822. 我用转臂法治好了两年多的肩周炎

我是退休的中医，今年81岁，患肩周炎两年多，肩不能展，手不能抬，不能穿脱衣服、洗澡搓背。曾经多方治疗，均未见效。我考虑老年人身体正气不足，抵抗力薄弱，风寒湿邪乘虚侵入，流窜经络，阻滞关节，以致气血运行不畅，此乃不通则痛之理，长期治疗不愈，已非一般药物所能收功。因此我采用了如下的转臂疗法：每晚临睡时，仰卧床上，患肢伸直，

按顺时针与逆时针方向，先后各转圈100次，速度由慢到快，用力由小到大，转圈尽量向外。早晨起床前，如法再做一次。坚持不断地做，3周之后，病症缓解。继续做3个月后，病情逐渐好转，不知不觉完全恢复了正常功能。

荐方人： 安徽嘉山县中学街78号程元豫

百姓验证

● 江苏丹徒县丁岗镇前街张荣芳，男，57岁，木工。他来信说："2002年我突感两肩疼痛，一晚疼几次，搽红花油等药不见效，病情逐渐加重，后用本条方治愈。"

823. 我用刺血拔罐法治疗肩周炎特别有效

方法： 在患者曲池、阿是穴（肩部疼痛点）进行常规消毒，以中号玻璃拔火罐拔吸6分钟起罐，用七星针（也叫皮肤针）在预拔罐的部位内叩击50次，见有微出血时，再在此处拔罐15分钟，见有

一颗颗像黄豆大的水珠（即风水）冒出即可起罐，然后用消毒棉球擦洗净。每次连续拔三罐，如需进行第二次拔罐治疗，须隔3天。

疗效： 患者100例，经治疗后，痊愈80

例,有效20例,总有效率100%。

检查: 无外伤骨折、脱位,右关节周围广泛压痛。

诊断: 肩关节周围炎。

治疗: 在患者曲池、阿是穴连拔三罐后,患者感到很轻松和舒服,疼痛顿减。

活动1分钟后,右手即能抬高至头,旋后外展活动范围加大,第二天一早患者告知病已痊愈。随访1年多未见复发。

荐方人: 广西柳州市草新路19-3-10号 唐汉章

百姓验证

● 患者李某,男,40岁,柳州机车厂工人。1994年10月10日来诊。主诉:右肩部周围疼痛已3天,入夜尤甚,影响睡眠,上举、旋后、外展等活动受限,梳头、穿衣极困难,无法骑单车上班。在厂医院拍颈椎片未见异常,诊断为肩关节周围炎。经口服消炎药、理疗,并外用膏药敷贴,治疗2天效果不佳,便到我所求医。

● 四川资阳市丰裕镇资样村王清河,男,60岁。他来信说:"本社王锡理患肩周炎,去医疗所也未治好,我用本条方为他治愈,未复发。"

824. 我以细辛生姜酒敷患部治肩周炎收到了好效果

配方及用法: 细辛80克,老生姜300克,60度高粱白酒100毫升。细辛研末,生姜洗净,混合捣成泥蓉状,铁锅内炒热,入白酒调匀,再微炒。将药铺于纱布上,热敷肩周疼痛部位,每晚1次。敷药时避免受凉感寒。

疗效: 此方治疗肩关节周围炎37例,治愈率86%,有效率100%。

引自:《四川中医》(1991年第1期)、《单方偏方精选》

百姓验证

● 王某,女,51岁。患者右肩疼痛2年余,某医院诊断为右肩关节周围炎。诊时右肩疼痛酸软,伸屈困难,恶寒发凉,入夜为甚,时有烧灼感,肩胛前后压痛明显,动则疼痛加剧,舌苔薄白,脉弦紧。用上方药治疗9天后,肩关节活动功能完全恢复正常。续用3次巩固疗效。随访3年未见复发。

825. 我患肩周炎用螃蟹泥治疗3天就痊愈了

肩关节周围炎若是长期不愈,百方治疗无效时,用螃蟹泥贴敷肩部可获奇效。

配方及用法: 取活螃蟹一个(小的可取两个),先让螃蟹在清水中泡半天,待其把腹中的泥排完,取出捣成肉泥,待用。将捣好的螃蟹泥摊在粗布上,直径不宜超过8厘米,贴敷在肩胛最痛的部位。晚上8点贴上,第二天早晨8点取掉,疼痛就可以消失。

引自:《偏方治大病》

百姓验证

● 山东桓台县经济信息社朱传辉,男,29岁,信息员。他来信说:"我右肩疼痛已有2年了,特别是劳动后疼痛加重,不能屈伸,在医院确诊为肩周炎。曾在医院针灸过,服过中药,喝过药酒,却一直未治愈,前后花掉400多元。后来我用本条方仅治疗3天,花钱不到30元,就已恢复正常。"

826. 我用本方6天为刘应和治愈了肩周炎

主治: 因肩部感受风、寒、湿等外邪侵袭,长期劳损,气血不和,血不养筋所致的肩关节周围炎。

配方及用法: 忍冬藤250克,白酒250毫升。用时将上药对入两倍量净水中浸泡,19~21(戌时)用文火炖至忍冬藤烂熟。21~23时(亥时)滤出药液,趁热一次服下;将药渣用生白布包好,热敷患侧肩部,使其微有汗出。此时患者自觉疼痛减轻,可令其安睡,待1~3时(丑时)醒来就会疼痛消失,活动自如。

荐方人: 河南省开封市人民医院医师 庞士统

引自:《当代中医师灵验奇方真传》

百姓验证

● 湖南益阳市金花坪6号高新苗来信说:"我市清山机械厂技工刘应和,男,55岁。患肩周炎5年,左肩部肌肉部位有针刺样疼痛,活动时或夜间疼痛更甚,不能外展上举。我用本条方为他治疗,只用药2剂,6天时间,便活动自如。"

风湿与骨伤科疾病

腰肌劳损

本病可继发于急性腰扭伤之后，也可因长期弯腰工作、姿势不正或常处于特殊体位、过度疲劳使腰肌力量减弱而致，或因有结构缺陷所致。表现为腰部疼痛，休息时减轻，活动过度又加重；适当活动或经常改变体位时减轻，活动过度加重。腰部有压痛点。

827. 我应用盐酸川芎嗪治腰肌劳损31例全部有效

主治: 腰肌劳损。

配方及用法: 盐酸川芎嗪（下称"川芎嗪"）。以5毫升注射器套6号针头，抽取4毫升（80毫克）川芎嗪药液备用。病人取侧卧位（左右均可），充分暴露臀部，在髂前上棘的后上方5厘米处以碘酒、酒精做皮肤常规消毒，将已备好药液针作垂直进针达深部肌肉，抽吸无回血时缓慢推注药液。每日1次，5日为1疗程。

疗效: 治疗病人31例，用药5次腰痛消失的有26例，用药7次腰痛症状消失的有5例，有效率100％。1个月后随访无复发。

荐方人: 陕西临潼陆军医院医师张其仕

引自: 《当代中医师灵验奇方真传》

828. 我用本方治愈腰痛患者多人

主治: 急慢性闪伤腰痛或腰肌劳损。

配方及用法: 当归、丹参、续断、枸杞、枣皮各15克，苏木、乳香、没药、甘草各9克，杜仲12克，水煎服，每日1剂。

注意： 胃溃疡或服药后胃部不适者，减去乳香、没药，加玄胡15克；慢性挫伤和复发者加茴香、故纸。

疗效： 用此方临床治疗急慢性闪挫伤、腰痛40余年，治愈病人不计其数。用此方最少2剂，最多6剂治愈。服药后最早2天，最迟4天下床行走，7天恢复正常，有效率100%。

荐方人： 湖北天门市岳口卫生所 戴靖清

引自：《当代中医师灵验奇方真传》

百姓验证

● 内蒙古通辽市16805信箱范荣，女，58岁。她来信说："尉宗礼在2002年10月因打网球造成腰胯扭伤，经西医治愈后近日复发，不敢扭动腰胯，非常疼痛，贴膏药也无效。后来我用本条方为他治疗，很快便痊愈了。"

---

829. 我岳父患劳伤腰痛多年只用核桃泡酒喝就治好了

配方及用法： 核桃（青的最好，带皮）7枚，捣碎，浸泡于500毫升白酒内1周。每天睡前饮酒3~5盅，2剂即愈。

说明： 绿核桃皮、壳、仁皆入药，尤其仁，入肺、肾经，有治腰痛脚弱之效。加之酒辛散行淤之力，故疗效显著。

我岳父患劳伤腰痛多年，久治不愈。后用此方，病愈，3年未复发。

荐方人： 河南省扶沟县崔桥乡 毛纯杰

百姓验证

● 湖北武汉市武钢集团公司梅石刚，男，59岁，工人。他来信说："我处刘氏父子二人均患腰痛，我用本条方为他们治愈。"

跌打损伤

跌打损伤是由于外力作用于人体的皮肉筋骨而引起的损伤，包括骨折、伤筋等。伤处多有疼痛暗示、肿胀、出血或骨折、脱臼等，也包括一些损伤内证（主要是损伤出血),以外力伤害为主要因素。

 我用创伤外用散治跌打损伤千余例全部有效

配方及用法:栀子、大黄各30克,冰片150克,芒硝60克,上药共为细末,备用。用时将上述药末用75%酒精或醋或鸡蛋清调成糊状,贴敷患处,外用塑料袋覆盖,包扎固定,干后揭下。如肿胀未完全消退,还可继续敷用。

注意:有伤口、流血者忌用。妊娠忌

用。

疗效:从1963年开始至今已应用于千余人,全部有效。

荐方人:河北省矾山磷矿职工医院医师　张殿明

引自:《亲献中药外治偏方秘方》

百姓验证

● 新疆乌鲁木齐市工学院王志成,男,50岁,工人。他来信说:"有一次我下公共汽车,由于路滑跌倒,拉伤膝关节,当时疼痛难忍,不能活动,到医院检查是韧带部分断裂,医生说要打石膏,并需卧床休息30天。当时我没有同意,回到家后用本条方外敷治疗,4小时后肿胀消退,疼痛消失,可以走路了,1剂药还未用完就完全好了。"

 我用本方治跌打损伤10多例全都收到了好效果

数年前我在部队医院时,去山区采药,偶得一专治跌打损伤的良方。几年来,我用此方治疗手腕拉伤和足扭伤10多例,效果很好,因此我将此方推荐给大众。

配方及用法:刘寄奴30克,透骨草30克,鸡血藤25克,桑枝15克,桂枝15克。将这5味药同放在一个容器里,加

水适量放在炉上烧开,然后闭火。把患处放在烧开的药液上用蒸气熏,直到药水不太热。然后用药水洗患处,洗到药水凉了为止。下次继续用此种方法。每天3次,每剂药用1天,一般2~3天就能治愈。

引自:1997年3月7日《家庭保健报》

832. 我应用白虎掌治外伤性红肿有效

主治： 外伤性红肿。

配方及用法： 新鲜仙人掌，生石膏（研末），二药比例为1∶2。将仙人掌去皮、刺洗净，切碎捣烂，与生石膏调成糊状，装瓶备用。用时将药外敷于红肿处，以绷带包扎。每8～12小时换一次药。

疗效： 最快4小时见效，一般2～5天显效。本法治疗29例患者，其中敷药1～2次显效者5例，3～4次显效者16例，5～6次显效者8例。

荐方人： 山东汶上县中医院医师张启栋

引自：《当代中医师灵验奇方真传》

833. 我用单味赤小豆治血肿很有效

主治： 跌打血肿。

配方及用法： 赤小豆适量。将赤小豆研细末,用冷开水调成糊状敷患处。

疗效: 凡遇跌打血肿,用上法调敷,效果很好。

荐方人: 湖北省武汉制药厂医院
彭常金

引自:《当代中医师灵验奇方真传》

百姓验证

● 王某,男,22岁。被本厂司机孙某行车不慎撞伤左腿,当即随车来诊,见左股骨上端1/3处至胫腓骨下端1/3处明显肿大,皮肤表面青紫,红斑密布,压之波动,刺痛胀麻,X线报告未发现骨质受损。即用赤小豆250克研细末,冷水调成糊状,将血肿处全面涂敷,纱布包扎。2天后前往患者家中探视,见红肿尽消,异色皆退,患腿与右腿粗细相同,痊愈。

● 贵州贵阳市黄河路2号刘振山,男,66岁,退休。他来信说:"我用本条方治跌打损伤及血肿患者3人,均用药后当天见效。"

---

834. 我用APC片调正骨水贴治跌打损伤立竿见影

取APC片2片,捣细,加入适量正骨水(红花油亦可),调成稀糊。找准疼痛最厉害的地方,在痛点涂上一层药糊(面积大小以麝香止痛膏能贴紧四周不溢出药液为宜),再用麝香止痛膏贴在上面,注意四周压紧,不能让药液外溢。每次贴8~10小时,一般1次即可痛止肿消。此法适用于范围较小的挫伤、扭伤等。

引自: 1995年12月16日《中医药信息报》

百姓验证

● 温某,胫骨外侧肌肉被预制板压伤,5天仍肿痛不消,行走困难,不能上下楼。用上法晚上贴药,第二天早晨起来发现肿胀已消,行走时疼痛大为减轻,已能上下楼。连续治疗2次,痊愈。

● 湖北武汉市流芳镇中建三局二公司朱达银,男,50岁,维修工。他来信说:"我单位职工肖剑左小腿外侧肌肉被自行车撞伤,当时肿得像拳头大,疼痛难忍,走路要人扶。按本条方用药两次,病痛完全消失,行走自如。"

● 湖北洪湖市中医院昌占银,男,30岁,美容师。他来信说:"我表哥脚部外踝凹处被汽车碾飞的石块击伤,疼痛难忍,不能站立。用本条方治疗3天痊愈,仅花10多元钱。"

● 广西宾阳县新桥民范群英村王世和，男，54岁，农民。他来信说："我用本条方治好三名摔伤、撞伤肿痛患者，其中两名2天治愈，一名伤势较重，治疗7天痊愈。"

835. 我利用鱼肝油治外伤有特效

配方及用法： 取鱼肝油，按常规消毒处理伤口后，将鱼肝油丸剪破，取其油液将创面完全覆盖，2~3天后，伤口即愈合，且不留疤痕。

鱼肝油为什么能治愈外伤呢？这是因为鱼肝油不但能维持上皮细胞的完整性及正常机能，促进上皮细胞生长，而且能促进肌肉生长，加速伤口的愈合。

引自： 1996年2月17日《中国老年报》

百姓验证

● 贵州贵阳市黄河路2号刘振山，男，66岁，退休。他来信说："我按本条方用鱼肝油治疗外伤获效。"

836. 我用本方为姚海治好了脚扭伤肿痛

配方及用法： 取凤仙花（即指甲花）茎叶，要白色的，鲜的或干的均可（干茎叶应取阴干的，不可用晒干的），将其捣蓉用白酒调敷患处，效果极佳。

说明： 干茎叶药效低弱，以用新鲜的凤仙花茎叶为佳。

引自：《神医奇功秘方录》

百姓验证

● 四川彭山县西铁分局陈上琼，女，72岁。她来信说："姚海，男，9岁。在学校踢球时，把脚部筋扭作伤了，肿痛不止，在县医院花掉100多元未治好。后找我治，我用本条方为他治疗一星期就好了。"

837. 我尾骨跌伤仅服本方3剂即得痊愈

配方及用法： 三七、大黄、丹皮、枳壳、大蓟、小蓟各15克，当归、白芍、生地各25克，红花5克，桃仁14枚，用水酒各半煎服；再另取6克水蛭切碎，以烈火炒至焦黑，研末，加入上药中口服。最多3剂，不再疼痛。

注意： 水蛭必须炒黑，万不可半生，否则对人体有害。

百姓验证

● 河北迁西县兴城镇东河南村韩芹在秋收时，因不慎被牛车拉倒在地，车从肩头压了过去。虽未骨折，但疼痛难忍，吃一顿饭都得休息两次。用此方治疗，几天后就不痛了，也可以抬肘伸胳膊了。

838. 我用当归汤治未破口的跌打损伤能药到病除

此方专治跌打损伤未破口者，有散淤活血之功效。治年久内伤、时痛时不痛者，只用药1剂就止痛，2剂痊愈。特别重伤者只用药3剂即可好转。

配方及用法： 当归、泽泻各15克，川芎、红花、桃仁、丹皮各10克，苏木6克。上药与一碗半水、一碗半白米酒放入砂煲里共煎，煎至一碗后，倒出温服。吃1剂后，如觉得内脏还痛，再如法煎1剂，直到吃好为止。

加减法： 头伤者加藁本3克，手伤者加桂枝3克，腰伤者加杜仲3克，肋伤者加白芥子3克，脚伤者加牛膝子3克。

荐方人： 广东电白县南塘乡　黄世藩

百姓验证

● 四川珙县川南特种水泥厂李平来信说："我曾2次跌跤，造成腿部软组织损伤。用本条方自配药治疗，1周治愈，2剂药才花7元钱。"

● 辽宁大连轻工学院侯汝生，男，80岁，退休干部。他来信说："2003年10月，我不慎跌倒，造成左侧第八根肋骨骨折，疼痛难忍，在骨伤科治疗并服用消炎止痛药，疼痛依然未减。后我用本条方治疗，服6剂药，治疗10多天，疼痛很快减轻，现已基本不痛了。"

中国家庭自疗千方经典

839. 陈世元颈部扭伤用本方一次见效

配方及用法： 取生半夏100克碾极细末，收入小口瓷瓶中，黄蜡封口。如遇皮肤青肿、痛不可忍者，急取药粉冲清水调成糊状敷之，一夜见效，再敷1次痊愈；或用生大黄汁磨融敷之，一夜跌打处紫色可转黑，后黑色转白。每日换1次药，其效很好。

荐方人： 广东电白县南塘乡　黄世藩

百姓验证

● 四川自贡市沿滩开发区4楼3号周利堂来信说："本区财政局陈世元颈部扭伤1周，在县医院治疗无效果。后我用本条方为他治疗1次见效，至今2年多未复发。"

840. 我用本七条小方治跌打损伤有效果

小方一： 治跌打损伤方

首先，取百步还阳、祖师麻、三七、大黄、丹皮、枳壳、玄胡索（别名延胡索、元胡）7味药物各15克，大、小蓟各15克，当归、白芍、生地各20克，红花5克，桃仁14枚，自然铜末18克（将铜置火中烧红放醋中往返9次后研末，本品主含二硫化铁），浸入1000毫升酒中密封。

其次，取老厕所边行人常便尿的瓦块6~10克，洗净烧红，放入醋中，重复7次，再将醋泡过的瓦块研细末；取土鳖虫50克，乳香、血竭各20克，当归10克，再研细末；取麝香1克，朱砂20克另研细末。将三种粉末拌匀装入瓶中，胶布封口备用。

如需要使用，取三种粉末对入上述药酒一小杯冲服，用量视伤势轻重而自定。如外出需要使用，可将上述粉末加上述药酒制成丸子装瓶携带。如急需，可用马尾松第七层枝的松尾尖（新鲜）100克锤烂，用酒泡开，熬成高浓缩汁液，将上述粉末和酒调匀，以高浓缩松汁混合涂刷在衣服领子上（或装入空假戒指里或假纽扣里），受伤时，舌舔衣领着药而愈；并将骨伤科的玉真散止血粉及麻药粉分别装入袖口折缝内，便于随时急用。

小方二： 治重伤方

艳山红（红杜鹃）花或种子研末3克，活土鳖5克，自然铜末6克，麝香1克。先将自然铜或古铜币（大钱）1~2枚烧红放醋里淬9次再研末，然后与上述3味药共研

風濕與骨傷科疾病

末拌匀，受重伤时，用烧酒吞服3克，有起死回生的作用。如用了第一小方中的药后再服更有效。

小方三： 治跌打七窍流血方

口服上述二小方中的药物，另口服桑树叶的浆汁16～30毫升，调白酒吞服。

小方四： 治隐伤方

①用梧桐根皮60克，米饭30克，共捣烂，外敷患处。如暗伤，即现淤块（青色），则对症治疗。②韭菜根、刺老包（五加类植物）根皮、生姜各30克共捣烂酒调，外包痛处。如淤血，即现斑，视其颜色深浅即可测定伤势的轻重对症治疗。

小方五： 治跌打腰疼方

生续断适量，捣烂取汁，对淘米水，以灯草蘸汁点两小眼角，泪出止痛，神效。

小方六： 治跌打损伤皮肉不破而疼痛者，或日久疼痛方

三七、大黄、丹皮、枳壳、大蓟、小蓟各15克，当归、白芍、生地各25克，红花5克，桃仁14枚，用水酒各半煎服；再另取6克水蛭切碎，以烈火炒焦黑，研末，加入上药中口服。最多3剂，则不再痛。水蛭必须炒黑，万不可半生，否则有害于人。

小方七： 任人踢打不痛方

乳香、没药、木鳖子、地龙骨、无名异、了哥王各6克，白蜡10克，共研末并用蜂蜜炼成蚕豆大的丸子，用时取10丸温酒服下，服后全身有麻木感，再不觉得有任何疼痛之处。

疗效： 跌打、肌肉损伤、韧带拉伤、挫伤、淤血肿痛等伤病，用此七小方很有效，

只要不伤及骨头，伤者用此方3～5分钟内可行走自如。此方验证无数人，个个见效。此方民间称为"九柳药"、"强盗水"、"武功药"，药效非常好。

注： 上述跌打七小方所使用的药物都有小毒性，在治疗中，对于患有心脏病、高血压病、结核病及孕妇等虚弱病人都有强烈的刺激作用，使用时应谨慎。非用不可时应减药量或采取少量多次的办法服用。

本方中的"祖师麻"，别名大救驾，为瑞香科植物黄瑞香的根皮或茎皮。功能行淤止痛，治四肢麻木，跌打损伤。本药孕妇忌服。这是一味主药，少了它，药效大减。凡有经验的老中医大都知道"打得满地爬，快寻祖师麻"这类的医药用语。该药在本方中的剂量是15克，适当多点少点问题不大，没什么大毒性。

百步还阳：性味辛、平。功能清热利湿，凉血、止血，治伤口出血，能缩短出血时间和凝血时间。无此药可改用中药地柏枝，别名岩柏草、百叶草，分布于长江以南至陕西南部。

大蓟：别名马蓟、野红花，治外伤出血。

小蓟：别名猫蓟、刺蓟菜、刺儿菜，为菊科植物，治创伤出血。

木鳖子：别名广木香、木香。

本方是由贵州省某市中级人民法院副院长程兆祥传授给杨晚生的。

荐方人： 湖南洞口县太平乡　　杨晚生

外伤出血

 我用家传三世秘方"李傻子刀切剂"治刀伤有特效

主治：一切外伤出血症，尤其适用于外伤急救。

配方及用法：生石灰（陈久者佳）120克，生大黄30克，同炒至石灰呈粉红色，大黄呈焦褐色，共研细粉备用。根据外伤创口大小取适量撒患处，覆盖消毒纱布，胶布固定，或用干净白布裹敷。

按语：本方为家传三世秘方，荐方人曾亲自验证30余人，治一切外伤出血症效果特好。方中生石灰有解毒防腐和收敛止血作用，常用于治疗创伤性出血症及烧烫伤等症。大黄外用有散淤活血、解毒消肿等作用。二药合用，具有解毒防腐，止血消肿作用。治外伤性出血症，作用于局部，可收敛止血，保护创面，防止感染，促进愈合。

注意：上药研细末后应密封保存，防止受潮变质，影响疗效。

荐方人：山东宁津县中医院医师孙冠兰

引自：1986年第1期《山东中医》

风湿与骨伤科疾病

● 云南怒江州地方志办公室和光益来信说："前不久,我在家切菜时不小心弄伤左手指。我按本条方备制的药粉敷上,血立即止住,第三天疼痛消失。此药比医用的消炎粉、创可贴疗效还好。"

● 山东栖霞市栖霞镇衣玉德来信说："我村衣生的脚被铁器扎伤,伤势很重,经个体诊所医生用药治疗无效,发炎流脓水,肿得发青。后我用本条方配药为他治疗,早上敷药,午饭后就消肿不流脓水了。"

"衣焕盛的爱人脚掌被玻璃扎了,伤势很重,鲜血直流,我用本条方配药一包为她治愈。"

842. 我用本止血愈合方治外伤出血有效

配方及用法：雄地鳖虫12克,胆南星、血竭各15克,没药24克,马钱子9个(微炒),龙骨9克,南红花15克,川羌活9克,螃蟹骨9克,净乳香30克,防风15克,川芎12克,冰片3克,升麻15克,当归9克,金丝毛24克,三七3克,白芷15克,七叶一枝花15克,菖蒲9克。上药共研细末,装瓶备用。用时可以老酒调敷患处,若用唾液(口水)调敷效果更好。此方能够立止鲜血,对刀枪伤有效,止血后5分钟可愈合。伤口未破者,可消肿止痛而痊愈;伤及手指脚趾且未破者,则脱去黑皮而愈。

荐方人：辽宁省昌图县乡企业局唐云宝

百姓验证

● 四川阆中市木兰乡尖山村何其云来信说："我按本条方为爱人治疗头部二寸多长的口子,用药后一夜伤口就愈合了。"

843. 我利用此跌打损伤秘方治病效果特别好

这里介绍的跌打损伤佳方,因与清朝一位劫富济贫的飞毛盗贼有关,后人习惯把它称为"盗贼秘方"。

配方及用法：土鳖、胆南星、血竭、南红花、防风、白芷、川芎、升麻各15克,冰片5克,没药、金丝毛各24克,马钱子

中国家庭自疗千方经典

（微炒之，否则无法研末）10个，菖蒲10克，龙骨、当归、川羌活、螃蟹骨各9克，净乳香30克，三七3克，七叶一枝花20克。将以上各味共研为细末，装入瓶中备用。用时可以老酒或凡士林调糊状敷伤口。在外应急时，往往缺少酒类调敷品，最好的办法是用口水调上药末敷患处（不能内服），其药效比酒类调敷还佳。对跌打损伤、皮肤伤者，敷上此药，5分钟内可血止痛消，伤处亦愈合；皮肤未破者，肿消痛止即愈。如伤及手指脚趾，青紫而未破损者，敷药脱去黑皮即愈。

注： 对家传秘方不必墨守成规，生搬硬套。比如各味药品的分量添减，味数增减，可灵活掌握，灵活运用，以实践为指针。

引自：《神医奇功秘方录》

百姓验证

● 广西南宁市王滩水库陈敬忠，女，68岁，干部。她来信说："我用本条方配药粉备用，每逢碰伤都用来止血，效果很好。"

 我用白糖外敷法治创伤获得好效果

1980年冬，《参考消息》报刊登了阿根廷医生用白糖治疗创伤有良效的报道。我们从中受到启发，先后用此方治疗刀伤、擦伤38例，例例均在2~3日治愈，且愈后无伤疤。对化脓伤口，可先用冷开水洗净，再用药棉轻轻擦干水，敷上白砂糖包扎好（不能再打湿）即可。

此方药源丰富，价廉，愈后无伤疤，深受广大患者欢迎。

荐方人： 四川省合川清平镇　邓碧兰
引自： 1997年第12期《农家科技》

百姓验证

● 新疆阿克苏市英巴格路6号邢源恺，男，54岁，干部。他来信说："我老伴切菜时不小心，切破了手指，我用本条方为她治疗，果然有效，愈合迅速且不发炎，止血快。我自己划破手指也用此条方治好，效果较好。"

● 河北丰润高坨村胡春得，男，36岁，工人。他来信说："我爱人不慎将头部碰伤，鲜血直流，我用本条方为她治疗，结果3天就好了，没有留下任何疤痕。"

风湿与骨伤科疾病

软组织损伤

软组织损伤包括的范围很广,有韧带、肌腱、血管,神经等组织损伤,主要由外伤引起,亦可由劳损所致。急性损伤主要是局部血肿、疼痛,慢性劳损可见功能改变、疼痛等。

845. 我用活血化淤散治软组织损伤取得显著效果

主治: 全身各部位软组织损伤。

配方及用法: 桃仁、生川乌、生草乌、玄胡各500克,栀子、地龙、乳香、没药各250克。上药研末,用陈醋、医用凡士林调成糊状,外敷患处,2天后再换敷,痊愈为止。

注意: 使用该散外敷,对局部皮肤有刺激性,少数患者敷药后如有皮肤发痒则应停止用药。

疗效: 临床已应用10多年,统计1000例,痊愈率98.5%。其中,1次治愈20.3%,2次治愈48.8%,3次治愈23.3%,4次治愈6.1%。

荐方人: 湖北大悟县东汽中心医院医师 蔡和益

引自:《亲献中药外治偏方秘方》

百姓验证

● 陈某,男,20岁,工人,1993年5月10日就诊。有一次从约2米高处摔下,左踝着地,当时可行走,2小时后左踝肿胀,次日晨起床时左踝不能着地行走,便扶来就医。查见:左外踝前下方青紫肿胀,压痛明显,叩击痛,左踝关节内翻时外踝前下方剧痛,踝关节外翻,屈伸(被动)功能正常。经X线片检查未见骨折。经手法复位后外敷活血化淤散,2天后复查,肿胀明显消退,疼痛减轻。继续外敷活血化淤散,伤后第五天就诊,肿胀消退(局部仍轻度青紫),功能正常。

● 辽宁盘锦市辽河油田运输公司栾洪臣,男,73岁,退休干部。他来信说:"邻居小邢晚上出去散步,不慎被四轮车给撞倒在车底下。由于小邢当时很机灵,双手抱头从车底下钻了出来,保住了性命,但是被车伤得很严重,两手臂鲜血直流,软肋骨非常痛。由于一些原因,便到个体诊所打消炎针。但是打针解决不了软肋骨的疼痛,非常痛苦,医生也没有好的办法。于是我用本条方为他治疗,10天后就不痛了,又敷几日就完全好了。"

● 四川彭山县西铁分局陈上琼,女,72岁。她来信说:"我儿媳患腰肌劳损,我用本条方为她治愈。"

846. 我父亲用八仙散淤汤治软组织挫伤千余例均获良效

主治: 软组织损伤。

配方及用法: 泽兰8克,苏木10克,丹参30克,川楝子12克,枳壳10克,黄芩12克,虎杖18克,五指毛桃30克。将上述药水煎,每日1剂,饭前服,每日2次,连服5~10剂;病久者需服20~25剂。

疗效: 用本方治疗软组织损伤472例,有效率97.5%。

按语: "八仙散淤汤"系家传100余年的秘方。家父戴良鸿行医50余年,灵活应用本方治愈软组织损伤患者千余例。经近10多年来的临床观察发现,本方疗效确切,新伤一般服用5剂即可见效;对多年不愈的旧疾,其效亦十分明显。对机体软组织挫伤所致的淤血阻络、气机不畅之病理变化,并由其引起的局部红肿热痛等表现,疗效独特。服用本方后1小时左右,有的患者出现损伤处疼痛加重,此为药物发挥作用,将淤滞之血消散的缘故。此种现象过2~3小时后逐渐减轻,随后患者感觉患处原有疼痛等症明显好转。在诊治时就应交代患者服药后可能出现的情况,以免引起患者误解。

荐方人: 福建省莆田县　戴义龙
引自:《当代中医师灵验奇方真传》

百姓验证

● 河北永年二中侯健,男,40岁。他来信说:"有一次我干活不小心挫伤了软组织,用本条方治愈。"

扭 伤

如果关节过度活动，将与邻近骨头连接固定在一起的韧带撕裂时，就可能造成扭伤。任何关节都可能受到扭伤，尤其是膝关节、踝关节及手指关节。通常，人们都把任何关节的痛性损伤叫做扭伤。

847. 我用此方治疗过许多扭伤患者，效果相当好

我荐上一个"救死回生罗汉丹"药方。此方源于何处，我并不知道，只知此方效果很佳，是习武必备之品。在练武中扭伤手脚及其他部位，用药棉蘸药酒擦伤处，比红花油效果更好，内用效果也同样好。我用此方治疗过许多扭伤者。

配方及用法： 乳香12克，草乌9克，琥珀7克，红花12克，没药12克，甘草10克，丹皮12克，杜仲10克，花粉10克，牛膝10克，当归10克，骨碎补9克，血竭10克，肉桂10克，土鳖10克，三七4克，广木香12克，川羌活10克。将上药在松节油或米酒瓶内浸泡使用。跌打伤严重者，可外擦内服。内服有两法：①此18味药共研为细末，每次9克，米酒引服。②此18味药用酒水（各半）煎汤服。

荐方人： 湖北省汉川县　马明

百姓验证

● 广东电白县马踏供销社陈三兴，男，39岁，工人。他来信说："本条方治跌打损伤效果好，不论何处扭伤肿痛，用该药涂搽1~2次即好。"

● 湖南郴州市完小王水莲，女，45岁，教师。她来信说："郴州市外贸局干部肖纪元，男，48岁，踝关节旧伤复发。我于2003年3月16日对其进行治疗，按本条方用药，3天见效，又治疗3天痊愈。"

848. 我用本方治急性踝关节扭伤百余例，效果令人满意

多年来，我用韭菜根治疗急性踝关节扭伤百余例，一般5天可愈，效果令人满意。

配方及用法：取韭菜入土部位的新鲜根须（数量视损伤部位大小而定）洗净，捣烂，不可去汁，加入适量面粉，用黄酒（也可用白酒）调成稠糊状，敷在扭伤部位，厚1~1.5毫米。然后用纱布覆盖，再用绷带包扎好。每日换药1次。

荐方人：江苏大丰监狱　贡锦珊

百姓验证

● 柏某，男，24岁。在打篮球时不慎摔伤，当即左踝关节连同整个足背肿胀、青紫，无法站立，疼痛剧烈，面色苍白，出汗，心悸。立刻用鲜韭菜根糊治疗，4小时后疼痛基本消失，3日后恢复正常。

● 河北唐山市古冶区唐家庄新5号裴开田，男，53岁，业务员。他来信说："有一次我崴了脚，脚脖子肿得老高，疼痛难忍，不能行走，按本条方治疗5天就痊愈了。"

849. 我用本方治急性踝关节扭伤百余例，效果令人满意

在门诊，我经常接诊一些软组织损伤患者。患者小刘被拖拉机撞伤臀部，臀部红肿疼痛，第二天整个臀部皮下发生淤血，后经我用外敷药治疗2天，皮下淤血全部消退。几年来，我用皮下淤血外敷方治疗患者102例，均在5天内痊愈。

配方及用法：取大黄500克，栀子500克，儿茶100克，无名异200克，紫荆皮600克，共研成细末。用时取药粉30克，加适量蜂蜜调匀敷在患处。每日换药1次，严重时可每日2次。

百姓验证

● 广东遂溪县农业路横街28号杨春熙，男，67岁。他来信说："我因鲁莽奔跑将胫骨至脚掌骨之间（踝骨）扭伤，出现淤血，发热红肿，上楼要人扶，如厕用人背。1999年6月请专治跌打损伤的骨科医师邝禄公治疗。他是用明末清初《增

广验方新编正集》中的五圣散方（配方及用法附后）治疗的，每天换药2次，3天后逐步消肿而愈。到了2002年4月15日，我左脚踝骨处又开始红肿淤血作痛起来，我就用本条方另加生半夏、生南星和川乌3味药，共研成细末，加适量蜜糖、酒或醋，每天2次敷红肿处，此病宣告治愈。"

　　五圣散配方及用法： 无名异30克，乳香15克，没药15克，地骨皮12克，麝香0.3克（如没有麝香可用茜草15克、骨碎补15克代替）。为增强疗效，可加川乌12克。用本药治跌打损伤，应将上述药物共研末，用蜜、酒或醋、面粉少许调膏，每天2次敷患处，8~10小时换药1次，一般3天见效，15天痊愈。

850. 我足踝扭伤肿痛用韭菜三七泥敷4次痊愈

　　配方及用法： 新鲜韭菜20克捣成泥状，取三七片5片研粉，拌入韭菜泥中。先将伤处用冷水洗净，再用韭菜三七泥敷患处，外加塑料薄膜包好，一次敷10小时，以睡前敷为好。一般敷3~4次即愈。

　　我足踝扭伤肿痛难忍，经过上法敷治4次痊愈。

　　引自： 1996年10月30日《安徽老年报》

百姓验证

　　● 河南郑州市政七街六号李树彬，男，74岁，离休。他来信说："我孙子足踝扭伤肿痛，我用本条方为他治疗，敷2次即愈。"

851. 我用黄白酒治扭挫而致的腰痛病疗效好

　　配方及用法： 大黄、白芷、肉桂各10克，樟脑2克。上4味用好酒150毫升浸泡1日，于饭后服，每次10毫升，每日2次。

　　疗效： 本方治疗扭挫而致的腰痛屡获良效。轻者服1次即可痊愈，重者也只需2日即告愈。若是因扭挫而致的

腰痛，不管如何厉害，服下去可立竿见影；若因受寒而引起的腰痛，只要不发烧，也有效果。外搽还可治冻疮。

　　荐方人： 湖南省常德市韩公渡卫生院　丁子念

　　引自：《当代中医师灵验奇方真传》

中国家庭自疗千方经典

百姓验证

● 辽宁辽中县黄西村陈中仁，男，40岁，厨师。他来信说："村民郑贵芳在秋收时不慎将腰扭伤，疼痛难忍，弯不下腰，走路也很困难。当时买了三七片口服，未见明显好转。后经我用本条方治疗，服药当天就有明显效果，第二天又服1次，腰痛就好了，至今已有1年多没复发。病人说此方真好。"

● 重庆荣昌县东门三号楼2-2号张万财，男，66岁，退休。他来信说："邻居王五妹儿年前腰扭伤，疼痛难忍，不敢走路。我用此条方为她治疗，仅4次就有明显好转。"

● 江西吉水县枫江杨家圲何锦山，男，62岁。他来信说："菜园村黄光辉因坐拖板车不慎扭伤腰部，不能弯腰，咳嗽、深呼吸都感疼痛难忍。我用本条方1剂便为他治愈。我又用此条方治疗本村肖二女的腰部扭伤，也是用药1剂治愈。"

852. 我用指压涌泉穴方法治扭伤收到好效果

发生四肢扭伤或挫伤时，不要性急，应就地休息，用手指压迫涌泉穴（此穴位于足心凹陷中，中趾至足跟连线的前三分之一与后三分之二交界处）2~3分钟。轻者1次痊愈，重者2~3次痊愈。

百姓验证

● 陕西商南县富水湖田村程玉安，男，50岁。他来信说："一天我和爱人在抬麦子时扭了腰，弯不下腰，干不了活，十分痛苦。我用本条方按摩2次，腰就好了。我爱人后来也扭了腰，同样是用此条方治好的。"

● 广西柳城县沙铺上雷村廖德明，男，54岁，复员军人。他来信说："我的脚腕不慎被扭伤，痛得不能走路，不敢站立。我用本条方自治3分钟后，便能够行动了。"

853. 我腰部扭伤仅吃生芋头两天就治愈了

生芋头（即芋艿，有赤白两种，宜用白者）去皮，大者一枚，小者二三枚，生嚼食之。若不愈,次日再食之,一般食2次可愈。初起食之尤为有效。生芋头嚼之味辛涩口,而闪腰者嚼食则无异味。

引自:1996年9月14日《老年周报》

百姓验证

● 广西柳城县沙铺上雷村廖德明,男,54岁,复员军人。他来信说:"我不慎腰部严重扭伤,痛得不敢坐下,即使勉强坐下,需扶东西才能站起来。我用本条方治疗后,第二天便不痛了,试着挑东西,如同没扭过腰一样。"

外伤性溃疡

外伤性溃疡系指受外伤后感染而导致的炎症或溃烂化脓。

854. 我用仙人掌治外伤感染很有效

我是一个足球迷,一次踢球时,因穿的是凉鞋,一个趾甲不慎被掀起。我当时没当回事,用自来水把泥垢冲掉后便了事。第二天患处感染流脓了,即去医院治疗。大夫检查后,说是要拔趾甲,那趾甲还有三分之一连在肉上,即使打麻药也肯定疼,我不敢接受治疗,便告辞而回。

回到家里,母亲得知,心疼不已。听人说仙人掌能拔毒,便把家中种的仙人掌掰下几片来,去其刺,在蒜臼里捣成泥状,敷在感染处,用布包好,再套上塑料袋。我仍然去上班,但没有疼痛感。第一次换"药"时,发现有些好转,换了3次后,脓不见了,趾甲也自行脱落,不痛不痒,只等着长新趾甲了。真想不到,仙人掌竟有如此疗效,可谓妙药!

荐方人:河南郑州　史好欣

百姓验证

● 四川资阳市电力局丁光文来信说:"我用本条方治疗外伤感染很有效。"

中国家庭自疗千方经典

颈 椎 病

颈椎发生退行性改变而产生症状时便称为颈椎病或颈椎综合征。这是一种老年常见病，发病率随着年龄的增加而显著增高。导致颈椎病最常见的原因是颈椎长期劳损和退行性改变。颈椎间盘在承重的情况下要频繁地活动，此时容易受到过多细微的创伤和劳损。由于损伤和各种刺激、牵拉作用而发生骨质增生形成骨刺，势必使穿过椎间孔的神经、血管受到挤压，出现脊髓神经的刺激压迫症状，引起脊髓血液供应发生障碍，产生慢性缺氧而产生颈椎病的一系列临床症状。

此病多发生于40岁以后，轻微外伤或受风着凉可为发病诱因。好发部位依次为颈5~6，颈6~7和颈4~5椎间隙。按症状表现可分三种类型。

（1）神经根型：颈肩痛反复发作，仰头、咳嗽、喷嚏时加重。疼痛可放射至上臂、前臂和手指，颈部活动受限。有时可有头皮痛、耳鸣、头晕等症状，较重者手指麻木，活动不灵，做精细动作困难。

（2）脊髓型：早期单侧或双下肢发紧、发麻，自远端开始，以后无力、软弱以致行走困难。继而上肢发麻，亦自远端开始，手部肌无力。严重者发展至四肢瘫痪、小便潴留、卧床不起，可同时有神经根或交感神经受压症状。

（3）椎动脉型：主要症状是头痛、头昏、眩晕甚至猝倒，有时表现为恶心、耳鸣、耳聋、视物不清等。眩晕和猝倒与体位有明显关系。

855. 我用臭梧桐根治颈椎病获良效

颈椎病有肩臂疼痛、麻木，或眩晕、瘫痪等各种表现，尤以中老年人好发。我治疗此病12例，其中男性9例，女性3例；年龄最大64岁，最小48岁；病程最长1年，最短1天。均由肝肾亏虚、筋骨衰退、外感风寒湿邪引起，症状为一侧颈肩臂疼痛明显；血常规检查在正常范围内，但血沉加快；颈椎X线片见椎体骨质增生，无破坏迹象。经治疗1个疗程后，均达到临床治愈（颈部疼痛及上肢放射痛消失，颈部活动自如）。随访4个月至2年，无一例复发。

配方及用法：根据病人具体情况不同，取臭梧桐根30～60克，体质好、症状重者用量可大些，反之则小些。水煎取汁，每日服2次，5天为1个疗程，同时配合卧床休息、颈部保暖等措施。

按语：我所治之颈椎病，其病因病机为肝肾不足，气血衰少，筋骨失于调养，风守之邪骤袭，痹阻经络，气血淤滞。而臭梧桐根具有舒筋活络，祛风止痉之功效，用于风湿痹痛，兼治关节屈伸不利、拘挛、麻木等症。现代药理研究发现，其茎、叶含海棠素、刺槐素等黄酮甙类，此外尚含有生物碱、葡萄糖甙等，有明显的降压、镇静、镇痛作用。故用于治疗上述一类病人，常获良效。

荐方人：上海市奉贤县医院　王利群

百姓验证

● 朱某，男，58岁，干部。颈部疼痛不适，活动受限2天，伴左臂疼痛麻木，头偏向左侧时疼痛加重，第5、6颈椎处左侧压痛明显，侧弯试验阳性，X线片见第6、7颈椎椎体骨质增生，颈韧带钙化，红细胞沉降率每小时32毫米。素有颈肩臂痛病史，劳累着凉后疼痛加重，曾在本院住院2次。经静脉滴注青霉素、庆大霉素后症状逐渐消失。此次再度入院，即用臭梧桐根60克水煎服，每日2次。3天后颈肩部疼痛基本消失，5天后颈肩臂疼痛消失，颈部活动自如。随访至今2年余，未发作，生活如常。

● 吉林省吉林市电信局孙俊久，男，73岁，退休。他来信说："患者李润东，女，44岁，家住农林街711-4号。患颈椎病一年多，经打针吃药等多方治疗，花了500多元钱均无疗效。后来我用本条方为她治疗，服药5天时病情有所好转，连续服用10天病已痊愈，花费不到20元钱。"

856. 我用自制的药袋治好许多颈椎病患者

配方及用法：当归、川芎、桂枝、川乌、鸡血藤、红花各10克，白芷12克，苏木15克，仙鹤草9克。将上药共研细末，混合均匀后装入布袋内，并将袋口缝合备用。将药袋放在颈部，用细绳固定，白天用之，夜间摘掉。一般用此药袋治疗3～5天后，局部疼痛明显减轻，半个月可达到治愈的效果。如患腰腿痛时，将药袋固定在疼痛部位，同样可获得很好的疗效。

引自：1996年4月18日《老年报》

百姓验证

● 辽宁盘锦市辽河油田运输公司栾洪臣，男，73岁，退休干部。他来信说："患者刘素清，女，47岁，家住公司家属院北区18栋一单元四楼1号。患有颈椎病，疼痛厉害，经医院诊断是颈椎增生，打针吃药花了很多钱不见好转。后用本条方治疗，共两个疗程（1个月时间）就痊愈了。她说此条偏方特灵，花钱少治大病。"

"我妹妹栾秀荣患颈椎病3年有余，已发展到左手麻木状态，服了一些药，疗效也不大。后我花5元钱按本条方买了一剂药，给她做成药袋敷在颈椎疼痛处，她感觉效果很好。用了一周颈椎就不痛了，现已有两个月未复发。"

"邻居马喜山，男，40岁。患颈椎病4~5年，活动时加重，严重时局部肿胀，用本条方治疗3天就收到明显的效果。他说将药袋放在患处后再用塑料包上，效果更佳。"

● 黑龙江牡丹江市某集团公司李殿臣，男，60岁。他来信说："本市师范学院教师王秋娥，女，32岁。患颈椎病已达5年之久，除颈部疼痛外，头后、后背和肩也疼痛，手麻木。曾做过牵引、按摩，也口服过颈复康、壮骨丸、骨刺消等药，但效果甚微。后来我用本条方和我自制的药酒（配方附后）为她治疗，1个月后痊愈。"

药酒配方：熟地、海桐皮、地骨皮、桑皮、杜仲、灵仙、赤芍、木瓜、羌活、生地、甘草、当归、牛膝、薏米各17克，陈皮、巴戟天各12克，川乌、黄芩、桂枝各8克，白酒2500毫升，冰糖250克。以上药共泡7天，早晚服用。

857. 我自制药袋治好了自己3年的颈椎病

今春，我的一位身居河北卢龙县石门镇高各庄的姐姐来信说，她患腰椎间盘脱出症，几经治疗不见好转，每天腰疼得直不起来，家务活也干不了。读罢来信，我和家人也为之焦虑。恰逢《老年报》4月18日刊登了《自制药袋治疗颈椎病》一文，于是我便依照处方配制，即取当归、川芎、桂枝、川乌、红花、鸡血藤各10克，白芷12克，苏木15克，仙鹤草9克，

将这些药研成细末，混合均匀后装入袋内，然后将袋口缝合。

前不久，我带着3剂配制好的药回到老家河北。姐姐将药袋固定在疼痛处，不到24小时，腰竟不疼了。药袋如此有效的消息不胫而走，高各庄的人纷纷前来索取药方。一位年老的远亲急忙赶来求药，用药仅3天，他的颈椎病明显好转，感到颈部轻松多了，手也不麻木了。

我患颈椎病达3年之久,曾多方求治未奏效。自我采用药袋治疗以来,症状明显好转。现在,手不麻木,颈部轻松,活动自如。真是花钱不多,用之有效!

荐方人: 黑龙江省哈尔滨亚麻厂赵君庭

百姓验证

● 广东遂溪县遂城镇农业路28号杨春熙,男,67岁。他来信说:"我处有一患者名叫何生,腰痛非常厉害,坐卧不安,叫苦连天,甚至疼得流涕哭喊,苦不堪言。经医院诊断是因腰骨增生压迫神经系统所致,在医院打针服药均无效果。后来我按本条方并加以变通为他治疗,一下子产生了良效,他的腰不痛啦。我的治法是:在原方的基础上,增加生草乌12克,白芥子10克,川续断12克。上药共研成细粉,加适量酒或醋、面粉少许,共调为软膏涂敷患处,用医用胶布固定,敷10小时后换新药。"

"为了加强疗效,又加服疏通气血的内服八珍汤药,其方是:川芎6克,当归12克,白芍20克,熟地15克,党参15克,赤白术10克,茯苓12克,炙甘草6克,另加黄芪(北芪)25克,肉苁蓉15克,牛膝10克,木瓜10克,独活10克,山药15克。如脾胃不好,再加鸡内金10克,炒麦芽25克,谷芽25克,川杜仲15克,川续断10克,砂仁6克(另包后下)。经过以上外敷内服,上病治愈,迄今已有多年未见复发"。

● 广西陆川县医院门诊沈宣耀,男,50岁,医师。他来信说:"教师曾祥春因打球扭伤腰部,在我医院拍片检查诊断为腰椎增生。我用本条方加灵仙、羌活、痛骨消各10克研末,将药粉装入布袋外敷其腰部,两三天痛减,七八天后痛止。"

858. 我服醋蛋液三周解除了颈椎病疼痛及僵硬症状

我对醋蛋液的食疗作用是确信无疑的,但是否能治好我的病,我只是抱着碰碰运气的态度。我患颈椎综合征已数年,颈椎僵硬,低头伏案写字、仰头观月皆感僵硬并疼痛难忍,而且感到脑供血不足,读书用脑不能持久。常年做自我按摩和体育锻炼均未收效。经连续服用3周醋蛋液后,颈椎疼痛、僵硬解除了,而且还把数年的大足趾跖关节骨质增生性疼痛治好了。

荐方人: 黑龙江省兽药一厂 张英圣

注: 醋蛋液治病法,请见本书附录三。

● 广西柳城县沙铺上雷村廖德明，男，54岁，复员军人。他来信说："我堂弟之妻去年夏天得了颈椎增生，痛得头昏眼花，头重脚轻，双手发麻。我用本条方为她治疗，服9剂药就治好了。"

859. 我喝醋蛋液终于治好了颈椎病

1986年冬，我患颈椎病，感觉头晕目眩，视物不清，两便不畅，两膝冒冷风，行路不稳，摇摇晃晃。经中西医治疗，病情有缓解，但改善不大。服用3个醋蛋液开始生效，至今连续服24个醋蛋液（每5天服1个），已基本恢复正常，只有两腿仍无耐力。

据我个人体验，此法确有殊效。除前述症状消除以外，我的右手有四个手指已麻木4年，现在也基本上不麻了。另有阵发性心动过速病，自醋蛋液生效后，一直未出现症状。该法似乎还有润肤作用。自服用醋蛋液后，感到皮肤滑润，鸡眼、脚垫自行消失；过去每到冬季，我的两手指、两脚后跟就患皮肤皲裂，现在这种现象不见了。

荐方人：山东省滨州市粮食学校王统某

注：醋蛋液治病法，请见本书附录三。

● 广西柳城县沙铺上雷村廖德明来信说："我用本条方、863条方和874条方联合治好了自己的颈椎增生症。"

860. 我练此功法治好了多年的颈椎病

我是个颈椎病患者，多年来经常求医买药治疗，病情仍时好时坏，疼得难忍时我就在颈部周围搓、揉、掐和拍打，方有所缓解。长期以来经摸索，反复试验，我总结编写了一套颈椎保健小功法。坚持每天早、晚各练1次，经过1年多，颈椎痛逐渐缓解，最后疼痛消失。现在我心情舒畅，也能干活了。

具体方法：

（1）预备动作。取坐式，双脚与肩同

宽踏地,目视前方,全身放松,合掌搓手54次。

（2）按摩风府穴（颈后正中入发际一寸处）。先两手各交替上下搓风府穴36次,然后两手各按揉风府穴36次。

（3）按摩风池穴（风府穴两侧凹陷处）。用两手中、食指同时按揉风池穴54次。

（4）搓大椎（颈椎与胸椎衔接处）。双手交替各搓大椎36次。

（5）做颈部运动。①前俯后仰,前俯时下颌尽力接近胸骨上缘,后仰至最大限度为宜。前后为1次,共9次。②头颈侧屈,先往左侧屈后向右侧屈为1次,共9次。③头部旋转,头颈由左向右转一圈为1次,旋转9次,然后再由右向左旋转9次。做以上三个动作时身子要正直,双手放在膝盖上,动作缓慢,幅度要大些。切

忌过快过猛,以免损伤颈部肌、筋。

（6）掐颈椎。左手四指合拢,与拇指大鱼际合掐颈部肌肉,然后换右手,各掐9次。

（7）端肩。左肩往上端9次,右肩往上端9次,最后双肩齐端9次,力度适中。

（8）拍两肩。持实心掌左手拍右肩,右手拍左肩,稍用劲反复拍打共54次。

（9）收功。①双手合掌搓手36次。②干洗脸,双手由下往上（两手的中指按在鼻翼凹陷处）擦到额部,上下为1次,共擦18次。③结束时深呼吸3次。

以上是我在实践中摸索编成的小功法,要想练此功达到祛病健身、延年益寿之目的,则必须持之以恒。

荐方人: 黑龙江富裕县退休教师李长富

百姓验证

● 湖北兴山县粮食局蒋必科,男,74岁,离休。他来信说:"我于1999年12月在兴县人民医院确诊为颈椎骨质增生,住院治疗20多天,花医疗费近千元,但疗效甚微。后我用本条方和863条方治疗,现已痊愈。"

---

861. 我用点穴法治疗颈椎病效果不错

临床上治疗颈椎病的方法很多,如服药、牵引、理疗、按摩和针灸等。我在中医临床工作中总结了一个治疗颈椎病的点穴疗法,效果不错。

（1）选穴。所用穴位有4对:①腕骨

穴,位于两手掌的外侧第五掌指关节和腕关节之间;②外关穴,位于两小臂的腕关节后三指,尺、桡骨的正中骨缝处;③肩井穴,位于两侧肩峰与第一胸椎棘突连线的1/2处;④风池穴,位于头后枕骨

中国家庭自疗千方经典

下方两旁的凹陷处。上述4对8个穴位在点穴时都有明显的酸胀感，可用此感觉寻找和定准穴位。

（2）操作。用拇指或食指尖端点穴。首先从腕骨穴开始，依次至外关、肩井、风池穴。在穴位上先施行由轻渐重的点穴按压法5~10分钟，再在穴位上做顺时针揉按10~15分钟。在进行点穴操作的同时，轻轻转动颈部，以增强点穴力度。

点穴疗法依据中医经络学说制定，具有活血行气、舒筋通络和祛风镇痛的良好功效。此法好掌握，易操作，只要找准穴位，熟悉手法，不需求助他人，自己便可为自己施治。（王诚祥）

引自：《陕西老年报》

百姓验证

● 云南昆明市永昌路32号焦文智，男，76岁，离休。他来信说："永昌路113号的代宝英患颈椎病多年，头不能转动，吃药无效。自从我用本条方为她进行穴位按摩后，已有好转，头能转动了。"

● 湖南蓝山县竹市村毛文辉，男，35岁，农民。他来信说："我爱人患颈肩综合征，我用本条方为她治愈。"

862. 我的颈椎增生病是通过睡觉不枕枕头治好的

我患有颈椎（2~3节颈椎）增生病，头痛、头晕，十分痛苦，吃药打针无明显效果。后经朋友介绍一种"睡觉时不枕枕头"的方法，我照此法坚持1个月，病即痊愈。

引自：1997年8月2日《晚晴报》

百姓验证

● 山东莱阳市城关城南田淑秀，女，50岁，农民。她来信说："我去年冬天患颈椎病，用本条方治好了。"

● 北京怀柔区团泉村肖连祥，男，54岁，农民。他来信说："我于去年发觉自己左上肢麻木，颈部僵硬，到医院检查为颈椎病。我用本条方自治，10天后上肢不麻了，1个月后颈部活动自如。"

863. 我用黄豆枕头治愈了己患七八年的颈椎病

由于长期伏案写材料，我患了颈椎病，时间长达七八年之久。虽经多次服药、针灸等，总是不能根治，动不动就复发，头痛、眩晕、四肢乏力。去年偶遇一位老友，他用老中医的一个偏方治好了颈椎病。

方法：将2500克左右的黄豆晒干拣净后，装进一个用布缝好的口袋里，把口袋当枕头用。

我照此方法治疗颈椎病，效果非常好，初枕2天就有效。现在已经将近1年了，我的颈椎病从未复发过。我至今仍坚持使用这个枕头。

荐方人：河南宜阳县人大 白保国

百姓验证

● 湖北武汉市江夏区流芳镇茶棚中建三局朱达银，男，50岁，维修工。他来信说："有一次我患了颈椎病，没有用任何药物，而是用本条方治疗，用了7个晚上，颈椎病就好了，所有症状全部消失。"

864. 我用手法配合中药热敷治颈椎病364例，症状消失率100%

我用手法配合中药热敷治疗364例颈椎病患者，疗效令人满意，现介绍如下。

手法治疗：令患者低坐，先按揉风池、天鼎、缺盆、百劳、肩井穴各1分钟，压点合谷、阳溪、阳谷、外关、曲池、小海穴各1分钟；后以双手拇指揉捻颈椎两侧及风池穴2分钟；再以手四指搭于患者肩上，拇指顶住肱骨颈后侧，另一手持住患者腕部向前外侧拔伸，同时拇指向前顶送，患肢向后伸，反复数次；以患肩为中心，右手持住患者腕部先做顺时针及逆时针方向旋转，反复数次，然后用力向前拔伸上肢5次；用两手拇指自大椎穴向上沿压疼部位轻轻挤压、揉捻，以热为度，再做颈部提端旋转3次：一手托患者下颌，另一手托住枕后部，嘱患者放松颈部肌肉，慢慢向上牵引颈椎2分钟，接着轻轻左右旋转5~15度5次；最后提拿两侧肩井并搓至患者前臂，反复做5次。每日按摩1次。

配方及用法：威灵仙40克，姜黄10克，草乌15克，白芥子10克，葛根30克，羌活20克，乳香15克，没药15克，透骨草30克，穿山甲15克。上药共为粗末，用陈醋50毫升拌匀，用白布包好，蒸25分钟，放颈部热敷。太热可以垫毛巾，敷之不太热可去毛巾，或在药包上放一热水袋加温，每晚热敷1次，每次1小时。

在364例患者中，神经根型201例，混合型163例。用上述方法治疗，1周内症状全部消失者104例，2周内症状全部消失者116例，3周内症状全部消失者72例，4周内症状全部消失者63例，5周以上症状全部消失者9例。

百姓验证

● 李某，男，52岁。头昏，颈部僵硬，伴双上肢麻木3年。现双上肢麻木、发凉、沉重、酸痛，咳嗽、喷嚏时加剧，两手握力减弱，头重发昏，颈项强痛，臂丛牵拉试验呈阳性，椎间孔压缩试验阳性。X线检查：正位片显示椎间隙狭窄；侧位片可见生理性前凸消失，椎间隙变窄，4～6椎体前后缘有唇样增生。诊断为颈椎病。用上述方法，白天用手法按摩，晚上用颈椎病热敷包热敷。经3次治疗症状大减，6次治疗症状全部消失，随访年余未见复发。

● 新疆乌鲁木齐市三建公司朱义臣，男，72岁，离休医师。他来信说："我于1995年冬季开始感觉颈部不适，僵硬，后来逐渐加重，晚上睡觉醒来不能翻身，左右转动颈部可听到响声，用本条方治疗20天痊愈。"

● 江苏扬州市卫生防疫站刘宁生，男，49岁，医师。他来信说："扬州大学教授杨长万，男，70岁。患颈椎病10多年，经常头昏眼花、手麻，经苏北人民医院、扬川市人民医院治疗不见好转，先后花去数千元。用本条方治疗，他的病很快就治好了。"

865. 我用甲角藤汤治颈椎病126例无一不效

主治： 颈椎病（表现为眩晕，颈项活动不利，肩、臂、上肢麻木疼痛）。

配方及用法： 山甲珠、鹿角胶（烊化）、牛膝、川芎、炙白芍各12克，忍冬藤30克，桂枝9克，甘草6克。上药先用水浸泡30分钟，然后再放火上煎30分钟，每剂煎2次。将2次煎好的药液混合，日服3次。气血不足者加黄芪30克，当归12克；腰酸腿软者加杜仲15克，寄生30克。

疗效： 治疗颈椎病患者126例（年龄40～70岁），治愈（临床症状消失）100例，好转（临床症状改善）26例。其中伴有冠心病者12例，类风湿者8例，脑血栓者4例，有外伤史者2例。

荐方人： 山东德州市医院　马玉静

引自：《当代中医师灵验奇方真传》

百姓验证

● 云南昆明钢铁公司张去启来信说："2年前，我自感活动不利，到昆明中医院治疗，吃了不少中药不见效。西药、针剂也用了不少，医治半年多没效果，花掉药费1000多元。后又到呈贡县人民医院检查，确诊为颈椎3，4，5椎增生。回到家后我就用本条方自治，3剂见效，8剂根治，所用药费不足70元。"

866. 我以灵仙乌蛇饮治颈椎腰椎增生收到好效果

配方及用法：威灵仙30克，乌蛇1盘（去头重20克左右），丹参、木瓜、狗脊、秦艽、当归、姜黄、补骨脂各15克，苏木、花椒各10克。煎3次，混合药液，分别在早8时、下午3时及晚上12时服用，每天1剂。颈椎骨质增生加葛根15克，腰椎骨质增生加骨碎补15克。

疗效：治疗颈椎腰椎增生33例，痊愈23例，显效10例。

引自：《陕西中医》（1992年第6期）、《单方偏方精选》

百姓验证

● 文某，男，43岁，教师。3年前自觉头痛项强，左臂时感麻木不舒。近半年来症状加重，伴头痛恶心，时欲呕吐。X线片示颈椎变直，椎间隙变窄，第6颈椎椎体后缘有唇样骨质增生。给予灵仙乌蛇饮加葛根15克，用7剂后症状明显改善，继服12剂症状大减。为巩固疗效，嘱服骨刺片30天，后随访无任何后遗症。

腰椎间盘突出

腰椎间盘突出症又称腰椎纤维环破裂症，或称腰椎髓核突出症，系指腰椎间盘在退行性变过程中，由于纤维环破裂，髓核突出，压迫神经根所造成的腰腿痛综合征

中国家庭自疗 千方经典

候群。椎间盘突出以第4~5腰椎，或第5腰椎、第1骶椎最多见。临床上80%患者为青壮年，1/3有腰外伤史，1/2以上为体力劳动者或曾参加过长时间的体力劳动或运动。

症状：①腰痛。急性发作时，疼痛异常，行动困难，甚至在床上不能翻身。卧床休息后又逐渐减轻或消失，以后又反复发作，最后变为慢性腰痛。②下肢放射性神经痛。患侧下肢坐骨神经区域放射性疼痛，是椎间盘突出的典型症状之一。疼痛先由臀部开始，逐渐扩延至大腿后侧、小腿后外侧至外踝、足根或足底。站立、步行、咳嗽、喷嚏、用力大便等均能使疼痛加重，屈髋、屈膝卧床休息时，疼痛减轻。

867. 我的腰椎间盘突出用白面酒糊加拔罐治愈

今年5月，我突感腰疼难忍。此时想起在1968年我患过腰椎间盘突出症，经一位老太太指点，用白酒和白面在腰部连续糊了五昼夜，使症状消失，解除了痛苦。此次仍用此法在患部涂糊白面酒糊，昼夜不停，面干了更换接着糊，三四天后，痒得难受。为防手挠感染，用火罐拔，拔完再糊，糊完再拔，连续治疗半个月，疼痛症状消失，现已活动自如。

荐方人：辽宁省抚顺市房产公司王景春

百姓验证

● 四川岳池县东外街185号杨仁玉来信说："九庄镇杨玉芬，女，47岁。于1998年8月腰部突然疼痛难忍，不能走路，卧床翻身都得爱人帮忙。到县医院拍片，确诊为腰椎骨质增生。10月初让我治疗，我用本条方为她治疗5天就不痛了。后又连续治疗半个月，活动完全自如，又能参加劳动了。"

● 江苏通州市纺织机械厂江国妹，女，42岁，工人。她来信说："我邻居患腰间盘突出症，我用本条方为他治愈。"

● 江苏靖江市新建路165号徐煦，男，70岁，退休教师。他来信说："刘锦芳患腰椎间盘突出症两年多，一直未治好，我用本条方为他治疗半个月痊愈。"

868. 内外合治腰椎间盘病变660例，有效率100%

主治：腰椎间盘病变。

（1）血淤型腰椎间盘病变：有抬、

压、摔、扭、撞击伤等外伤史，造成椎间盘局部淤血阻络及椎纤维环破裂。从事重体力劳动者及爱好体育与武术运动员，劳损过度造成椎间盘损伤，每遇体位不正，运动过猛或情绪不畅时则病情加重，唇青紫，舌质紫暗或有淤血斑点，脉弦涩。治宜化淤通络、续筋接环。可用麝香复原膏治疗。

配方及用法： 益母草露120克，白芨、杜仲、川断各20克，地龙、土元、凤仙花各10克，麝香0.2克。以上药物除麝香、益母草露外，其余共为细末。每贴膏药用益母草露120克，上药细末90克，放砂锅内掺匀，加水750毫升，用文火熬至以筷子挑起能滴成珠为宜。用时将膏药摊到双层布上（布长30厘米，宽20厘米），然后把研好的麝香均匀地撒在膏药上，敷贴患处。每3天换1次，6次为1疗程，一般2~3个疗程痊愈。

注意： 一般贴3次时，会在贴膏药处出现许多如麦粒大的红点和白点，有刺痒感，这既不是过敏，也不是感染，可暂停2天，等白点消失后再换膏药，直到白点及痒感真正消失后即愈。

益母草露熬制法： 农历五月五日端午节采集益母全草，洗净切碎放锅内，加水熬熟烂后，去益母草。将水过滤澄清，熬至如蜂蜜状，在瓷器内存放。内服天马龙凤丹。该药配方及用法：天虫、蟑螂、制马钱子各1克，白凤乌鸡（用桑木炭烤焦）6克，水蛭、海龙各2克。上药共为细末，炼蜜为3丸，每天3次，每次1丸。

（2）肾虚型腰椎间盘病变： 多有骨质增生史，X线片或CT显示有骨质增生像，症见腰膝酸疼，神疲乏力，畏寒肢冷，每遇劳累和感受风寒时病情加重。舌淡苔白，脉沉迟而弱。治宜温肾纳气、消增接环、通经散寒。可用消增复原膏治疗。

配方及用法： 鹿角胶、黄明胶、鱼鳔、灵仙、穿山甲各30克，樟脑1克，麝香0.2克。以上药物除樟脑、麝香外，共研细末。每贴膏药用酒水各250毫升，放砂锅内熬开后，下上药细末150克，用文火熬至以筷子挑起能滴成珠为宜。将药膏摊到双层白棉布上（布长30厘米，宽20厘米），然后把研好的樟脑、麝香均匀地撒在膏药上，敷贴患处。每3天换1次，6次为1疗程，一般3~4个疗程即愈。

注意事项同上。

还可内服飞龙白虎丸。该药配方及用法：飞龙（用桑木炭烤存性）4克，白丁香、虎骨、穿山龙各2克，共为细末，装空心胶囊内。每天3次，每次3粒。

疗效： 治疗血淤型患者246例，痊愈236例（其中椎管狭窄者16例，手术后患者11例），显效10例（其中椎管狭窄者7例，手术后患者3例）。治疗肾虚型患者414例，痊愈332例（其中椎管狭窄者7例，手术后患者7例），显效71例，有效11例（其中椎管狭窄者6例，手术后患者5例）。总有效率100%，治愈率86%。

荐方人： 山东省聊城市王令喜门诊部王令喜

引自：《当代中医师灵验奇方真传》

百姓验证

● 山东临沂市罗庄沙沟村唐功晓，男，30岁，农民。他来信说："我一本家孙子，突感腰痛，经市人民医院确诊为腰椎间盘突出。我用本条方为他治疗，只治1疗程，就什么活都能干了。"

869. 我使用本方治腰椎间盘突出症疗效显著

主治: 腰椎间盘突出、椎管狭窄。

配方及用法: 地龙12克，土元、穿山甲、当归、川牛膝、川断各10克，全虫6克，制川乌、制草乌各3克，甘草6克，独活9克，桑寄生20克。水煎服，每日1剂，早、晚各服1次。

疗效: 治疗腰椎间盘突出、腰椎管狭窄88例，治愈（临床症状消失，能参加正常体力劳动）74例，好转（症状消失或明显改善）14例。

荐方人: 河南郑州市医院　郭永昌
引自:《当代中医师灵验奇方真传》

百姓验证

● 江苏泗阳县青阳文化村朱其文来信说："本县曹庙乡祝圩村祝修存患腰椎间盘突出症半年（经县人民医院拍片确诊），曾服用消炎止痛、祛风活血、抗风湿类药，花去近千元仍无效。已失去劳动能力，个人生活不能自理。后来我用本条方开药10剂，就治好了他的病，现已恢复正常劳动。"

"本县朱湖乡贺村5组朱代祥，男，43岁。长期腰痛，经医院确诊为腰椎间盘突出症，右下肢痛、麻凉，腿弯处还坐有一鸡蛋大肿块，在医院治疗花药费近千元，但效果不佳。后求我治，我用本条方为其治疗，只服9剂药，花费不足100元，便治好了他的腰椎间盘突出症，并且鸡蛋大的肿块也消失了。现在能从事各种劳动，1年多未见复发。"

● 陕西宁陕县赵秉善来信说："本县关口6号唐匡珍，女，64岁。患腰椎间盘突出症8年多，经常腰腿疼痛难忍，行走不便，十分痛苦。在当地、外地医院治疗多年，花药费1000多元，却毫无效果。后我用本条方为她治疗，只服3剂药，不到1个月时间她的病就好了，且仅花50元钱的药费。"

● 江苏宝应县安宜镇东升村祁建平，男，35岁。他来信说："我表叔郑文国于2003年1月10日患严重的腰椎间盘突出症，先后到过上海、南京治疗两个多月,花药费8000多元都没有治好。后来我用本条方与856条方配合为他治疗,服药10剂,他的腰就一点也不痛了。以后又服几剂,病痊愈,现已1年没有复发了。"

870. 我应用藤蚣汤治疗腰椎病治愈率达81.9%

主治:腰椎病,包括腰椎间盘突出,椎管狭窄,骨质增生,强直性脊柱炎及各种原因引起的坐骨神经痛等。

配方及用法:雷公藤、牛膝各15~30克,龙须藤、白芍、熟地、肉苁蓉各20~30克,青风藤、海风藤、狗脊各30克,蜈蚣2~4克,杜仲、地龙各15~20克,制乳香、没药各12~15克。以上为基本方,可根据患者病情及身体状况加减。每日1剂,早晚各一煎,饭后服,15天为1疗程。

疗效:我从1982年至1992年12月共收治2700例患者,并对部分患者进行1~9年随访观察,结果总有效率达98.1%,治愈率高达81.9%。

荐方人:江苏省徐州市鼓楼医院蔡俊

引自:《当代中医师灵验奇方真传》

百姓验证

● 浙江萧山市临浦镇一村傅兆兴,男,49岁。他来信说:"沈雪松患腰椎间盘突出症,在镇医院和县医院治疗无效,到骨伤科医院治疗仍不见效,前后共花费500多元。我知道后告诉他用本条方治疗,他服药10剂即感觉好转,我嘱他再服10剂,现已基本好了。"

● 新疆石河子市柴油机厂刘燕群,男,69岁,退休。他来信说:"石河子食品厂下岗工人李建国患腰痛4年,去医院检查为腰椎管狭窄、骨质增生,多方求治无效。我用本条方为他治疗,吃药5剂病就痊愈了。"

871. 我以抗骨增生热敷方治颈椎腰椎病均有好效果

主治:颈椎综合征、肥大性脊柱炎、椎间盘突出症、骨刺等骨质退化导致的疼痛、活动不利、四肢麻木、疼痛难行等。

配方及用法：伸筋草、透骨草各15克，五加皮、海桐皮、刘寄奴、红花各10克，苏木、川断、黄柏、牛膝各6克。将上药装入纱布袋内，每次2包。每包加入白酒10~15毫升，置入空罐内盖好，放入水中炖热。先取一包热敷患部，凉后再换一包热敷40分钟，1个月为1疗程。

注意：皮肤病或溃破者勿热敷。

疗效：治疗1590例，有效率达92.5%。

荐方人：福建厦门市鼓浪屿干部疗养院　陈水成

引自：《亲献中药外治偏方秘方》

百姓验证

● 林某，男，58岁。颈4~5椎骨质唇样增生，转侧活动不利，酸麻反射至上肢，疼痛。经热敷后症状逐渐消失，1个月后痊愈，又巩固治疗1个月，已5年未见复发。

● 云南弥勒朋普政府郑荣来信说："我曾于1996年4月腰痛，翻身困难，经医院诊断为3~5腰椎骨质增生，服中药治愈。于1998年12月13日又复发，这次我用本条方治疗15天，现已缓解，身体各部位屈伸转动自如。"

872. 我以骨诊整脊法治腰椎间盘突出症56例，仅1例无效

骨诊整脊法是流传于民间的传统手法，具有治疗广泛，疗效迅速的特点。其主要是根据脊柱两旁的阳性反应点及周围组织变化情况来确定病位及脏器的潜在疾病，并通过独特的手法来进行治疗。现将治疗手法介绍如下。

患者俯卧于治疗床上，双手放于身体两侧，全身放松。术者站于患者右侧，先以揉、滚、拨等手法放松腰部肌肉。然后站于患者头侧，双手拇指相对放于脊柱两旁，手掌与患者皮肤紧贴，从背部到骶部连推3次。再将右手的食指与中指分开沿脊柱两旁从上向下滑动，寻找其阳性反应点，若找到，患者会感到此点有传导性疼痛。若其反应点在患者身体左侧，术者站于患者身体左侧，用右手掌根压紧此点，嘱患者做深呼吸，待呼气末时，用力连推3次。推时力度要着重放于掌根部，且要注意准与快的配合，听到"咔嚓"声或患者感觉阳性反应点疼痛消失即为手法成功。若其反应点在右，手法则反之即可。最后双拇指重叠按压腰部阿是穴2分钟。每日1次，10次为1个疗程。

疗效：治56例，痊愈43例，显效5例，有效7例，无效1例。

百姓验证

● 一女性,40岁。1995年患腰椎间盘突出症,经本法治疗1次症状缓解,可转身并能行走,随后坚持治疗半个月痊愈,恢复工作。

骨质增生

骨质增生症是发生在骨与关节的增生性退行性病变。常见的有颈椎、胸腰椎肥大性脊椎病,胸腰椎退行性脊柱炎,骨关节病,跟骨刺等。多见于40岁以上的体力劳动者,有骨与关节长期劳损史、外伤史者尤易患此病。常有骨与关节疼痛,屈伸不利,活动障碍,腰脊冷痛,畏寒恶风,遇湿增重,甚或阴囊湿冷,阳事不举等症状,属中医"痹症"范畴。

873. 我用醋拌钢末治好了脊椎增生症

1970年,我得了脊椎增生症,多方治疗无效。后来用醋拌炒过的钢末捂患处,疗效很好,多年来未复发。

方法: 收集锯钢落下的钢末,用水洗净油污,放在铁锅内炒红,倒出摊凉至呈蓝色。取1千克炒过的钢末倒入50毫升醋(越陈越好)中,然后装入布袋(钢末与醋占布袋的1/3)用两手揉搓,使醋拌匀,钢末发热,再搓约10分钟即可捂患处。把布袋拍平,垫一块塑料布,放在布上,用患处压布袋。最好用毛巾裹住布袋,以免烫伤。一次捂6小时,每天1次,连捂7天。每次都要有新炒钢末。如果脊椎增生节数多,应增加钢末和醋的用量。

荐方人: 河南郑州市　唐茂林

引自: 广西科技情报研究所《老病号治病绝招》

百姓验证

● 内蒙古多伦大河口乡赵桢,男,66岁,农民。他来信说:"大河口乡原信用社主任刘德林患腰椎骨质增生12年,增生压迫神经疼痛难忍,直不起腰。在县乡医院多次治疗无效,病情越来越重。到承德市大医院治疗,花掉8000余元也不见效。又去北京诊治，医生说需手术切除。他因年老体弱，怕下不来手术台，非常担心。我用本条方为他试治，敷药6天，奇迹就出现了，腰不痛了，腿也不酸了，行动自如，患了12年顽疾彻底告愈。后来我又用此条方治好4名骨质增生患者，都是敷药六七天痊愈。"

● 四川彭山县西铁分局陈上琼，女，72岁。她来信说："我女婿患脊椎增生，我用本条方4次为他治愈。"

874. 我老伴腰椎骨质增生用陈醋搓1个月痊愈

我老伴今年60岁，患腰椎间盘骨质增生20余年，疼痛难忍，经多方治疗效果不佳。1996年9月《晚晴报》登载了"用陈醋搓治骨质增生"的方法，我看后认为该方法简便易行，就买了一瓶山西陈醋，在老伴骨质增生部位早、晚各搓1次。用此法1周后，老伴腰痛明显减轻，半月后基本痊愈，1个月彻底治好。

具体方法：先用热湿毛巾拭干净患处，然后将2~3汤匙醋倒在一个小碗里，先用手指蘸醋涂患处，接着用手掌由轻到重地来回搓，觉着发黏发干时，再涂再搓，直至把醋搓完；再用一块塑料布盖上，用拳头轻轻打2~3分钟，将塑料布取下，用热湿毛巾拭干。

荐方人：辽宁省沈阳建设机械总公司　刘立埠

百姓验证

● 四川彭山县西铁分局陈上琼，女，72岁。她来信说："我老伴患腰椎骨质增生症，我用本条方为他治疗20多天痊愈。"

● 湖南郴川市完小王水莲，女，45岁。她来信说："周家燕，男，43岁。患腰椎间盘骨质增生多年，每年都要住院治疗，几年来花去医药费上万元也没有治愈，苦不堪言。后来用本条方治疗2个疗程痊愈。"

875. 我的筋骨疼痛是吃核桃治好的

去年夏天，我早上起床出现左手大拇　　指麻木的症状。后来大拇指一天比一天僵

风湿与骨伤科疾病

硬，并疼痛，皮肤不红不肿，仔细按摩，才发现大拇指根部皮内有一个小包。立即到医院检查，说是骨质增生，经吃药打针无效。到别的大医院就医，医生认为是血管扭曲和阻塞，必须做手术，并说："现在天气热易感染，等秋凉后做手术为好。"

回到家翻阅旧医书，看到唐朝食疗专家孟诜谈到的一句话："常服核桃，血脉通润。"近代名医张锡纯在《医学衷中参西录》中指出："核桃能治一切筋骨疼痛。"我根据上述说法，决定一天吃4~5个核桃，即使不能医病也可营养身体。谁知吃了10天拇指便不疼了，且能伸曲。又吃了10天就全能伸曲了，皮内小包也不见了。1个月后一切正常。现在快1年了，从没有疼过。我真高兴这个小单方还能医大病。

荐方人：四川江油市　何林国

引自：1997年7月29日《晚霞报》

百姓验证

● 湖北长阳县贺家坪镇吴文之，男，57岁，医生。他来信说："本镇小学校长王道原患颈椎骨质增生，肩背手臂麻木，不能上举，写字都困难。我用本条方和879条方为他治疗，第二天就能抬举自如了。我把上述二方联合起来，再加上785条方，综合治疗350多例患者，全部有效。"

876. 我用本方1个月治愈了表哥的腰椎骨质增生

配方及用法：生川乌、川芎、樟脑各15克，细辛、小牙皂各5克，制马钱子、仙灵脾、石猴子、甘遂、莞花各10克，威灵仙、穿山龙各20克。上药共研末，用陈醋浸透，装布袋内缝牢，摊在患处，然后用热蜡袋放在布药袋上加热，使药物向肌骨渗透，保持约3小时，热消后连药袋取去。每日1次，连用5天换药一次，15天为1疗程。

荐方人：江西于都禾丰乡　华尚福

百姓验证

● 山东临沂市罗庄唐沙沟村唐功晓，男，30岁，农民。他来信说："我表哥48岁，1998年突患腰痛，干农活除草时需爬着进行，经市人民医院确诊为腰椎骨质增生。我用本条方为他治疗1个月，就什么活都能干了，共花费几十元钱。"

我用本秘方治各种单纯性骨质增生75例均治愈

主治: 各种单纯性骨质增生症。

配方及用法: ①外用方。荔枝树根(炒炭)5份,松香(研末)2份。上药研末混合,视患部大小按比例取量,用文火炒热,纱布包裹趁热在患部施以烫法,连续炒烫5~6次,然后外敷12小时。1剂药可连续使用3天再换药。②内服方。首乌20克,淫羊藿10克,白芍15克,荔枝树根(炒)30克,鸡血藤20克,青风藤15克,老鹳草(炒)15克,白花蛇2条,全蝎10克,威灵仙10克,水煎服。每日1剂,分2次服,药渣可重煎服。手部骨质增生者加桂枝,脚腿部骨质增生者加牛膝,腰骶椎骨质增生者加杜仲(盐炒)、独活,胸脊椎骨质增生者加狗脊,颈椎骨质增生者加羌活、葛根,局部红肿、发热灼痛者加羚羊角、银不换,局部无红肿而遇风寒痛甚者加制川乌、制草乌。

疗效: 外治方、内服方配合应用,治疗各种单纯性骨质增生患者75例,轻者20天痊愈,重者45天痊愈。

按语: 外治经验方是民间老中医对椎体四肢关节疾患外敷惯用的秘方。几年来经临床应用证实,①②方配合应用对各种单纯性骨质增生症均有可靠的疗效。

荐方人: 海南钢铁公司职工医院蔡仲成

引自:《当代中医师灵验奇方真传》

百姓验证

● 广东台山市台城镇20号甄沃根,男,54岁。他来信说:"老战友刘国春的爱人患骨质增生,去台山人民医院治疗花了八九百元,但始终没治好,走路一拐一拐的。后来我用本条方为她治疗,并配合醋泡脚与穴位按摩,1个月后她的病就好了,白头发也开始变黑。"

 我用本方治骨质增生性关节炎和颈椎病有特效

配方及用法: 红花60克,当归80克,制何首乌60克,鸡血藤80克,乌梅60克,50度以上白酒2500毫升。将上药制为粗末,入绢袋盛之,把口扎紧,浸入酒中,20天后取药酒饮之。每日早、晚各1次,每次20~30毫升,最大量不超过50毫升。

引自: 1995年11月8日《安徽老年报》

风湿与骨伤科疾病

百姓验证

● 山东栖霞市栖霞镇付井村衣玉德，男，60岁，农民。他来信说："我兄弟衣玉强患骨质增生，大椎腰部有三节椎增生，突出很高。我看见很吃惊，真是太严重了，而且脖子还歪向一边，走路非常吃力。经栖霞市人民医院诊断是严重的骨质增生，用一次药就花370多元，并且效果还不理想。后经我用本条方治疗，病情大有好转，现在轻重活都能干了。"

● 陕西富平陕西拖拉机厂王战科，男，62岁，教师。他来信说："本县施家乡安平北社李志堂患膝关节增生，很疼痛，用本条方治愈。"

879. 我用本方治颈腰椎骨质增生76例，仅2例无效

配方及用法：穿山甲、川牛膝、全蝎、甘草各20克，桃仁、红花各10克，川楝子12克，蜈蚣6条。上药烘干研末，分装240粒胶囊，早晚各服4粒，黄酒送服。上药为1疗程的药量。

疗效：治疗颈腰椎骨质增生76例，治愈53例，有效21例，无效2例。

引自：《山东中医杂志》（1991年第3期）、《单方偏方精选》

百姓验证

● 江西于都县新圩李桃园，男，38岁，医生。他来信说："本乡头金村汪广生腰痛近2个月，在银坑医院拍片诊断为腰椎骨质增生，服壮骨关节丸、骨刺片、消痛液等药，效果不明显。后来我处诊治，他按本条方服药10天症状便大减，继服20天痊愈。"

● 陕西洛南县石门镇五龙胡满仓，男，58岁，乡医。他来信说："麻圩镇的范石来今年67岁，因患腰椎骨质增生，行走困难。在山西省医院用中药治疗1个多月未见效，花费1000多元。后来我用本条方配合878条方为他治愈。现在他的腰和腿都不疼了，能下地劳动了，一直未再犯过。"

足跟痛

跟骨骨刺属骨性关节炎，即骨质增生病，是临床常见病之一，多发于中老年人。一般临床表现为明显的足跟痛，伴麻胀感，疼痛以初立或初走时明显，尤以晨起下床开始站立或走动时疼痛剧烈，活动一阵后疼痛反而减轻，但久站久行后疼痛则又加重。疼痛一般在局部。

880. 我用此方治足跟痛有较好疗效

配方及用法：取鲜仙人掌一片，两面的刺用刀刮去，然后剖成两半。将剖开的一面敷于脚疼痛处（冬天可将仙人掌剖开的一面放在热锅上烘3~4分钟后趁热敷），外面用胶布固定，经12小时后再换另半片敷，2~3周症状全部消失。晚上贴敷较好。

注意：治疗期间应穿布鞋；应适当活动，使气血经络疏通，利于病早愈。

荐方人：陕西西安医科大学　周熙平

引自：广西科技情报研究所《老病号治病绝招》

百姓验证

● 江苏响水县建设局李猛，男，45岁，公务员。他来信说："我县陈港镇新东居委会赵思英，女，51岁。两年前她脚后跟长骨刺（骨质增生），非常疼痛，不能走路。曾四处寻医治疗，效果均不理想。后来镇医院准备为她的手术治疗由于她害怕动刀，迟迟未下决心。最后我向其提供本条方，经2周治疗痊愈，分文未花。"

● 四川江油市林业局张庭林，男，68岁，退体干部。他来信说："我患右足跟骨质增生8年时间，先后在几所医院治疗过，用中药泡洗过，也曾打封闭针，服消炎镇痛药，但都不够理想，发作起来很疼痛。后来我用本条方治疗半个月，疼痛症状便全部消除，既治好了我的病，又减轻了经济负担。"

● 河北滦平县滦平镇西子村王春武，男，50岁，医生。他来信说："我母亲患足跟痛3年，时轻时重，总以为是年老肾虚，平时服六味地黄丸、刺骨丸无效。后我用本条方和881条方给予治疗，连续治疗三周，我母亲的病得到了根治。"

881. 我用热醋浸脚法治好了足跟痛

我患足跟痛多年，用醋（米醋也可）1000毫升适当加热，将脚浸在热醋中约50分钟，醋温下降后再适当加热，这样连续浸泡1个多月，我的足跟痛竟治好了，上街行走也不觉得痛了。另外，我还长期患脚气病，每到晚上睡觉时奇痒难忍，这次用热醋治足跟痛的同时，我意外发现多年的脚气病也治好了，至今没有再犯。

荐方人：河南开封市　陈玉珍

百姓验证

● 福建福清市南门深巷604号李金祥，男，63岁，教师。他来信说："我爱人左脚有骨刺，脚踏地足跟就很痛，我让她用本条方治疗，但是她不相信，一心想去医院。她的哥哥是医生，得知后让她用药膏敷，结果脚都肿了，也没有治好。我坚持用此条方为她治疗，20多天后，脚跟就不痛了。"

● 内蒙古乌海市铁路宿舍5号李风宗，男，53岁，电工。他来信说："我患有足跟痛，按本条方将醋煮热熏半小时，冷却至40~50℃时，再把脚洗半小时，我这样坚持了一周，足跟痛轻多了。这条方真是太有效了。"

882. 我用长头发治老年足跟痛10例，仅1例无效

我近年采用长头发治疗老年人足跟痛10例，痊愈7例，好转2例，无效1例。10例病人中男3例，女7例，年龄为60~76岁。病程最短者4个月，最长者一年半，一侧足跟痛6例，两侧足跟痛4例。

治疗方法：将长头发握卷，压在布鞋后底内，每次踏1周再换头发，一般1个月左右可愈。

荐方人：河南新野县　郑春来

百姓验证

● 许霞,女,78岁,农民。1994年10月就诊,自诉1年前因劳动出现右足跟疼,影响行走,以后稍劳动疼痛即加重,用人发垫脚跟一个半月痊愈。

● 河北沙河市十里亭郝占魁,男,58岁。他来信说:"我足跟痛,早晨起床不能大胆落地行走,慢慢走几步后,才能正常行走,一连痛了两个月。后来我按本条方施治痊愈,至今未复发。"

883. 我用蒸豆腐熏脚法治好了足跟痛

几年来我没什么大病,就连感冒也没得过。但是不知什么原因,我的脚突然不能走路了,一走路脚后跟就会钻心似的疼。喜欢运动的我,怎么能耐着性子待在家里呢?怎么办?去看医生。医生说,这种病是一种老年人的顽症,只能吃点药止痛,在家里走一走,但时间不要太长。天哪!怎么会得这种顽症呢?我非常苦恼,甚至对生活失去了信心。正在这时,

有一位朋友告诉我说,用蒸豆腐就能治脚后跟痛。我按她说的办法,把老豆腐蒸透了,取出放在脚盆里,先将脚放在豆腐上方熏,等豆腐不太烫的时候,再把脚踩下去。豆腐凉了再热。如此反复做了5天,脚就不痛了。我用这个方法治好了脚跟痛,至今没有复发。

引自: 1995年第7期《老年天地》

百姓验证

● 广西融水县委退休干部韦绍群来信说:"我家附近有一人患脚跟痛2年,无法下床走路,我用本条方给他治好了。"

884. 我的足跟骨刺只喝1剂杞果酒即治愈

前年,我左脚后跟疼,拍片诊断为骨质增生,多次治疗无效。后来一个街坊说了个单方:杞果50克,白酒500毫升,泡一星期后服用。每天3次,每次一盅。我抱着

试试看的态度,用了1剂,病就好了。几个月后,右脚跟又疼,我又服了1剂即愈。

荐方人: 河南洛阳市　康振声
引自: 1997年第4期《老人春秋》

百姓验证

● 山东郓城师范学校尹逊田，男，57岁，教师。他来信说："我左足跟痛，在医院确诊为足跟长骨刺。曾多次服用骨刺片、壮骨关节丸等，一直未能治愈。后来用本方服药2剂，只花20多元钱，就将我患了五六年的足跟痛治好了。"

885. 我的足跟骨刺用芥面醋敷彻底治愈

我是足跟骨刺患者，秋冬天气变化，走路很疼痛。我用芥末面和米醋制成糊膏敷于患处治愈后，至今未发病。具体制作和治疗方法介绍如下：

取两小匙芥末面，放入小碗中，慢慢倒入9度米醋（不要用醋精勾兑的或假米醋），用竹筷子调匀成糊膏状，然后摊在长30厘米、宽15厘米的棉布一端，厚度0.3~0.5厘米，再将棉布对称折叠，把糊膏夹于棉布中间敷在足跟骨刺患处，外用塑料薄膜包好，用布条扎紧。约30分钟左右有温热感，继续敷30~40分钟后取下，热敷后皮肤呈浅红色，不会灼伤。2天热敷1次，一般7~9次痊愈。此方法经济简便，无任何副作用，见效快。

荐方人：黑龙江哈尔滨市大庆路12号　孙登瀛

百姓验证

● 四川彭山县西铁分局陈上琼，女，72岁。她来信说："我小儿子患脚跟痛，用本条方3次治愈，至今已有3年未复发。"

886. 我10余年的脚跟骨刺痛只服3剂药就好了

我患脚后跟痛病已有10余年之久，疼起来不能走路。经医院拍片检查，为骨质增生（右脚后跟内长有三根骨刺）。用多种方法治疗都无济于事，非常苦恼。后得一方：取灵仙、木瓜、牛膝、海桐皮各10克，螃蟹500克，米醋500毫升。先将螃蟹去脐（即腹部），不去盖，捣碎用布包住滤汁于砂锅内，然后与米醋和药一并煎熬。过滤后，每天早晨空腹喝一大酒盅，开水冲服。服3剂就治好了，至今已2年没有再疼过。

荐方人：河南新密市　张承德

引自：1997年第9期《老人春秋》

百姓验证

● 广西陆川县医院沈宣耀，男，47岁，医师。他来信说："本县温泉乡子隆坡沈纪琳患右侧足跟疼痛1年多，每行数十步，就要停一阵才能再走，非常痛苦。曾在县人民医院确诊为右足跟骨质增生，经多方治疗无效。后来用本条方连服20剂，只花60元钱，1个月后即能站立行走如常人。"

"沈端芬，女，64岁。患两膝疼痛3个多月，左膝先痛月余，继而右膝疼痛，到医院检查为骨质增生。用本条方加制草乌8克，服4剂药两膝痛止，至今未见复发。"

887. 我以川芎药袋垫鞋里治足跟骨刺痛75例全部有效

配方及用法：川芎45克，研成细末分装在用薄布缝成的布袋里，每布袋装药末15克。将药袋放在鞋里，直接与痛处接触，每次用药1袋，每天换药1次。3个药袋交替使用。换下的药袋晒干后仍可再用。

疗效：治疗足跟骨刺痛75例，全部有效，一般用药7天后疼痛减轻，20天后疼痛消失。

引自：《四川中医》（1989年第3期）、《单方偏方精选》

百姓验证

● 广东湖安县庵埠镇仙溪后五巷1号章作忠，男，80岁，退休干部。他来信说："我老伴在1900年夏天突感脊椎疼痛，经医院检查是脊椎骨质增生，在医院治疗花掉400多元不见好转。后来我根据本条方川芎能治足跟骨刺的机理，将川芎末拌醋涂于纱布上贴在老伴的脊椎增生处，共贴6次就治愈了，只花5元钱。"

骨 折

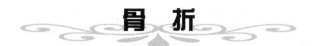

骨折是一种常见的骨头折伤病症，中医称为折疡、折骨。常因跌仆、闪挫、压扎、负重、劳损，或是从高处坠落或摔打跌倒所致。伤者疼痛难忍，骨头有凸状，皮肉组织有淤肿等现象。骨折有两种，一种称简单型骨折，另一种称复合型骨折。前者发生时，

风湿与骨伤科疾病

皮肤维持完整；后者发生时，骨头会戳破皮肤。根据病变症状可分为一般性骨折和粉碎性骨折。

888. 我利用接骨特效五秘方治病效果不凡

（1）接骨用麻药秘方

配方：生南星、生半夏、川乌、草乌、荜拨各7克，蟾酥6克，胡椒、细辛各15克。

说明：此麻药对各种骨折无效，只是起麻醉作用。如果遇到各种骨折，即刻用5克麻药冲高度酒精50毫升拌匀擦到患处，过3分钟后，任意抽动不知痛（注意：切不可擦到皮破处，一擦到就增加痛苦）。将以上各药碾为极细末，装入小口瓷瓶中，黄蜡封口。

警告：此方有大毒，只能外用，千万不可内服。

（2）接骨秘方（分口服与外敷两种）

口服方：乳香、没药、苏木、川乌、松节各10克，土狗10个，地鳖虫、骨碎补、地龙、水蛭、血竭、龙骨各15克，大螃蟹2只。上药共为末，每日服2次，每次服9克，酒或童便送下，以童便送下效果最好。（水蛭必须炒黑，万不可半生，否则反有害于人）

外敷方：无名异20克，没药12克，紫荆皮13克，赤芍10克，白芍10克，沙姜15克，续断15克，骨碎补15克，血竭10克，乳香12克，五加皮20克。

说明：这个方专治骨折，骨碎表皮未破者外敷有特效。

如果有人从高山、高楼、树枝上失手跌下来，不是手骨断，就是脚骨碎，或者被车撞倒，压碎手脚骨，他必定叫苦连天，痛不可忍。这时请受伤者不要心慌，快将他抬回家中，即刻用高度酒精50毫升和匀接骨麻药粉5克，擦他的断骨处（说明：这麻药粉切不可擦到破皮处，一擦到就增加痛苦），3分钟后，他的断骨处任人抽动不知痛。这时，把他的断骨接正，然后取4块竹片，每块长20厘米，宽2厘米，厚1厘米左右，把这4块竹片四边的锋利处用刀削圆滑，再用绷带把每块竹片均匀地缠上一层，最后把这4块竹片放在他的断骨处四周，用绷带把竹片上、下、中绑紧（说明：不要绑得太紧，以免血流不畅）。这样做主要是固定他的断骨不走移，固定断骨后，即刻取公鸡1只，重500克左右（这公鸡最好是白毛乌骨鸡，如没有，其他的公鸡也可以），用手扯断鸡头，顺手拔去鸡毛（注意：千万不可用水淋湿拔毛，否则无效），然后用一块坚硬的竹片，削成竹刀，用竹刀割开鸡皮，剥下鸡皮留用，再去掉肚肠和骨，单取鸡肉。将鸡肉和接骨外敷特效药一齐放在石臼内

中国家庭自疗千方经典

捣烂。捣烂后，加高度米酒调成以手握紧指缝见水珠不滴为宜，调好后把药放入砂煲内，用柴火炒热（不要太热），取出敷在断骨处的四周，用鸡皮包在药外，再用净布把药包好轻轻绑紧，或用杉树皮夹紧绷带绑好。过36小时后，把这剂药取下，接着再如法换上1剂外敷药。这1剂药直到第三日取下，此时他的断骨已好八成。第四日，再把这2剂药合起来放进砂煲内，加入高度米酒，用柴火炒滚（注意：米酒放的不要太多，一多就成药汤，少效力），滚后即停火，把砂煲内的药取一半出来，放在净布上凉一下（注意：不要凉得太凉，又不要太热，以烫至人的皮肤上不起泡为宜），即把布上的药包起来烫他的断骨处，布上的药凉了，就换煲热的药去烫。如此轮换，每次烫15分钟。一日烫4次，直烫到第五日为止（同时结合服用接骨口服药），这时他的骨已痊愈。第六天可以正常工作。

接骨在临床上会遇到各种各样的症状，以上传授的只是骨断没破皮未烂者的医疗技术。如果在临床上遇到破皮骨碎，表面的皮肉已溃烂者，又有不同的医疗法，又要增加一条秘方去医治，这条秘方名叫"玉真散"。如果骨没断，只是关节上的筋断了，这又如何医治？还是用接骨特效粉的秘方去医吗？不是，这就要用专治筋断的秘方，这条秘方只是一味药，却能医好。

（3）止血"玉真散"的秘方

小量配制：生白附子35克，白芷3克，天麻3克，生南星3克，防风3克，羌活3克。

大量配制：生白附子350克，白芷30克，天麻30克，生南星30克，防风30克，羌活30克。

配制方法：将各药共碾极细末，装入小口瓶中，黄蜡封口，备用。说明：根据各自的需要，配大剂量或是小剂量都可以，效果一样。

使用方法：凡遇新断骨、表皮破、血流不止者，可将此方药粉敷于流血处，敷后即止血。止血后，用麻药粉在未破皮处擦，然后把断骨接正，再用接骨外敷特效药1剂和鸡1只共捣烂，均匀地敷在断骨四周（可敷上止血粉），同时配合接骨口服药。如果遇到经他人医治日久，其骨又没接续，肌肉腐烂有脓水，毒汁外流者，先用棉花把脓水毒汁吸干，再用双氧水消毒后即刻用此止血玉真散药粉敷之。敷多少次药，要根据症状而定，一般每天换药2次（每次都要用双氧水消毒），3天后就结痂痊愈。外表愈后，有的患者骨未接正，或有的骨接正，其筋已固定不能屈伸，这些复杂的症状就要所有的接骨秘方同时并用，才能治愈。

（4）专治关节脱位筋断秘方

凡遇关节脱位患者，先要做好准备工作：①取4块坚硬的竹片，每块长20厘米，宽2厘米，厚1厘米，把这4块竹片的四边锋利处都削圆滑，用绷带把每块竹片均匀地绑上一层。②把所用的药物备齐。

何谓关节脱位？关节邻近两骨端之间的正常关系改变，引起关节功能障碍，称为关节脱位。下面是其医法技巧：

有人关节脱位，即刻用第一方中的麻药冲酒擦患处（不用也可以，但操作起来患者痛不可忍），然后把他的关节接回原位。如何接法？例如：有人的手上臂与前臂的关节处脱位，前臂的骨已插入上臂的皮中。这时，你用一手抓住患者的上臂，一手抓住前臂，然后，双手同时用力向相反方向一拉（何谓相反方向，就是抓住上臂向上拉，抓前臂的手向下拉），用力拉时要快，一拉就把患者的关节接回原位。在确信接正并无异样后，就将事先预备好的4块竹片均匀地放在关节四周，用绷带绑紧（注意：不要绑得太紧，以免血流不畅，但也不要太松），这就是固定。固定后，即刻用葱头250克（葱头是日常用的生葱，不是洋葱头，切不可弄错。将葱头洗净留根）捣烂炒热擦患处（注意：不要炒太热，以免烫起疱）。擦后将"生大王"（未炙过的大黄）120克研成粉末，把生姜汁（即食用的生姜捣烂取汁）倒入生大王粉末中，调成糊状（不可调得太稀），调好后即敷患处，然后用净布包住药，绑紧即可。每日一换（每日换药如前法），每日叫患者饮250毫升好酒，分作3次饮。如患者酒量大，可让其尽量饮，以饮后不醉为宜。3日后，其脱位关节的断筋基本接续了。这时，把竹片拆掉，叫患者轻轻将手屈伸一下，看是否痛。如痛，再如法用药敷1次。以后叫其自己练习，手能屈弯，

自由活动就痊愈了。

特别提示：生大王炮制过的无效。在药店购买时，一定要问清楚是不是炮制过。炮制过的生大王是切片，乌黑色；不炮制的生大王成条，灰黄色。购买时一定要生大王，而不是制生大王。制过的价贵无效，不制的价平有效。未炒的叫生大黄，也称生大王。大黄，别名川军、大王、锦文大王、鸡爪大黄。

（5）治骨折愈后僵硬不能屈伸秘方

有人手骨跌断经治愈后，屈不能屈，伸不能伸，眼睁睁看着一条手臂残废了，确实太悲惨了，令人终身烦恼。难道这手就这样永远不能屈伸了吗？其实，只要患者的手不能屈伸没超过1年，就很有希望治愈，并同原来一样活动自如。

至于为什么有的人手骨断经治愈后其手不能屈伸，这内在的主要因素是因为骨一断，同时有很多筋都断了，经他人医的过程中，用药不当，造成断筋不能接续，甚至把断筋治萎缩了，筋一萎缩，肌肉也萎缩，最终导致关节不能屈伸。

在医治这种症状时，首先看患者的手，如发现其手上的肌肉萎缩严重，又超过1年，这到底有法可医，或是无法可医？在这里，要说明一下：医这种症状时，只要不超过1年的，用此方治，大多可医好；已超过1年的，手上的肌肉萎缩严重，只见皮包骨，也可用此方试治一下，但不一定有效。下面是医法过程：

第一，叫患者买一个煎药砂罐备用。

第二，让伤者用海桐皮、透骨草、

中国家庭自疗千方经典

乳香、没药各10克,当归8克,川椒15克,川芎、红花各5克,白芷、威灵仙、甘草、防风各4克,共研末加酒50毫升,布包煎熬,熏洗患处。

第三,如遇到病情严重者,再取男人的小便倒入砂罐内,大约半罐(切不可倒满),加入点尿缸底白色污物或药店的人中白用火烧,开滚时打开罐盖(注:滚一阵子后,里面的尿将滚出,这时就停火),滚后有很多水蒸气上升,此时让伤者坐近,把伤者的患处放到水蒸气中熏,再抓住伤者的手,轻轻屈伸三五十下,或叫其自己屈伸。在熏的过程中,如伤者的患处被熏痛了,就要稍停一下,不痛后再熏(注意:不要熏起疱)。每次熏半小时,每天5次,直熏到伤者手能屈能伸,灵活转动为止。同时用蟹头中的脑及足中髓加酒熬后涂于患处,筋即续生。或以旋覆草根洗净、捣烂,敷患处,20天左右完全可见功效。

注意:

第一,凡使用了麻药粉的病人,必须在2~3日后口服些甘草水解除麻醉。

第二,任何骨折治疗都宜于在初期(1~12天),超过12天者属旧伤。因此接骨续筋宜在早期。凡用本方治疗接骨者,一般粉碎性骨折3天愈合,7天后用手指轻微触动患处基本无痛感,10天全部复位。初接之伤不能提早行走,凡伤后前5天内能上夹板的应尽量上夹板,以协助复位,不能上夹板的应尽量少翻动患处。无论是上肢、下肢或是胸、背、脊骨及筋骨折等均可用此方治疗,不需另加药。本方治病使用的是平寒药物,因骨折后总会出现淤血积蓄红肿,在治疗上不宜使用温热性药物。凡用本方治疗的骨折病,绝不会发生后遗症,这是本方的最大特点。

第三,玉真散止血粉方中如没有生白附子就用白附子,但不要用附子。白附子与附子是两种性能不同的药,不能混用。白附子,别名禹白附,为天南星科植物独角莲的块茎。功能镇痉止痛,治破伤风。不经加工的就是生白附子。附子,为毛茛科植物乌头的侧根。功能温中止痛,散寒除湿。

荐方人: 湖南洞口县　杨晚生

百姓验证

● 陕西安康市关庙镇王兆银,男,51岁,医生。他来信说:"患者孙中财,2000年12月8日将左腿跌成粉碎性骨折,到医院住院治疗9天,共花费1800余元,因经济困难出院,而骨却未接上。经人介绍他找我治疗,我重新为其整骨,用本条方内服外敷20天,他就脚能点地,腿也不疼了,1个月后恢复正常,并能参加劳动。"

● 四川彭山县西铁分局陈上琼,女,72岁。她来信说:"本县一妇女被别人

風濕與骨傷科疾病

的三轮车把脚脖子压断了，花800多元没有治好，现在脚很痛，不能伸直，只有弯曲。我用本条方为她治疗，1个月后完全治愈了。"

● 湖北武汉市武钢集团公司梅石刚，男，59岁，工人。他来信说："我用本条方治好一名手腕骨折断愈合后而不能屈伸患者。"

889. 我用本家传秘方治粉碎性骨折有自动复位效果

（1）口服秘方

配方及用法： 翠蛇（第一主药）、土鳖（主药）、红花（主药）、杜仲、五加皮、乳香、三七、党参（主药）、牛膝、没药、四块瓦、竹叶青、毛青杠、伸筋草各15克，血竭、桃仁、地龙、倒插花、巴岩龙各12克，骨碎补25克，麝香4克。上述药物泡酒5000毫升，早晚服适量。一般每次50毫升，每天100毫升，不超过150毫升。1剂即可使粉碎性骨折彻底治愈，愈后不留后遗症。

泡浸时间： 浸7天即可内服。泡浸时间越长越好，但要密封好。

（2）外敷秘方

配方及用法： 翠蛇（第一主药）、（川）牛膝、伸筋草各6克，杜仲、五加皮、土鳖（主药）、红花（主药）、四块瓦、地五加、鱼鳅串、水冬瓜根皮、母猪藤各12克，骨碎补15克，麝香3克，未开叫的小公鸡1只。小公鸡不要过刀，处理办法：用两手指抓小公鸡腹背上的左右两小空穴将其捏死，不能用开水烫毛，要干拔毛，去头脚和内脏，与以上药物共捣烂，包患

处，再用酒糟适量炒热包于药外，然后用纱布裹住，外用杉木皮夹固定。

疗效： 此方为良方全药，药功自动复位。上二方为1剂。口服药一般服一半以下即愈。但药要基本配齐，主药一定配齐，辅助药缺两样没多大关系。当然辅助药物尽量不缺为好。外敷即包药，包一次至痊愈，无须换药。如药包干了，用口喷些白酒润之即可。如是新伤要简单固定，旧伤则无须固定。如有人骨折用其他药虽已治好，但留有阴天下雨作痛的后遗症时，服本方药酒可根除，此药酒治这种后遗症有效。

注： 翠蛇，别名山黄鳝，产于温热带的旱地、山里。如贵州、云南、广西等地均有。活的入药效果更佳。中药店有干品出售。功能活血、祛淤、壮骨、运气、强心、除新、旧创伤。

倒插花： 清热解毒。缺此药可用茅莓（别名天青地白草）代替。

竹叶青： 功能滋阴降火。缺此药可用中药竹根七代替。

毛青杠： 功能清热解毒。缺此药可用

中国家庭自疗 千方经典

中药毛冬青代替。

巴岩龙：功能强筋骨，治腰膝酸软。缺此药可用中药巴戟天代替。

水冬瓜根藤：功能消肿。缺此药可用中药白蔹或商陆或鬼箭羽代替。这三种药的别名叫见肿消。

土鳖：别名土鳖虫、土元。功能活血散淤，通经止痛。

红花：功能活血通络，治血淤疼痛。

四块瓦：别名对叶四块瓦。功能祛风止痛，活血散淤，杀虫止痒。

母猪根藤：别名五爪龙、五叶藤，又名老鸦眼镜藤。治肿痛。

鱼鳅串：别名马兰、路边菊、鸡儿肠，为菊科植物。功能清热、利湿、解毒、消肿。

方中的几味草药可在药店购到。麝香药物较难购买，如实在无货可用自然铜末10克代替。有些药不属主药，缺一两样也没多大关系。

在杀小公鸡时，要按方法进行，不能胡乱来，否则影响治疗效果。

骨折后遗症如遇弯曲、平伸、大幅度运动循环受限等情况，服本方药酒后症状能够缓解，但不能全部消除。腰肌劳损、肾功能损伤或其他肌肉损伤的后遗症，本方不能治疗（不能消除这种后遗症）。

在使用本方时，应注意方中有些药物有小毒，对于患高血压、心脏病、结核病及孕妇等虚弱病人用时应谨慎。

荐方人：湖南洞口县　杨晚生

百姓验证

● 贵州省某市中级人民法院副院长程兆祥亲自验证13人（均是粉碎性骨折），在损伤后15日内应用，都康复了，有效率100%。1986年3月，贵州地区轻工业局方工程师在施工现场勘察时不慎将膝盖骨摔破，经透视发现有大小17块碎骨，医生无法复位，动员做切除手术，患者本人及家属不同意，四处寻求偏方治疗。一个朋友偶然同程谈起这事，他即用此方为患者治疗。患者服药后2周，2剂药还未服即自行走到医院透视检查，已完全看不到骨折痕迹。又过了5天，已毫无痛苦感觉，行走自如，完全恢复以往正常状态。

● 辽宁盖州市芦屯镇芦屯村张明超在几年前的一次车祸中，把脚压成粉碎性骨折，在医院虽治好了，却留下了阴天下雨疼痛的后遗症。按此方服药酒后，收到了很好的效果。

● 四川彭山县西铁分局陈上琼，女，72岁。她来信说："我五儿子今年42岁，白于夜晚下楼没注意，从楼梯上滚下，把脚颈骨摔成骨折，卧在床上，不能活动。我按本条方为其治疗，仅用药3天就能活动了，一星期全好了。"

● 辽宁凤城市春城技术总部阎金达，男，40岁。他来信说："我用本条方为一位妇女治疗脚趾骨折，仅1个月时间，就完全治愈了。"

● 广西鹿寨县莫国海，男，40岁，医生。他来信说："我用本条方治愈了莫兰春被轿车撞断的右脚，用药15天后便行走自如。"

890. 我用活血十三味治早中期骨折都有很好疗效

主治: 骨折、一切跌打损伤。

配方及用法: 当归12克，乳香6克，陈皮6克，没药6克，生地6克，川牛膝6克，甘草6克，熟地6克，川芎6克，全虫5克，血竭（冲服）5克，穿山甲（炒）5克。加凉水400毫升，将药浸泡30分钟。第一次煎15分钟，取汁200毫升，第二次加凉水400毫升，煎20分钟，取汁200毫升，分2次服。上肢骨折饭后服药，下肢骨折饭前服药，间隔6小时服1次。血竭用1.5~3

岁童便拌湿，汤药冲服。上肢骨折加川芎12~15克，下肢骨折加川牛膝12~15克，肋骨骨折加陈皮10~12克。疼痛肿胀加乳香、没药各10~12克。

按语: 本方可活血祛淤，消肿止痛，续筋骨，适用于一切早中期骨折及跌打损伤。

荐方人: 陕西省洛川县医院　陈文友
引自:《当代中医师灵验奇方真传》

百姓验证

● 李某，男，48岁。1989年8月10日，左侧肋骨8根骨折并锁骨横行骨折，第一剂药服下后，局部抽、困、麻，疼痛减轻，第二剂药服完后疼痛消失。连服10剂后用六味地黄丸，早、晚各1丸，中午服补中益气丸1丸，18天后恢复正常出院，骨痂形成。

● 广西陆川县医院沈宣耀，男，47岁，医师。他来信说："朋友徐盛成之子右手腕关节骨折，在医院治疗4天，疗效欠佳。后来我用本条方为其治疗，服2剂药痛减，服至4剂药痛止。我又叫他再每药煎第三次与药渣外敷伤处，以使骨痂生长，服完10剂药后，他即外出打工去了。去年春节我问朋友，他说没留任何后遗症。"

891. 良效接骨方

配方及用法： 骨碎补25克，当归身25克，制乳香15克，没药15克，血竭10克，儿茶5克，自然铜（醋淬7次）20克，土鳖虫24个。上为接骨专药，主要用于外伤骨折。先将患者伤骨整理妥当（复原），用两块小夹板固定，以带捆好，不可移动。再将后2味研制好的细面药粉同前6味药共煎浓缩汁冲服（必须固定夹板，否则服药后就有麻烦了）。服药半小时至4小时，听到局部有响声为验。

此方已治愈上千人，均听响声，有的隔四五尺远都能听到。声响后痛止，几日内便可痊愈。

按语： 清朝末年，李医师的祖父在湄水河边，那日河水涨得很大，一和尚在对岸过不来河，李祖父诚实有德，把那和尚背过河来。过河后和尚自说是四川峨眉山之徒，将这接骨神方给了李祖父，以报答帮助过河之恩。当时和尚有言："积天下之德，救良民为恩。"

现秘方持有人是我岳父，姓李名华甫，遵义县毛坡人。

荐方人： 贵州湄潭县义泉镇　刘平

百姓验证

● 内蒙古多伦县赵桢，男，66岁，农民。他来信说："我按本条方仅用药1剂就治愈了亲家母的闭合性耻骨骨折。亲家母今年65岁，因坐马车中途惊车，车翻被砸坏，即送到乡卫生院，经检查确诊为闭合性耻骨骨折，因种种原因没有住院。她躺在床上8天没合眼，虽然按时吃药，但是疼痛难忍，吃喝不下。我用本条方为她治疗，用药后32分钟就听到骨响，接着疼痛开始减轻，当夜安然入睡，并停服了一切药物。治疗19天后，她已能下地做饭，基本痊愈。"

● 海南临高县交通局林礼端，男，70岁，干部。他来信说："我哥哥林克钟在1991年11月10日遭车祸，造成右手臂折断，后肋骨折断6根，疼痛难忍，卧床不起，在琼海医院住院治疗约半个月。后来医生建议动手术用钢片夹住，我哥哥问我是什么意见，我没有同意，而是用本条方为他配药3剂，他服用后疼痛完全消失，几天后便能下床活动了。12月10日出院，骨折完全治愈。出院后，还剩下1剂药，刚好我村一妇女也遭车祸，肋骨折断1根，住院1个多月疼痛不减，不能活动，我哥哥便将剩下的1剂药给她服用，她服用后疼痛很快就消失了，不久便痊愈出院。"

风湿与骨伤科疾病

"我有一亲戚右腿骨折断,于1995年4月14日到海南中医院住院治疗,入院10天仍然疼痛难忍,夜间两三点钟都不能入睡。我知道后用本条方为他治疗,他服药不久便止痛,于晚上10点睡觉,到次日早8点才醒,第二天便可以坐起来了。从服接骨药起便停用了其他药物,于5月2日痊愈。"

● 江苏镇江市周以荣,男,73岁,针灸医生。他来信说:"黄玉兰,女,84岁。在2002年不慎跌断大腿骨,经我用本条方治疗,服药20剂,即能下地走动,1个月痊愈。我用本条方治愈此类患者50多例,黄玉兰年高体弱是最特殊的,其他年轻者一般6~10天可愈。"

892. 我用此接骨丹10天为一学生治愈了胳膊骨折

配方及用法:桑白皮、五加皮、血竭花、儿茶、海螺蛸、乳香、没药、煅牡蛎各等份,成人各50克,小儿减半。用乌鸡1只,去毛去内脏后,连肉带骨血油等与上药共捣如泥状,摊在药布上待用。将骨折处先整理好,用摊在药布上的药包好,再用夹板固定,记好时间,到4小时把药去掉。不可超过时间,否则骨痂增大影响疗效。如患处出血,可少加麝香于药内。

荐方人:辽宁阜新市太平区 石明远

百姓验证

● 山东庆云县后张乡王知县村王学庆来信说:"本县庆云镇东胡家岭村胡立勇,男,23岁。机器将他的一个手指夹断,在乡医院接骨复位,1个月后经X线复查未生骨痂,又外敷内服中西药40天,仍未结痂。后来我用此条方为其治疗,7天后复查已结痂,手指活动自如。"

"本县东辛店乡东史家阁村小霞,女,14岁。因下雨上学路滑跌倒,左胳膊摔断,我用本条方为其治疗10天,到医院检查,骨已全部接好,不久即痊愈。"

893. 我用小公鸡和五加皮接骨有特效

配方及用法:五加皮100克,150克小公鸡1只。小公鸡去毛不去血,不要沾水,连骨和五加皮同捣极烂敷于断处,骨响即接上,次日将药刮去,并以月季花叶捣

烂敷患处，一星期后即愈。 **荐方人:** 河北承德三家乡　刘宝荣

百姓验证

● 江苏响水县陈北小区蒯本贵，男，62岁，主治医师。他来信说:"本县小尖镇豫北居委会机械厂工人朱文海，男，39岁。1997年秋，因车祸造成左下肢股骨骨折，形成三段。由县医院介绍去盐城区医院进行手术，实行对接钢板固定。1998年上半年在县医院拆除钢板后不久，因活动引起骨折断面又脱离。这说明原来根本未接上。后又经接骨专家继续服中药治疗，仍未接好，并转变为骨髓炎病理性骨折，已经花费4万多元。患者后来听别人介绍，说我治骨髓炎比较拿手，便请我诊治。我是用中药解毒排脓，加敷五枝膏治疗骨髓炎的。对病理性骨折，我用本条方治疗一段时间后，通过X线拍片查验，断骨处已接上了。只是骨髓炎尚未消除，还需治疗一段时间。"

● 河北巨鹿县小吕寨村刘由堂来信说:"村民王峰不小心从房上摔了下来，造成膝下骨折，我用本条方为他施治，敷药22天后行走自如。"

8.94. 我使用本方治骨质疏松性骨折效果显著

配方及用法: 沉香、西红花各8克，木香、白芷各6克，川芎、桂枝各15克，三七、制马钱子各4.7克，川续断、土鳖虫各15克，骨碎补8克，牛膝6克，黄瓜子33克，鸡骨17克，大黄3克。将上药分别用干燥法干燥6小时，把干燥后的药和自然铜6.8克，冰片4.8克，血竭33.5克(这3味药不必干燥)分别粉碎，并各过100目筛，筛余物再粉碎，直到全部通过100目筛为止。将各药混合均匀，分装为每袋5克的药粉袋。每天可服10克，分2次服(每次5克)，半月为1个疗程。

百姓验证

● 河南洛阳市涧西区西街102号孙建志，男，60岁。他来信说:"我老伴去年5月13日在地板上滑倒，左手腕关节骨折，到医院骨折复位后，打上了夹板。回家后，我想可能老伴已上了年纪骨质疏松，容易骨折，就按本条方为她治疗，1个月后基本痊愈。"

风湿与骨伤科疾病

895. 我以本方治骨折后肿胀淤血疼效果颇佳

主治：各种跌打损伤，如扭伤、挫伤、骨折后肿胀淤血疼。

配方及用法：红花、透骨草各100~150克。上药用冷水3000毫升浸泡，铝锅煮沸后，文火煎20分钟，离火弃渣即可。先将患处置于药液上方，用热气熏蒸，待温度下降后用纱布蘸药液淋洗，不烫时浸泡患处至凉，最后擦干皮肤。不宜浸泡处，如腰背部，可用毛巾浸药液，轻拧至不滴水，趁热敷于患处，上盖塑料布，外加热水袋或红外线照射，以维持温度。每日2~3次。

注意：①勿烫伤。②该药为外用熏洗药，可反复加热使用。药液浓缩，可加水适量。连续使用1周左右更换新药。药液有异味变质时不可再用。

荐方人：中国人民解放军第145中心医院 程玲

引自：《亲献中药外治偏方秘方》

百姓验证

● 于某，女，20岁，右踝扭伤2天。右踝及足背足趾均青紫、肿胀，疼痛不能行走。用该法治疗2次后，青紫消退，次日基本消肿，连续用药3天后行走跑跳正常。

● 北京顺义大孙各庄村孙冬复，男，62岁，教师。他来信说："我村杨士付，男，61岁。因骑三轮车不慎摔倒，经医院拍片确诊为腰椎错位。我与杨是好友，让他按此条方说明进行热敷，每日2次。经半个月时间的治疗，原来的腰椎受伤疼痛厉害处现在基本不疼了；原来每天只能躺在炕上，连大小便都得用别人帮忙，现在自己可以上街散步了。"

关节积液

关节积液是指关节囊蓄水，出现肿胀及屈伸、活动不便。好发于膝关节，给生活、劳动带来诸多不便。

此病虽非顽症，但中医、西医施治，皆难收速效。西医用注射器抽出积液，但不几天又还原为初。中医内服外敷数月，皆无显效。

896. 我用本方治新旧关节积液半月可痊愈

多年来，我治疗过数例关节积液，经过仔细筛选，自创了一套治疗膝关节积液的效方，用于临床，莫不灵验。

该方将"内治"与"外治"相结合，内服"白术防己酒"：白术、防己各200克，高粱酒1000毫升，泡7天后，每日内服三汤匙，分次服或顿服。在内服的同时，每天早晚用棉球蘸上述药酒擦患部，擦后用纱布包食盐在积液外拭擦，以不擦破皮，能忍受为度。擦后，再蘸药酒湿润，润后再用盐再浇酒润，然后用大小鱼际"揉"、"滚"患部，边滚揉边蘸酒湿润，可反复擦盐3次，酒润3次，滚揉3次，共约半小时左右。患部治疗结束后，再采取"远近配伍经穴"方法，以清凉油作润滑剂，揉、按、旋、压阴陵泉、阳陵泉、足三里、承山、膝顶、鹤眼穴。（注：膝顶在髌骨上方，鹤眼在髌骨下两侧凹处，阴陵泉位于脚内侧髌骨下一横指凹陷处，阳陵泉位于脚外侧髌骨下一横指凹陷处，足三里在髌骨下外侧二横指处）

此外，每日食柑子、橘子或柚子、夏橙2~3个，以增强心脏功能。

通过以上"内服"、"内食"、"外擦"、"外揉"的治疗，无论是陈旧的积液，还是新出现的积液，均能5天见效，10日有显效，半月痊愈。

分析： 盐有高渗作用，能祛水渗湿；酒精升发，可助药力，行药势；柑橘柚橙均含有橙皮甙和柚皮甙，能增强心脏功能，促进血液循环，有利于消除积液；白术的主要成分为苍术醇、苍术酮，有利水、强壮、抗凝血作用；防己含黄酮甙、有机酸、挥发油，能扩张血管，增加微血管流量，从而消除积液。滚揉手法为推拿主法，能促进积液消散和吸收。

引自： 1994年3月12日《中医药信息报》

风湿与骨伤科疾病

百姓验证

● 江苏响水县陈北小区蒯本贵，男，62岁，主治医师。他来信说："灌南县长茂乡陈春艳，女，21岁。患右膝关节积液多年，我用本条方为其治愈。"

897. 白芷散治关节积液10天可痊愈

配方及用法：白芷适量。上药研细末，黄酒调敷于局部，每天换药1次。

疗效：此方治疗关节积液有良效，一般7~10天关节积液即可吸收。

引自：《浙江中医杂志》（1989年第3期）、《单方偏方精选》

百姓验证

● 赵某，劳动时跌伤左膝，当时轻微疼痛，尚能步行，2天后左膝关节突然肿胀，行走受限。X线片未见骨折征象，浮髌试验"+"，诊为左膝关节积液。用本方治疗9天，肿胀全消而愈。

股骨头缺血性坏死

股骨头缺血性坏死又可称为股骨头无菌性坏死、扁平髋，是指股骨头因失去血运而发生坏死的一种疾病。其发病与外伤、感染、先天性畸形、物理损伤、代谢障碍、内分泌疾患、地方病和某些全身性疾患有关。易发生于3~14岁的儿童，男性为女性的4~5倍。临床上早期可无症状，中晚期大多以髋关节痛和跛行为主，患侧下肢稍短，轻度屈曲，并有内收畸形。本病如处理不当，常可导致严重残废。

898. 杨笃维患股骨头坏死用益气补肾活血汤治疗18天痊愈

主治：外伤性、风湿性、类风湿性及髋关节滑膜炎引起的股骨头缺血性坏死。

配方及用法：①内服药，黄芪、党参各30克，当归、何首乌、龟板、川芎各20克，鹿角胶、穿山甲、刺五加、丹参、鸡血藤各15克。②外敷药，当归、乳香、没药各20克，蜈蚣、血竭、白芷各15克，麝香4克，共为细末，装瓶密闭备用。

内服药用水煎服，每日3次，每次100~150毫升。外敷药取药粉适量，用蜂蜜调成糊状，敷于患髋局部，外以纱布敷盖，每3~5日换药1次，每30天为1个疗程。治疗期间病人应卧床休息,严禁患肢负重。

疗效: 治疗30例,治愈(用药70～120天,临床症状和体征完全消失,功能恢复正常,X线片示股骨头骨质恢复正常,骨小梁排列整齐)9例,基本治愈(用药90～150天,临床症状消失,功能基本恢复正常,X线片示无坏死区,骨小梁排列

较好)12例,有效(髋关节活动明显好转,X线片示坏死区缩小,过累后仍有轻度不适或疼痛感)7例,无效(症状无改善,X线片显示坏死区域同前或扩大)2例。

荐方人: 辽宁省鞍山正骨医院 尹广诚
引自:《当代中医师灵验奇方真传》

百姓验证

● 湖南新邵县水利局张健康,男,74岁,退休干部。他来信说:"原水利局局长杨笃维,于2002年1月经广州中山医院诊断为股骨头坏死,左髋疼痛,行走不便。医院主任医师动员其做手术治疗,共需6万元,但不能保证好,也许会瘫痪。患者回到家里另寻他法治疗,6月21日已躺在床上不能行走了。我利用本条方为其治疗,仅18天时间,内服外搽10剂药,患者不用拄拐就能行动自如了。结果是6万元的药费没花,仅用几百元就治好了。"

落 枕

睡眠时颈部体位不正,颈部肌肉受到牵拉,或因受风寒侵袭引起斜方肌、胸锁乳突肌或筋膜病变称为落枕。本病是临床常见的颈部软组织损伤之一,多见于青壮年,男性多于女性,春冬两季发病较多。

899. 我用点穴法治落枕迅速见效

落枕是日常生活中常见伤痛之一,用点穴法治疗迅速、简单、方便有效,大家不妨一试。

方法: 令患者将患侧手伸出,用大拇指端紧按液门穴(位于第4,5掌指关节间凹陷中,属于少阳三焦经穴),同时嘱患者颈部尽力做前屈后伸、左右旋转动作约半分钟,此时疼痛即可缓解。然后在原

痛处稍加按摩，有温热感即可，症状即可
全部缓解。

荐方人：河北景县宋门医院　王志华

百姓验证

● 甘肃秦安胰槐树巷15号邓双喜，男，61岁，教师。他来信说："我用本条方
治好自己的落枕。"

腿 抽 筋

腿抽筋（小腿肚子转筋）是中老年人的一种常见多发病。此病是血液流动不畅所
致，发病时腿肚子肌肉突起，腿脚不能屈伸。此病发作无定时，夜间或劳累后更易发
作。西医称此病为腓肠肌痉挛症。

900. 我和妹妹的小腿抽筋都是服猪蹄芍药汤治愈的

配方及用法： 药用虎杖50克，芍药50
克，甘草10克，猪蹄1只（洗净），加水2000
毫升，用文火炖2小时后，将汤和猪蹄一
并服下。一般1剂取效，严重者2剂能愈。

猪蹄填肾精而健跟脚，虎杖有松弛
平滑肌的作用，芍药、甘草汤疏肝解痉、
缓急止痛，诸药合用，必获显效。

荐方人：广西南宁市北宁街　杨林

百姓验证

● 广西南宁市大王滩水库陈敬忠，女，68岁，干部。她来信说："我和妹妹经
常小腿抽筋，用本方治疗，当晚就不抽筋了。"

901. 我快速排除小腿抽筋的特效法

几年前，我摸索出一种快速排除小　　腿抽筋的方法：即一旦出现抽筋，就用脚

中国家庭自疗千方经典

后跟使劲向上钩几下，抽筋现象立刻排除。如果你小腿肚抽筋了，不妨试一试。

荐方人： 安徽合肥市　牛克勤

百姓验证

● 黑龙江桦南县邮局赵海龙，男，50岁，摄影师。他来信说："我的腿经常抽筋，用本方法一试就治好了。平时没事儿，可多重复几次，以防止复发。"

● 云南怒江地方志办和光益，男，50岁，编辑。他来信说："我夜里睡觉醒来时常常小腿抽筋，用本方很快治愈。"

902. 我老伴手足及全身抽筋用木瓜治疗不到1个月就痊愈了

木瓜为蔷薇科落叶灌木贴梗海棠的成熟果实，性味酸温，归肝脾经，《名医别录》记载其功能是平肝舒筋、化湿和胃。我常用木瓜单味每日15克泡茶饮服，治疗因阳气虚损、寒湿凝滞所致的手足抽筋，疗效甚佳。一般服后当日抽筋次数明显减少或消失，可再服药1周巩固疗效。

荐方人： 四川省成都中医药大学柏超

引自： 1997年第11期《浙江中医杂志》

百姓验证

● 陕西宁陕县三星路电信楼赵秉善，男，76岁，退休干部。他来信说："我老伴患手足及全身抽筋达四五年之久，不分白天黑夜经常发病，有时疼痛难忍，痛哭流涕，多次到医院治疗，并用了很多偏方，花了很多钱均未治好。后来用本方只花几元钱，治疗不到1个月就好了，到现在未见复发。"

903. 我用本方治疗抽筋迅速见效

配方及用法： 熟地24克，当归12克，白芍30克，川芎9克，甘草10克，酸枣仁20克、伸筋草10克，木瓜10克，水煎服。一般连服3剂，即可见效。

引自： 1997年7月10日《益寿文摘》

百姓验证

● 江苏张家港市锦花路64号杨发祥，男，40岁。他来信说："我认识的一人患脚抽筋，按本条方服用2剂药，便治愈了。"

904. 众医荐给我母亲的一组治腿抽筋效方

自从《辽宁老年报》第806期上登载了关于我母亲患腿抽筋病的《寻医问药》一文后，牵动了众多好心人。他们纷纷来信或打电话推荐治疗方法及药方。现在我将几个方法反馈给社会大众，供有同类病患者借鉴，解除痛苦。

（1）补钙法：不少朋友来信认为，老年人腿抽筋主要是由于年龄大了，身体缺钙所致。沈阳市于洪区敬老院副主任医师艾起华在信中说："你母亲过去一直服用钙片，所以不能奏效，很可能是由于剂量不够。"事实真是如此，过去我母亲每天服用的钙片剂量远不及医生指导用量的1/3。艾大夫建议，在急性发作时应到医院注射氯化钙、葡萄糖酸钙，但最好是先做一下血中的含钙量和骨X线片检查。

（2）针灸法：针灸的穴位在小腿的承山穴和委中穴。凤城市的一位同志介绍说，针灸法很有效，他用此法治疗百余例腿抽筋患者，均痊愈。

（3）腿足部保温法：以热驱寒。在夜间睡觉时，用一热水袋盛上热水，置于足部，使其整夜受热。久之，自然可治好腿抽筋病。

（4）食用鲭鱼罐头：2天吃1个，连吃两个星期可痊愈。

引自：1997年1月6日《辽宁老年报》

百姓验证

● 辽宁沈阳汽车车桥厂张伟，男，26岁，工人。他来信说："李某患有小腿抽筋，我用本条方针灸法为他治疗，收到了很好的效果。"

● 甘肃秦安县槐树巷15号邓双喜，男，61岁，教师。他来信说："我用本条方治好了自己的腿抽筋。"

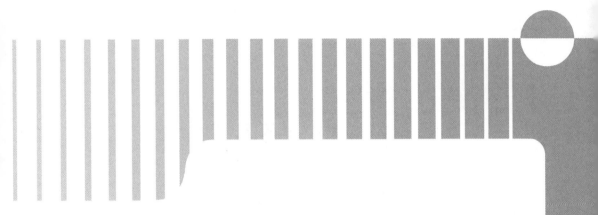

ZHONGGUO JIATING ZILIAO
QIANFANG JINGDIAN

儿科疾病

小儿感冒

感冒是一种常见的外感性疾病，一年四季均可发生。祖国医学根据感冒的病因，将感冒分为风寒感冒、风热感冒和暑湿感冒。由于小儿抵抗力弱，遇气候变化更易感冒，因发热、咳嗽、周身不适而哭闹，严重影响进食与睡眠。

905. 我哥哥的小孙子感冒高烧不退，用生石膏煎剂治疗迅速见效

配方及用法：将生石膏（1岁以上每天用200克，1岁以下每天用100克）捣烂后放入搪瓷药锅内，加水500毫升，煎至50毫升左右。共煎4次，每次煎煮时间不得少于1小时，药液里可以加糖。

疗效：用此方治疗婴幼儿流行性感冒131例，1日内退烧37例，2日内退烧78例，3日内退烧9例，3例未服完药，为无效。

引自：《中国农村医学》（1982年第6期）、《单味中药治病大全》

百姓验证

● 四川资阳市丰裕镇王清河，男，60岁。他来信说："我哥哥的小孙子患感冒，高烧不退，家里人很着急，用本条方治疗，很快就退烧了。"

小儿发热

小儿脏腑娇嫩，不耐寒热，又因智力未开，往往寒凉不知御，炎热不知避，饥饱无度。因此无论内伤外感，多互结为患，邪从热化，导致发热。

906. 我用本方治小儿发热效果很好

小儿因感冒夜间发热，往往令父母十分焦急。对此，可采用下述方法退热：用小棉花球（脱脂棉更好）蘸上白酒，分别擦在小孩前胸和后背，擦好后让孩子盖好被，侧卧在床。据我多次验证，此法退热效果很好，一般擦后10~15分钟便出汗退热。

荐方人：江苏泗阳县裴圩乡政府 张福君

引自：广西科技情报研究所《老病号治病绝招》

百姓验证

● 广东东莞市常平镇横江厦村毛文辉，男，33岁，工人。他来信说："我儿子今年4岁，经常感冒发烧，每遇这种情况，我都用本条方和908条方为他治疗，每次都很快退烧。"

907. 我小儿发烧用姜片感冒通退热获良效

前一段时期，小儿断奶后被他外婆接回去。有一日，受了凉，突发高烧，且哭闹不止。正欲前往医院就诊，恰遇一近邻王师傅，他问明情况后，忙说："不用急，用土方可治且很简便，效果也不错。"并向我们讲述了方法，"将研好的感冒通（用量视病情而定，一般4~6粒即可）粉末均匀地撒在已切好的2片薄薄的鲜姜片（含汁丰富者为佳）上，然后将两片姜片用胶布分别贴在左右手腕处，一般4小时左右可见明显效果。成人也可使用此法。"

外婆听后急忙照办，3小时后，小儿开始退热，至傍晚时分，已恢复如初，嬉笑如常。此法可用于一般感冒。

引自：1996年9月2日《家庭医生报》

百姓验证

● 四川川西建筑公司赵季芳，女，60岁，干部。她来信说："我厂干部陈联模因感冒发烧，在医院打针输液7天，花了500多元不退烧。后来我用本条方为他治疗，仅1小时就退烧了。"

● 湖南衡阳市清水塘铅锌矿周永平，男，33岁，工人。他来信说："我儿子有一天受凉发烧，我按本条方为他试治，3小时后烧退。"

儿科疾病

908. 我孙子高烧不退，用本方治疗仅10分钟就好了

主治：小儿不明原因发热、惊厥，用抗菌素治疗无效者。

配方及用法：老鼠屎5~7粒，加入银戒指1枚，加水100毫升，同煎。饭前服，每日2次。

疗效：对小儿退热有良效。

荐方人：安徽省怀宁县人民医院严爱堂

引自：《当代中医师灵验奇方真传》

百姓验证

● 河南郑州市政七街六号李树彬，男，74岁，离休。他来信说："我孙子高烧不退，我用本条方为他治疗，仅10分钟就退烧了。"

小儿支气管炎

小儿支气管炎系指小儿支气管发生的炎症，有急性支气管炎与慢性支气管炎之分。急性支气管炎在婴幼儿时期发病较多较重，常继发于上呼吸道感染，并为麻疹、百日咳、伤寒等传染病的一种临床表现。营养不良、佝偻病、慢性鼻咽炎症、变态反应可为本病的诱因。单纯慢性支气管炎在小儿中很少见，一般与慢性鼻窦炎有关系。属中医"咳嗽"范畴。本病一年四季均可发生，尤以冬春季节或气候冷热突变时最为多见。

909. 我的两个孩子患气管炎都是用本方治愈的

我的两个孩子小时候患气管炎，十分严重，后来用这种奇特方法治愈。

方法：将大蒜捣碎，用两层纱布（剪成脚底形）夹1厘米厚的碎大蒜。孩子睡觉以前，先在两脚底抹上一层油，然后把夹大蒜的纱布绑牢在两只脚底下（为防夜间脱落可套一双厚袜子。脚上有破伤者勿用），第二天早上可闻到孩子喉头有

大蒜味,再敷一夜,即可治愈。

荐方人: 江苏省武进县　朱永清

引自: 广西科技情报研究所《老病号治病绝招》

百姓验证

● 江西南昌泾口小学万风生,男,56岁。他来信说:"舒子杰2岁,患支气管炎,咳嗽气喘,到医院治疗不见好转,后来我用本条方为他治愈。"

小儿咳嗽

小儿咳嗽是小儿肺部疾病中的一种常见症候。有声无痰为咳,有痰无声为嗽,有声有痰谓之咳嗽。本病多因感受外邪,痰浊内生引起,皆由身体虚弱使肺脏受累,肺气上逆所致。本病属于西医上呼吸道感染范畴。

910. 我用瓜蒌冰糖治好孙子的感冒咳嗽

配方及用法: 取全瓜蒌1个,冰糖50克,水750毫升。将瓜蒌剖开,与冰糖水一起煮透后,分早、中、晚3次服用,连用2~3天即愈。以上是成人一天的用量。3个月以上的婴儿,服用量为成人的三分之一。

引自: 1997年4月10日《老年报》

百姓验证

● 河南郑州市政七街31号常正光来信说:"我孙子感冒发烧咳嗽,在郑州市第五人民医院治疗,吃药输液花了100多元,仍咳嗽不止,体温时高时低。我用本条方为他治疗,用药2次体温降至正常,咳嗽明显好转,连服3天即愈,仅花3元钱。"

911. 我儿子经常咳嗽用紫菀代茶饮治好了

配方及用法: 紫菀50克(此为成人　量,小儿为15~30克),加冰糖50~100

儿科疾病

克，水煎代茶频服。

疗效： 经对百余例患者进行临床验证，均获满意疗效。

引自：《四川中医》（1986年第7期）、《单味中药治病大全》

小儿积滞

小儿积滞，现代医学称之为慢性消化不良，轻度营养不良。本病多因内伤饮食、停聚不化、气滞不行、日积月累所致。表现为不思饮食，食而不化，腹部胀满，大便腥臭，或便时夹有未消化之食物。

912. 我以玄明粉与胡椒粉敷脐治小儿积滞百余例个个痊愈

配方及用法： 玄明粉3克，胡椒粉0.5克。将上药和匀，放入脐中，外敷消毒塑料布或油纸，也可外敷消毒纱布，然后用胶布固定。每日换药1次。

疗效： 经治百余例，均痊愈。

说明： 小儿积滞临床上以纳呆、厌食、食而不化、腹满胀痛、嗳气吞酸、腹中肠鸣、呕吐乳食、大便腥臭、便秘为特征，如不及时治疗，则日久成疳。用本方敷脐，通常1~2天可见效，3~5天即可痊愈。

引自： 1985年第1期《湖北中医杂志》、《中药鼻脐疗法》

● 江苏响水县陈北小区蒯本贵,男,67岁,主治医师。他来信说:"我用本条方治小儿积滞屡屡见效。"

小儿腹痛

小儿腹痛是小儿的常见症状,许多内外科疾病均可引起此病。此处所讲是以脐腹疼痛为主而无外科急腹症指征的一类机能性腹痛,其病因以感受寒邪、乳食积滞、虫积腹中为主。患儿多表现阵阵啼哭,头项后仰,双腿直伸,头部汗多,面色苍白,腹部柔软,得温规舒;或者绵绵作痛,得食暂缓,四肢欠温;或者满腹胀痛,拒按,不思乳实,口气自秽,泻后痛减。

913. 我小孙女腹痛用胡椒填脐法治疗很快就好了

胡椒,辛、热,归胃、大肠经,既是家庭常备多用之调味品,又是医治脘腹病之常用药。食中用之少量,可促进胃肠蠕动、增进食欲、抵御寒气。由于胡椒辛辣,单味用之疗小儿脘腹痛很少,大多需要复方用药。复方用药疗之,小儿往往难于接受,故以胡椒研粉外用敷脐,往往可收到治疗效果。

方法:将家庭食用之白胡椒(3~4粒即可)研成细末放入脐孔处,即用拇指或食指稍按摩,2~3分钟,即可将药粉去掉,大约用药5分钟左右疼痛即可消除。若初感寒冻或暴饮冷食而偶发脘腹痛者,一般于一天中用1~2次即可完全消除疼痛;若经常性或反复发作性寒性脘腹痛者,一天用1次,一般需要2~3周方可治愈。

此法屡用屡效,望大家参考。本法对小儿虫病所致的腹痛疗效不佳,对食积者有作用,但实热者禁用此法。

荐方人:青海医学院 王付

儿科疾病

小儿腹泻

小儿腹泻是由多种原因引起的一种综合征。由特异性肠道感染引起的腹泻，称为肠炎；非感染性及病因不明引起的腹泻，称为消化不良。本症是婴幼儿时期发病较高的疾病之一，也是导致婴幼儿死亡的原因之一。发病率以夏秋季最高，发病年龄大多在1岁半以内。属中医学"泄泻"范畴。

临床表现：以腹泻为主要症状，只是轻重有异。

主要类型有两种，即轻症和重症。①轻症：大便次数增多，一般每天5~6次，多的达10余次。大便为稀糊状、蛋白样或水样，可夹杂少量黏液或白色小块，呈黄色或黄绿色，有酸臭味，无脓血。患儿一般精神好，不发烧或仅有低烧，食欲减退，偶有呕吐或溢奶，但不严重。②重症：严重腹泻，每日大便次数在10次以上，大便中含有大量水分，混有黏液，喷射状排出，呈黄绿色。食欲低下，并有严重呕吐，呕吐次数频繁，呕吐物为食物残渣或黄绿色液体。体温升高，精神萎靡不振，眼窝凹陷，口唇干燥。如不及时治疗，可逐渐出现烦躁不安、惊厥、昏迷和呼吸功能障碍等症状。

914. 我家小孩腹泻用本方治一晚上就痊愈了

配方及用法：生大蒜2片，放在灶膛热灰中炮熟，然后取出捣烂，趁热敷在脐部，用胶布或纱布固定，敷24~48小时。如24小时病情无好转，可加服炮姜粉3克，每日2次，开水冲服，有脱水者要补液。

按语：治疗10例婴幼儿单纯性腹泻，均用药1~2次即愈。本法取材方便，便于家庭使用。煨蒜要掌握火候，太过则影响疗效，不足则对皮肤刺激性大。

引自：1976年12期《中华医学杂志》、《家庭脐疗》

百姓验证

● 浙江江山市云宾路14号毛鹏翥来信说："我家小孩从3个月起患腹泻，去医院治疗，打针吃药折腾了好几天不见好转，腹内'咕噜'作响，大便水样，一日数次, 孩子被折磨得十分可怜。后来用本条方试治, 仅用药一晚, 第二天小儿就不再腹泻了。花钱不多, 小孩也没有任何痛苦, 此方真有良效。"

● 江苏扬州市邗江区姚港村韩国平, 男, 70岁, 退休干部。他来信说: "邻居小孩患腹泻近半个多月了, 在村镇卫生院及市妇幼保健院治疗均未治愈。后我用本条方为他治疗, 用药两剂就好了。"

915. 我用丁桂散纳脐治小儿寒泻40例全部治愈

配方及用法: 干姜2克, 车前子3克, 丁香1克, 肉桂2克。共研细末, 贮瓶备用, 勿泄气。每取本散2~3克, 纳入脐中, 外用加热后的伤湿止痛膏(药店有售)或一般的纸膏药盖之固定。每2日换药1次。

疗效: 治疗40例, 多1次见效, 2~3次痊愈。屡用屡验。

引自:《中药鼻脐疗法》

百姓验证

● 广西南宁沈阳路56号农宣芝, 男, 55岁, 工人。他来信说: "2000年春季, 我外甥患了腹泻, 去医院治疗一星期毫无效果。孩子瘦成了皮包骨头, 而且腹泻越来越严重, 每天泻八九次。后又到南宁铁路医院治疗, 又服了一星期的药, 医生说要化验大便才能确诊。我见外甥很可怜, 就按本条方给孩子试治, 当天就缓解了, 2天后恢复正常。医院的药也未吃。"

"有一天亲属送来了许多水果, 小孩吃了很多, 第二天就腹泻了, 我立即用本条方为他治疗, 用药当天就见效了。这条方真是太神奇了!"

916. 我以本方贴脐治婴儿秋冬季腹泻效果特别好

配方及用法: 肉桂、干姜、丁香各5克。上药共研细末, 先用生理盐水把患儿脐部洗净, 然后将药粉置于脐内, 稍加压, 以填平脐窝为度(0.5~0.7克), 再用胶布固定。

疗效: 用此方贴脐很快治愈婴儿腹泻。治好后, 再继续敷脐1~2日加以巩固。

儿科疾病

按语：此方通透性强，三药共用，可刺激穴位，改善胃肠血液循环，促进胃液分泌及肠黏膜吸收，从而发挥止泻作用。

荐方人：海南儋州市医院　符贤才

引自：《亲献中药外治偏方秘方》

百姓验证

● 新疆石河子121团赵恩元，男，55岁，医生。他来信说："马兆奇因患腹泻住进医院。治疗5天当中，曾用庆大霉素、婴儿素及助消化药物调理，病情无明显好转，每日仍是腹泻，排黄色水样便达10余次，精神差，烦躁，哭闹。后来我按本条方在其脐部敷药一夜，大便次数明显减少，成糊状，2天后痊愈。"

917. 我应用本方治小儿腹泻48例均痊愈

配方及用法：吴茱萸12克，云南白药10克。将吴茱萸研末，与云南白药混合备用。取总量的1/4与少量米醋搅拌成糊状置于小儿肚脐，外用伤湿止痛膏固定，再以热水袋热敷30分钟。轻者1次，重者4次可愈。

疗效：用此方治疗小儿泄泻48例，均治愈。

引自：《湖北中医杂志》（1992年第3期）、《单方偏方精选》

百姓验证

● 尹某，男，9个月。其母诉其感冒后开始腹泻，排黄色稀水样或糊状粪便，曾在某医院诊断为小儿急性肠炎。该小儿面容消瘦，哭声低微，大便每天1~3次，呈稀水样。指纹色淡红，隐约可见，舌淡苔白。用上药外敷肚脐3次获愈。

● 四川川西建筑公司赵季芳，女，60岁，干部。她来信说："我用本条方治疗小儿水样腹泻，用后马上就止住了。"

● 江苏响水县陈北小区蒯本贵，男，67岁，主治医师。他来信说："我用本条方治好小儿顽固性腹泻多例。"

918. 我以蛋黄油治小儿消化不良所致腹泻两天可愈

配方及用法：鸡蛋2个。将鸡蛋煮熟，取蛋黄放入锅（最好用铜锅）内压碎，以文火加热,煎取蛋黄油(一般煎至蛋黄变褐色油已出尽)。取出油装4毫升(一个鸡蛋约制油2毫升)瓶中备用。1岁以内每次口服1~1.5毫升,1岁以上每次口服2毫升,早晚各服1次,连服2天。

疗效: 此方治疗小儿单纯性消化不良所致腹泻306例,除5例效果欠佳外,其余均在2天内痊愈。

引自:《四川中医》(1984年第1期)、《单方偏方精选》

百姓验证

● 马某,男,1岁。因受凉引起腹泻,泻出黄色水样大便,且混有不消化之奶瓣,日泻多次,便前哭闹不安,腹胀,肠鸣音亢进,无脱水征。服鸡蛋黄油4毫升,1天后便转为正常。

● 四川川西建筑公司赵季芳,女,60岁,干部。她来信说:"我用本条方治疗小儿消化不良症特有效。"

小儿便秘

因小儿素体虚弱,乳食内伤,导致燥热内结、气虚传送无力,从而使小儿大便干结,排便间隔延长,此症状称为小儿便秘。

919. 我用单药胖大海治小儿便秘32例均有显效

配方及用法: 胖大海3枚。上药放在茶杯或碗里,用约15毫升沸水冲泡15分钟(要闷盖保温),然后少量分次频频饮服。

疗效: 治疗婴幼儿大便不通32例,均收显效。

引自:《浙江中医杂志》(1990年第1期)、《单方偏方精选》

百姓验证

● 刘某,男,2岁6个月,大便不通3天,食少腹胀,用开塞露则便通,药停如故。后以此方治疗1次,大便通畅,随访1周,大便每天1次。

小儿疝气

小儿疝气，主要是指小儿的阴囊疝、腹股沟疝、脐疝。该病发病不分季节和地域，多呈散在发病，主要为10岁以下的儿童。本病属祖国传统医学的"小肠疝"、"偏坠"范畴。

 920. 我的孩子患疝气用此方治疗4天便痊愈了

我的孩子在3岁时身患疝气病（又名"小肠气"），请老中医开了一个处方，服了3剂药，第四天就见效了。

配方及用法： 川楝子10克，大茴香9克，小茴香10克，广木香6克，炒山楂6克，赤茯苓6克，木通6克，吴茱萸2克，荔枝核9克，青皮3克，肉桂2克，没药2克，乳香2克，甘草3克，金樱子3克，水煎服。

荐方人： 陕西省柞水县派出所　曹文华

引自： 广西科技情报研究所《老病号治病绝招》

百姓验证

● 广西博白县国税局冯巨峰，男，50岁。他来信说："绿珠镇中江村冯弟生，男，3岁，患疝气已1年多。其爷爷是个医生，多方为其用药均无效。该男孩左侧阴囊睾丸肿大，并且逐渐变黑，患儿父母很担心，不知如何是好。我用本条方为他治疗，3天服完第一剂后，睾丸已消肿；又3天服完第二剂后疝气彻底治愈。现在冯弟生一切正常，健康活泼，这说明此条方治小儿疝气疗效确切。"

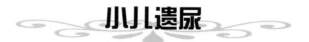

小儿遗尿

3岁以上小儿不自主地排尿称小儿遗尿。常发生于夜间熟睡时，往往于梦中排尿，

中国家庭自疗千方经典

尿后不醒。轻者数夜一次，重则一夜多次。症状时消时现，有的持续至青春期才渐渐消失。中医学认为多因肾气亏虚，下元不固所致，与脾肺气虚等亦有关系，治疗主要采用益肾固涩缩尿之法，亦有主张以清热利湿之法为主者。

921. 我小孙子天天尿床，用本方一次治愈

配方及用法：鲜葱白7根，硫黄10克，放一起捣为泥状，晚上睡觉前摊在肚脐上，用布带拦腰绑好，次日早晨取下。一次或几次即愈。

几年前，有位同事的儿子18岁了还尿炕，到医院治疗无效，按此方治疗2次便痊愈。我的小孙子今年5岁，几乎每天晚上都尿床。后用此方治1次就不再尿床了。

引自：1996年11月7日《辽宁老年报》

百姓验证

● 贵州纳雍县饲料厂李元发，男，52岁，工人。他来信说："我孙子几乎天天晚上都尿床，用本条方仅治1次，便再也不尿床了。"

● 四川泸州市兰田镇力行路19号朱达银，男，54岁。他来信说："我孙子4岁，经常尿床，吃药打针花800多元也不见效。后我用本条方为他治疗3次即愈，现已一年多没复发。"

922. 我儿子遗尿11年，用此方治疗一星期获愈

我儿子今年16岁，从5岁开始患遗尿症，多年来四处求医，一直没有根治。后得一秘方，连服一星期，果然把遗尿症根治了。另据介绍，此方亦可根治老人遗尿症。

配方及用法：将鸡肠子放在锅里焙干，研成粉末。每次取鸡肠粉末适量，用黄酒50克冲服，每日3次。

荐方人：安徽省临泉县侯营村 侯登山

引自：广西科技情报研究所《老病号治病绝招》

百姓验证

● 云南彝良县牛街镇振兴街132号李连禹，男，35岁。他来信说："我用本条方治疗小儿遗尿症6例，均在1周内治愈。"

儿科疾病

923. 我用公鸡肠饼治多例小儿遗尿均有效

配方及用法：用公鸡肠一具，剪开洗净焙干，碾碎与250克面粉和成面团，加油盐，烙成小薄饼，一顿或几顿食完。可治小儿遗尿，老人尿频、多尿等症。

百姓验证

● 新疆伊宁市伊犁哈萨克自治州曹文周，男，73岁，离休。他来信说："我小孙女尿床，我用本条方为她治愈。"

● 四川乐山市17号信箱王建国来信说："梁明，14岁，自幼患遗尿症，经多方治疗无效。我按本条方让其仅服药一周便痊愈。"

● 河南商丘农校段锦田，男，70岁，离休干部。他来信说："段晨晨，5岁。患遗尿症2年，每小时尿1~2次，尿量很少。曾去济南、天津等医院治疗，未见好转，花费几千元。后来我用本条方为她治愈，至今未复发。"

924. 我用本方治小儿顽固性遗尿效果很好

李某，女，8岁。1995年6月18日初诊。其母代诉：患儿自幼尿床，白天尿频兼有失控感，每夜尿床1~3次，梦中排尿且不易叫醒。平素口干欲饮，间有鼻衄。舌红，脉细数。家长甚感苦恼，无奈白天限制患儿饮水，久之口干唇燥加重，鼻衄频发，但尿床依旧。曾先后服用韭菜籽、女宝、延生护宝液，以及温肾固涩、益气缩尿中药数十剂，均未见效。嘱用枸杞子15克开水浸泡当茶随意饮用，临睡前将枸杞子服下，2周后，口干欲饮等症减轻，白天小便次数减少，夜间尿床次数也明显减少（每周3次），且寐中易醒，服用至4周时口干欲饮、鼻衄等症消失，舌脉已和，遗尿停止。嘱继服4周巩固疗效，随访半年无复发。

荐方人：青海省民和县医院　吕进德

百姓验证

● 湖北黄石市花湖社区明家墩4号赵前根来信说："花湖社区经路18号的谢家小儿，4岁，每天尿床1~2次，均在梦中排尿。后用本条方治愈，未复发。"

925. 我朋友家女孩天天尿床，用肚脐贴药法治疗一剂即愈

配方及用法：补骨脂、五倍子、硫黄各30克，研细，贮瓶备用。使用时，每次取8克，取大葱白切碎，共捣成膏贴于肚脐上，外用塑料布及胶布固定。应睡前敷，第二日醒后揭下。如局部潮红，可向下方移位。要连续贴用3日。治疗期间，晚上适当减少饮水，睡前、睡中最好唤醒小儿排尿。此方一般1剂可愈，重症不过2剂。

荐方人：河北省徐水县职业中学李战平

百姓验证

● 广西南宁市沈阳路156号农宣芝，男，55岁，工人。他来信说："朋友之女，15岁，天天尿床，父母曾带她到几家医院治疗过，花了几千元，但是都没有治好，全家人都很苦恼。一天，女孩放学回家看见我爱人在路边卖草药，就问有没有治遗尿的药，我爱人告诉她有一个方能治好她的病。女孩回家后就告诉了她父亲，她父亲就来找我。当晚一贴上，女孩一直睡到天亮也没有尿床。我用此条方曾治好了许多人（包括成年人）的遗尿症。"

小儿流涎

流涎症主要是指某些疾病状态下因唾液过多或不能下咽而引起的口涎外流，表现为小儿口中经常流涎，且两口角周围发生红疹及糜烂等。本病又称唾液增多，其发病原因很多，有生理性的，也有病理性的。

926. 我用本方数足治好张成富家小男孩的流涎症

配方及用法：吴萸子3份，胆南星1份，研细粉混合贮瓶（勿泄气），备用。睡前取上药15克，用陈米醋调成黏厚糊状饼，敷贴涌泉穴，男左女右，布包，每次

敷贴12小时。一般3～4次可愈。　　　　　　　　　《穴敷疗法聚方镜》

引自：《新中医》（1980年第6期）、

百姓验证

● 辽宁清原县湾甸子镇二道湾村王安才，男，53岁。他来信说："村民张成富的小男孩口角经常流涎，严重时弄湿衣襟，我用本条方给他施治，贴药4次，就再也不流口水了。后来我又用此条方治愈百余例此症患儿。"

小儿痄腮

小儿痄腮，流行性腮腺炎的通称。本病好发于冬春季节，尤以5～9岁小儿发病居多，且多可通过飞沫传染。发病后患儿发烧，腮腺以耳垂为中心肿大，严重者男孩可并发睾丸炎。

927. 我女儿患腮腺炎用仙人掌贴敷两天就好了

配方及用法：取鲜仙人掌适量，刮去毛刺，切成小块，白布包好，捶蓉，贴敷腮腺肿胀处，用消毒纱布或白布包扎，早晚更换，一般2～3天即消肿。

荐方人：四川江津市　邱碇华

百姓验证

● 黑龙江大庆市采油四厂作业二队李永超，男，32岁，工人。他来信说："我女儿患腮腺炎，我用本条方为她治疗，用药半个小时便见效，2天就全好了。"

● 辽宁盘锦市辽河油田运输公司吴顺希，男，63岁。他来信说："有位9岁男孩患腮腺炎，从医院回来的时候被我看见，他的父母手里还拿着很多刚从医院开来的消炎药，说昨天夜里孩子发烧一夜，脸部肿大。我说有一个偏方可以试试，就把本条方告诉了他们。他的父母回家后，当天晚上就将药敷上了，次日早晨起来就真的好了，一分钱也未花。医院的药白开了。"

● 广西三江县丹洲镇丹洲村梁汉斌来信说："梁建立，男，8岁。患腮腺炎，我用本条方为他治愈，一分钱也未花。"

928. 我用本方治流行性腮腺炎236例全部治愈

主治： 流行性腮腺炎。

配方及用法： 聚肌胞注射液1毫克，每日肌注1次，共注射3天。醋酸泼尼片5毫克，盐酸吗啉胍片0.1毫克，每日3次，共用3天。

疗效： 2年共收治患者236例，均3天内治愈。

按语： 本法治疗迅速，疗效可靠，无不良反应。

荐方人： 四川宣汉县东乡镇诊所唐克强

引自： 《当代中医师灵验奇方真传》

百姓验证

● 江苏响水县陈北小区蒯本贵，男，62岁，主治医师。他来信说："我用本条方治好3名急性腮腺炎患者。"

929. 我利用地龙糖浆涂患处治痄腮80例均痊愈

配方及用法： 地龙20~30条，白糖30克。将地龙肚内的泥土洗净，置玻璃杯内，加入白糖腌渍，约50分钟后逐渐分泌出白黄色黏液，然后以玻璃棒用力搅拌，即成糊状灰棕色的地龙糖浆。将之直接涂于肿胀处，再用湿纱布覆盖固定。每天涂药3~4次。

疗效： 治疗流行性腮腺炎80例，全部见效。疗程最长者7天。

引自： 《乡村医学》（1985年第4期）、《单方偏方精选》

百姓验证

● 辽宁清原县湾甸子镇二道湾村王安才，男，53岁。他来信说："我用本条方和931条方共治好小儿腮腺炎42例，轻者当天即愈，重者5~7天也愈。"

儿科疾病

930. 用冰片地龙饼治腮腺炎56例均痊愈

配方及用法： 冰片5克，大活地龙6条。将冰片研细末，地龙捣烂，制成直径为5厘米左右的薄饼摊于纱布上，贴于患处，外盖一层薄塑料膜，用胶布固定。每天换药1次。

疗效： 此方治疗腮腺炎56例，全部见效。轻者敷1次治愈，重者敷3～4次即愈。

引自：《浙江中医杂志》（1990年第5期）、《单方偏方精选》

百姓验证

● 福建尤溪县溪尾乡埔宁村纪儒，男，27岁，医生。他来信说："我用本条方治愈了本村纪智元和姜晓岭的腮腺炎。后来我又用此条方治好多位腮腺炎患者。"

● 辽宁清原县湾甸子镇二道湾村王安才，男，53岁。他来信说："我用本条方治好8例小儿腮腺炎。"

● 江苏通州市忠义乡河西村季妙贤，男，54岁，乡村医生。他来信说："本镇社东村6组陈勇的儿子患腮腺炎，我用本条方为他治疗，3小时后止痛消肿，1天就好了。我还用此条方治好了十几名腮腺炎患者。"

931. 道家秘传专治腮腺炎效方

大千世界无奇不有，你听说过写字治病的吗？这事确实存在。85岁的周中信先生年轻时从一道士那里学来一写字治病方法，他在几十年临床实践中屡用屡验。该方法不需任何药物，只要在病者患部写一个字，病痛立即消除。

方法： 在患者面部一侧患病部位中间，用毛笔蘸黑墨汁写"虎"字（此字以草书体"虎"字为佳），写后迅速用墨汁将字全部覆盖，并尽可能将红肿的地方全部用墨汁盖上，脸上墨汁干后暂不要洗掉。过一两个小时或几个小时，红肿即消退。待病痛解除，再将墨汁洗掉即可。在写字涂墨时，口中可默念一些字句给旁观者增加神秘感。其实，不写"虎"字光涂墨就能见效。

中医学认为，墨性味辛平，无毒，入心、肝二经，既可内服，亦可外涂，尤其多用它与其他药配伍使用。如《韦华园医学六种》所载的"八宝药墨"，即以香墨为主,配以熊胆、冰片、麝香等药,具有清热止血解毒之功,内服可治各种热盛而致的出血、妇女崩漏,外敷可治疗毒疮疡、痄腮初起。另一名方"八宝止血药墨",也是以京墨为主,参以红花、冰片、阿胶、冰糖、麝香、熊胆而成,主治吐血、衄血、大小便血、急怒暴热、骤然吐血等症,效果良好。近据报载,安徽胡开

文徽墨厂继承祖传工艺,用香墨、犀角、麝香、蟾酥、熊胆等24味名贵中药制成"八宝五胆药墨",具有消炎解毒、活血消肿、开窍醒神、镇惊定喘、防腐收敛诸般功效,既为书林添光彩,又替医界制新药,确为光大传统民族文化之举。

荐方人: 广西岑溪县　韦齐强

百姓验证

● 山东济南市历城区王舍人镇纸房村王庆兴用此方治好了他孙子屡治屡犯的腮腺炎。

● 内蒙古多伦县大河口乡九号信箱赵桢用此方治疗小儿腮腺炎5例,均1~3次即愈。

● 内蒙古赤峰市克旗巴彦查干霍金城用此方治愈了本村一位姑娘的腮腺炎。这位患者打针吃药都不见效,用本条方治疗不到2个小时消肿止痛,第二天完全好了,未花一分钱。

● 甘肃岩昌县将台卫生院傅彩霞用此方治疗五位患者,4天内均痊愈。

932. 我利用红小豆粉调醋贴敷治痄腮百试百验

红小豆研面用醋调匀贴患处,最多3天痄腮即可消肿。我们这一带多少年来都用此方治痄腮,百试百验。

荐方人: 山东省邹平县长山镇北前村　李波

百姓验证

● 广东广州市五羊新城寺右新马路115号彭宗堂,男,35岁,保安员。他来信说:"我外甥女11岁,患腮腺炎,两耳根肿得像鸭蛋大,很坚硬,并发高烧,到医院治疗2天不见效果。后来用本条方仅治疗1次就好了。"

● 辽宁清原县湾甸子镇二道湾村王安才,男,53岁。他来信说:"我用本条方和934条方治疗6个人的腮腺炎,均很快治愈。"

儿科疾病

中国家庭自疗千方经典

933. 我用本方治痄腮两次就痊愈了

配方及用法：取鲜仙人掌两小块去刺捣烂，加入适量米醋和绿豆粉、鸡蛋1个，搅拌均匀，外敷患处，每日2次，疗效显著。

百姓验证

● 辽宁凌海市防疫站刘艳伟，女，50岁，检验师。她来信说："我单位职工刘淑艳的小侄子患腮腺炎，腮肿发烧，咀嚼困难，用本条方治疗2次即愈。"

● 江苏扬州市防疫站刘宁生，男，47岁，医生。他来信说："我用本条方治好多名小儿的腮腺炎。"

● 江苏涟水县方渡乡潭东村韩志用此条方治疗多名患者，均一次治愈。

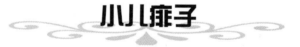

小儿痱子

痱子，又称"热痱"、"红色粟粒丘疹"，婴幼儿发病率较高。由于婴幼儿皮肤角质层较薄，含水分较多，新陈代谢与汗腺分泌旺盛；加之婴幼儿免疫、体温调节及皮脂腺分泌功能不够完善，玩起来又缺乏自控能力，故出汗较多，如汗液排泄受阻，停于皮肤而产生红色丘疹，这就是人们所说的出了"热痱子"。

934. 我以硫酸庆大霉素涂痱子可使其自然消退

方法：把2支硫酸庆大霉素打破倒入酒盅，不需要稀释，用棉签蘸之外涂于痱子上，连涂数次，1天后痱子即可自然消退。（王庆军）

引自：《健康报》

百姓验证

● 湖南衡阳市清水塘铅矿周永平，男，33岁，工人。他来信说："本厂职工邹华发的儿子因夏季气温高,头部生痱子喊叫不停,经本条方治疗,1天好转,2天痱子消除。"

935. 我应用冰黄酒治小儿痱子数百例均治愈

配方及用法: 生大黄6克,黄连5克,冰片4克,白酒或75%酒精150毫升。上药装瓶浸泡密封,可徐徐摇动使其充分浸透。用时取棉签蘸药酒涂搽患处,每天3~5次。

疗效: 治疗小儿痱子数百例,一般用药1~2天即愈,有效率100%。

引自:《四川中医》(1985年第7期)、《单方偏方精选》

百姓验证

● 福建云霄县西园街287号方文魁,男,71岁,退休。他来信说:"我用本条方治好了小儿痱子。"

小儿湿疹

本病是婴幼儿最常见的皮肤病之一,发病与过敏体质有关。皮疹多见于头面部,也可延及颈、肩、躯干等部位,形态不一,但均以瘙痒、易复发为特点。

936. 我运用四妙霜治婴幼儿湿疹32例全部治愈

配方及用法: 白鲜皮、地肤子、枯矾各3克,青黛1克,单纯霜或香霜100克。先将前三味药研成极细末,再与青黛、单纯霜或香霜充分调匀,每天搽患处2次。

疗效: 用此方治疗婴幼儿湿疹32例,全部治愈,一般用药6~8次皮疹即可消退。

引自:《辽宁中医杂志》(1988年第4期)、《单方偏方精选》

百姓验证

● 徐某,男,3个月。颜面、耳后、胸腹部见大小不等的潮红皮损,内有米粒大丘疹水疱密布,烦躁不安,哭闹4天。用此霜外搽3天后,皮疹消退,诸症治愈。

● 江苏无锡市橡胶集团有限责任公司吕建军,男,29岁,技术员。他来信说:"邻居家一3岁小孩,全身瘙痒,夜里睡觉哭闹,手脚有水疱,抓痕不消退,患此症已1年多。我用本条方为其治疗,两个星期后痊愈。"

● 新疆十月拖拉机厂朱奉慧,男,66岁,退休。他来信说:"我外孙女4个月,颜面、耳后、胸腹部都呈现大小不等的潮红皮损,去医院治疗也没有见好。后来用本条方治疗,花不到1元钱,仅搽4天,湿疹就消退痊愈了。"

小儿脓疱疮

脓疱疮俗称黄水疮,是由化脓球菌引起的一种化脓性皮肤病。致病细菌以金黄色葡萄球菌为主,其次为溶血性链球菌,或两者混合感染。本病常发生于面、颈、四肢外露部位。当皮肤有外伤和机体抵抗力下降时,可通过接触而感染。对小儿来说,传染来源主要为玩具和污秽的手指。

937. 我使用黄连素片治小儿黄水疮收到显著效果

配方及用法: 黄连素片剂6~10片(每片0.1克)。先用黄连素溶液(溶液的配制:取黄连素5片,放入盛有10千克温水的浴盆中,充分溶解搅匀)把患儿擦洗干净。再取黄连素1~5片(根据病变多少而定),放入调羹,用温开水适量使其溶解,调成稀薄糊状,用消毒棉签蘸取药液均匀涂于患处,每天早晚各1次,连续2~4天即可痊愈。

注意: 要现配现用,不需加其他药物。

疗效: 治疗42例脓疱疮患儿,平均治愈天数3.5天。

荐方人: 江苏太仓市　宋世良

引自:《亲献中药外治偏方秘方》

百姓验证

●患儿杨军,男,6岁。颜面有散在脓疱疮及脓痂,体温37.8℃,用紫药水外涂,青霉素每天240万单位静滴4天,疗效不佳,脓疱增多蔓延,遍布全身,体温升至39℃。后改用本方外涂1次,次日脓疱便收敛干结,体温渐降,复用2次即痊愈。

●天津宁河县东丰台镇王士芬,男,70岁,教师。他来信说:"村民龚立田的孙子患小儿脓疱疮,大的有拇指大,不能穿衣,比较严重。在本村卫生所治疗数口未愈,又去河北丰润县医院买了外用药治疗,也不见好转。后来我用本条方为他治疗五六天,仅花3元钱就治好了。"

●广西宾阳县新桥镇民范群英村王世和,男,54岁,农民。他来信说:"我的小外甥刚5个月,头上生黄水疮七八处,每个都有拇指大小。我用本条方为其治疗4天便全部治愈,才花1元钱。"

小儿夜啼

夜啼症,一般见于新生儿或婴儿,表现为白天安静,饮食如常,晚上则定时啼哭,或整夜呈阵发性啼哭,多有规律。

小儿夜啼多因消化不良、惊吓、中耳炎或佝偻病(早期)等原因所致。祖国医学认为,夜啼多见于心热或脾寒,也可因伤食、伤乳、惊吓等原因所致。

938. 我女儿夜啼用本方治疗3次获愈

配方及用法:蝉蜕3个,竹叶3片,水煎服,每晚1剂。

我女儿1岁,夜间常哭,在医院治疗无效。邻居介绍此方,服3次哭止。

荐方人:河南罗山县 王远德

百姓验证

●山西山阴县环境保护所丰继文的单位有位女同志,她的小孩每天半夜醒来得哭闹3小时左右才能入睡，用此方只喝1剂，夜里就不再哭闹了。

● 福建福清市融城镇后埔街8号吴鹏飞，男，70岁，退休干部。他来信说："亲属之女1岁多，经常夜间啼哭，大人孩子都睡不好觉。我用本条方为她治疗，连服3次，哭止而睡觉安稳了。"

939. 本方治婴儿哭闹有效

方法：将自己宝宝的哭声录于磁带上，当孩子再哭闹时，把哭声放给他听。婴儿对复制的哭声极为敏感，会流露出认真品评的意向，从而忘记哭闹。这对出生3~5个月的婴儿的哭闹习性，具有特殊的抑制作用。

百姓验证

● 辽宁义县东北街6号白翎按此方治好了邻居小孩的夜哭症。他说此方有效。

● 浙江临海市双港乡中学洪方法用此方将邻居小孩的夜哭症给治好了。

940. 我用蝉蜕壳治小儿夜啼立竿见影

配方及用法：取蝉蜕壳15个（必须要大剂量）水煎，如开水一样给小儿频饮，一般服1~3剂即可止啼。如小儿心火燥热，可加天冬、麦冬、防风、知母、甘草同煎频饮，效果更佳。

我用蝉蜕壳一味治夜啼，主要是取其蝉者昼鸣夜息之意。小儿夜啼，尤其是对初生婴儿，白天整日睡觉，而到了夜间，精神特别好，不愿入睡者，使用蝉蜕壳，其效果立竿见影。（杨林森）

百姓验证

● 广西南宁市沈阳路156号农宣芝，男，55岁，工人。他来信说："我小外甥刚1岁多，他有个怪病，白天很正常，每到晚12点后都大哭大闹不睡，直到天亮，严重影响家人及邻居。后来用本条方和942条方联合治疗，仅一星期就治好了，至今未再犯。"

● 四川川西建筑公司赵季芳，女，60岁。她来信说："我用本条方治疗小儿夜啼症立竿见影。"

941. 我以本止啼汤治小儿夜啼36例均痊愈

配方及用法： 五倍子1.5克，加水浓煎80毫升，于睡前顿服，每天1剂。

疗效： 治疗小儿夜啼36例，均治愈。

引自：《浙江中医杂志》（1989年第10期）、《单方偏方精选》

百姓验证

● 任某，女，5个月。1个月来每夜啼哭，不得安睡。时现惊悸不安，面红，口渴，咽干，烦躁不安，舌红、苔薄白。其他检查未见异常，诊断为小儿夜啼。即投以此方药3剂，用后痊愈。随访半年未见复发。

● 贵州纳雍县饲料厂李元发，男，52岁，工人。他来信说："我小孙子刚5个月，近段时间每夜啼哭，不得安宁。用本条方治疗，两剂后就不再啼哭了。"

小儿盗汗

有些孩童即使在凉爽的夜晚仍出汗不已，面色灰滞，没有光彩，肌肤之中缺乏血液，一望便知是夜间出汗的结果。长久下来，食欲减退，烦躁不安，是一种比较麻烦的疾病。

942. 我运用五龙散治小儿自汗盗汗76例全部有效

主治： 小儿自汗、盗汗。

配方及用法： 煅龙骨、五倍子等份。上药研末，每次10克，用温开水或醋调成糊状，敷于患儿脐部（但邪盛时不可用之），用胶布固定好，晚上睡前敷，早上起床后取下。第二天晚上换药再敷，连续两个晚上。

疗效： 治疗76例，显效54例，有效22例，总有效率100%。

引自：《江西中医药》（1988年第3期）、《实用专病专方临床大全》

百姓验证

● 广西玉林市外贸局丘家旭来信说："我小孙女出生6个月，白天和晚上经常出汗，衣服总是湿漉漉的，患此症已有2个多月时间。按本条方治疗，仅用2个晚上，盗汗现象得到明显缓解。"

943. 我使用五矾散治小儿自汗盗汗30例全部治愈

主治： 盗汗、自汗。

配方及用法： 五倍子、枯矾各15克，辰砂1.5克，共研细末，贮瓶备用。每取本散15克，以食醋调敷脐中（唾液调敷亦可），外以纱布覆盖，胶布固定。每日换药1次，至愈为止。

疗效： 治疗30例，连敷2～5次后，均痊愈。

引自：《笔者经验方》、《中药鼻脐疗法》

百姓验证

● 江西大余县南安镇北门78号赖和明，男，54岁，医生。她来信说："钟娜，女，3岁。患自汗盗汗，白天不吃饭，不活动也满头大汗。晚上睡觉浑身全是汗。她母亲为她用了止虚汗停、龙牡壮骨冲剂等药，仍没有效果。后来我用本条方为她治疗5次即愈，1年来未复发。"

944. 我用五倍子敷脐治愈小儿盗汗多例

配方及用法： 五倍子10克，研末，加水少许搅成糊剂，睡前置患者肚脐中心，外用纱布固定。

荐方人： 福建龙岩县　张金鹿

百姓验证

● 广西桂林市七星路岩溶地质队周维新，男，67岁，退休。他来信说："3岁女孩文颜茹患盗汗，在卫生室打针吃药久治不愈，后用本条方治愈。"

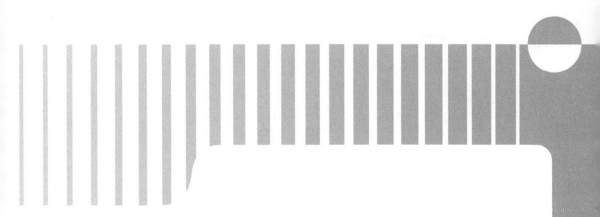

ZHONGGUO JIATING ZILIAO
QIANFANG JINGDIAN

妇科疾病

阴 痒

外阴瘙痒是多种妇科疾病引起的一种症状,多发生在阴蒂或小阴唇附近,常为阵发性,也可呈持续性。月经期、夜间或使用刺激物后加重。一般无皮损,长期瘙痒者可引起溃破、红肿或继发感染,严重者瘙痒剧烈,坐卧不宁。

945. 我用三种西药治阴痒300多例效果都好

配方及用法: 氯霉素0.25克,强的松5毫克,灭滴灵0.1克。每天晚上休息以前,用肥皂水将手洗净,然后将上述三种药轻轻塞入阴道深部。7天为一疗程,一般用药5~7次即可痊愈。使用时应避开月经期、妊娠期。对较顽固者,可间断使用。

我在临床实践中采用此方治阴痒300余例,均取得了满意疗效。

荐方人: 江苏省江宁县东善乡　耿万龙

引自: 广西科技情报研究所《老病号治病绝招》

百姓验证

● 辽宁抚顺海浪乡张文山,男,52岁,医生。他来信说:"村民王兴涛的爱人患阴道炎和外阴瘙痒多年,经乡医院治疗,用过很多药,只能缓解不能根除,患者十分痛苦。后来按本条方试治,1个疗程见效,2个疗程后痊愈,效果非常好,至今未复发。"

● 四川资阳市丰裕镇资样村王清河,男,60岁。他来信说:"我爱人患阴道炎,多年未治愈,用本条方治疗3次痊愈。"

946. 我患阴痒用本方治疗3天就痊愈了

配方及用法: 黄柏45克,蛇床子60　克,苍术45克,白矾30克。上药分为3剂,每剂煎熬后用干净手巾在阴道部擦洗3次。

荐方人: 河南许昌县　陈曹乡　李全恩

阴 道 炎

阴道炎是指由于阴道抵抗力下降,病原菌侵入阴道所致的炎症。临床上以带下增多,阴部瘙痒,灼痛或伴有尿频、尿痛等症状为主。一般分为滴虫性阴道炎、霉菌性阴道炎及老年性阴道炎三类。

947. 我用桃树叶治滴虫性阴道炎效果很好

我用桃树叶治疗42例滴虫性阴道炎患者,有效率达98%。

配方及用法: 鲜桃树叶150克,苦参100克。将鲜桃树叶、苦参装入瓦罐或砂罐内,加水500毫升煎熬20~30分钟,去掉药渣,倒在浴盆内趁热坐浴。每次坐浴20分钟,早晚各坐浴1次,连用1周。

荐方人: 四川省梁平县礼让镇新拱村　唐常霞

引自: 广西科技情报研究所《老病号治病绝招》

中国家庭自疗千方经典

● 辽宁清原县湾甸子镇二道湾村王安才,男,53岁,农民。他来信说:"我妻子的妹妹是医院妇科医生,用本条方治好妇科病患者3例。"

948. 我用天滴灵治滴虫性阴道炎治愈率100%

配方及用法: 灭滴灵,临睡前一次性顿服。成人服2.4克并加服维生素B₆20毫克,儿童减半。病人在服药的48小时内禁酒。原则上配偶也应接受治疗。

疗效: 福建铁路医院谢赛斌医师治疗22例(病程15天至10年不等),疗程最短3天。其中3例晨起有轻微恶心感,纳差,自行消失。

引自:《实用西医验方》

百姓验证

● 广东云安县六都中心校徐利群来信说:"我爱人白带增多,有腥臭味,且外阴瘙痒难忍,经医院检查确诊为滴虫性阴道炎。输液、吃妇康安、服中药疗效甚微,花去药费2000多元。后来按本条方治疗,连用15天,花15元钱就治好了。"

● 山东莱阳市城关镇城南村田淑秀,女,50岁,农民。她来信说:"我患有滴虫性阴道炎,用本条方治愈。"

949. 我用家传秘方鸦胆子治滴虫性阴道炎有特效

配方及用法: 鸦胆子20个(去皮),水一茶杯半,用砂壶煎至半茶杯,倒入消毒碗内。用消过毒的大注射器将药注入阴道,每次注20~40毫升。

疗效: 治百余人,均获痊愈。本方治寸白虫也有效。

荐方人: 河北 李蓬春

百姓验证

● 辽宁清原县湾甸子镇二道湾村王安才,男,53岁,农民。他来信说:"我妻子的妹妹是医院妇科医生,她按此方治愈13人的妇科病。"

950. 我用蛇矾防风汤治好妻子的滴虫性阴道炎

配方及用法： 蛇床子30克，枯矾6克，防风15克。上药用水1000毫升，煎取500毫升，去渣。趁热先熏阴道，待药液温度适宜时再洗患处，每日1次。

疗效： 治疗滴虫性阴道炎，有杀虫消炎之功，且无副作用，一般3~5次可见效。

引自：《新编偏方秘方汇海》、《药浴妙法治百病》

百姓验证

● 广西南宁市沈阳路156号农宣芝，男，55岁，工人。他来信说："我妻子患滴虫性阴道炎，我选用本条方为她治疗，连用一星期就治好了。"

宫颈糜烂

宫颈糜烂是指官颈上皮脱落露出皮下组织，或宫颈柱状上皮向外生长覆盖代替了原来的鳞状上皮之炎症反应，形似溃烂，故名"糜烂"。多因月经量过多，经期过长，宫颈长期经受刺激形成；或因性生活的机械刺激及先天因素（因雌激素水平下降，宫颈充血而呈现糜烂状）所致。

951. 我应用宫颈消炎膏治宫颈糜烂84例全部见效

配方及用法： 公英、土茯苓、败酱草、黄柏、苍术、甘草、珍珠、朱砂、儿茶、煅石膏、煅蛤粉、炉甘石、冰片、连翘、雄黄各5克。将各药研成面，用香油调成膏。取长约20厘米纱布条，将药膏均匀摊在纱布上，厚度约0.6~1毫米，将纱布条塞入阴道。轻者每日1次，约10小时，重者可用2次，早晚各1次。

疗效： 治疗患者84例，治愈（临床症状消失，宫颈壁平滑，恢复原状）80例，好转（临床症状消失，患有子宫肌瘤未痊愈）4例，有效率100%。

本膏外塞，药力作用大，直克病邪，接触面广，布药均匀，用药20分钟后，病人有松舒感，消炎止痛止痒快。局部用药直达病灶，简便易行，无刺激，无副作用。不经胃肠转化，减轻脏腑药物刺激，有助于提高疗效。家父用此膏临床几十年无一例有副作用。有一例，热毒上蒸于肾，引起腰痛不能站立，用此方阴道用药缓解并基本治愈；有一例，重度溃烂手术后20天发炎，低烧月余不退，用此方阴道用药治愈。用药期间禁忌房事。

荐方人： 山东省济宁南文昌中医门诊李遵华

引自：《当代中医师灵验奇方真传》

百姓验证

● 广西南宁市沈阳路156号农宣芝，男，55岁，工人。他来信说："我妻子患滴虫性阴道炎，我选用本条方为她治疗，连用一星期就治好了。"

● 江西于都县马安乡214号李桃园，男，40岁，医生。他来信说："本乡溪背村王桂香患子宫糜烂两年多，腰痛腹痛，白带多，在地区附属医院治疗两个多月效果不明显。后来到我处，我用本条方治疗，15天后症状大减，又治疗15天病愈。"

● 湖北潜江油田采油厂王龙昌来信说："阮洪芳，女，27岁。患有阴痒带下病，到医院诊断为滴虫性阴道炎、宫颈糜烂。在好几家医院治疗，都未能根治，患者很痛苦。后来用本条方并服醋蛋液治疗，现已痊愈。"

952. 我用柳树根内皮水煎服治带下宫颈糜烂10例均痊愈

配方及用法： 柳树根内皮200克，水煎，每日1剂，分早晚2次服，连用3~5天。

疗效： 治疗10人，均痊愈。

引自：《实用民间土单验秘方一千首》

百姓验证

● 四川旺苍县广旺汽车修理厂羊裔洪，男，36岁。他来信说："本单位职工李学君，35岁。1999年患宫颈糜烂，先在本单位医院治疗，花了3000多元效果不佳；又去县医院、广元市中心医院、成都华西医大附属医院治疗，又花去5000多元还是不见好转。后来我用本条方为她治疗，用药半个月便痊愈了。"

中国家庭自疗千方经典

盆 腔 炎

盆腔炎是指女性盆腔器官组织发生的炎症性病变,一般以子宫内膜炎和输卵管炎为多见。本病分为急性和慢性两种。临床研究表明,下腹部持续性疼痛和白带增多为其主要症状。盆腔炎急性发作期常伴有发热、头痛、怕冷等症状,慢性发病期常伴有腰酸、经期腹痛、经量过多等症状。若不及时治疗,可因输卵管闭锁而造成继发性不孕。

953. 我利用红藤汤治急慢性盆腔炎121例全部有效

配方及用法: 红藤、败酱草各30克,桃仁、赤芍各15克。上药浓煎2次,共取药液400毫升,早或晚灌肠1次。每次灌肠后卧床休息1小时,一般7天为1疗程。

疗效: 用此方治疗急慢性盆腔炎121例,治愈94例,好转27例。用药最短5天,最长15天。无一例失败,有效率100%。

引自:《陕西中医》(1993年第6期)、《单方偏方精选》

百姓验证

● 郭某,女,42岁。诊见左下腹胀痛,白带多,伴有血性物,舌红,苔黄腻,脉滑数;B超提示"左侧附件积水",诊断为盆腔炎。中医辨证属肝经湿热下注,治宜清热解毒、活血化淤。上药煎液灌肠1个疗程后,左下腹胀痛明显减轻,白带减少。又治疗1疗程,诸症消失,B超、妇科检查均正常。

带 下 病

带下病是指带下量多,或色、质、气味发生异常的一种疾病,分白带和红带。白带又

妇科疾病

叫白奔,多是因妇女月经未净与男人同房造成的。白带呈白色膜液,与鼻涕相似,有臭味。此病的早期症状有腰痛、脸黄、肌瘦、不孕、无力、无眠等。如果白带不早治转为红带就严重了,甚至将危及生命。带下病的病因以湿为主,与脾虚肾亏、湿热、湿毒、病虫等诸多因素有关。涉及现代医学之阴道炎、宫颈炎、急慢性盆腔炎或附件炎等疾病。

954. 我使用本方治疗妇女红白带有立竿见影的好效果

(1)治疗白带方

配方及用法:①仙鹤草(全草)50克,切碎水煎服。②仙鹤草根切成粉末加白糖和水煎服。③如前面两方不见效,可加艾叶煎水服,药量大小关系不大。此药无毒,味甘。有条件的可将①②方药晒干碾成粉末,对水多次饮服更妙。

(2)治疗红带方

配方及用法:与上述治疗白带方基本相同,只是治白带用白砂糖,治红带换为红糖,药量要大,但不会有任何副作用。用药后到病好之日起90天内不能与男人同房,否则病反难治,易转成癌。

另外,此方还可以治男人漏精、慢性肠炎(长期拉肚子)和急慢性胃炎(上吐下泻,发高烧,也叫天干地漏)。对这几种病的治法,与治红白带的方法相同。在治病时,(1)方用对,不可更改。(1)方不灵改用(2)方或两方联合使用,不过3剂必然收到效果。治肠炎腹泻时,只用一点点仙鹤草鲜叶生吃便愈。治痢疾时,红痢加红糖,白痢加白糖,其他任何果蜜糖都不能吃。

注:用糖时只能用白砂糖和红糖两种,其他糖不能配药。服药期间禁吃虾米、螃蟹、黄豆、米制品。

荐方人:江西省井冈山茨坪林场郭宏开

百姓验证

●湖南桃江县灰山港镇大树村高根普,男,65岁,工人。他来信说:"我妻侄女患带下病多年,经常服药,花了4000多元未见好转,后来我用本条方为她治愈。我用此条方共治愈7例带下病。"

●四川南部县保城小学李德美,男,47岁,工人。他来信说:"本乡宋群玉患带下病,在乡卫生院治疗,打针吃药效果不好。我抱着试一试的想法,用本条方为她治疗,服药3天便治愈,仅花2元钱。"

中国家庭自疗 千方经典

955. 我爱人用干墨鱼加鸡蛋治愈带下病

我爱人近年来患了严重的带下病，整天无精打采。吃了很多中西药，花了不少钱，就是不灵。后来用下方治疗，第一剂病情好转，第二剂病就痊愈了。

配方及用法：干墨鱼1只，温水泡软后，切成细丝，和3个新鲜鸡蛋搅拌均匀。用少许清油入锅炒热，把墨鱼和鸡蛋倒入，翻动1～2次，接着倒入25毫升甜米酒或葡萄酒炒几下即好，不放盐，趁热吃下。

荐方人：江西瑞金县九堡乡 钟德茂

引自：广西科技情报研究所《老病号治病绝招》

百姓验证

● 云南彝良县牛街镇32号李连禹，男，35岁。他来信说："四川双河县王敏，女27岁。患带下病已有5年，先后到泸州、重庆、高县等多家大小医院治疗，花费5000余元，未能治愈。后经别人介绍来我处诊查治疗，其症状是：带下量多，有包块、味异常、腰及小腹痛，面如白纸，身瘦、头晕，饮食无味。我用本条方治疗1个月，仅花200元左右就把她的病治好了。现在患者已经可以下地干活，头也不晕了，身体比原来好多了。"

956. 我爱人吃花生米治愈了白带病

配方及用法：取生、熟花生米2千克，每天早、中、晚适量食用。将2千克花生米吃完，此病可治好。病情严重者，再吃1千克可痊愈。此方无副作用。

荐方人：贵州省江口县农经委 胡定缓

百姓验证

● 四川资阳市丰裕镇王清河，男，60岁。他来信说："我爱人患有白带病，用本条方治疗2次就好了。"

957. 我以妇乐散治阴痒带下276例全部有效

主治: 阴痒带下(霉菌性阴道炎、滴虫性阴道炎、宫颈糜烂)。

配方及用法: 龙胆草、黄连、黄柏各15克,苦参、枯矾、硼砂各30克,乌贼骨10克,冰片、三七粉各5克。先将龙胆草、黄连、黄柏、苦参烘干研粉,过120目筛,接着将枯矾、硼砂、乌贼骨研粉过筛,再将冰片研末,然后诸药加三七粉混匀,装瓶密封备用。用时排空小便,用温开水清洗外阴及阴道,将棉球在开水中浸泡后,把水分挤出,蘸药粉。宫颈糜烂者把药球送入子宫颈口处,霉菌性阴道炎及滴虫性阴道炎者用棉球蘸药粉撒布在阴道口或阴道内。每日1次,5~7天为1个疗程,一般1~2个疗程可治愈。

疗效: 通过对276例患者观察,治愈264例,有效12例,有效率100%。霉菌性阴道炎、滴虫性阴道炎5~7天痊愈,宫颈糜烂10~15天痊愈。

荐方人: 河南省偃师市医院医师张鲜桃

引自:《当代中医师灵验奇方真传》

百姓验证

● 重庆市忠县石宝坪山龙滩邓明材,男,81岁,退休教师。他来信说:"本村周某,女,43岁。于2000年10月患妇科病,经医院确诊为宫颈糜烂,治疗10天,花去医药费100多元未见效。后来我按本条方为她治疗,1疗程见效,2个疗程就好了,至今已半年多未复发。"

● 甘肃兰州西固合水北路化纤厂朱桂兰来信说:"我诊所用本条方根治300多例阴道炎患者。本方成本低,疗效高。以前治疗霉菌性阴道炎,我们一直用灰黄霉素片、制霉菌素片、克霉唑软膏等药,治滴虫性阴道炎用甲硝唑片、氯霉素等药,也有疗效,但不能根除。"

子宫肌瘤

子宫肌瘤是指由于子宫平滑肌组织增生而形成的良性肿瘤。本病好发于中年妇女,多数患者无明显症状,部分患者可见月经增多,经期延长,下腹坠胀,腰背酸痛,

中国家庭自疗 千方经典

白带量有时呈血性，少数患者伴有不孕。长期月经过多可导致继发性贫血。其发病原因尚不明确，从年龄及临床表现揭示与雌激素有关。

958. 我朋友患子宫肌瘤用本方9剂治愈

主治：子宫肌瘤。

配方及用法：坤草30克，桃仁、生蒲黄、生茜草各15克，生水蛭、乌药各12克，土虫9克，三棱、莪术、炮甲、三七各10克，生大黄5克，白茅根20克。上药水煎20分钟取汁约300毫升，日服3次。气血亏虚者加党参10克，黄芪18克，熟地10克；黄带有热者加黄柏10克，丹皮10克，败酱草15克，生薏米15克；宫寒腹痛者加黑附子5克，肉桂3克。

疗效：治疗患者5例，治愈（用药8剂，临床症状消失，B超检查肿瘤消失）4例，好转（用药2剂，流血止腹痛减，服9剂肿瘤变小）1例。

荐方人：吉林省伊通县中医院　李庆丰
引自：《当代中医师灵验奇方真传》

百姓验证

●北京市延庆县延庆镇老仁庄村李淑秀，女，46岁。她来信说："朋友梁月娥在县医院检查出子宫肌瘤，吃了100多元钱的药也没见效。后用本条方服药9剂治愈。"

●四川彭山县西铁分局陈上琼，女，72岁。她来信说："本县有一姓陈的中年妇女，38岁，患子宫肌瘤，瘤已经长成鸡蛋大小。医院让开刀，因医疗费需6000元拿不起，所以没有动手术。后来我用本条方为她治疗半个月就好了。"

●湖南东安县科技局谭不愚，男，45岁，干部。他来信说："我爱人患子宫肌瘤，我按本条方购药18剂，给她服用2个疗程，后来去永州市妇幼保健院检查，子宫肌瘤已完全消失，只花307元钱。"

子宫脱垂

子宫脱垂，也叫"子宫下垂"，多发于产后妇女。子宫脱垂即子宫从正常位置沿阴道下降至子宫颈外口坐骨棘水平以下, 甚至子宫全部脱出于阴道口外。常并发阴道前后壁膨出, 中医学称之为"阴挺"、"阴茄"、"阴疝"等。

多因身体气虚, 加之产后损耗, 或产后过早操劳过度, 或房劳过度, 或生育过多, 耗损肾气, 以致脾肾气虚, 中气下陷, 进而引起胞脉松弛不固所致。

959. 我用萝卜艾叶治子宫下垂很有效

配方及用法: 萝卜叶250克, 艾叶200克, 高粱糠1000克, 煎汤过滤去渣, 将热药汤倾入瓷盆或罐内, 上盖毛巾或其他布类, 趁热坐在上面熏之。稍凉再换热的, 熏半小时至1小时即见效。如一次不能痊愈, 可继续再熏, 至愈为止。

百姓验证

● 广东电白县洞镇韩剑用此方治好了一位在大医院治疗都无效的子宫下垂患者。

阴 吹

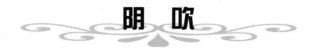

阴吹是指有气从阴道中排出。因热结肠胃, 煎熬津液, 致使大肠津枯, 血脉不利, 络中血淤, 大便不下, 肠腔变窄, 以致胃中浊气不行不畅, 别走旁窍, 发出声音, 遂成阴吹而正喧。

960. 我以芪参汤治阴吹36例均治愈

配方及用法: 黄芪、党参各30克, 升麻、白术、陈皮各12克, 当归18克, 甘草6克。每天1剂, 水煎服。

疗效: 用此方治疗妇女阴吹36例, 全部治愈。

引自:《河北中医》(1987年第3期)、《单方偏方精选》

● 薛某,女,26岁。前阴出气作声半年,加重两天,腹胀如孕6月,自觉腹中有物移动,小腹下坠,弯腰下蹲前阴出气作声似矢气,自感羞愧,不欲告人,月经基本正常,结婚1年余,8个月前流产1次。检查脐下轻度压痛,无反跳痛;妇科检查亦无异常。即投以此方,服6剂病愈。

崩漏(子宫出血)

961. 我用本方治十几例崩漏均痊愈

配方及用法: 槐角烧灰为末,用酒调下,每次服6克。

妇女崩漏令人乏力烦恼,影响正常的生活和工作。我好武喜医,闲隙收集了很多极简易行的医方。该效方,曾治好十几例崩漏患者。方药易得,且无副作用。

荐方人: 四川省三台县琴泉区广化乡宋肖龙

百姓验证

● 北京市延庆县延庆镇老仁村李淑秀,女,46岁。她来信说:"有一妇女患崩漏,经医院治疗没有治好,后来我用此条方为她治好了。"

962. 我用川芎治崩漏29例全部治愈

配方及用法: 川芎24~28克,白酒30毫升。川芎、酒置容器内,再加水250毫升浸泡1小时后,用文火炖煎,分2次服。不饮酒者可单加水炖服。

疗效: 用此方治疗功能性子宫出血29例,均治愈。

注: 川芎含挥发性油状生物碱和阿魏酸,少量用能刺激子宫收缩,从而压迫宫内血管止血。

引自:《陕西中医》(1990年第4期)、

《单方偏方精选》

百姓验证

● 张某，49岁，已婚，阴道出血已25天，曾经刮宫及服止血、激素等药效不佳。近两天出血量增多，以紫暗血块为主，伴腹痛，乏力，腰膝酸软，面色萎黄，舌淡有淤斑，脉细涩。以此方治疗2天后血止。为巩固疗效继服8天，随访1年未复发。

● 重庆市忠县石宝坪山龙滩邓明材，男，81岁，退休教师。他来信说："我村敖明芬，女，43岁，患崩漏两年多。曾在大岭、双河医院确诊治疗，后又到坪山医院住院，共花费2000多元，但毫无效果。最后我按本条方为其治愈。"

963. 我以此方治功能性子宫出血有效

主治：功能性子宫出血及月经来血量过多。

配方及用法：地榆（炒炭）10~20克，阿胶（烊化）10~20克，仙鹤草30~90克，三七粉（冲服）5~10克，甘草10克。上药用食醋50毫升加水同煎，每日1剂，分2次服。气虚加黄芪、党参，血淤加当归、茜草，血热加栀子、黄柏，血寒加艾炭、炮姜，脾虚加白术、砂仁，肾阳虚加杜仲、鹿角胶，肾阴虚加女贞子、旱莲草。

疗效：曾治疗数百例功能性子宫出血及月经量多患者，一般服药1~3剂可愈，多者5~6剂，有效率达100%。

按语：全方5味药配伍精当严谨，止血功效颇佳。临床依此随症加减，对不同症型的功能性子宫出血及月经来量多者，有显著疗效。但对宫颈癌出血、前置胎盘出血及宫外孕无效。

荐方人：天津市武清县　张洪昌

引自：《当代中医师灵验奇方真传》

百姓验证

● 辽宁朝阳大庙镇水泉村王前锋，男，19岁。他来信说："1995年秋，我母亲由于劳累过度，造成经血不断，当时去医院确诊为子宫囊肿，服西药无效，又改服中药，但是效果不理想。近5年来时好时犯，特别是近半年来病情加重，没有所谓经期，且血量较大，并夹有黑红色血块，到朝阳人民医院检查确诊为子宫内膜增生、子宫内膜炎，服止血消炎药无效。后来开始用本条方治疗，服药当天上午血即止，但仍有不适感，又服2剂药后，症状全部消失。为巩固疗效又加服3剂，至今未复发。以前服中西药共花费600余元，而这次仅花30多元钱。"

● 山东栖霞市栖霞镇付井村衣玉德，男，62岁。他来信说："我用本条方治好我女儿的功能性子宫出血，至今未再犯。"

月经失调

月经失调即月经紊乱，是由于妇女体内内分泌失调引起子宫不正常出血，医学上称为功能失调性子宫出血，简称为功血。

引起月经失调的原因很多，受到"七情六欲"过度刺激或产生急剧的情绪变化、环境和气候的改变、营养不良或代谢紊乱等，都可以影响大脑皮层对卵巢功能的调节，进一步影响子宫内膜的生长与剥离，导致月经失调。

功血多见于卵巢逐渐成熟的青春期少女和卵巢日渐衰退的更年期妇女。月经失调表现为周期不规则、经期长短不一、经量多少不定或淋漓不净等。

妇科疾病

964. 我用此止漏方治月经淋漓不断屡用屡验

主治：月经淋漓不断（崩者不治）。

配方及用法：白胡椒、鸡蛋。用鸡蛋2个各打开一孔，将胡椒粒平均装入孔内，根据患者岁数（虚岁），1岁装1粒（如患者是47岁，则一个鸡蛋装入24粒，另一个鸡蛋装23粒），然后用纸将口封住，放在柴灶中烧熟，剥皮后一次吃下。连吃3天。服药期间忌食辛辣食物，忌生气。

疗效：一般吃3天后，即可止住，严重者可连吃6天。

荐方人：河北永清县医院　李国臣
引自：《当代中医师灵验奇方真传》

百姓验证

● 广东英德市民政局蓝远，男，76岁，离休干部。他来信说："朋友廖淑然，月经不止，在镇医院治疗5天，花了500多元未见好转。后来我用本条方为她治疗6天，此病得到缓解。"

965. 我用辣椒根鸡爪治妇女经血过多很快见效

配方及用法： 辣椒根15克，鸡爪3~4只，加水800毫升，煎至200毫升，留渣复煎，分2次服，每日1剂。本方也可单用辣椒根煎服。

百姓验证

● 赵某，20岁，未婚。月经周期正常，月经量过多，每次来潮时，需要卧床休息。经用上方治疗3次后，月经量明显减少。

966. 我运用黑神散治经量多或月经淋漓不断症疗效显著

主治： 月经来量多，或月经淋漓不断。

配方及用法： 黑木耳50克，荆芥炭10克，红糖250克。将黑木耳放铁锅内炒焦，与荆芥炭混研成粉，用粉筛筛过；红糖亦用铁锅炒至微焦备用。当月经淋漓不断，或月经来量多时，每次取药粉5克，红糖炭20克，用开水冲泡半小碗，待温空腹服。每日3次，连服3天。

疗效： 一般服药当天月经量多者即可正常，淋漓者即止。

按语： 此方是我20年前为经中西医治疗少效或无效，又拒服中药之患者拟的特殊处方，不期效若桴鼓，屡试屡验。

荐方人： 上海市南汇县果园乡卫生院 董伯祥

引自：《当代中医师灵验奇方真传》

百姓验证

● 四川成都市106信箱杨敬成，男，69岁，退休。他来信说："亲属唐琼芝于去年10月患月经淋漓不断，持续25天，月经刚停两三天，又开始来了，很烦恼。后来我用本条方为她治疗，仅3天就痊愈了。此条方治月经淋漓不断有特效。"

● 江西南昌泾口乡泾口中心小学万凤生，男，56岁，农民。他来信说："本乡泥湾村姜细花，31岁。她每次来月经时量特别多，并带有血块，而且时间也很长，有时干净了，过几天又淋漓不断。在乡卫生院治疗，花去不少钱也无效果。后来用本条方治疗，3天即痊愈。"

中国家庭自疗千方经典

痛　经

月经期间有过剧烈的小肚子痛，月经过后自然消失，这就是痛经。多数痛经出现在月经时，部分人发生在月经前几天。痛经可分为原发性痛经和继发性痛经两种。原发性痛经又称功能性痛经，多起因于精神紧张、感觉过敏、健康状况减退、子宫发育不良等。继发性痛经则是指因生殖器官病变（如子宫内膜异位症、盆腔炎、肿瘤等）导致的痛经。

967. 此方已应用几十年，治痛经病治一愈一

配方及用法：酒当归30克，川芎18克，醋香附30克，炒元胡30克，五灵脂28克，炒没药18克，丹参30克，炮姜18克，川牛膝18克，杜仲炭18克，广木香10克，红花18克，桃仁18克，青皮10克，故纸18克。将上药分别炮制为面，益母草膏60克和蜜为丸，每丸10克重。早晚服，每次1丸，在月经来潮前服用。

疗效：已用几十年效果很好。

荐方人：河北石家庄市　吴曜

引自：广西医学情报研究所《医学文选》

百姓验证

● 江苏镇江市官塘桥乡缪家甸村周以荣来信说："丹阳市大南门92号朱丽萍，26岁，痛经4个月，多方治疗无效，十分痛苦。后用本条方（丸剂改成水煎剂）连服3剂而愈。为了巩固疗效，又续服2剂，至今未见复发。"

968. 彭继佳用本条方治好了他母亲的痛经症

配方及用法：用棉籽一把，在新瓦上焙干碾粉，服10克可见效。

百姓验证

● 辽宁建平县二牛中学彭继佳用本条方治好了他母亲的痛经症。

● 浙江江山市须江镇3号毛日祥来信说："本镇老虎圩村毛之梅，40岁。从25岁那年开始痛经，服中药、西药只能缓解，痛时翻床打滚，直冒虚汗，久治不愈。我用本条方为她治疗3天，痛经便止住了，现已有1年多未犯。后来我用本条方又治愈了3位痛经患者。"

● 重庆市潼南县米心镇二村唐永伦，男，61岁，技师。他来信说："我用本条方治好了2人的痛经，均在用药后半小时内见效。"

969. 我用本方治好了密慧芳的痛经病

配方及用法： 10%硫酸镁注射液。在疼痛时静脉缓慢注射10%硫酸镁注射液10～15毫升。

疗效：《包头医学》报道，本方有效率100%，注射5分钟疼痛即减轻，半小时后下腹部痛和腰骶内侧坠痛消失。

引自：《实用西医验方》

百姓验证

● 云南怒江物资公司汪成明，男，58岁，干部。他来信说："密慧芬，18岁，患经期腹痛。曾在医院用花红片、金鸡胶囊、美肤冲剂等药物治疗，花药费4000多元也未能治好。我得知后用本条方为她治疗，仅花几元钱，她的病便治愈了。"

970. 我用手脚穴位按摩法治愈了自己的痛经病

脚部选穴： 36，39，40，50，70。（见图60）

按摩方法： 36号穴用按摩棒大头按压，双脚取穴，每次每脚每穴按压5～10分钟；39，40两穴同时按摩，用拇指和食、中指捏住踝骨前两侧凹处，向上推按，双脚取穴，每次每脚每两穴推按5～10分钟；50号穴要用食指关节角由下向上推按，双脚取穴，每次每脚每穴推按5～10分钟；70号穴用拇指或中指点按，

中国家庭自疗千方经典

双脚十穴要逐穴点按，每次每脚每穴点按2~3分钟。每日按摩2次。

手部选穴： 74，42，2，23，26，29。

（见图61）

按摩方法： 2，23，26，29四穴均用单根牙签刺激，双手取穴，每次每手每穴刺激2分钟；74号穴用拇、中指捏揉。42号穴用拇指和食、中指强力捏按，双手取穴，每次每穴2分钟。

注： 手脚穴位按摩治病法与按摩工具，请见本书附录一。

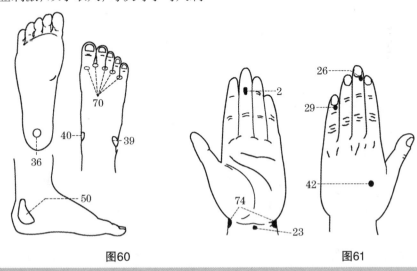

图60   图61

百姓验证

● 黑龙江齐齐哈尔铁路司机学校张晓萍说："我是黑龙江铁路司机学校的一名教员，半年前患痛经，多次求医不见疗效。后来按本条方进行按摩，效果很好，解除了我痛经的烦恼。"

● 上海市虹口区北宝兴路355号袁利花，女，22岁。她来信说："随着年龄的增长，我常患痛经，每次痛得无法上班。后来我按本条方治疗，效果十分显著。"

闭 经

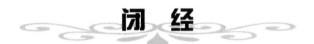

凡年龄超过18岁而未行经者，称为原发性闭经；月经初潮之后，正常绝经之前的任何时期3个月不来潮者，称为继发性闭经。妊娠期、哺乳期不在此列，此期闭

妇科疾病

经乃生理现象。病理性闭经又可分为假性闭经和真性闭经。如处女膜、阴道、宫颈等有先天性粘连或闭锁，致使月经不能流出者，为假性闭经。真性闭经的原因很复杂，如结核病、第二性征发育不良、子宫性闭经、卵巢性闭经、垂体性闭经、下丘脑性闭经等，均可导致真性闭经。因此，在诊治闭经时必须周密考虑，仔细检查，对症下药。

971. 我运用家传"黑虎丸"治闭经效果好

主治：男女症瘕，经闭。一切气滞血淤所致的胃脘痛及经闭、痛经等妇科实证，均可服用。

配方及用法：大黄、灵脂、红花、百草霜。前三味药按7∶2∶1配方，共研细面，加入百草霜适量拌匀，水为丸，如绿豆大，干后包装备用。每次服6～9克（40～90粒），日服2次。

此方名黑虎丸，又称"毛家药"，系河南长垣县毛怀新家传秘方。所制成药畅销全国，颇享盛誉。新中国成立后，毛家荐出此方，由制药厂大量生产，改名

"调经健胃丸"。但由于此丸改变了方药组成，疗效受到影响。

禁忌：虚证。

注：黑虎丸在方药组成上有"老四样"和"新七样"之别。所谓"老四样"是家传方之原貌，"新七样"是后人在原方基础上加当归、川芎、香附而成。但"老四样"较"新七样"收效快，疗效好，故现仍按"老四样"配方。

引自：《河南中医》、《全国名老中医验方选集（中册）》

百姓验证

● 云南金平县金河镇黄代祥，男，60岁，退休干部。他来信说："我用本方治好一位5个月未来月经的患者，现在月经正常。"

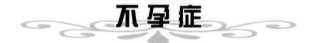

不孕症

夫妻同居两年以上未经避孕而不能怀孕的症状称为不孕症。中医称原发性不孕

为"无子"，继发性不孕为"断嗣"。导致不孕的主要因素有：内分泌失调，输卵管炎症，子宫后倾后屈形态异常，慢性宫颈炎或雌激素水平低下，阴道畸形。少数妇女因性染色体畸变也可导致不孕。

972. 定经生子一良方

配方及用法：当归、熟地、鸡屎藤各10克，西红花3克，益母草、杜仲、定经草各6克。每日1剂煎饮，半月有效，最多服20剂即可受孕（久不生子）。

按语：此方经30余人验证均有效，其中7人结婚10年左右未孕，后服此方2个疗程（每疗程10～15天），隔2个月又服便受孕。

百姓验证

● 吉林蛟河市一中王涛母亲单位的同事结婚4年多，一直没小孩，经用此方治疗后怀孕。

妊娠恶阻

妊娠期间出现恶心呕吐、头晕厌食或食入即吐者称为恶阻。此病由冲脉之气上逆，胃失和降所致，相当于西医的妊娠反应性呕吐。

妊娠恶阻多见于年轻孕妇，一般在停经六周左右出现。轻者表现为反复呕吐，厌食，择食，软弱无力，有时伴失眠和便秘，体温脉搏正常，体重减轻不明显。重者表现为呕吐频繁，呕吐物除食物、黏液外，可有胆汁或咖啡样物，不能进食饮水；同时全身乏力，明显消瘦，尿少，伴有脱水和酸中毒症状。病人精神萎靡，全身皮肤和黏膜干燥，眼球深陷，体重急剧下降，脉快而弱。严重时可出现血压降低，体温升高，甚至黄疸、嗜睡或昏迷。

973. 我用孕吐汤治妊娠呕吐特别灵验

配方及用法： 黄芩50克，藿香6克，半夏6克，竹茹10克，生姜10克，水煎服，每日1剂。为了防止进药时恶心或呕吐，亦可将药煎好后1天内频频呷服。一般用本方3剂可愈。（杜连生）

引自： 1995年第5期《家庭保健报》

百姓验证

● 江苏海安县城民建路36-10号马昌贵来信说："邻居一妇女怀孕，什么东西都不能吃，吃了就吐，全身无力，只能整天卧在床上，到医院打针吃药一点效果也没有。后来按本条方服药3剂便有好转，治疗1周后基本痊愈，整个治疗过程只花10元钱。"

974. 我用维生素B₁治妊娠剧吐取得好效果

配方及用法： 维生素B_1注射液。患者平卧床上，经常规消毒后，左手拇指与中指固定住耳轮，左手食指顶起耳神门穴，右手持注射器，用4号半针头抽取维生素B_1刺入神门穴皮下，推药0.1毫升，形成白色皮穴退针。再用同样方法注射另侧神门穴。一般1次止吐便不再注射，鼓励进食休息。如有反复再注射第二次。

疗效：《临床荟萃》报道，治疗124例患者，其中119例穴注后剧吐停止，半小时后即可进食用水，体力迅速恢复。绝大多数经1~3次穴注后痊愈。

百姓验证

● 北京顺义县孙各庄镇石庄村孙东复，男，62岁，教师。他来信说："我儿媳患妊娠恶阻，一点东西也不能吃，喝点水都吐。先后到医院输液3次，每次5天，但仍不能缓解。后来按本条方治疗，她竟不吐了，并能吃点稀饭。此后一直没有吐，身体也恢复了正常。"

中国家庭自疗千方经典

流　产

妊娠在6个月（不足28周）以内，胎儿尚不具备独立的生存能力就产出，叫做流产。妊娠后，阴道少量流血，有时伴有轻微的间歇性下腹痛、腰酸及下坠感，早孕反应继续存在，妊娠试验呈阳性，称为先兆流产。流产发生于妊娠12周之前的称为早期流产，发生于妊娠12~28周的称为晚期流产。自然流产连续发生3次以上，每次流产往往发生在同一个妊娠月，称为习惯性流产。

流产的原因较多，也比较复杂，胚胎发育不全是早期流产的主要原因。孕激素由于某种原因在分娩期不足；生殖器官畸形或有疾病，孕妇患有重度贫血、心脏病等全身性疾病，营养不良，特别是维生素缺乏；孕妇过度悲伤、惊吓、恐惧，或情绪过分激动；母儿血型不合，均可引起流产。

975. 我用陈艾叶煮鸡蛋治先兆流产很有效

配方及用法： 陈艾叶6克，新鲜鸡蛋2个。取适量水煎陈艾叶，沸后入鸡蛋，等蛋熟后食蛋饮汤。

引自：《浙江中医杂志》（1989年第3期）、《单味中药治病大全》

百姓验证

● 李某，30岁，曾多次流产，亟思一子。此次孕已3个月，晨起突觉腰胀腹痛，阴部见血，稍后见血下多，急求诊治。投以上方，午前服下，至傍晚出血渐止，次日腹胀腰痛亦愈，数月后顺产一男孩，母子均安。

妇科疾病

产后身痛

妇女产褥期间出现肢体酸痛、麻木、重着者，称为"产后身痛"。本病的发病机理主要为产后血虚，经脉失养，亦有因肾虚而致胞脉失养者。

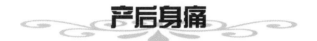

976. 我用牛腰子治产后腰痛有特效

广西玉林市福绵镇水岭村中年妇女李琼芳，9年前患产后腰痛症。当时经中西医治疗未见好转，后多方求治无效，每天腰痛行动不便。

去年秋，在福绵镇中学任教的李琼芳的丈夫，听到一位校友介绍吃酒炒牛肾（即牛腰子）可治妇女久年腰痛，随即买回牛肾给妻子试服。当吃完第三个牛肾后，李琼芳多年的腰痛症竟然痊愈，走路也自如了。全家人为她的身体康复而高兴，村里人也前来向她祝贺。

配方及用法：取牛肾1个，去网膜洗净切片，放入铁锅内，加50～100毫升米酒炒熟，趁热空腹食用，1次或分2次吃完。每天吃牛肾1个，连续服用一段时间。服药期间，忌食酸辣和生凉食物，禁房事。

百姓验证

● 福建尤溪县溪尾乡埔宁村纪儒，男，27岁，医生。他来信说："我二嫂生小孩后得了产后腰痛，经常起床时腰痛，行走不便，到中心卫生院、县医院花100多元治疗都不见好转。我用本条方为她治疗4次腰痛就好了。"

"邻居王大嫂患产后腰痛，多次到县医院治疗，时好时坏，花费600多元，很痛苦。我抱着试试看的想法用本条方为她治疗，吃完药后腰就不疼了，并且花钱也不多。"

● 江西靖安宝峰华坊洋罗舒信堂按此方治好2名妇女的产后腰痛病。他说："真是药到病除！其中有一位患者，是本地信用社主任的妻子，产后腰痛3年多，不能洗衣做饭，按此方治疗后腰痛病去了根。"

● 福建邵武市棉纺厂吴华按本条方用3剂药就治好了本厂职工郑淑贞16年的产后腰痛病。

● 辽宁辽阳市白塔区黄志安的小女儿黄爱华由于做人工流产得了严重的腰痛病，不能正常上班，在家休养。按本方仅服用2天就出现了令人难以置信的疗效，且至今没有复发。

我单用川红花治产后腰腿痛3剂可愈

孙竹匠之妻朱某，茅店乡一妇人，患产后腰腿痛，用川红花30克，水酒一碗煎汤，一日服2次，3剂愈。

引自:《名老中医经验汇选》、《中医单药奇效真传》

百姓验证

● 福建尤溪县溪尾乡埔宁村纪需，男，27岁，医生。他来信说:"我嫂子患产后腰痛，我用本条方为她治疗1周腰就不痛了。又继服数日痊愈，至今没有再犯。"

乳 腺 炎

乳腺炎（中医称"乳痈"）是指乳房部位发生的一种急性化脓性疾病。多发生于产后3～4周的妇女，尤其是初产妇多见。多因细菌（如葡萄球菌及链球菌）从裂开的乳头侵入，或因乳汁淤积，阻塞不通，细菌迅速繁殖而引起。

本病可分为初期、成脓期、破溃期。治疗时可按不同时期对症治疗，同时可采用内服加外用配合治疗。本病发病急，来势猛，如果治疗不及时，很快就会化脓，因此应抓紧早期治疗。要以消为贵，以通为主，采用清热解毒、通络散结、舒肝解郁、调达气血之法。

我用赤芍甘草汤治疗急性乳腺炎效果显著

主治: 急性乳腺炎。

配方及用法: 赤芍50克，甘草50克，

妇科疾病

水煎，每日1剂，分2次饭后服，3天为1个疗程。局部脓性分泌物较多者加黄芪30克，局部湿疹瘙痒者加地肤子20克，乳房结核伴乳腺炎者加穿山甲10克，昆布20克。

疗效： 曾治疗102例，均在短期内治愈（症状消失，局部无红肿，皮肤恢复正常）。用药最多者7剂，最少者2剂，平均3.5剂。本方用于治疗乳腺炎30余年，疗效很好。

荐方人： 湖南省衡阳医学院附属第一医院副主任医师　贺方礼

引自：《当代中医师灵验奇方真传》

百姓验证

● 四川自贡市沿滩区蒲殿村宗燮维，男，69岁，退休干部。他来信说："我爱人胡心琴左乳肿痛，而且发痒，非常难受，吃药敷药不见好转。后来用本条方治疗，服药后症状就减轻了，连服3剂后一切症状消失，病获痊愈，只花10多元钱。"

 我运用家传结乳秘方治乳腺炎多例均痊愈

主治： 乳腺炎、结乳。

配方及用法： ①乳香30克，没药30克，血竭30克，儿茶30克，大麻子30克，芒硝15克。上药共捣如泥，贴涂红肿疼痛之处。如药干燥可加少许香油调用，盖油纸，加纱布包扎。48小时换药1次，3次即愈。②大青叶30克，双花30克，鹿角霜（研细末）30克，米酒或白酒30毫升。水煎大青叶、双花约300毫升，去渣冲服研细末的鹿角霜，饮米酒或白酒30毫升，盖被出微汗即愈。每日1剂，3剂1疗程。

疗效： 凡结乳者用此方，有效率100%。不论寒热，早期或晚期，有脓者溃，无脓者消，无一例用手术治疗。

按语： 祖传结乳秘方经过长期临床应用加减组合成现在的内外结合组方。凡初产妇或经产妇，自感乳汁郁结不通，临床表现畏寒、发热、乳房局部红肿热痛者，均适用。此方将内服、外用组合使用，结乳轻者单用一方便可治愈。外用方义，软坚散结，活血化淤，解毒通乳；内服方义，清热解毒，散郁通乳，组方巧妙，切中病机，使用方便经济，疗效甚佳。

荐方人： 山东省滕州市中心医院郭庆连

引自：《当代中医师灵验奇方真传》

●陕西渭南市财政局蔺恒健，男，62岁，干部。他来信说："地税局女干部朱某患乳腺炎，给孩子喂奶很困难，到医院治疗多次不见效果。后不定期按本条方用药2剂，3天后便治愈了。"

乳腺增生

乳腺增生也称乳房囊性增生病，中医称乳癖，是一种非炎症、非肿瘤的腺内组织增生。它的发病原因目前尚不明确，可能与女性内在雌性激素、黄体酮等有密切关系。

临床表现为乳房胀痛，少数为刺痛，乳房中有块状或呈结节状，质中或硬而不坚肿块，胀痛随月经周期的变化而改变，也随情绪变化而变化，伴有乳头疼痛、乳房瘙痒或溢液。

980. 我爱人的乳头根肿块用8个醋蛋液治愈

我今年47岁，爱人45岁。1986年，我爱人的右边乳房乳头根内部长了几个杏核大小的肿瘤，只要稍劳累一点儿就疼痛难耐，且伴随发烧，连穿衣服时都不敢碰。药虽然从没停过，硬块却越长越大，医生说只能手术治疗，我们两口子迟迟不愿动刀。1988年正月，我爱人服完4个醋蛋液，乳房内部的硬结软化了，用手掐也不疼了。又继续服了4个醋蛋液后，硬块即完全消失，疾患痊愈。

荐方人：河北省无极县大陈乡小陈村王一民

注：醋蛋液治病法，请见本书附录三。

●辽宁丹东市元宝区学校裴晔来信说："本人患乳腺增生8年之久，曾在当地权威医院检查并治疗，还去过沈阳治疗，花药费500多元，但效果不明显。后来我按本条方仅花10多元钱就治好了我的乳腺增生症，现在一切症状全无。"

妇科疾病

981. 我用河南一带流传的治乳腺增生专方治病疗效甚佳

本方为流传于河南一带的验方，经河南省中医学院吴运苍教授验证，屡用屡效，为治乳腺增生专方。该方有效率100%，治愈率98%。

配方及用法： 皂刺、陈皮、水八角各15克，木莲藤、白蒺藜花、炮山甲各30克，昆布、海藻各10克，龙衣5克，共研细粉，加水搓为绿豆大小丸。每次服5克，每日2次，以黄酒100毫升冲服。一般15天见效，30～60天痊愈。

荐方人： 河南省舞阳县　吴彩霞

百姓验证

● 浙江慈溪市浒山镇新城12幢谢麦棉，男，40岁，医生。他来信说："房晓玲患乳癖5年，曾服小金丹、乳癖消片、百消丹、平消片等药，均只能缓解病情。后来用本条方治疗痊愈。"

● 重庆市忠县石宝坪山龙滩村邓明材，男，84岁。他来信说："胡成梅，女，42岁。患双乳腺小叶增生，我用本条方为她治疗两个月痊愈。"

缺乳症

许多妇女分娩后乳汁偏少，致使婴儿不能得到足够的乳汁而影响生长发育，妈妈们为此很伤脑筋。那么是什么原因导致产后缺乳呢？现代医学认为，生产时或产后失血过多、产妇患有慢性疾病、乳腺发育不良、精神刺激等因素均可导致缺乳症。

982. 我嫂子用此方1剂便乳汁通畅

1993年冬，我嫂子生小孩后乳汁不通，经许多医生治疗效果都不明显。后来，一位曾患此病的大嫂给了一个单方，即黑芝麻150克，鱼腥草120克，鸡血藤90

克,香附6克,水煎服。我嫂子照此方服
用1剂后乳汁便通畅了。

荐方人:四川永川　李远国

　　● 四川旺苍县广旺矿务局羊裔洪来信说:"本县广元钢厂女工王小艳,28岁,生小孩后无奶水,看了很多医生,使用了一些偏方、验方都无效果。后经朋友介绍找到我,我用本条方为其治疗,只用1剂药,奶水就长流不断了。"

983. 我用通乳中药方治缺乳症3天就收到了满意效果

　　我于1988年10月28日生下一小宝宝,但产后一滴乳汁也没有,尽管试了几种偏方,吃了不少补品,但收效甚微。后来,我按照《卫生科普》介绍的通乳验方,仅服用3天就收到了满意效果。

　　配方及用法: 黄芪、党参各30克,当归15克,王不留行、炮山甲各10克,通草6克,水煎服。每日1剂,分2次服。

　　引自: 广西科技情报研究所《老病号治病绝招》

百姓验证

　　● 河北遵化市徐淑芳,女,35岁,医生。她来信说:"本镇河东村魏利患产后缺乳症,用本条方服药3剂就达到了理想的效果。"

984. 我用理气通乳汤治缺乳症75例全部见效

　　主治: 产后或哺乳期肝郁气滞所引起的乳汁甚少或全无。

　　配方及用法: 青皮、香附各9克,穿山甲(炒)6克,王不留行、路路通、漏芦各12克,丝瓜络6克,通草3克。上药煎15~20分钟,取汁约200毫升。每日1剂,分早晚2次空腹服。胸闷者加瓜蒌皮12克;食欲不振者加茯苓、山药各12克;面色少华、神疲懒言者方中去青皮、香附,加党参10克,黄芪15克,当归10克。

　　疗效: 治疗产后或哺乳期乳汁甚少或全无者75例,治愈(用药1~2剂,临床症状消失,泌乳量犹如泉水,源源不断)70例,显效(用药3~4剂,临床症状消失,泌乳量大增,足以哺乳婴儿)5例。

荐方人：河北省张家口医学院
刘玉荣

引自：《当代中医师灵验奇方真传》

百姓验证

● 广西临桂271队关彩文，男，69岁，退休。他来信说："我家亲属生小孩，奶水不足。我将本条方抄给她，她用后奶水就有了。"

985. 此二方治妇女缺乳有效果

配方及用法：①黑皂角籽（生的）7个，开水送下，1小时内奶自下。②取王不留行15克，穿山甲15克，通草20克，猪脚1对。将猪脚放入锅内加水煮沸1小时左右，再把上述药物倒入汤内煎煮15~20分钟，然后取出药渣，分次服完药汤和食猪脚。服用1~2剂，会乳汁长流。

引自：1987年12月24日《吉林农民报》

百姓验证

● 黑龙江集贤县兴安乡邮电局王恩君用①②两方治好了4位妇女的缺乳症。他说："用此二方后泌乳量大增，真是有效！"

986. 我以维生素E催乳收到立竿见影的好效果

最近，美国医学专家研究表明，大部分产妇缺奶与妊娠期、产褥期缺乏维生素E有关，国内妇产科资料也证实了这一观点。

为此，医学专家给分娩4天泌乳很少的产妇口服维生素E，每天2~3次，每次200毫克。连服5天，产妇奶量猛增，有些产妇还会出现像泉涌般的溢奶现象。很多产妇用此法催乳，收到了立竿见影的效果。（邱芳宁）

引自：1997年7月1日《家庭保健报》

百姓验证

● 辽宁开原市城东乡大沟村冯国林，男，58岁，医生。他来信说："村民赵金凤生小孩后无乳，我用本条方为其治疗，第二天就见效了，仅花几元钱。"

中国家庭自疗 千方经典

987. 我用此方治愈了朋友爱人的缺乳症

配方及用法: 穿山甲2克, 王不留行3克, 葛根3克, 麻黄1克, 豆腐500克, 白糖100克。前4味药共研细末。豆腐取一长方块, 靠上方先切下一薄片, 再在豆腐上方挖一方坑, 把药放入坑内, 盖上先切下的薄片, 放上白糖, 放锅内蒸半小时取出。将豆腐和药尽可能一次吃完, 盖被稍发汗, 病即愈。

百姓验证

● 云南瑞丽市姐勒乡新平村赵炳权, 男, 31岁。他来信说:"我朋友的爱人患缺乳症, 在医院花费几百元也没有治好。后来我用本条方为她治愈。"

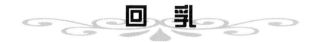

因各种原因需使乳汁不再分泌而采取的措施称回乳。

988. 我用麦芽饮内服法回乳效果甚佳

小儿断奶时, 常致其母乳无出路, 两乳作胀, 甚则痛苦难忍。我采用麦芽饮内服法回乳效果甚佳, 且无不良反应。

配方及用法: 麦芽120克, 车前子15克, 每日1剂, 煎汤代茶, 不拘时服。一般1~2天即可回乳。

经临床应用发现, 麦芽生用、炒用均可回乳, 只是应根据回乳者的体质和病情进行合理选择。麦芽能疏肝和胃, 车前子利尿, 使乳汁有出路, 故能回乳。

(胡松 胡涛)

百姓验证

● 四川成都市龙泉驿区顶佛寺村2组蒋康健, 男, 27岁, 农民。他来信说:"我儿子1岁时断奶, 我用本条方为我爱人回乳, 仅花4元钱, 1天见效。"

妇科疾病

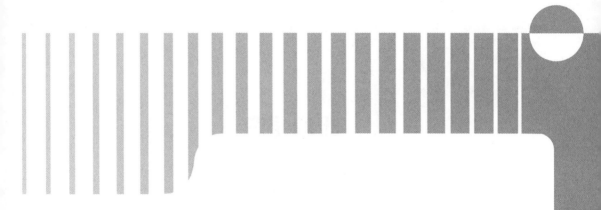

ZHONGGUO JIATING ZILIAO
QIANFANG JINGDIAN

男科疾病

阴囊湿疹

本病大多为局限性，有延及会阴及肛门外周者，见于阴茎者较少。急性者患部潮湿，溢液颇多、肿胀、结痂、光亮、暗红；慢性者患部干燥肥厚，皱纹变深加宽如核桃皮状，有薄痂或鳞屑，色素沉着，剧痒，可反复发作，多年不愈，甚者引起淋巴淤滞，呈象皮肿样改变。

989. 我用鱼腥草治愈了阴囊湿疹

前几年我患阴囊湿疹，反复发作，多方求医无效。后得一验方，经使用效果很好，1个疗程痊愈后，一直再未复发。我曾将这一秘方介绍给其他病友，全都治好了。我觉得此验方疗效显著又无副作用，特推荐给广大读者。

配方及用法：取鱼腥草100克（或干品15克），放入烧开的1000毫升沸水中，煎煮3~5分钟，待凉后用纱布蘸药液洗阴囊（注意不要烫破皮）。每天早晚各1次，一般连用5~7天即可治愈。

引自：1996年12月16日《家庭医生报》

百姓验证

● 陕西渭南市财政局蔺恒健，男，62岁，干部。他来信说："一位干部患阴囊湿疹，经多方治疗效果不佳。后来通过朋友介绍找到我，我用本条方为他治疗，用药1周后便痊愈了。"

990. 我用蛋黄油治阴囊湿疹很有效

配方及用法：鸡蛋1个，煮熟。将熟鸡蛋黄放勺内压碎，用文火熬出油，用鸡毛揩擦患处，每日早晚各1次，连擦四五天即愈。

我患阴囊湿疹，昼夜抓挠，以致患处已经出血，十分痛苦，用此方一治就好了。

荐方人：河南光山县　方明魁

前列腺炎

前列腺炎通常是因尿道被葡萄球菌、大肠杆菌等感染,扩散至前列腺所造成的急性或慢性炎症。发病年龄多在20~40岁。症状为尿急、尿频、尿痛,终至血尿,尿道口常有乳白色或无色黏液分泌物,晨起时有的可被黏液封闭尿道口,有全身不适、发高热、寒战、阴茎内及根部疼痛等全身症状和尿路症状。稍后,前列腺愈来愈肿大,并且发生触痛。患者排尿困难并且疼痛,严重者前列腺可能会化脓。

991. 我用黄连素片治好20年的慢性前列腺炎

前列腺炎是男性的常见病、多发病,尤其是中老年人,更易患此病。如用药物治疗,一般首选抗生素,但长期使用会产生不少副作用,且病也不能断根。

本人在半年前试用中成药黄连素片内服,效果十分显著,使20年的慢性前列腺炎基本痊愈,原来的尿频、尿急和腰酸等情况随之消失。使用黄连素的另一特点是费用低,服用方便,并且对胃炎、肠炎和其他感染同样有兼顾治疗作用,病家不妨一试,定会取得较理想的效果。

荐方人: 江苏省南通如东于港竹窠康泰高

男科疾病

992. 我用按摩会阴穴法治好了前列腺炎

去年9月，我突然出现尿急、尿频、尿疼。经医生诊断，确诊为前列腺炎，我先后服用多种药物，又按报纸上的介绍，服用过三七粉、西洋参等，症状一直不减。今年春节后，军分区干休所的一位医生告诉我按摩会阴穴可治疗该病。从那时起，我将药全停了，按照他说的办法，每早大便后坐在便池上，用左右手的中间三个指头，分别顺时针和逆时针按摩100～120次。说也怪，病情竟然慢慢有些缓解。现在上述症状已消失，我仍然坚持每天早晨按摩，以防止复发。

荐方人： 建设银行河南驻马店地区分行　张焕宇

百姓验证

● 甘肃秦安县兴国小学邓双喜，男，61岁，教师。他来信说："我于1998年2月25日突然出现尿急、尿频，并有遗精的感觉，特别难受。我当即用气功疗法治，但尿急、尿频的症状仍然存在。我随后用本条方治疗2天，小便恢复正常。"

前列腺增生

前列腺增生（前列腺肥大）是危害老年男性健康的常见疾病之一。前列腺增生本身的危害性并不大，但由于前列腺特有的生长环境而埋下了特有的隐患。前列腺增生的发生和发展常常是一个缓慢的过程。老年人常说，每天晚上起夜小便2~3次，那是老了的缘故。其实，最主要的原因是前列腺在悄悄增大而引起尿频。由于前列腺增生的速度比较缓慢，历经数年甚至数十年，出现的症状也就循序渐进，使人们习以为常。有的患者一夜小便7~8次也不以为然，还有不少患者至生命垂危时才恍然大悟。

前列腺增生为什么有如此严重的后果？其原因是增生的腺体组织阻塞、压迫膀胱出口的排尿道，增大的前列腺就像水库闸门内堆积的一块"巨石"，排尿时尽管打开了闸门，尿也被"巨石"所阻挡，尿液排出不畅，致使膀胱内"蓄水"增加，"水"位上升，"水压"也随之上升。当膀胱内"水压"达到一定程度后，双肾"生产"的尿液就难以排入膀胱，以致引

左侧竖排：中国家庭自疗 千方经典

起双肾积水，甚至使肾组织发生萎缩。久而久之，双肾功能衰退，最后引起双肾的慢性肾衰、尿毒症而死亡。不少患者只是在出现尿失禁、全身浮肿、心慌气短、肺水肿、心衰而导致生命垂危时才如梦方醒，原来造成这一切恶果的罪魁祸首就是前列腺增生。

993. 我服南瓜子治好10余年的前列腺增生

我已年近七旬，身患前列腺增生10余年，平时尿急、尿频、尿痛、尿线细、排尿困难，苦不堪言。虽经中西医多方治疗，效果都不显著。后见一些资料介绍服南瓜子可治此病，我即每天吃50克左右（生、熟均可），从去年夏天坚持至今，以上症状基本消除，小便恢复正常。俗话说"草方治大病"，确有道理。

荐方人： 安徽蚌埠职教中心退休教师　董劲秋

百姓验证

● 江苏靖江市新建路165号徐熙来信说："我患前列腺肥大1年多，经靖江三院治疗，并服用前列清药，一直不见好转。后来我用本条方治疗半年，疗效显著。"

"亲属许怀坤患前列腺肥大症2年多，经医院治疗不见好转。后来我用本条方为他治疗，花12元钱，仅20天，他的病就有了明显好转。"

● 重庆南川市马咀乡崇岭村李俊培，男，86岁，教师。他来信说："我患前列腺增生4年，到南川市人民医院治疗效果不佳，花药费6000余元。后来按本条方治疗，小便基本恢复正常。"

● 新疆石河子7小区312号刘燕群，男，72岁。他来信说："我患有前列腺增生，住院治疗3天，开药花费1000多元，服完后也没有完全恢复。后来是用本条方治好了我的病，现在夜尿正常了。"

994. 我服南瓜子治好了已患4年有余的前列腺增生

我已是75岁的老人，患前列腺增生4年有余，由于体弱多病而不愿手术治疗。对于激光治疗，听说有时几个月后又复发，令我也不敢问津。而服各种药物，或用"脐疗法"等，也无多少效果。去年12月报刊发表了马文学的《南瓜子治疗前列腺增生有奇效》一文，我即去信向他请教服用方法，很快就收到他的回信。我按他介

男科疾病

绍的方法试用后，效果不错。每天服用100克生南瓜子（分3次服），才3天，原有的尿频、尿急、尿痛甚至尿失禁等症状大有缓解。原来每夜要小便三四次甚至五六次，近半个月每夜只尿1次，至多2次。由于睡眠好转，食欲增强，精神也好了，心里有说不出的高兴。这也说明中国的民间秘方对某些疾患确实有效。（林肇祥）

引自: 1996年3月7日《云南老年报》

百姓验证

● 吉林双辽市辽河路112号李在田，男，77岁，离休干部。他来信说："我曾患前列腺增生10余年，昼夜排尿困难，尿急、尿不尽、尿等待，吃过很多中西药，花费3000多元仍未完全康复。后来我用本条方治疗，花30元钱治疗5天就见效了，又继续治疗1个月，原来每夜要尿三四次，近1个月来每夜只尿1次，而且尿急现象也有很大改善。"

995. 吃南瓜子治老年前列腺肥大确实有效

《晚晴报》第906期3版刊登我写的《再谈吃南瓜子可治前列腺肥大》一文后，全国各地患者上百人来信询问有关问题，尤其是山东省莱州市一位75岁的老人亲自乘车300千米来家拜访，真令人感动，可以想象有病的老年朋友们是何等渴求良方啊!

为了使老年朋友们科学合理地用好这个偏方，现再作如下说明。

（1）此方不是家传，而是在报上看到的。我周围的一些老年朋友试过后证明效果明显，而且几年后再没复发。

（2）吃南瓜子只治前列腺肥大，不治前列腺炎。

（3）每日服南瓜子50～100克，一次性吃完（不是零吃），饭前饭后均可。原则上不忌口，照常喝水，但不能喝酒，尤其是不能多喝酒。

（4）每个人身体条件不一样，有的吃两三个月就好了，有的吃四五个月才见效，多吃一段时间没副作用，可以吃到症状消失为止。

荐方人: 山东淄博市机械局离休干部 吴明玉

引自: 1997年9月17日《晚晴报》

百姓验证

● 河北徐水县陈恒昌，男，64岁，退休。他来信说："我患糖尿病、冠心病、耳鸣、前列腺增生等症，1992年6月经北京304医院确诊，并住院1个月，1995年以来尿频、尿急、尿痛、尿等待、尿潴留一直在折磨着我，由于排尿困难，尿路反复感染,服过前列康胶囊、癃闭舒胶囊、解毒通淋丸、合尼通片,也用过前列康复袋及一些抗生素、消炎片,均收效甚微。为了解决排尿困难,我按本条方治疗1个多月后,尿潴留的次数已明显减少,排尿的间隔时间也延长了。目前仍在坚持治疗,我想一定会有显效的。"

996. 我用云母片治愈了前列腺肥大

我1993年小便难解,经检查,是前列腺炎。服了前列康等药物无效。1995年复查,前列腺已肥大如鸡蛋。医生说,既然服药无效,只好动手术。我已75岁,动手术很顾忌。后来,同病房的老同志杨经学向我讲述了一景颇族老人用云母片和绿珠叶根混煮当茶饮,治好了他岳父严重的前列腺肥大症的经过。我立即按他介绍的方法试服,服了1个月时间,我的前列腺肥大就痊愈了。

配方及用法:云母片25克,绿珠叶多少不限,混煮约半小时分3次服。连续3天共服9次后换新药。按上述方法服半月后,如效果显著,再继续服即可痊愈,否则停服。

注:绿珠(又叫"芦竹")叶根,即中药苡仁(家种、野生均可)的根。苡仁的根具有清热利尿功效,可用于治疗肾炎等症。变性和野生的薏苡,各地叫法不同,如昆明等地叫数珠果(过去用其果实穿制念经用的灵敏珠),有的地方称为鸡嗉子果,果实比豌豆稍大,果壳坚硬。有中医说,如找不到薏苡的根,也可用苡仁代替。

云母片,系鳞片状的矿物,化工商店有售。中药店有中药云母石一味,也有清热利尿作用。

荐方人:云南潞西县城郊乡小学冯才隆

百姓验证

● 广东阳山县阳城镇188号梁名贤,男,73岁,退休干部。他来信说:"我用本条方治疗涂道老人的前列腺肥大、尿痛等症,吃2剂药就好了。"

997. 我以本方6剂治愈了多年的前列腺肥大

我是一名退休教师,患有多年前列　腺肥大,尿频、尿急、尿痛、尿线细。3年前多次犯病，小便不通数次导尿，非常痛苦。一个偶然的机会得知，中国医科大学樊正伦（硕士）来沈阳给推荐了此配方，经服6剂药，我病痊愈，3年没再犯过，现在和正常人一样。为了解除前列腺肥大患者的痛苦，特荐此方。

配方及用法：熟地40克，山茱萸20克，山药20克，丹皮15克，云苓15克，泽泻15克，制附片10克，肉桂10克，车前子10克，牛膝15克，水煎服，日服2次。

荐方人：辽宁抚顺救兵乡虎台村贾明坤

百姓验证

● 辽宁凌海市防疫站刘艳伟来信说："我一同事患腰痛，小便短而频，尿不净，小腹酸痛，经市医院确诊为前列腺肥大，用本条方仅服药10剂就痊愈了。为了巩固疗效，又继续服用几剂，现在前列腺症状全没了。"

● 广东英德市福利厂蓝远来信说："妹夫张亚金，70岁。经市人民医院确诊为前列腺肥大，尿失禁、尿血、尿痛，打针吃药均无效，医院说需动手术，本人没同意。后来用本条方治疗，共服8剂药，花药费96元，10天治愈。"

998. 我用按摩加体疗治好10余年的前列腺肥大

我今年68岁了，是一个患前列腺肥大10余年的老人。1995年5月我查了一下以往的书摘，发现有用按摩、体育疗法可治疗前列腺肥大的记录。我便采用体育和按摩并用疗法治疗自己的前列腺肥大，半月之后，状况大为改观，尿流增粗，再不滴尿、待尿，进厕所就可排尿，尿得很多。我想大概是前列腺已经"减肥"了，膀胱容量增加了，尿道与膀胱的连接处再不受压迫了。10余年之痛苦、困扰，一旦解除，真是使人特别高兴。下面将做法介绍给病友们：

（1）按摩六处，关键在前两处，按摩时要稍有力度，以自我能承受，又能刺激为度。

①按摩会阴穴。阴囊根与肛门间凹陷处，用中指尖揉300次。

②擦揉腹股沟。用两手的食、中指并拢，围绕尿道伸入骨盆体的尿道及盆腔周围上、下擦揉300次。

③按揉曲骨穴。此穴位于阴毛际，耻骨边的曲骨顶点，用指尖揉100次。

④揉小腹。两手叠交，左手心放在小腹正中，右手掌在上，顺时针揉100次。

⑤按擦腰骶。两手五指并拢，手的掌根抵于肋弓下缘，斜向尾骨端，自上而下，自下而上，反复擦100次。

⑥压阴陵泉穴。位于膝盖骨旁，胫骨

头内侧凹陷处,压揉100次。

①②项每天早、晚各1次,其余项每天1次就可以了。

(2)体育疗法500下。有些动作一次做不下来,可停下休息一会儿接着做。

①仰卧扇形运动。仰卧两腿伸直,离床面40~50度,两腿交叉和外展近180度,似剪刀开合100次。

②仰卧抬腿。仰卧两腿伸直,向上交互抬腿至50度,做100次。

③仰卧骑车。仰卧两腿抬起,似骑自行车状,踏蹬100次。

④击腰。自然站立,脚同肩宽,两手松握拳,以腰为轴,似拨浪鼓般左右转腰,并以拳击小腹及尾闾部100次。

⑤深呼吸提肛。立姿深呼吸100次,吸气隆腹,呼气收腹提肛100次。(陈剑兴)

百姓验证

●陕西南郑化燕航空仪表公司王国富,男,58岁,工人。他来信说:"1995年我患急性前列腺炎,在医院治疗花费350元,疗效甚微,而且急性转成慢性,尤其会阴处有时疼痛难忍。后我用本条方治疗,尿频、尿痛、尿等待现象好转,会阴处刺痛消失。我又用1001条方配合治疗,效果相当好,解除了以前的各种痛苦,而且没有复发。"

999. 我用甩手疗法两月使前列腺肥大症状消失

我在几年前患了轻度前列腺肥大症。初期尿线细,有尿排不尽的感觉。特别是早起第一次小便尤甚,并有逐渐加重之势。后来我采用甩手疗法,效果显著,2个月后症状消失。此法对前列腺肥大可防可治,简便易行,但愈后必须坚持不辍。

具体方法:

(1)预备姿势:两脚开立同肩宽,两手下垂,目平视前方,两脚趾牢牢抓地(脚趾向地面方向蜷缩),直到做完。

(2)动作:①两臂向前上举(甩)。手心向下,手高齐眉,同时吸气提(缩)肛(如忍便、憋尿状)。②两臂由前上向后下甩动,同时呼气松肛。

这两个动作都同时作用于前列腺部位。两臂一上一下为1次,每天在晚睡前做1遍。初做每遍从甩动200次起步(约需5分钟),以后循序渐进,逐渐增加到每遍300次,400次,最多甩动500次。

引自:1997年8月8日《晚晴报》

百姓验证

● 新疆额敏县168团陈雨秋，男，64岁，教师。他来信说："我去年忽然出现尿急、尿频、尿线细、尿等待、尿不净症状，经医院诊断为前列腺肥大，服用前列康后稍有好转，但是停药就犯。后来，我自己用本条方和尿疗法治疗1个月，前列腺肥大消失了。"

1000. 我用葱矾敷脐法治前列腺肥大性尿闭获佳效

配方及用法：大葱白5根，白矾9克。将白矾研成细末，再混入葱白，捣成糊状，取一块65厘米见方的塑料薄膜，将药全部撒在膜上，敷于肚脐处。

引自：1981年广西中医学院《广西中医药》增刊

百姓验证

● 广西鹿寨县沙镇团结街133号王铭广来信说："我岳父今年86岁，去年他患急性尿闭，在医院确诊为前列腺肥大，打针吃药均不见效。后来按本条方治疗，约3小时后就排尿了，第二天病全好了。时至今日1年多未见复发。"

● 河南洛阳市一拖集团公司杨朝本，男，76岁，退休。他来信说："我去年患了前列腺病，尿频、夜尿每晚3～4次，而且小便困难，有尿等待、尿不尽等症状。5月25日突然出现尿闭，难受至极。我用本条方自治，不到1小时，小便就通了。后来我又结合1001条方按摩，现在每晚仅小便1次，其他症状也已不存在了。"

1001. 我以手脚穴位按摩法治愈了多例老年前列腺病

脚部选穴：22，23，24，50，51，39，40，34。（见图62）

按摩方法：22，23，24三穴连按，用按摩棒大头从22穴斜推按至24穴，双脚取穴，每次每脚每三穴推按5～10分钟。50，51两穴连按，用食指关节角从51穴推按50穴，双脚取穴，每次每脚每两穴推按5～10分钟。39，40两穴要同按，用拇指和食、中指从踝骨两侧凹处捏住，向上推按，双脚取穴，每次每脚每两穴推按5分钟。34穴用按摩棒大头推按，左脚取穴，每次按摩5分钟。每日按摩2次。

中国家庭自疗 千方经典

手部选穴: 57、77、69、70、71。（见图63）

按摩方法: 57穴用单根牙签扎刺，77穴用拇指、中指强捏按，69、70、71三穴连按，均双手取穴。

注: 手脚穴位按摩治病法与按摩工具，请见本书附录一。

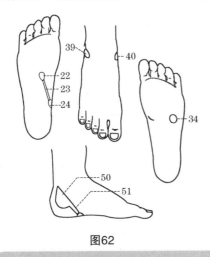

图62

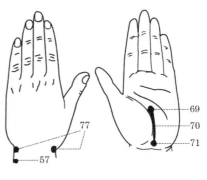

图63

百姓验证

● 黑龙江省军区第三干休所周钊说:"我们干休所将经医院确诊的前列腺肥大患者7人组织起来，办'脚部穴位病理按摩'班。这7人多是六七十岁的老人，病程长的12~13年，服用前列康、安尿痛、中草药及偏方等都未奏效。运用脚部病理穴位按摩至今，个个奏效。何某、张某两病人，按摩前夜尿次数都在15~20次，不仅影响睡眠，也很烦恼。经2周脚穴按摩后，夜尿次数明显减少，何某仅2~3次，张某有时仅1次。曲某年已七十有余，病情较重，患此病已10余年，采用多种方法治疗都无效，排尿困难，尿呈点滴状。经1周脚穴按摩后，排尿不困难了，尿量增加了，次数减少了。杨某以前是想尿排不出，不尿又想尿，在脚穴按摩1周后，小便不费劲了，次数减少，尿量增加了，思想压力小了，情绪也稳定多了。有的同志把药也停了，每天坚持做2次脚穴按摩。张某深有感触地说:'通过办班，明白了发病道理，增强了脚穴按摩治疗的信心；有了效果，增强了信心，因此下决心坚持每日最少按摩2次。'这种按摩法既简便又有效，无痛苦，不花钱，深受患者欢迎。"

● 山东广饶县小张乡三村李元祥，男，53岁，医生。他来信说:"村民张振升患前列腺病，在县人民医院住院治疗7天无效，又到淄博市中心医院治疗，服中药前列通口服液等，花药费8000余元，病情仍不见好转。后来我用本条方结合气功为他治疗半个月，症状减轻，两个月痊愈，至今未复发。我还用此方治疗多人，治愈率达100%。"

男科疾病

附睾炎与睾丸炎

睾丸富有血管及淋巴，具有较强的抗感染能力。因此，睾丸的单独发炎是颇为少见的。睾丸感染的发生，一般是继发于身体其他部位感染以后，通过血行、淋巴传播而来，而更多的是睾丸附近的附睾、输精管、精囊、前列腺等有感染，逆行传播或蔓延所致。尿路感染、前列腺切除术后及尿路插管或尿路器械检查情况也可诱发睾丸感染。

急性与慢性睾丸炎常见致病菌为大肠杆菌、变形杆菌、葡萄球菌、肠球菌和绿脓杆菌。感染途径经淋巴或输精管逆行至睾丸。诱发因素为尿道炎、膀胱炎、前列腺炎、前列腺增生症手术和留置导尿管，急性流行性腮腺炎亦可引起急性睾丸炎。临床表现为阴囊内疼痛，轻者仅为钝痛不适，重者痛如刀割，并向腹股沟放射，伴恶心、呕吐、寒热等全身症状。

急性与慢性附睾炎常见致病菌为结核杆菌、淋病双球菌，亦可是大肠杆菌、葡萄球菌、链球菌。大多数继发于后尿道、前列腺炎及精囊炎，细菌经输精管进入附睾。尿道狭窄，尿道器械的使用及前列腺术后留置导尿管等常导致附睾炎。临床表现为突然发病，阴囊疼痛，向同侧腹股沟区及腰部放射，附睾肿胀伴迅速增大，高热，可同时有尿频、尿急和尿痛等膀胱炎症状。

我以酢浆草合剂治急性附睾炎56例全部治愈

配方及用法： 鲜酢浆草100克，油松节15克，加水1500毫升，煎取600毫升。每天1剂，分早、中、晚3次服。

疗效： 治疗急性附睾炎56例，均痊愈。

引自：《四川中医》（1986年第4期）、《单方偏方精选》

> **百姓验证**
>
> ● 马某，男，35岁。15天前右侧睾丸肿痛，阵发抽搐，阴囊逐渐肿大、发红，全身不适。某医院诊为急性附睾炎，注射青、链霉素10天，效果不佳。诊见舌红、

苔黄,脉濡数。证属湿热下注,气血壅滞,脉络不和。服上方后痊愈,随访2年无复发。

● 广西柳城县沙铺镇廖德明来信说:"本村民运福患了附睾炎,在医院治疗3个多月,中西药都吃过,停药就复发,花药费4000多元。后来我用本条方为他治疗,几天就治好了他的病。"

1003. 我按此家传秘方治睾丸炎百例均一贴即愈

主治: 睾丸炎。

配方及用法: 黑胡椒7个,白面一把。将胡椒捣烂,用白面调成糊状。将药糊摊于青布上,贴在会阴部,外垫棉花,用胶布固定。

疗效: 治疗百例均一贴即愈。

荐方人: 河北任县　刘志中

引自: 广西医学情报研究所《医学文选》

百姓验证

● 辽宁清原县湾甸子镇二道湾村王安才,男,53岁。他来信说:"得胜村沈某患睾丸炎,我用本条方为他治疗,只贴1次就好了,现已4年未见复发。"

● 辽宁凤城市敖家村庚成宏,男,25岁。他来信说:"我用本条方治愈了4人的睾丸炎。"

1004. 我用青芒散治睾丸炎7例均获痊愈

配方及用法: 青黛30克,芒硝60克。上药研细拌匀,加入适量面粉,使之有黏性,开水调匀,敷在洗净的肿大阴囊上。

疗效: 治疗睾丸炎7例,均获痊愈。

引自:《四川中医》(1989年第1期)、《单方偏方精选》

百姓验证

● 扎某,男,43岁。因阴囊肿大就诊,面容黄瘦,贫血貌,舌淡、苔白腻,脉浮缓;睾丸肿大如拳,肤色暗红,微痛。用青芒散外敷后,次日消,再敷1次告愈。随访年余未发。

男科疾病

辽宁沈阳市苏家屯区赵家村朴营凤，男，30岁，农民。他来信说："我患睾丸炎1年多，睾丸红肿疼痛，在苏家屯区医院住院治疗半个月，花掉1000多元，稍好回家又复发。后来我用本条方治疗一星期，红肿痛基本消失，至今未复发。"

湖南沅陵县明漆口镇曹家村刘书盈，男，55岁。他来信说："我堂兄突患睾丸炎，睾丸肿如鸭蛋大，小腹疼痛。我用本条方为他治疗，总共用药3次就痊愈了。"

遗　精

遗精是指未性交而精液自行外泄的一种疾病。遗精次数过频，每周2次以上，或梦时而遗，或醒时外溢，伴有精神萎靡，腰酸腿软，心慌气喘等症状者，属于病理性遗精。对于成年男子，如果偶尔有遗精，一般每周不超过2次，且次日无任何不适者，则属于正常生理现象。

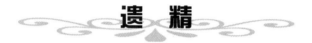

1005. 我用桑螵蛸治遗精症获痊愈

遗精是男性中较多见的一种病，对身体健康不利。我曾患此病，当时甚为苦恼，后来从中草药图谱中学到了桑螵蛸治遗精病良方，我用它治疗，获得了满意的疗效。我又将此方介绍给几十位遗精患者，他们用后个个痊愈，无一人复发。

桑螵蛸别名螳螂子、刀螂子、团螵蛸，生于桑树上，秋末至来春均可采收。

将采下的桑螵蛸去净树皮，放在蒸笼中蒸死螂子，取出晒干备用。

用法：干桑螵蛸研末，早、晚用盐汤各送服1次，每天服5~10克，连服2~3天即愈。

荐方人：四川省仪龙县双庆乡金子村周光庆

引自：广西科技情报研究所《老病号治病绝招》

百姓验证

重庆荣昌县东门小区安居工程3号张万财，男，66岁，退休干部。他来信说：

"我于1990年3月患了很严重的遗精症,经中西医治疗,花了几百元也不见效。后来我用本条方治疗,仅花9元钱就治好了遗精症,而且至今也未复发。"

● 河南平顶山市人民医院白凤林,男,67岁,医师。他来信说:"一名学生患遗精症,严重影响学业半年多,先后就诊于几家医院,终无治疗效果。后来我用本条方为他治愈。"

阳 痿

阳痿属于性功能障碍,是指青壮年男子在性生活中,阴茎不能勃起,或举而不坚。由于某种原因,偶然的一时性的阴茎不能勃起,不能说就是阳痿。只有长时间出现上述问题,才能定为阳痿。

阳痿可分为原发性阳痿和继发性阳痿两种。原发性阳痿,即一开始就存在的阳痿;继发性阳痿,即有过正常性生活,后来出现勃起障碍。但无论是原发性或继发性阳痿,其病因可能是功能性障碍(也称精神性或心理性障碍),也可能是器质性障碍(包括血管障碍性、神经障碍性和内分泌障碍性)。

1006. 我用川椒治阳痿50余例均有极佳效果

川椒,味辛性热,有小毒,入脾胃肾经。功能温中止痛,燥湿杀虫,益火平喘。近几年来,我已应用川椒治阳痿50余例,疗效佳。

荐方人: 山东聊城 朱树宽

百姓验证

● 张某,男,29岁。1994年3月2日初诊。结婚5年,阴茎萎软不用已达年余。后经医院诊为中阳不振,阳道不利,予大建中汤:川椒、干姜、人参各10克,红糖(溶化)50克。水酒同煎,每日1剂,早、晚分服。服药1剂,阴部微微出汗;再服2剂,阴茎即勃起有力,但持续时间稍短;调治1周,诸症皆失。随访1年,未再复发。

我使用细辛治阳痿特别灵验

配方一及用法: 细辛5克。每日用细辛泡茶一杯口服,每剂连泡3次,1个月为1个疗程。

疗效: 治疗阳痿25例均获良效,总有效率100%。一般服药1个月后,即可痊愈。

验例: 有一位49岁的男士,工人,自1986年始,头晕、失眠多梦、腰痛遗精,继而阴茎不能勃起,经医院检查,诊断为阳痿。服用中西药物治疗2个多月,其他症状基本治愈,唯有阳痿未愈。后来用细辛5克,每日泡茶一杯口服,每剂连泡3次,7天即见效果,阴茎已能勃起,但维持时间较短。继续服药1个月,此病痊愈。

引自: 1989年第14期《中国中药杂志》

配方二及用法: 细辛5~10克,以沸水冲泡15分钟后频频饮服,15天为1疗程。

疗效: 此方治疗阳痿,2~3个疗程即可见效或痊愈。

验例: 有一位25岁的男士小周,农民,半年前结婚,性生活和谐。1周前因冒寒涉水施工,渐致性欲减退,夫妻同房阴茎不能勃起,伴下阴不温,小腹痛作胀,经多方医治和自服参桂鹿茸丸、雄师丸等未见明显疗效。经检查,患者形体壮实,舌苔淡薄白而润,脉弦迟。脉症合参,证属寒犯肝经,凝滞经脉所致。嘱每天以细辛6克,沸水泡15分钟后代茶饮服。15天后阳事渐举,坚持饮用1个月,性生活转为正常,其病告愈。

引自: 1993年第5期《浙江中药杂志》

百姓验证

● 黑龙江牡丹江市李殿臣,男,60岁。他来信说:"刘兴田患阳痿,用本条方治疗3个星期便彻底治愈。"

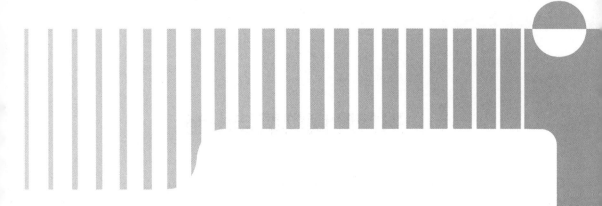

ZHONGGUO JIATING ZILIAO
QIANFANG JINGDIAN

癌瘤科疾病

治疗癌病的最佳出路

20世纪70年代初，美国官方统计公布了一个惊人的数据：在2亿美国人中，约有5000万人迟早要死于癌症！80年代初，我国某些报刊发表的数据同样惊心动魄：我国每年有70万人死于癌症，全国癌症的死亡率已接近国际癌症最高死亡水平！癌症严重威胁着世界的每个角落。据世界卫生组织报道，目前全世界每年新增癌症患者900万人，死于癌症的人数达500万人。到2020年，全世界新增癌症人数将达2000万人，死于癌症者将突破1000万人。我国卫生部公布的一项调查结果表明，中国城市居民前10种死亡病因，恶性肿瘤（即癌症）排列第一。这10种病因占死亡总数的91.24%，癌症又占了其中四分之一。因此，癌症被称为我国城市居民的"第一杀手"！

那么，癌症能征服吗？

我可以肯定地告诉广大读者：癌症可以征服！

但应明确说明：征服癌症不能只依靠引进西方发达国家的医术，要充分利用祖国医学宝库和民间珍藏的各种疗法。

从当今世界医学来看，对于癌症的治疗基本上还是采用手术切除、电疗药敷和激光照射等几种方法。这些疗法从本质上讲是没有什么区别的，它们都是以杀伤癌细胞为主，习惯上通称"杀伤疗法"。

杀伤疗法在杀死癌细胞的同时，也杀死了大量正常健康的细胞。结果有的患者幸运，在杀死癌细胞以后还能将病躯撑上三五年。他们之所以活不长久，是因为杀伤癌细胞的同时已伤了元气。另有一些不幸运者，在治疗当中就不知不觉地伤亡在医院的手术台上。这倒不是说医生们变成了癌症的帮凶，而是目前的医术局限于此。因而现代医学中的治癌过程，真有点像是癌症帮手，使患者逃出虎口，又掉进了狼窝。法国著名生物细胞学家罗瓦德教授指出，目前的治疗方法只能暂时延长病人的寿命，减轻他们所受的痛苦，并不能根治癌症。

在医学界，把人的生命看成是由无数个正常细胞组成的。而无论是正常细胞或癌细胞，它们都是由细胞核、细胞质、细胞膜三个部分所组成的一个椭圆形生命体。中医学上称正常细胞为正义，把癌细胞叫做邪恶。人体就是在正义与邪恶的搏击中，显示出健康、衰弱与死亡各种症状的。也就是说，一个癌患者，通常会有三种情况，要么正常细胞战胜癌细胞，要么癌细胞吞噬正常细胞，要么两类细胞同归于尽。患者的最后归宿却只能有两种，即活下去或死亡。癌患者多是四五十岁以上的人，就是因为人在走向衰老的过程中，正常细胞逐渐衰弱，失去了抵抗战胜癌细胞的活力。

因此，世界医学界以杀伤为主的电疗、理疗、激光照射等治癌方法，从根本上看是一条死路。而在中国民间的众多中草药秘方中，治癌比较有效的几味药，都含有大毒、剧毒，它们之所以屡见治癌奇效，正所谓之"以毒攻毒"的效应。其实，这也是不可取的。目前除以上治癌方法外，医学家们还别无良策。

在医治癌症过程中，患者所表现出的各种情绪也是一个关键的因素。医务人员都清楚，患者中具有斗争精神的和安于现状、听天由命的，其康复程度大不一样。一些有治癌经验的医师，甚至得出这样的结论：癌患者中"好脾气的活不长"，而"坏脾气的死不了"。

医学专家们还发现，恶性肿瘤来势凶猛的病人，多见于严肃、过于拘谨、拼命讨好让人喜欢、经常道歉和为自己辩解的人。癌生长缓慢的病人则相反，他们更善于表达自己的思想情绪。可以设想，一个癌患者，只要把感情表达出来，无论是好情绪还是坏情绪，总比闷在心里不表露好得多。

实践已告诉我们，要想根除癌症，唯一的出路在于中草药和民间已发现的有效疗法。对于癌患者来说，治疗时最好是在有经验的中医师指导下，正确选择治癌药物和治癌的民间有效疗法。如果说到选择最佳的治疗癌瘤方案的话，那就是利用中草药医治，并结合强身健体锻炼，这才是癌患者康复的希望之路。

脑　瘤

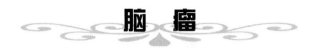

脑瘤是指颅内生长的肿瘤，有原发性和继发性两种。原发性脑瘤可发生于脑组织、脑膜、颅神经、丘脑、下垂体、血管及胚胎残余组织等。继发性脑瘤包括身体其他部位的恶性肿瘤转移到此或直接侵入颅内形成的肿瘤病灶。脑瘤与遗传、物理、化学、生物等因素有关。可发生于任何年龄，以10岁左右和30~40岁为两个发病高峰。男性多于女性。

1008.　我应用本方治脑肿瘤收到了好效果

治脑肿瘤方（日本东亚医学协会理事长矢数道明方）：枳实、白芍各5克，桔梗、山豆根末各2克，加鸡蛋1个，搅拌混合，每日分2次用白开水送服。

注：本方实际上是由《金匮要略》中所述的排脓散加入山豆根配制而成。毫无疑问，山豆根在这里起到重要作用。矢数道明博士以此方治疗一位47岁妇女的脑肿瘤，有一定疗效。后又以柴苓汤加山豆根末治愈一位9岁小女孩的脑肿瘤。可见山豆根碾末运用，有较好的功效。

柴苓汤配方及用法：柴胡、半夏、生姜、黄芩、大枣、人参、甘草、猪苓、茯苓、泽泻、白术、桂枝。剂量因人而异，随症加减，可为汤剂，亦可为散剂。（每味剂量可请有临床经验的中医师确定）

百姓验证

● 河北承德三家乡河北村刘保荣用此方给表妹张春英治疗脑肿瘤有效。以前他表妹在承德、北京等地大医院都治过，没能治好，整天不断药，走路不稳，眼睛发直，不能干活。自用本方治疗后，不用天天吃药了，走路稳当了，眼睛也不发直了，而且还开始干活了。

● 辽宁法库县粮库齐志斌，男，65岁。他来信说："本镇达连屯村陈树文的爱人，40岁，于1996年得了脑肿瘤，在医院手术治疗，花费8000多元，回家后连饭都做不了。后来我让她用本条方试治，她服药后病情好转，身体硬实了，也能干轻活了。"

鼻咽癌

鼻咽癌是指发生于鼻咽顶部和侧壁的恶性肿瘤。在我国南方几省发病率较高，其分布有一定的地区和种族特点，同时有一定的家族倾向。男性较多，年龄以30~60岁最多。临床表现：最初期除极少数患者偶有耳鸣或涕血外，一般无症状。患者往往以颈侧淋巴结肿大，耳鼻症状，偏头痛，甚或远处转移为初发症状而就诊。随着病情的发展，可出现血涕（特别是清晨由口内吸出的鼻咽分泌物内带血丝或小血块，尤需注意）或鼻衄；晚期侵及颅脑，可出现耳鸣、耳聋、头痛、复视及颈淋巴结肿大等症状。

我用本方治好了谢金明的晚期鼻咽癌

配方及用法：连翘、荆芥、双花、白芷、黄芩、桑皮、玄参、地丁各15克，防风、薄荷、栀子各10克，射干、生地各20克，甘草7.5克，水煎服，每日1剂。同时，将硇砂25克，黄连15克研末后用2个猪胆汁调匀，用于滴鼻，每天3~5次，直到无症状为止。

疗效：湖南邵阳市中医院收治一例46岁男性鼻咽癌患者，按本方治疗71天，症状全部消失。

百姓验证

● 山东庆云县后张乡王学庆来信说："本乡谢金明，男，54岁，患晚期鼻咽癌，曾在济南、滨州、河北沧州等地的肿瘤医院治疗，共花医药费1400多元，病情却越来越严重，最后不能进食水，医生说最多还能活1个月。后来，其家人抱着试试看的想法找我医治。我用本条方为其治疗一年零三个月，肿瘤自行脱落消失。到医院检查，已无癌细胞存在。目前能从事轻体力劳动。"

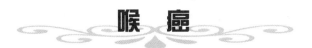

喉 癌

喉癌为头颈部较常见的恶性肿瘤。可发生于喉部声门区，声门上区和声门下区，以声门区多见。晚期病人可出现双颈淋巴结转移，附近组织可受累及，少见有远处转移。本病临床表现为音哑，咽喉异物感，吞咽时不适，疼痛，可伴有干咳，痰中带血，呼吸困难和颈部肿块。

 我表哥患喉癌用石上柏治疗1个月后痊愈

配方及用法：石上柏全草（干用）10~60克加瘦猪肉30~60克或红枣数个，清水8~9碗煎6小时成1碗左右，内服，每天1剂。

引自：《癌症秘方验方偏方大全》

癌瘤科疾病

中国家庭自疗千方经典

百姓验证

● 江西定南县天花镇陈村陈日林来信说："我表哥患上了喉癌，自按本条方坚持服药，病情已好转了。以前我表哥病得很严重，家人已为其准备了后事。当时是水米不进，体弱无力，全身浮肿，家里人和村里人都说没有几天活头了。本条方挽救了我表哥的生命，他现在饭量大增，体力逐步恢复，已能到处走动了，精神特别好。"

肺 癌

肺癌是发生于肺组织的恶性肿瘤，其发病与吸烟、环境污染、病毒、遗传等因素有关。临床常表现为咳嗽、胸痛、咯痰带血、气急、低热、声音嘶哑等，体征上有锁骨淋巴结肿大，呼吸短促，胸廓变形，有压痛点，肺脏病灶区叩诊浊实，听诊异常，杵状指，舌紫暗，舌苔厚腻。根据肿瘤的部位及形态，肺癌的大体类型分为管骨型、管壁浸润型、球块型、弥漫浸润型。另外，当癌灶位于距隆突角3厘米之内（或二级气管分叉之内）时称为中心型，在其外都称为周围型。本病属祖国医学"气喘"、"肺痨"、"肺痿"、"胸痛"、"肺积"等范畴。

1011. 我姐患肺癌只用核桃树枝熬水卧鸡蛋吃两个多月就痊愈了

我三姐66岁那年患了肺癌（沈阳空军医院确诊），因为她年龄较大又有高血压，不宜手术。听别人介绍用核桃树枝熬水卧鸡蛋吃对肺癌有特效，于是我三姐按法服用两个多月，竟真的治好了病。现在她已77岁了。曾将此方介绍给几个肺癌患者，他们也都治愈了。

配方及用法：把核桃树枝劈成若干

小瓣装入砂锅内，加水适量，用类似煎中药的方法熬水（熬一次水可用几天）。用熬好的水2~3勺卧鸡蛋2~3个服下，早晚各1次，服2~3个月。只要病灶没转移就可治愈，有特效。

注：核桃树枝熬水卧鸡蛋，味很苦，患者食用一段时间后，可以减少服食鸡蛋的数量，但不得少于1个。此方

对于肺癌转移的或其他癌症没有什么效果。

荐方人: 辽宁省绥中县老干部局刘富久

补充资料:关于"核桃树枝熬水卧鸡蛋治肺癌偏方"的说明

自从《辽宁老年报》641期刊登我写的"治肺癌偏方"之后,一些同志来信、来电或来人,询问核桃树枝熬水卧鸡蛋治疗肺癌的具体问题,今就有关事宜答复如下:

核桃树枝熬水卧鸡蛋治疗肺癌的验方,是根据民间数百名患者的实践而总结出来的,确实有效。只要癌细胞没转移到其他部位,就能够收到理想效果。

问:用山核桃树枝,还是家核桃树枝?

答:用家核桃树枝。

问:用红皮鸡蛋还是白皮鸡蛋?

答:都可以。

问:怎样卧法?

答:把用核桃树枝熬好的药水盛出适量,再烧开后打入荷包蛋,待蛋煮熟,连汤一起服下,不必打成蛋汤。

核桃树枝熬水,时间熬得长一点,药水浓一点好,以便其药效能够充分发挥出来。

问:服用此方有什么反应?

答:一般没有什么反应。但对个别患者,因为体质不同,病情差异,也可能有所不同,因此要注意观察患者的情况变化,以便更好地对症治疗。

至于个人的思想情绪也很重要,持乐观的态度,克服恐癌心理,坚定战胜疾病的信心,也有利于迅速恢复健康。

此外,用芦苇籽生芽当菜吃(可用开水汆一下拌着吃,每次用饭时吃点,但不可煮熟吃),有很好的辅助治疗作用。

百姓验证

● 四川旺苍县广旺矿务局羊裔洪来信说:"本公司退休干部林则让,男,68岁。1999年患肺癌,经本局总医院治疗两个多月,花药费两万多元没有治愈。后来病情加重,听说我能治此病,就抱着试试看的心理求救于我。我按本条方为其治疗1个多月,病情逐渐好转;继续用此条方治疗3个多月,他的病彻底治愈。去医院复查,肿瘤科医生都认为太神奇了,他的癌瘤无影无踪了。"

癌瘤科疾病

肝 癌

肝癌是发生于肝脏的一种恶性肿瘤。有原发性和继发性（肝内转移）两种，为我国常见病症之一，其发病率在男性肿瘤中占第三位，女性肿瘤中占第五位。目前病因尚不清楚，可能与慢性肝炎、化学致癌物、寄生物、营养因素、饮酒及遗传因素等有关。原发性肝癌起源于肝细胞或胆管细胞；继发性肝癌多为消化道恶性肿瘤的转移，肿瘤可局限或弥散。本病早期症状不明显，缺乏特殊征象。可有上腹或肝区疼痛，上腹胀满，肿块，胃纳减退，食欲不佳，体重减轻，发热，黄疸，肝掌，蜘蛛痣等体征。本病可发生于任何年龄，但患者多数在30～50岁，男性明显多于女性。

1012. 徐老伯患晚期肝癌用溪黄草煎汤服治愈

前年6月，徐老伯经医生诊断得了肝癌，全家四处投医问药，花了5000多元不见起色，眼看病情日渐严重。去年2月，家人听从该乡赤脚医生陈思木的建议，到山根塘边挖了几棵溪黄草（一种草药）煎熬成汤给病人服下。两天后病人就觉心气调和，病情大有好转，继而食量大增，家人喜出望外。连服1周后，病人的肝部癌肿消失，全身开始脱皮，1个月后全部脱完，换皮后的皮肤光滑滋润，原来花白的头发也全部变黑，体重由30千克增加到50多千克。徐老伯现在精力充沛，身体状况很好，几乎每月都下水捕鱼10多次，还能挑40多千克重的货物健步行走。

引自：1991年12月2日《羊城晚报》

百姓验证

●湖北公安县房产公司王星林，男，53岁。他来信说："渔民李向驰因血吸虫病导致肝硬化，经湖北荆州第三医院确诊为肝癌，在公安县医院住院治疗2个月，病情不见好转。后来用本条方治疗，他的病痊愈了。"

我用化瘤丸治肝癌有显著疗效

配方及用法： 人参、丁香、苏木、桃仁各18克，桂枝、麝香、姜黄、虻虫、苏子、灵脂、降香、没药、香附、元胡、水蛭、阿魏、艾叶、川芎各6克，吴茱萸2克，大黄、益母草各24克，鳖甲60克，米醋250毫升。前19味药共为细末，加米醋浓熬，晒干，再加醋熬，如此3次，晒干，然后把益母草、鳖甲、大黄3味粉剂与之调匀。无菌环境下装胶囊，每粒0.3克。每日服4次，每次5粒，黄酒一杯为引，开水送服。

按语： 本方具有化瘤消痞、化症散结之功，是治疗症瘕积聚的有效偏方。

本方是1971年跟随介休县家传三代名医孔二交老中医学习时，经其传授所得。在此期间，亲眼看到此方治疗效果。孔老说，制作化瘤丸时，诀窍在于加醋时的火候和浓度必须遵守操作程序，否则效果不好。

孔老体会到本方具有行气活血、消症散结、补益扶正的作用，可用于治疗症结久不消散、血痹、右肋痛、痛经、外伤跌仆。经临床观察，本方对肝硬化、肝脾肿大、肝癌均有疗效，特别对子宫肌瘤、卵巢囊肿有确切疗效。

引自：《偏方治大病》

癌瘤科疾病

百姓验证

● 李某，女，52岁，家住山西临汾市。1984年12月因腹胀右肋疼痛，食少纳差，午后发热而入院治疗。平素右肋下可触及肿块，如鸡蛋大小，痛时更大，肝功能异常，谷草转氨酶150单位，肝扫描提示有占位性病变。中西医会诊，认为肝大，表面不光滑，胎甲球试验"+"，胆囊肿大约有2.2厘米×1.8厘米，一致同意肝癌的诊断，定为不治之症。病人回家休息，到处求医，总觉得有一线希望也得治疗。延余诊治，嘱其配制一料化瘤丸服用。坚持服药2个月，右肋痛大减，食欲增加，肿大的肝脏缩小，随访2年仍健在。

● 甘肃秦安县贤门路118号胥毅来信说："有一位肝癌患者，以前因疼痛不能独自行走，用本条方治疗后，可以自己到户外去锻炼了。"

食道癌

食道癌是一种世界各国均有发现但呈区域性高发的恶性肿瘤。本病病因和发病机理尚未完全明确。临床以咽下哽噎或困难，胸骨后和剑突下疼痛，食物返流，咽喉部干燥或颈部有紧缩感为主要表现。晚期病情加重且易见消瘦、贫血、营养不良等体征。本病在祖国医学中属于"噎膈"范畴。

1014. 我母亲吃苹果加土豆治愈了食道癌

我母亲今年79岁，去年10月经台州地区医院拍片查实为食道贲门部肿瘤，肿体大如鹅蛋。院方认为我母亲年事已高，不宜开刀。难以进食、上吐下泻，使母亲几近奄奄一息。我们全家不得不为母亲的后事作打算。

1个月前，有位朋友向我介绍，苹果、土豆可以治食道癌。于是我每天给母亲服用苹果与土豆（苹果、土豆各等量，捣成泥状，生食，频服），10天后，母亲的呕吐次数减少，进食量增加；1个月后，母亲已能每餐吃一碗稀饭，每日四餐，身体大大复原，并能在房前屋后走动了。（刘金荣）

引自：1996年8月13日《老年报》

百姓验证

● 辽宁抚顺林场许发之来信说："广西博白县绿珠镇中江村庞英清，女，患食道癌，医院认为已无法治疗。回到家中，食道疼痛，吞咽困难，声音沙哑，体重由60千克降到35千克，已成恶病状。今年2月25日，我用本条方为她治疗，至3月20日回访，疼痛明显减轻，吞咽基本顺利，已能发出声音，原来灰白的脸上也有了血色，体重增至43千克。"

1015. 郭旭山用蜈蚣鸡蛋治好了食道癌

湖南省卢氏县官坡乡兰西村郭旭山，　　1986年8月患病，到西安治疗，经陕西省陆军医院确诊为食道癌。冶金部文峪金矿供销科工人郭龙堂回家（卢氏县官坡乡兰西村）探亲得知后，就将自己在河南省三门峡市住院时听到的治食道癌方法告诉他，郭旭山按法服药后见效。

配方及用法： 蜈蚣7条，鸡蛋7个。每次用1条蜈蚣放在瓦上焙黄研成面，（粉），取1个鸡蛋在一端打个小孔将蜈蚣面装入，用小棒搅匀。然后用纸将小孔糊好，再用绿豆面和成面片（约1厘米厚），将鸡蛋全部包严放在锅里蒸熟（蒸10分钟左右）即可。第二天清晨把糊的纸、豆面和蛋壳去掉，空腹将里面装的蜈蚣面、蛋白和蛋黄全部用水冲食。若用黄酒冲服，效果更佳。服后7天，患者会感到肚子饿，想吃饭。若口内痰能自然吐出（因患此病者多黏痰），证明见效，可连续服用，7天为1疗程。若发现有口麻木、头痛和口渴等现象，应停药。发生此现象，可能是药没有焙好，可另焙。

引自： 广西科技情报研究所《老病号治病绝招》

百姓验证

●江苏常州市东安镇余柯村焦全生，男，66岁。他来信说："有一位食道癌病人，女，78岁。我用本条方为她治疗，服药8天，就能正常吃饭了，也能起床了。家人认为已经好了，就停止了用药，后复发死亡。"

"又一例是食道癌中期患者，我也是用此条方为她治疗，服药一个月后，患者一切恢复正常，也可以做重活了。家人认为她的病已痊愈，就停止了用药，后复发死亡。"

按语： 所有癌症都是相当顽固的。癌症治愈后，也必须坚持用药一年半至二年，以巩固疗效，否则容易复发。从上述"百姓验证"中的实例可以看出，此条方治食道癌是相当有效的，但患者没有坚持用药，结果是复发而死。因此说，不论什么癌症，也不管用什么药来治疗，将病治愈后切不可立即停药，必须坚持长期用药巩固疗效，以防复发。

1016. 我用鹅血治食道癌获得显著疗效

在明朝时的武昌有个和尚，一天饮食艰难，食物很难咽下，人也就日益消瘦，病魔缠身严重。一个大夫前来为和尚诊断后，说是患了噎膈，就是我们今天讲的食道癌。医生终因无方而无可奈何。这个和尚临死前大发慈悲，嘱咐弟子待他死后，用刀剖开他的咽喉，看看到底是什么东西哽在喉咙里导致噎膈，以研究对策，为后人造福。弟子遵他遗嘱行事,在他死后从他的喉咙里挖出一条肉块,看不出什么名堂便放置于一边。不巧得很,有一天这肉块被碰落入一碗白鹅血里,很快,这肉块在鹅血里越缩越小。细心的弟子留心记下了这一现象。数年后,这弟子也被医生诊断为患有噎膈。他便试喝鲜鹅血,居然治好了噎膈——食道癌!

清代名医张聿青,也曾用鹅血治疗自己的食道癌,同样见效。

他们医治食道癌的方法是:取白鹅杀之,用碗盛接鹅血,不需煮烧就将热鹅血饮下。这虽不是好吃下肚的鲜血,但非如此饮之,不得见效。

前几年,我曾专门就防癌、治癌问题求教于民间医师们,他们当中好些人并不把癌症视为绝症。他们认为,患癌者主要是阴阳失调,气滞血淤,邪气存留,积聚成瘤。他们主张把中草药学与民间各种疗法及气功等结合起来治癌,这样相互配合,方能行滞活血,扶正祛邪,调整阴阳,消肿散结……

百姓验证

● 新疆石河子市143团汪义林,男,60岁,干部。他来信说:"申同珍,女,57岁,143团工人。她于2000年7月自感食道不畅,吃食物时有哽噎感,下咽困难。9月11日在团医院检查初步确诊为食道癌。9月22日又到石河子市医学院第一附属医院检查,确诊为食道鳞状细胞癌。9月26日再次到乌鲁木齐医学院做全面检查,确诊是细胞性食道癌。10月11日到乌鲁木齐肿瘤医院开了20多天的中药,花了1万多元,服药后无疗效。11月8日到石河子市医学院第一附属医院做化疗,花了8000多元稍有缓解。11月20日回家以后,又到乌鲁木齐市老年病防治中心自购天活力源口服液服用,花了1万多元,结果收效也不明显。12月4日又到143团医院做化疗,效果还是不佳,且食欲逐渐下降,病情开始恶化。最后完全不能进食,入喉即吐,医院已无法医治,只得回家靠输葡萄糖、氨基酸、人血蛋白等维持生命,先后检查治疗共耗资3.5万元。我在2002年2月2日听说患者已有1个多月没有吃东西,快不行了,医院已不接收治疗。于是,我主动找到她家,用本条方并结合壁虎酒(守宫酒)为其治疗。我让她女儿先找来只大白鹅,然后揪下5条守宫尾巴(因为尾巴的药力强)研成细末,准备给给患者冲服,再用7~10条守宫泡成药酒,准备7天后给患者服用,以继续打开食道。准备工作做好后,给患者服守宫尾散剂,喝白鹅鲜血。开始用注射器输送量小,后来干脆不用注射器了,让患者迅速喝下半小碗,约有120毫升。过了约16个小时后,食道就打通了,反胃呕吐现象明显好转,并能饮入全流质食物了,如米汤、白面糊、肉汤等,效果明显。以后一天比一天好转,全家人都非常高兴。

按语：用鹅血治食道癌在许多医书中均有记载，《本草求原》中言："白鹅血，能吐胸膈诸虫血积。"为证实鹅血的抗肿瘤作用，哈尔滨医科大学肿瘤研究所进行了抑瘤实验研究。结果表明，生鹅血及干冻鹅血粉均有显著的抑瘤效果，且后者的作用更佳。其对升高病人白细胞、改善症状及延长生存期也有一定的疗效。由此可知，"百姓验证"中新疆的汪义林用鹅血并结合守宫酒使一位完全不进食的食道癌病人能够起死回生，其主要原因，守宫酒能打开食道，鹅血能消瘤抑癌，二法相结合，而使病人的症状很快得到好转，这是治食道癌非常好的方剂。

相关资料：壁虎酒（守宫酒）方

主治：食道癌全梗阻。

配方及用法：活壁虎5条，白酒500毫升，以锡壶盛酒（若没有，可以瓷壶代替），将壁虎泡入，两天后即可服用。每次服10毫升（慢慢呷服），早、中、晚饭前半小时服。

疗效：观察10多例食道部全梗阻患者，除1例不能饮酒外，其余病例均在饮酒后20分钟达到开通食道的效果，能够饮水无阻，部分病例第二天可吃米粑、面包、半流汁。壁虎酒开通食道的效果肯定，但不能根治肿瘤。

引自：《中草药单方验方新医疗法选编》、《癌症秘方验方偏方大全》

癌
瘤
科
疾
病

胃　癌

胃癌是消化道常见的恶性肿瘤之一，好发于幽门前区及胃窦部，以40～60岁男性多见。其发病可能与各种致癌物质的侵袭、胃的慢性炎症刺激及遗传有关。根据癌肿侵犯的部位，分早期胃癌及进行性胃癌两类。前者多无自觉症状，偶因健康检查被发现或仅有上腹不适、嗳气、上腹肿块、黑便等特点。本病属中医学"反胃"、"积聚"、"血证"等范畴。

 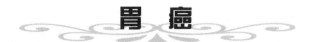

魏金花吃癞蛤蟆炸鸡蛋治愈了自己的晚期胃癌

用炸过癞蛤蟆的油再炸去了壳的鸡　　蛋，只吃蛋就可治愈晚期胃癌。

荐方人叫魏金花，她是辽宁抚顺市人。早年下乡，扎根落户到黑山县，后在县食品厂当了一名工人。在17年前她患上了胃癌，经沈阳医科大和202部队医院确诊为胃癌。医生当时告诉她已没有继续在医院治疗的必要，回家去多吃些好的吧！当时，她已深知自己剩下的日子不多，索性对医院也不抱有什么希望。在这绝望之际，有位朋友告诉了上述偏方，她只吃了几次胃癌就好转了，并逐渐恢复正常，至今已17年未复发。为了巩固疗效，每年春秋季她都要吃一次此油炸的蛋。

她治病的方法是：寻找体壮的大癞蛤蟆，把全头切下，身体部分弃之不用。但蛙头两眼上边的蟾酥包要饱满的，不可碰坏（包内是蟾酥汁）。锅中放好豆油或香油，用火烧沸，然后把全蛙头下入油锅中，待把全头炸酥（一碰就碎），即可捞出扔掉。紧接着拿2个鸡蛋去壳后，把蛋清蛋黄下到油里炸（不加盐和其他作料），炸熟炸透（目的是让油中的蟾酥成分浸到蛋里去），然后一次吃掉。为了巩固疗效，用此方治好胃癌后，每年春秋两季还要各吃一次这种油炸蛋，以确保不复发。

百姓验证

● 广东阳山县青莲镇政府潘就来信说："本县江佐村陈什龙，男，68岁。患胃病，在青莲镇卫生院动手术治疗花掉2850元，发现是胃癌，后又经县人民医院确诊，说还能活20多天，于是出院回家准备后事。此时，我用本条方为他治疗，花费不到80元钱就把胃癌治好了。"

● 辽宁清原县湾甸子镇二道湾村王安才，男，53岁。他来信说："本人于2000年8月26日经县中医院检查，确诊为早期胃癌兼严重的高血压。由于家庭经济条件有限，就自己用本条方和1020条方自治，治疗7天病情好转，吃饭后不再呕吐了，24天后彻底治愈胃癌。"

1018. 蔡老用僵蚕末和白马尿7天治好了胃癌

蔡老今年74岁，依然精神抖擞，红光满面，在家啥活都干。而4年前，医生却判了他"死刑"。那时，他的整个腹部硬得像石块，动不得，一动疼痛难忍，当地一家大医院切片化验后诊断为胃癌。他不相信，立即到省城大医院检查，也同样判定是胃癌。

"怎么办，等死吗"？他反复思索着，忽然他想起了李时珍的《本草纲目》。深夜，一行醒目的字句出现在他的眼帘里："腹内龟病不堪言，肚内生成硬石砖，僵蚕末纯白马尿送下，即时软如绵。"又找《本草纲目》看后，蔡老高兴地叫起来："我有救了，我可能是腹内龟病。"僵蚕末有售，可纯白马尿难找，听说当地有一马场，于是他请朋友帮忙，终于弄到了纯白马尿。按上法服用后，果真"即时软如绵"，7天后有了效果。

荐方人： 安徽淮南市　刘其才

引自： 1995年11月29日《安徽老年报》

百姓验证

● 四川马边县委办公室喻学翰、陈金英夫妇，均68岁。他们来信说："马边县国土局干部宋质柏患胃癌，去年底到四川乐山做手术，未能取得预期的疗效。回来后不愿吃任何药，就准备等死。我们建议他用本条方试试看。他服药2个月后，由便血转为大便正常，病情稳定有好转。"

1019. 张德培患胃癌服向日葵秆芯汤百日使瘤体消失

张德培系西北耐火器材厂副总工程师，于1974年4月初觉胃内不适，继而发现大便发黑。起先医院按胃病治疗，经拍片发现十二指肠球部有一肿物，因而赴津求医。他在火车上听到有人谈及一位胃癌患者康复经过：患者采用偏方，即单以向日葵秆芯（剂量：干者10克或湿者20克）煎汤一杯内服，每日1剂，连服百日胃瘤体消失。他到天津市一中心医院诊治，发现在十二指肠球部有拳头大小的恶性肿瘤。院方虑及摘除会伤到小肠导致扩散，征询其亲属意见，其亲属希望保守治疗。张德培想起途中有人说起向日葵秆芯治胃癌的事，愿以身一试。并觅得向日葵秆，取芯晾干，以每日10克煎服，汤呈茶色，味如泔水。治疗期间除曾服用过中医的有限数剂汤药外，日日服此汤，服百日后，病情转轻。后经医院拍片，癌瘤消失。张德培康复后又投入了工作。

引自： 1995年7月27日《黑龙江老年报》

百姓验证

● 湖北黄石市花湖区4号赵前根，男，50岁。他来信说："我十二指肠球部有一肿物，用本条方治愈。"

753

● 河北秦皇岛市北戴河区杨各庄董连仲，男，58岁。他来信说："本镇村民李贺斯，男，60岁。2003年春经区人民医院及市人民医院诊断为胃癌，面色苍灰，胃痛难忍。我用本条方为他治愈，现已两个多月未犯，气色一直很好。"

1020. "139"对治疗癌病有效

在辽宁昌图县保利乡红英村流传着一位穿着寿衣奄奄一息，等待送葬的癌症患者起死回生的故事。去年9月的一天，红英村一农舍屋里不时传出人们的喜笑声，一位身着寿衣的老人坐在炕上，两眼炯炯有神，频频点头。老人的老伴、儿子、儿媳和小孙子正围着老人说笑……突然老人的女儿惊叫了一声："妈，快把爸爸的寿衣扒下来呀！"大家起初一愣神，然后恍然大悟，手忙脚乱地给老人换上一套新衣服。左邻右舍闻讯，纷纷赶来祝贺老人起死回生。

原来这位老汉叫张守礼，当年才55岁。此前一年3月，老人自感喉痛，脖子、舌头有明显肿块，不久便昏迷不能言语，饮食困难，卧床不起，数月后病情恶化。6月份经昌图、铁岭、长春、沈阳等几家医院检查确诊为喉癌，并已到晚期，医院建议为其准备后事。回家后，其亲属为其花3000多元从全国各地购买了一些抗癌药，经滴注输液服药未见疗效。

8月份，老人连续几天几夜未进食水，病情恶化，生命垂危。亲属感到他的生命难以挽救了，在悲痛中为他赶制了全套寿衣和被褥、鞋等，为他穿好，并派人选好了坟地，雇好了送葬的大车。一位前来奔丧的亲属带来消息说，《沈阳日报》报道了一项科研成果——抗癌新药问世。亲属昼夜兼程从沈阳带回50支药。经给患者滴注到20支时，患者睁开了眼睛要喝水。待连续用药8天后，患者竟奇迹般坐起来了，并要吃饭，脖子、舌头肿块全部消失。

张守礼老人使用的这种药是新研制成功的一种新型抗癌药——油酸多相脂质体（139）注射液。该药主要运用了祖国医学"扶正祛邪，攻补兼施"的法则，通过抗癌活性实验证实，它能抑制癌细胞DNA、RNA及蛋白的合成，并对S期细胞有一定的杀伤作用。该药除能抑制肿瘤生长外，还能增强巨噬细胞吞噬功能，可提高机体免疫功能，而且没有一般化疗药物产生的降低白血球等副作用。

该注射液经18个医疗单位用于治疗中晚期胃癌和肺癌患者均获得明显疗效。

在用此药治癌的众多病例中，有些病例效果特别好。如辽宁铁岭某男性患者，68岁，1986年4月被医院确诊为胃癌，

中国家庭自疗千方经典

住院开刀后发现胃上的肿瘤已比拳头大，淋巴、胆囊、肝上均右癌细胞，已无法手术摘除，于是重新缝合刀口。当时医生判断，患者的生命最长能维持3个月。出院后，患者试用了这种抗癌新药。经过一疗程的治疗，患者胸部肿块消失，不再疼痛，食欲增加。现在精神状态良好，已可散步、买菜。

百姓验证

● 江苏镇江市布胶鞋厂蒋洪顺的一位同事的父亲得了胃癌，经化验已到晚期，据说最多能活3个月，全家人特别着急，但又无计可施。蒋洪顺知道后，便把有关抗癌新药问世的消息告诉了他的这位同事。他的同事买来"139"滴注液，给父亲连用一星期后，他父亲就能喝茶吃饭了，全家人非常高兴。目前患者仍在用"139"治疗，他的家人说，患者的肿瘤已缩小，病情好转。

● 内蒙古赤峰市克旗巴彦查干苏木霍金城所在的村子有位癌症患者，自从用上"139"药以后，病情大为好转，脱离了生命危险。

● 黑龙江龙江县济沁河乡护林村王启成的父亲患晚期胃癌，他买回"139"药给父亲服用，终于在死亡线上挽救了父亲的生命。他父亲曾9天饭水不进，腹胀呕吐得厉害，医生说最多能活3个月，可是经服用"139"后，胃不胀了，也不痛了，能睡觉了，精神状态良好，每天能吃两三碗稀饭，身体开始康复。

癌瘤科疾病

大肠癌

大肠癌包括结肠癌和直肠癌，也是消化道常见的恶性肿瘤之一。结肠癌的临床症状主要是上腹部不适，恶心，打嗝，食后腹胀，病变局部有压痛，反复腹泻、便秘、便血或出现不完全性肠梗阻。直肠癌早期症状主要是排便可摸到大而压痛明显的、颇硬、有结节感的肿物。

1021. 我用此方治直肠癌疗效很好

辽宁凤城县杨木乡敖家村伊文宽朋　友转抄给我此方，我经过临床验证，发现其对直肠癌疗效很好。

配方及用法：白花蛇舌草150克,半枝莲80克,甘草100克,每天1剂,水煎,分早、晚2次服用。

荐方人：辽宁省清原县　王安才

百姓验证

● 辽宁清原县湾甸子镇二道湾村王安才,男,53岁。他来信说:"我的内嫂患直肠癌已到中期,因家贫无钱治。我抱着试试看的想法,用本条方为其治疗。她服药4剂后,癌痛症状减轻;又连服6剂,病痛消失;再继续服用5剂,进食正常,身体康复,已能从事一切家务劳动了,经医院拍片检查证实癌细胞消失。"

血管瘤

本病可发生于身体各处。血管内皮瘤大小不一,发生于皮肤及皮下,红色,高出皮表面。血管外肉瘤,好发于头颅、面部、大腿深部肌肉,表面可有溃疡,极易出血。

1022. 我用水晶膏治好一位老人的血管瘤

配方及用法：石灰末15克,白碱6克,糯米50粒。将石灰末放入干净杯内,白碱以适量开水溶化倒入,高于石灰两指为度,再将糯米撒于灰上,以碱水渗之,陆续添加,泡一昼夜。将糯米取出,捣烂成膏,装瓶备用。使用时先将局部洗净,以75%酒精消毒,然后取胶布一块,视瘤体大小,将胶布中间剪一小孔,贴于患处,使瘤体暴露于外。胶布周围要贴牢,避免水晶膏侵蚀周围组织。将水晶膏涂抹于瘤体上成1～2毫米厚薄层,上面再用胶布固定。2天后取下,可见血管瘤体成凹形黑色创面,再以消毒敷料包扎即可。结痂后不宜过早揭去,待创面平复自行脱落,不留疤痕。

疗效：此方治疗小儿血管瘤9例,1次治愈7例,2次治愈2例。

引自：《新中医》(1993年第10期)、《单方偏方精选》

中国家庭自疗千方经典

1023. 我用九香虫内容物涂敷患部治好一位工友的面部血管瘤

王某，女婴，50天，其母代诉。出生后发现左食指皮肤上一小红斑点，越长越大，医院外科诊为毛细血管瘤，建议其年龄大些后行手术治疗。患儿父母恐其瘤逐渐增大，故请中医诊治。检查患儿左手食指中节拇侧有一红色肿块，中间布满红色血丝，高出皮肤，长约1厘米，宽约2厘米，包围了食指中节的3/4。捕捉九香虫若干只，盛于纸盒或瓶中备用。用时以镊子两把，一把夹住九香虫前半部，另一把夹破虫体尾部，挤出其腹腔内容物，涂在血管瘤上。视血管瘤面积大小，以涂布均匀为度，每日三四次，连用数日，无毒副作用。两个月后，家属怀抱女儿专程前来报告，自擦药后，瘤块皮色由红转黄，面积由大变小，半月之内完全消失，未留下一点痕迹。随访12年未见复发。

引自： 1987年第11期《中医杂志》、《中医单方奇效真传》

乳腺癌

乳腺癌是指发生于乳腺的小叶和导管上皮的恶性肿瘤。本病是女性最常见的癌症之一，多发生于绝经期前后的妇女，偶可发生于男性。早期常无症状，一般潜伏期较长，初起不痛不痒，无异常感觉，晚期痛不可忍。肿瘤与皮肤及皮下组织粘连，表面

癌瘤科疾病

凹凸不平, 呈猪肝色, 溃后不敛, 呈石榴状, 触之易出血, 流出秽物味臭, 同侧腋下可摸到硬块。

 1024. **我女儿患乳腺癌用本方治疗1年痊愈**

配方及用法: 山慈姑200克, 蟹壳100克, 蟹爪(带爪尖)100克。上药共研细末, 以蜜为丸, 每丸重10克, 每次1~2丸, 每日3次, 温开水送下, 饭后服用。

疗效: 治疗27例曾确诊为乳腺癌的患者, 收效甚为理想。

引自:《千家妙方》、《癌症秘方验方偏方大全》

百姓验证

● 新疆塔城市花园街诊所谌贻栋来信说:"我女儿2000年经乌鲁木齐医院确诊为乳腺癌, 并已转移, 在医院做了手术, 花费2万多元。医院说还须做放疗1年, 且不能保证完全康复。后来, 我们放弃了去医院放疗, 用本条方与尿疗法相结合治疗1年, 于2001年7月去医院复查, 癌细胞已消失了。现在身体一切正常。"

白血病

白血病是造血系统的恶性肿瘤, 俗称"血癌"。其特点是白细胞某一系统的过度增生, 并浸注到体内的各种组织和脏器, 尤其是肝、脾和淋巴结, 且周围血液中经常出现各种幼稚的白细胞, 白细胞的总数经常增多, 常有严重的贫血与明显的出血倾向, 并可危及病人的生命。白血病有急慢性之分, 急慢性之比为3.8:1。

本病的发生多与环境因素及机体的遗传、代谢、免疫等有关。中医认为多因七情有过, 肝脾损伤而成虚劳, 日久气滞血淤结石痰核而为本虚标实之症。急性白血病以儿童为多见, 其发病急, 病程短, 发热, 口腔溃烂, 有严重贫血, 普遍出血现象。而慢性白血病发病缓慢, 起初多无特殊不适, 后期表现亦较复杂, 多为疲乏无力, 饮食减少、消瘦、头晕、头痛, 面色苍白无华, 或发热出汗, 或腹胀腹疼, 或颈腋、腹股沟等部位出现包块等。

我运用六神丸治急性白血病有缓解效果

配方及用法: 六神丸,每日180粒,分3~4次口服。不能耐受者,由小剂量每日30粒开始,能耐受后迅速增至每日180粒。如有出血、感染时配合止血剂、抗生素及支持疗法等。

疗效: 6例急性白血病中1例AML和2例APL患者完全缓解,其余3例未缓解。完全缓解所需时间为71~118天,维持时间为81~188天。

引自:《中西医结合杂志》(1989年第12期)、《癌症秘方验方偏方大全》

百姓验证

● 刘某,男,28岁,1986年9月因AML入院,住院后给予六神丸每日150粒,分3次口服及抗感染、支持疗法等。住院期间突然肛门排出稀水样便,无尿,经从尿道推入造影剂诊断为尿道直肠瘘。考虑为白血病浸润所致,六神丸加量每日180粒,分3次口服。17日后患者每天排尿量为50~100毫升,以后尿量逐渐增加到1000毫升,从肛门仍有少量尿液排出。服六神丸118天,于1987年1月24日经骨髓细胞检查发现AML完全缓解。

● 山东庆云县后张乡王知县村王学庆来信说:"本村孟德行之母,54岁,于2001年3月份自感全身不适,在家中乡医按感冒治疗半月不见好转,持续性高烧不退。在本地医院未查明病因,到山东滨州医院确诊为白血病。其家属实难相信,又转至济南市医阮作骨穿刺检查,确诊为急性淋巴性白血病,并肝脾肿大,住院治疗3个月不见好转,且病情加重。后转至滨州总医院血液病专科就诊,经放化疗及中西药治疗,又输血10多次,才暂时得以控制。于11月病情突然急剧恶化,上吐下泻血水黏状物,医院用尽各种措施难以控制,下达病危通知。家属见医治无效只得出院回家,此时已花费3.8万多元。回家后第二天,病情恶化,家人已为她准备后事。经某人提醒,患者家人请我一试。我用本条方为其治疗,并给予输血,3天后病人苏醒,7天后症状基本控制住了,病情有所好转。之后又用"新白血汤"(相关资料附后)与本方结合治疗到2002年3月,病人一切不良症状已全部消失,可随意活动,到医院检查,已基本痊愈,才花费3000多元钱。"

新白血汤治急性淋巴性白血病30例,有效率100%

主治: 急性淋巴性白血病。

配方及用法: 半枝莲、夏枯草、白花蛇舌草、天门冬、鳖甲、蒲公英、紫花地丁、生地、熟地、太子参、玉竹、旱莲草、猫爪草各30克,龙葵、丹参、地骨皮各15

癌瘤科疾病

克,胡黄连、全蝎各10克,三七粉2克。上药水煎2次,早中晚分3次服。

疗效: 30例治愈26例,有效控制4例,治愈率87%。

验例: 张建军,男,27岁,已婚,蔚县农民。1990年8月20日主诉发烧10天,1个月前出现血衄不止,压迫止血及安络血、止血敏用后停止,12天后又复发高烧,体温常在39℃左右,伴有两肋疼痛、头晕、饮食差、呕恶。锁骨窝及腋下淋巴结明显肿大,用同位素扫描:肝脏位置正常,形态完整。血象WBC 55600/mm^3,成熟淋巴48%,幼淋巴50%,当地医院诊断为急性淋巴性白血病。注射青霉素、庆大霉素等治疗效果不佳,仍有高烧、头晕、肋疼,生活已不能自理,家人用车推来我处就诊。观察患者面色灰暗,神情萎靡,少气无力。自述头晕、两肋疼痛不畅,易怒,性情急躁,大便干结2日一行。睡眠不安,时有鼻衄,脉弦数,舌质淡红、苔薄白,诊断为血痹虚劳。辨证:热毒内蕴、肝郁化火、邪正交争、迫血妄行。治宜清热解毒,益气养阴,凉血止血。服新白血汤8剂后邪正交争、迫血妄行。治宜清热解毒,益气养阴,凉血止血。服新白血汤8剂后饮食增加,精神大有好转,肋疼减轻,自来就诊。1990年9月18日诊脉弦细无力,舌质红、苔黄腻,效不改方去胡黄连、丹参加滑石12克,再服22剂后,肿大淋巴结消失,已不发烧。淋巴幼稚型3%,成熟型97%,嗜中性粒细胞约200个白细胞中可明显发现1个,心率110次/分,血压14.6/12.8千帕(110/96毫米汞柱),舌质淡红、苔白。守前方:龙葵、夏枯草、半枝莲、白花蛇舌草,加青黛15克,服药两个月后,改为丸剂,每丸10克,日服3次。间断服药10个月后,1992年3月10日复查,未见不适,现在能参加劳动了。

按语: 现代医学认为本病是一种恶性增生性疾病。

荐方人: 河北蔚县邮电局中医师　金芝玉

引自:《当代中医师灵验奇方真传》

各种癌痛

1026. *我将消炎痛与阿米替林合用治各种癌痛全部有效*

癌症晚期,使病人最为痛苦的莫过于　　疼痛了。有的病人,甚至用度冷丁、吗啡都不能解除疼痛。最近有研究证实，消炎痛与阿米替林合用治疗癌症疼痛有较好疗效。

武汉同济医科大学杨今祥用此两种药物治疗癌症疼痛，用法为每日消炎痛、阿米替林各25毫克，分2次口服。个别病例开始时如止痛效果不明显，可每日剂量各用50毫克，分2～3次口服，疼痛缓解后即减小剂量或采用间隔用药。治疗52例，总有效率达100%，尤其对肺癌与肝癌的镇痛效果最为显著，对胃肠道癌症的镇痛效果稍差。

荐方人：河南焦作矿务局　是明启

百姓验证

● 上海市殷行路殷行一屯吕德芳来信说："我老伴患晚期肝癌与卵巢肿瘤，医生都认为没必要治了。为了减少老伴的疼痛，我用本条方给予止痛，其效果确实很好。原来，老伴一痛就用度冷丁维持，过2个小时又开始疼。因度冷丁止痛时间短，又改用昂贵的吗啡止痛药，但也是难以奏效。后来试用本条方，结果真是出乎意料，服后半小时开始见效，止痛时间也延长了。"

 我用甲鱼胆汁止癌疼痛效果很好

配方及用法：鳖（即甲鱼）胆汁。将活鳖投入沸水中煮5～10分钟后，取出胆汁。鳖在500克以下，胆汁为1次量，500克以上为2次量。每日1次，空腹服。

荐方人：江苏淮阴县　耿汉顺

引自：《江苏中医杂志》（1983年第6期）、《中医单药奇效真传》

百姓验证

● 大连市中山区武汉街58号二楼邹永花的爱人用此方给一位37岁肝癌患者治疗，患者肝区疼痛明显好转。

1028. **我用本方治各种癌瘤有效率100%**

配方及用法：生五灵脂10克，生黑牵牛20克，生香附子10克，生广木香10克。上4味共研末，白米醋糊为丸，绿豆大，阴干收藏。每服10克，生姜汁送服，每天3～4次，小儿减半。

疗效：一般病例30分钟见效，经千余

癌瘤科疾病

例患者使用验证, 有效率100%。

按语: 该方前3味属家传方, 后1味为作者本人创研所加; 孕妇禁服; 忌与人参同用。

荐方人: 广东省饶平县三饶镇 李清岩

引自:《当代中医师灵验奇方真传》

百姓验证

● 江苏响水县灌东小区蒯本贵, 男, 65岁, 医生。他来信说:"福玉小区王瑞才的伯母腹腔患脂肉瘤, 动过4次手术, 瘤体最大的4000克重, 最后医院也没办法了。后来我用本条方为其治疗, 仅服药2剂病状就得到控制。此外, 我在2年前曾用此条方治好滨海通榆一小孩脑肿瘤。"

1029. 我用本条方治愈一位胰腺癌病人

配方及用法: 莪术120克, 当归120克, 白芥子120克, 急性子120克, 皮硝250克, 海粉250克, 大核桃100枚。将以上各味药共煎煮一昼夜后, 过滤取药水备用。每日3次, 饭前服用, 每次服10毫升。

按语: 此方在本地区被民间誉为"天下扶正抗癌第一方", 经多年临床应用, 对鼻咽癌、乳腺癌、肝癌、宫颈癌、肺癌、结肠直肠癌、胰腺癌、肾癌、膀胱癌、阴茎癌、前列腺癌、输卵管癌、血癌、甲状腺癌、色痣癌、皮肤癌、食道癌、喉癌等18种癌症均有抑制作用。主要需及早发现, 诊断准确, 及时治疗, 并施以营养食物, 活血正气, 再进行体育锻炼, 练治癌气功, 以促使正常细胞的强壮、活跃, 从而战胜癌细胞, 扶正祛邪, 达到本质上根治癌症的效果。

注: 原方没有具体的熬制方法, 放水多少没有数量规定, 用者请自己酌量放水。如果用急火熬制应适当多添些水, 用慢火熬应少添些水。总之, 放水多少由自己酌量去办。

《中药大辞典》中有关海粉的记述如下:

异名: 红海粉(《纲目拾遗》)

基原: 为海兔科动物蓝斑背肛海卵群带。

原动物: 蓝斑背肛海兔, 又名"海珠"。

全体略成纺锤形, 长9~12厘米, 色黄褐至青绿; 背面和过缘散布青绿或蓝色的斑点, 斑点外围有褐色线圈围绕。头颈部明显, 有触角2对, 前一对粗大, 称为头粗角, 外侧有一耳状深沟, 表面着生树枝状绒毛突起。眼小, 黑色, 无眼柄, 位于嗅角基部的前方两侧。胴部非常膨大, 向前后两端削尖。足宽大平滑, 前端呈截状, 两侧扩张, 末端呈短尾状。侧足发达, 位于体中部, 两侧的前端分离, 后端愈合, 构成一特殊的腔。本鳃大, 呈扇形。有紫汁腺。肛门位于鳃的直后方,呈管状突起。体背面被多数大小不同的突起,长圆锥形,散布于足背边缘的较密,小形,呈触手状;散布于头部和胴部者大形,有多数分歧。(见图64)

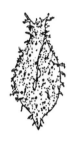

图64　蓝斑背肛海兔

生活于暖海地区。常栖息在潮下带的海藻上,食泥沙、藻类及小型软体动物等。遇刺激时能分泌紫色液体,使海水混浊而借以掩护。产卵时先爬行到海藻或石块等附着物上,然后排出卵群带附于附着物上。卵群带青绿色,细索状如挂面,扭曲呈不规则形。分布在我国东南沿海。厦门附近有大量养殖。(见图65)

采集:2~3月及9~10月海兔产卵期间,于海中插入竹竿或投入石块等附着物,使卵产于上,收取后晒干。

性味:甘咸,寒。

归经:入肺、肝经。

功能主治:清热养阴,软坚消痰。治肺燥喘咳,瘰瘤,瘰疬。

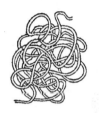

图65　蓝斑背肛海兔的卵群带

宜忌:《本经逢原》中载,“性寒滑,脾虚人勿食”。

备考:《纲目拾遗》中载,“《虫语》:海珠,生岭南,状如蛞蝓。大如臂,所茹海菜,于海滨浅水吐丝,是为海粉。鲜时或红或绿,随海菜之色而成,或晒晾不得法则黄,有五色者。或曰此物名海珠,母如墨鱼,大三四寸,海人冬养于家,春种之濒湖田中,遍插竹枝,其母上竹枝吐出,是为海粉,趁湿舒展之,始不成结,以点羹汤佳。”

(摘自:《中草药大辞典》1931页)

荐方人:广西武鸣县两江中医诊所中医师　韦文宜

引自:《当代中医师灵验奇方真传》

百姓验证

● 上海南汇区新港镇中学唐新官,男,61岁,门卫。他来信说:“患者朱丹红,家住上海市南汇区新港镇黄华村6组。该病人经上海市中山医院确诊为胰腺癌,已属晚期,最多能活2个月。后经朋友介绍找到我,我抱着试试看的想法,用本条方并结合土方(用活蟾蜍20只,去掉内脏,放在锅内煮烂后去掉骨头,用面粉做成黄豆粒大小的丸药,每次吃4粒,每味药隔1小时服用)为其治疗，3天后止痛，半个月就能下床了，1个月后就可以到处走了，2个月后患者康复。原来患者瘦得皮包骨，现在也胖了，又恢复了健康时的体重。此次治疗仅花药费100余元。"

1030. 芦笋治各种癌症都有效

生化学家卡尔·卢茨以及芦笋可能治癌的发现者理查德·文塞尔共同研究用芦笋治癌多年，积累了不少芦笋在治癌效果方面有效的范例。

验证一： 一个几乎宣布无救的霍奇金氏病（又称淋巴肉芽肿或淋巴腺癌）患者，已无法工作，在服用芦笋1年后经医生检查已无任何癌症之迹象，并开始积极地工作了。

验证二： 一位今年68岁在事业上成功的人，饱受膀胱癌之苦达16年之久，经药物治疗（包括钴60照射）多年无任何起色。在他服用芦笋3个月后，经医院检查，医师宣布其膀胱肿瘤已消失，并且肾脏正常。现在他已恢复了健康。

验证三： 一个肺癌患者，在1971年3月于手术台上医生发现其癌细胞严重地蔓延至其他部位而无法开刀，宣布其已无望。同年4月他听说芦笋疗法后立刻开始使用，至同年8月经X线检查，癌症迹象完全消失，他现在仍在工作岗位上正常工作。

食用芦笋方法： 芦笋在食用前必须煮熟，因此罐头芦笋与新鲜芦笋一样好。食用时打开罐头，倒入果汁机中以高速打成泥状，在冰箱中贮存。每天给患者食用2次，每次4汤匙，患者通常在2～4星期后就有起色。也可以加水稀释后冷饮或热饮，这只是一般经验所得，当然多一点对人体并无害。

为何芦笋会治癌？卢茨认为芦笋含丰富组织蛋白，长久以来，生化学家们相信组织蛋白能有效地控制细胞生长，因此可以说芦笋是含有一种"使细胞生长正常化"之物质，它说明了为何芦笋可以治癌。芦笋治癌的奥秘，不仅在于芦笋含有丰富的组织蛋白物质，它还含有丰富的叶酸，含量仅次于肝，更含有丰富的核酸。

据致力于推动以芦笋治疗癌症的国际癌症病友协会通报：有60位病人因接受芦笋治疗而恢复了健康。病人一般在2～4周感到好转。研究证明，芦笋对所有类型的癌症都有疗效，只有接受芥子气化疗的病人例外。国际癌症病友协会提醒人们：在食用芦笋治癌过程中不得中断，直至医学上确诊患者的癌瘤已消除时方可停食。

引自:《参考消息》(1985年12月9日　译自美国《癌新闻月刊》)

百姓验证

● 云南昭通市东后街69号王一鸣,男,75岁。他来信说:"1998年我突然消瘦,面色黄黑,两眼周围出现黑斑,原以为是患了黄疸性肝炎,急忙到昭通地区医院就诊,用超声波断层显像检查显示胆囊壁粗糙,膜内有数个隆起肿物。1998年3月6日经专家会诊,结论是胆囊癌,并要求立即动手术剖腹检查。我拒绝了医院的要求,因我年事已高,又不能乘飞机或汽车(因晕车呕吐)到省城昆明就诊,只好回家休养。后来,我用本条方并结合杏仁疗法(每天早晚各食苦杏仁10粒,全天20粒)治疗,3个月后,我胖起来了,脸上和两眼周围的黑斑也已全部消失,到医院复查,肿物不见了。我现在是红光满面,精神也非常好。"

"我食用芦笋的方法是,将备好的芦笋都用水煮开后,立即起锅并晒干留用(因鲜芦笋易腐烂变质)。煮芦笋的水一点儿也不倒掉,天天当饮料饮用。每天还要用芦笋水煮饭吃,用煮过的芦笋做菜吃,顿顿吃,天天不断。就这样我坚持吃了3个多月,共吃掉50多千克芦笋,就治好了我的胆囊癌。"

● 吉林九台市胡家乡戈家庄王景海来信说:"我于1990年春遇到一位肺癌患者,在大医院已不给治了,让回家准备后事。我主动找到病人家属问:'我有一方法,可以试用一下吗?'病人家属同意后,我就按着本条方给病人吃了两个月的芦笋,真是万万没有想到,病人精神恢复得特别快,饮食也恢复正常了。病人及其家属都觉得没有生命危险了。我告诉他们,还要继续巩固治疗,不可间断。"

1031. 我应用手脚穴位按摩法治癌瘤有疗效

肿瘤可分为良性、恶性两种。良性肿瘤特点是发育缓慢、限局性、不向周围组织浸润、不转移、不呈全身症状;恶性肿瘤特点是发育迅速、出现压迫症状,常形成转移,患者陷于恶病质。

手脚穴位按摩对良性肿瘤有较好治疗效果,对恶性肿瘤有辅助治疗作用。

脚部选穴:34,39,40,41,70号穴,再酌加发病器官反射区穴位。(见图66)

按摩方法:34号穴用按摩棒大头由上向下推按,左脚取穴,每次推按5分钟。39,40两穴要同按,用拇指和食、中指从踝骨两侧凹处捏住,向上推按,双脚取穴,每次每脚每两穴推按5~10分钟。41号穴用拇指点按、推揉，双脚取穴，每次每脚每穴点按5分钟。70号穴用拇指逐穴捏揉，双脚取穴，每穴捏揉2~3分钟。每日按摩2次。

手部选穴： 1、2、3、4、5、42号穴，加发病反射区穴位。（见图67）

按摩方法： 1、2、3、4、5号按摩穴均用单根牙签刺激，42号穴用手指捏揉，每穴每次2分钟，每日数次。

注： 手脚穴位按摩治病法与按摩工具，请见本书附录一。

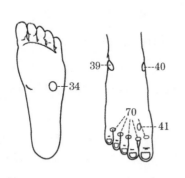
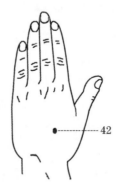
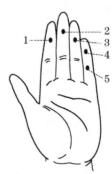

图66　　　　　　　　　　　　图67

百姓验证

● 黑龙江省新华书店冯慧敏说："我是一个癌症患者，1989年接受了乳腺癌切除根治手术。1990年9月，复查时经几次拍片检查，发现肺部正侧位均有大面积阴影，在哈尔滨市几家大医院确诊为癌转移。又去北京中日友好医院检查，也确诊为癌转移。在此期间，我没采用药物治疗，而是让我爱人按照本条方为我按摩脚部有关穴位，每次坚持按摩1小时左右，每天按摩2次。按摩3个多月后，自感症状明显好转，年底再次去北京中日友好医院检查，竟出现肺部正常X线片。我真高兴！往返途中及在旅馆，都坚持按摩。我爱人仔细研究此方，治疗中逐步增加按摩的穴位，使我身体的不适症状明显减轻，收到意想不到的治疗效果。"

1032. 我利用胡萝卜汁治肺癌取得了显著效果

胡萝卜可能是再平常不过的蔬菜了。人们只知道它含有丰富的胡萝卜素，却不知道它还有独特的抗癌功效。

美国国立癌症研究所的医学家们经过20多年的观察发现，经常吃胡萝卜的人，比不常吃这种食物的人得肺癌的机会少40%。前苏联有一位女性肺癌患者，手术时发现癌细胞已广泛转移，手术意义不大了,医生把刀口缝合起来,认为她活不了几天。可是她坚持喝胡萝卜汁,治愈了肺癌。她的治疗经过是:每天喝6茶杯胡萝卜汁,喝1个月后,食欲增加了,精神也好起来了,喝至半年,能做轻活了,喝至6年后,经X线检查肺癌消失了。接着一家医院对300名肺癌病人做了试验,让他们每日喝2茶杯胡萝卜汁,3个月后大部分病人病情好转。

举世闻名的膳食疗法专家格尔森博士曾应用饮食疗法治愈了许多生命垂危的晚期癌症患者。如英国一个叫科德西的人,他患了晚期膀胱癌,格尔森博士当时给他开的处方是:每天喝13茶杯胡萝卜汁和苹果汁,连喝2年。从此以后,科德西就天天喝青绿色的蔬果汁液,身体逐渐好了起来。喝了2年之后,他的膀胱癌完全治愈了。

引自:辽宁科技出版社《癌症康复指南》

按语:胡萝卜又名黄萝卜、丁香萝卜。胡萝卜的主要营养成分有蛋白质、脂肪、碳水化合物、B族维生素、维生素C,以胡萝卜素含量最为丰富。胡萝卜素在人体内能迅速转化为维生素A,它对防治肺癌有一定的作用。

1999年11月26日《晚霞报》第3版发表的主治医师洪元康撰写的《胡萝卜有防癌抗癌作用》的文章里说:"10多年前,美国一家医院的外科医生为一名60多岁的妇女做肺癌切除术,当打开胸腔后发现,癌细胞已广泛转移,根本无法下刀,只好缝合伤口。病人回家后,常感口渴,家人便给她服胡萝卜汁,病人感到十分可口,要求继续服。家人觉得病人已危在旦夕,就让她喝个痛快吧!每天给她喝四五杯。不料1周后,病人精神好转,面色红润,食量增加。继续服用半年后,病人竟能下床活动了。又坚持服用1年多,后来这位肺癌患者竟然奇迹般地生存了4年多。"

从本方"百姓验证"中3个肺癌病例和有关报道中可以看出,坚持不断地食用胡萝卜,肺癌完全治愈并不是什么神话;如若停用胡萝卜,就会复发或转移。

根据实践得知,胡萝卜对肺癌确有预防和治疗效果。如果一生中不间断食用胡萝卜,患肺癌的几率非常小。据一医学杂志报道,英国有一专门研究"胡萝卜与肺癌到底有多大关系"的小组,对一个公司职工(1954人)进行长达19年的追踪调查发现,其中有976人食用胡萝卜,但有的人食用较多,有的人食用较少。为了弄清楚食用胡萝卜多与少和发生肺癌之间的关系问题,又把976人分成两大组,每组488人,结果发现食用量较多的488人中有2人得了肺癌,而食用量较少的488人中患肺癌的有15人。如此看来,胡萝卜这一营养蔬菜确实不可轻视。

最近,中央电视台在晚间新闻栏目里报道,国外的一篇有关保健的文章里说:"终身食用胡萝卜的人,肺部就会保持年轻化,即使是经常吸烟的人,也很少患肺癌。"

事实告诉我们，终生吃胡萝卜得肺癌的机会少；只要不间断食用胡萝卜，十有八九的肺癌患者都能治愈。

百姓验证

● 辽宁清原县火车站街广场南铁路3号楼1单元103室申医师蒋桂兰，女，59岁。她来信说："我用本条方治疗3例肺癌病人，其中1例治愈，2例好转后未坚持治疗复发。"

"辽宁法库县五台子乡五井子村贾淑辉，女，37岁。2000年初在沈阳肿瘤医院确诊为肺癌。她的肺癌贴在肺管处无法手术，医院给她用电疗法治疗，1疗程医药费花掉4000多元未愈，后回家休养。我按本条方让她喝胡萝卜汁，每天3次。她服了4个多月，花费200元左右，再去沈阳肿瘤医院复查，肺癌已痊愈，未见任何异常。"

"清原县红透山的吴淑芳，女，59岁。经沈阳肿瘤医院确诊为肺癌，在左肺叶上部有50毫米×30毫米的癌变。我让她喝胡萝卜汁，经服用三四个月后，再次去医院复查，癌区已缩小到25毫米×1.5毫米，她非常高兴。后因停用胡萝卜汁一段时间，她的癌变又转移到食道上。"

"我亲属高爱英，女，37岁。患肺癌，在沈阳肿瘤医院确诊并手术和电疗未见好转，回家休养。在此期间，我让她喝了4个多月的胡萝卜汁后，她的精神大有好转，呼吸通畅，说话有力，全身有劲，能参加各项劳动了。后她也因停服胡萝卜汁1年，癌症复发。"

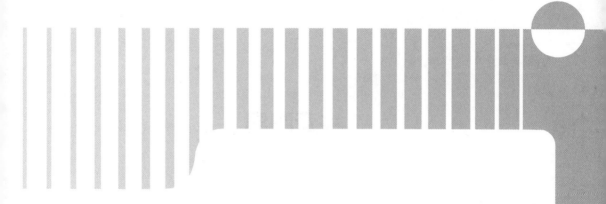

ZHONGGUO JIATING ZILIAO
QIANFANG JINGDIAN

各种杂症

性交腹痛

中国家庭自疗千方经典

1032. 我用本方治好一位28岁妇女的性交后腹痛病

配方及用法： 章丹2.1克，明矾2.4克，胡椒7粒，火硝0.3克。上药共研细末，醋和为丸。令患者盘坐，将药丸放在脐上，男人以左手，女人以右手扶之，汗出即愈。

引自：《中药鼻脐疗法》

百姓验证

● 湖北黄石市花湖区明家墩赵前根，男，50岁。他来信说："有一位28岁的妇女，患性交后腹痛，在各个医院治疗均无效。后来我用本条方给她治好了。"

中 暑

在高温、高湿或强辐射热的特殊环境下从事体力劳动，或让年老体弱、慢性病患者及产妇置于热不通风的环境中，便会导致产热大于散热，使热量在体内贮积，当超过人体耐受的限度时，便会发生中暑。

1034. 我用刘寄奴将邻居的重症中暑治愈了

严某，男，34岁。盛夏时在田间劳动，致发热、头昏、口渴、抽搐约半小时而入院。检查：体温40.5℃，血压9.3/7.4千帕（70/56毫米汞柱），神志不清，脸色苍白，心率120次/分，四肢肌群抽搐；未引出病理反射，化验血象正常。诊断：

重症中暑。入院后立即输液、物理及化学降温，经抢救6小时许，上述症情未获改善，改用刘寄奴100克，加水煎取500毫升口服。服药后1小时左右体温降至39℃，神志已清，四肢抽搐止；服药4小时后，体温降至38.2℃，血压上升到10.9/8.5千帕（82/64毫米汞柱）。次日，再予上药100克，服后病愈出院。

引自：《江西中医药》（1982年第3期）、《中医单药奇效真传》

食物与药品中毒的解救

1035. 我用本方治愈了姨母因食用鱼胆引起的中毒症

配方及用法：甘草60克，绿豆200克，加水煎煮15~20分钟，待冷后频频饮服。

按语：甘草有和中缓急、调和诸药、解毒的作用，能解药毒及食物中毒。绿豆肉平，皮寒，解金石、砒霜、草木一切诸毒。

相传，明朝御医盛寅，医术高超，曾任仁、宣二宗两代皇帝的御医，在任宣宗帝御医时的一天早晨，盛寅刚走进御药房，就突然昏倒，不省人事，太医院的医生个个束手无策，不知他患的是何病，更无人敢开方下药。这事惊动了宣宗，皇帝赶到现场，十分着急，急令：凡懂医者均可荐计荐策，能治愈盛寅病者重赏。在这紧急关头，有位民间医生揭榜要给盛寅治病。宣宗见有人来给盛寅治病，自然高兴。那民间医生给盛御医作了检查之后，马上就在御药房配药，并煎汤给病人灌下，不到1小时，盛寅就苏醒了。皇帝见状，忙问民医配的是什么药，为何这般见效。那民医笑道："盛御医因没吃早饭就进了御药房，腹中空而胃气虚，抵不住各种药的气味熏蒸，一时中了诸药之毒，而能解百药之毒的唯有甘草。刚才，我煎了半斤甘草，给他频频灌下，并没有什么神奇妙方啊！"皇帝和御医们听了，个个点头佩服。皇帝命人厚赐这位民间医生。

引自：《小偏方妙用》

百姓验证

● 山东郓城师范学校尹逊田，男，57岁，教师。他来信说："我姨母为治病吞服了3个鱼苦胆，结果引起中毒，差点丧命。我使用本条方，只花2.5元钱，服药1剂，就治好了姨母的中毒症，挽救了她的生命。"

中国家庭自疗 千方经典

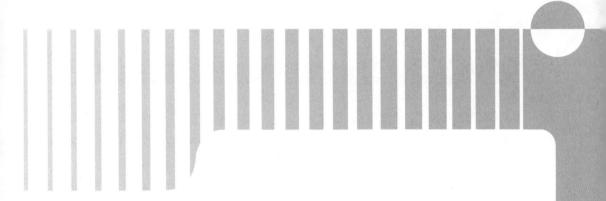

ZHONGGUO JIATING ZILIAO
QIANFANG JINGDIAN

老年健康长寿妙法

1036. 我服用古代神医孙思邈的返老还童健身丸收到了显著效果

人老则气血衰竭，肾精枯槁，面焦发白，筋骨无力，所谓"七八肝气衰，筋不能动，天癸竭，精少；八八则齿发去"。由此可见，人老则衰退是人生规律之必然。

如何延缓衰老，一直是人们关注的问题，中医认为采用一定措施如运动、气功或注意饮食、生活规律等可以延缓衰老，服用有益的药物也是起作用的。中医补药浩如烟海，据数十年的经验，我认为以孙思邈《备急千金要方》中的治诸虚劳丸方最佳，老人服用很有疗效，具有一定的"返老还童之功"。

配方及用法： 生山药60克，肉苁蓉120克，五味子100克，菟丝子、杜仲各90克，牛膝、泽泻、生地、山茱萸、茯神、巴戟天、赤石脂各30克。将上药研细末，炼蜜为丸如梧桐子大，饭前以黄酒温服30丸，每日早晚2次。

禁忌： 醋、蒜、陈臭食物。

疗效： 一般老人服1周后，四体润泽，唇口之色变红，手足温暖，面色光悦，消食，声音清明，10日后，其药通人脑。

引自： 1988年4月25日《健康咨询报》

百姓验证

● 四川洪雅县城关镇19号詹崇贵，男，67岁，中医。他来信说："我用本条方加大剂量后（请看下方）给8位60岁以上的老人服用，取得十分满意的效果。我自己买了1剂药，才花110元钱，服后四肢温和，唇口发红、润泽，面色光悦，饮食增加，声音洪亮，头脑清晰，精神好于从前。"

配方及用法： 山药120克，肉苁蓉240克，五味子200克，菟丝子、杜仲各180克，牛膝、泽泻、生地、茯神、山茱萸、巴戟天、赤石脂各60克。上述剂量是在原方的基础上加大了一倍，同时，消化不良加山楂200克，脾虚加党参、白术各100克，头晕、血虚加鹿胶、阿胶、龟胶各50克，脾阴虚加干姜50克，肾阴虚加肉桂30克。制作时用蜂糖500克，白酒250毫升，熟清油250毫升为丸。每日早晚各服1次，每次30克，饭后服用。

● 辽宁本溪电信局张广生来信说："我因年老体弱无力、关节痛、头晕、耳鸣较重，曾到医院检查治疗，说是老年衰老退化症，无特效药治疗。后来我按本条方服药3个月，上述症状大有好转，体力大增。"

● 江西宜中县一建公司兰太清的父亲年老体衰，每年都要花钱买各种药物补品维持，自从服了本条方返老还童健身丸后，精神比以前好多了，食量增加，身体日渐轻松，脸上有了血色。

中国家庭自疗千方经典

1037. 我父亲服用"百岁酒"取得了好效果

配方及用法: 党参、麦冬、白术、龟胶、枣皮、川芎、防风、广皮、枸杞、茯苓各30克,当归、熟地、生地各36克,羌活、五味子各24克,肉桂18克,蜜炙箭芪、茯神各60克,红枣1000克,冰糖1000克。将以上药泡入白酒或黄酒10千克中,埋入土中7日,取出每服数杯。

百姓验证

● 上海市崇明县陈家镇滨江五队张卫国来信说:"我父亲服用百岁酒1个月后腰不痛了,皮肤发热现象也消失了。"

 1038. 我服此"长寿丹"获得了极佳疗效

配方及用法: 熟地、熟红枣各15克,川芎、秦艽、玉竹、羌活、灵仙、肉桂、前胡、甘草各6克,大枣5枚,陈皮、茯神、防风、杜仲、枸杞、牛膝、小茴、白芍、木瓜各10克,沙参13克。以上21味用白酒1千克浸泡七昼夜,沥去药渣,加入白糖500克即成。每日3次,每次15克。3次均宜饭前服下。

百姓验证

● 江苏铜山县拾屯乡吴屯村杜庆强的老师徐俊生老大夫对此方曾多次应用验证,效果很好。

● 内蒙古扎赉特旗二轻局屈振清用此方为一位六旬的老者配药1剂,老者服用后精神焕发,浑身有劲,效果很好。

● 广东封开县曙光路14号聂建雄用此方给岑老伯连服百日,老人说现在走路脚步轻松,浑身有劲,感觉越来越有精神了。

● 黑龙江哈尔滨糖厂龙泉酒精分厂张亚军服用此酒后,治好了失眠症。

1039. 我应用松针粉使原来患有的疾病都好转了

《神仙传》中记载了这样一段故事, 有一个名叫赵瞿的人,患了一种很严重的

老年健康长寿妙法

病，家人害怕他再传染别人，就把他送到了深山老林中。有一天赵瞿遇见了三位鹤发童颜的老者，他们送给他松子和松柏脂各五升。赵瞿遵照这三位师傅的指点服之，服至一半，病果然痊愈，而且觉得身体强健，浑身有力了。于是弃林归家，到家后，又连服2年，面颜转少，肌肤光泽。赵瞿活了很多年后，复入山林，不知去向。

民间还流传这样一段传说，汉初，有人在终南山一带发现了一个身上长毛的"野人"，这"野人"能快步行走，能飞一般地在群山峻岭中奔跑。后来查明"野人"不是别人，正是秦王宫女周玉姜。她在秦朝末年，因受不了皇帝的打骂，逃入深山，以野果、野菜度日。大雪纷飞的冬天，没有东西可食时，她便采摘马尾松的松叶嚼食，一两年后，她便肌肤丰润，身体强壮。后来，一位好心的老猎人在秦朝灭亡之后，把她领回了家，她重新过上了人的生活。

(1) 松（叶、子）的营养及药用

松，三月有花，花落时，洗净，调蜜，做成饼，食之风味俱佳。

关于松叶的药用，早在1200多年前梁代陶弘景编著的《本草经集注》中，就把它列为上等药物。中医学认为：松叶有祛燥湿、杀虫、止痒的功效，可治疗流行性感冒、风湿性关节痛、跌打肿痛、夜盲症、高血压病、神经衰弱等疾病，外用可治疗冻疮、湿疮、疥癣等，并可用于预防流行性脑脊髓膜炎、流行性感冒、钩虫病

等。现代医学研究认为：松枝具有止血镇痛，明目安神，消炎杀菌，镇静的功效。

松子是一种良好的医疗保健食品。宋代时，我国食松子已非常普遍，当时，人们把它视为延年益寿的"长生果"。民间还设有机构，专门研究服食松子的方法。李时珍在《本草纲目》中曾对松子的食法进行了说明："七月取松实，去木皮，捣为膏收之，每服鸡子大，酒调下，日三服。"据现代营养学家分析，松子含有人体必需的多种营养素，如蛋白质、脂肪、糖、多种维生素和微量元素等。松子中的脂肪，大部分为油酸、亚油酸等不饱和脂肪酸，对防治动脉硬化症、高血压病等有益。松子中的磷能保护大脑和神经，铁能防止缺铁性贫血等。

松子自古以来就是一种良好的食品和药物，它的医疗保健作用是：主治骨节风，头眩，去死肌……散风气，调五脏。松子对老年慢性支气管炎、支气管哮喘、便秘、风湿性关节炎、神经衰弱、头晕眼花等病，有辅助治疗作用。中医认为：松子性味甘、温，有润肺、滑肠之功，主治肺燥咳嗽、慢性便秘等。民间常用松子仁、核桃仁各30克，共捣成膏状，加蜂蜜15克蒸熟，每日服3次，每次6克，饭后米汤送下，用于治疗肺燥咳嗽。用松子仁、麻子仁、柏子仁各等份，研泥，溶白蜡和丸，成梧子大小，每服50丸，黄芪汤送下；或松子仁15克，大麻仁12克，瓜蒌仁15克，炒松壳10克，水煎服，每日1剂，治疗大便秘结。

中国家庭自疗 千方经典

（2）松香、松树皮

松香，为松树干中提取的油树脂，经蒸馏除去挥发油后的遗留物。《医学入门》曾记载它的药用功效：治关节酸痛，生津止渴固齿，聪耳明目；入滋补药和服，壮阳，实阴茎，令人有子。中医学认为：松香具有燥湿祛风、生肌止痛、排脓拔毒的功效，外用可治痈疖疮疡，活络止痛，主治风湿性关节炎、腰腿痛、大骨节病、跌打肿痛等。松树皮有收敛、生肌的功效，可治小儿湿疹、烧烫伤等。

引自：《百草药用趣话》

百姓验证

● 广东英德市民主路灯笼桥巷8号梁尔清，男，40岁，教师。他来信说："我母亲背部长有一小孩拳头大似的肉瘤，不痛不痒，很硬，已有四五年了。由于年纪太大，加之本人又害怕手术，就一直打针、吃各种药治疗，而瘤子仍是越长越大。后来我就给母亲用松针粉、蚂蚁粉泡酒，并每天加服维生素C，当服到半个月后，就感到瘤子变软了，而且也缩小了。服到1个月后，瘤子已缩小到只有拇指头大了。另外，我本人有轻微的气管炎和肠胃炎，经服用松针粉酒1千克后，两种慢性病也好了。"

1040. 我常吃"四宝"既健身又抗老

"常吃四宝健身抗老"是我在长期生活实践中亲身体验得出的结论。所谓"四宝"：一是红枣，补脾养胃、益气生津。二是花生，补中和胃、养血润肺。三是芝麻，补益精血、润燥滑肠。四是核桃，补肾固精、润肠通便。上述"四宝"对老年人生理保健大有裨益：可以增强肌体的抵抗力，降低血压和胆固醇，改善脑血管循环，预防和治疗心脏病，还可以增强记忆力，延缓衰老。

我今年70多岁了，10多年来一直坚持吃"四宝"。现在不仅身体硬实、头脑清晰，而且腿脚灵活、步履敏捷。我的吃法不是多吃，而是少食。每天在早餐中煮上5个大红枣，就餐时兼吃熟花生米30粒左右，熟芝麻一羹匙，生核桃1个。关键的是天天吃，养成习惯，长期坚持，才能获得效果。（李沛山）

引自：1997年12月3日《晚晴报》

百姓验证

● 辽宁本溪田师傅镇煤矿张明财，男，43岁。他来信说："我常吃本条方中的'四宝'，觉得其确实可以增强肌体的抵抗力，降低血压和胆固醇，改善血液循环，预防和治疗心脏病，还可以增强记忆力，延缓衰老。"

老年健康长寿妙法

1041. 肖老汉枕石25年返老还童似当年

今年71岁的肖存荫老汉面色红润，一头黑发，耳聪目明，牙齿牢固，究其原因，老人兴致勃勃地道出了秘诀——枕石。

肖老退休前是辽宁省交电公司仓库管理员，1966年他患上了严重的脑神经错乱、肝炎、气管炎，身体极度虚弱，整日头痛、耳鸣、眼花、脸部浮肿，夜不能眠。在住院期间，他曾用瓶子灌凉水当枕头。回家后，他这样坚持2年后，病情有所好转。后来，他觉得凉水瓶"凉度"不够，就干脆到河里捞取大河石当枕头，一枕就

是20多年。现在，他一口气能将一筐苹果从一楼扛到四楼，并经常参加老年自行车队的旅行和冬泳锻炼，枕石头也成了肖老养生之必需了。

肖老枕的大石头都是些普通的石头，他从20多年的枕石经验中得到这样的体会，枕石对头部穴位和经络有直接按摩作用，从而刺激脑部神经，并对相应的脏器起到间接的治疗作用。另外，长期枕石头，还可对头部起到冷敷作用，使人头脑清醒，促进血液循环。（赵颖）

引自：1996年11月16日《晚晴报》

百姓验证

● 新疆塔城地区供销办事处陈全芳来信说："我有高血压病，头常昏眩胀痛，我用本条方治好了自己的病。"

1042. 我坚持练铁裆功，效果确实不一般

我于1909年出生，父亲是蒙古族，母亲是满族，现住在北京国家体委宿舍。

我18岁那年从中学毕业，当时张学良将军号召学生从军，我便考入了军事学校，学习骑兵科。"九一八"事变后，与日本侵略军浴血奋战，严格的军事训练给我的身体健康奠定了良好的基础。

新中国成立后，我曾回原籍探亲，见到了我幼时一位同学的父亲——张达三，

他家是中医世家。他告诉我，要想健康长寿，永葆青春，必须坚持练铁裆功。从此我开始注意养生保健，不吸烟不喝酒，起居有时，每天早5点起床，进行晨练，晚9点前一定就寝，中午一般午休1小时，每晚临睡前必用热水烫脚，并搓脚心200次。脚是人的"第二心脏"，按摩双脚，大有好处。同时我坚持每晚入睡前练"铁裆功"，一般先左手揉搓睾丸150下，再右手揉搓

中国家庭自疗 千方经典

睾丸150下，天天如此，从不间断。

经过不间断地锻炼保健，我精力充沛，元气十足，头脑清醒，步履轻快，食欲大增。我的年龄很大，但未出现老年斑，皱纹也很少，睾丸不但未缩小，反而增大了。由于我的身体很健康，被评为北京市健康老人。

为什么练铁裆功能延缓衰老呢？中医认为，人的衰老与肾气衰老有关。肾藏元气是"阴阳之根蒂，生命之门户，造化之枢纽"。肾气强则身强耐老，肾气弱则早衰多病。临床上曾经证实，肾虚患者往往内分泌系统功能衰退，免疫功能低下，早衰多病。例如，心脑血管病及呼吸系统疾病、癌症等，是由于不正常的免疫反应而引起，经补肾治疗后，随着肾虚症候的消失，免疫功能也恢复正常。现代医学研究也证明，衰老与免疫系统的胸腺以及下丘脑-垂体-性腺系统功能衰退有关，这与中医所说的肾气衰是一致的。

我通过亲身经历认识到，进入老年期后，一定要做到饮食平衡、心态平衡、动静平衡、阴阳平衡，并要坚持始终，切勿三天打鱼，两天晒网，这样才能长寿而体不衰。

（本文作者：北京市崇文区体育馆路12号　李铁生）

百姓验证

● 云南建水县朝阳路153号普华，男，68岁，干部。他来信说："我从1998年11月20日起至今，坚持按本条方法锻炼，2年多来，感觉此方对强肾健体确实好：第一，抗病力增强了，大病未患过，小毛病也很少见；第二，性功能加强了，性生活质量比未练习前提高了；第三，原来的长期便秘也不治而愈了。总体上看，我这2年多来身体很健康。"

1043. 补阳还五活血化淤汤是一剂抗衰延寿药

无论平民或富人，也不管古今中外，凡在地球生存的人都渴望长寿。研究长寿的学者及学说也是很多的，人类的寿命确实在逐年增加着。祖国医学为人类长寿也做出了巨大贡献。尤其近年来备受推崇的著名老中医颜德馨教授倾50余年心智与汗水，研究生命科学，终于揭示了一个长期以来被人所忽视的奥秘：淤血为"百病母胎"。

颜教授在研究中发现了一个带有共性的现象，所有老龄的动物机体无论患病与否，血液均浓稠黏滞。解剖动物则发现，所有健康的老龄动物都有不同程度的血淤现象。人体淤血，则各脏器组织就得不到正常的濡养，内脏得不到正常的供血量，必然导致内脏机能衰退，机能衰

老年健康长寿妙法

退则进一步影响血液循环，各内脏代谢物质就不能及时通过血液运出，将使血流缓慢，并使血液更"混"、更黏，黏稠的液体运行更迟缓。如此恶性循环，必然导致各脏器病变，尤其对心脏、肝、肾更易致病，最终由于预防和治疗不及时而使机体死亡。

这一重大发现，为人类找到了延缓自身衰老的新途径。为此，有关医学专家提出了富有创见的抗衰老新理论："久病必有淤，怪病必有淤。"而平衡气血，科学地调节被破坏了的身体阴阳平衡，可采用活血化淤的中药来破淤化淤，重建人体内环境。

最常应用的活血化淤中药方剂是清代著名医家撰写的《医林改错》中记载的补阳还五汤。该方剂由当归、川芎、赤芍、生黄芪、桃仁、红花、地龙等七味中药组成。该方是清代著名医家王清任的实践验方，至今临床应用甚广。方剂以黄芪补气为主药，中医认为"气为血之帅"，气足才能推动血行、营养周身而加快新陈代谢。配合当归、川芎、赤芍、桃仁、红花活血行血，地龙祛淤通经络，共同成为补气活血、化淤、疏通经络的方剂。

年过半百的人，为防衰老，每年在秋季及春季均口服该方药10~15剂，可以延年益寿，预防各种心脑血管病，并能防治各种痹症及颈椎病、腰腿骨关节炎。（王俊）

来源：2000年2月23日《民族医药报》

按语：本延寿药的基本方剂量是，生黄芪60~90克，当归尾10克，赤芍8克，川芎、桃仁、红花、地龙各6克。

如果性功能减退或老年性阳痿需要得到改善与治疗时，可在本抗衰延寿药的基本方上加人参10克，香附15克，牛膝15克，水蛭6克。

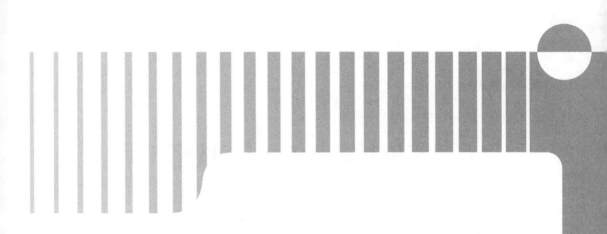

ZHONGGUO JIATING ZILIAO
QIANFANG JINGDIAN

附　录

手脚穴位按摩治病法与按摩工具

手部按摩工具及按摩法

尖头圆牙签一袋（最好是竹制品），用于手部穴位按摩，可单根使用，也可用3~5根牙签集束成品字形或梅花形，用胶布条固定成梅花针使用。这是用于手部病理反射点按摩时使用的工具。

用单根牙签在手部病理反射点部位刺探，寻找病理反射点。自己为自己找病理反射点时比较容易，在用牙签锐头刺探时，一经发现有的部位如针扎一样痛，就是病理反射点了；为他人按摩时，在查找病理反射点时，需请病人配合，让病人随时指出哪一部位是刺痛点，才能找准穴点。找不准穴点的按摩等于白费，不会收到预期效果。以治疗牙痛的手部穴区为例，由于患者的牙痛部位不同，病理反射点在中指肚的反射区上呈现的反射部位也不同，如找不准就达不到止痛消炎的疗效。

按摩前先用牙签按处方逐一找准病理反射点，然后开始逐穴点按摩。根据穴点部位的不同，可采取不同的按摩及刺激方法。下面将逐一讲述各种不同的按摩和刺激方法。其目的都是为了更好地刺激病理反射穴点，疏通经络，祛病健身。

单根牙签刺激法：

此法只用单根圆牙签刺激手部病理反射穴点。刺激前要选一根新的、尖头锐利的牙签，术者用拇指和食指持牙签，向已找准的病理反射点不断地扎刺，手法宜轻些，以患者能忍受为度，千万不要把皮肤扎破了。每次每个反射穴点刺激2~3分钟即可。此法适于手指部位的一些病理反射穴点。

梅花针刺激法：

此法用3~5根圆牙签集束成梅花形，术者用拇指和食指持梅花针，向已找准的病理反射穴点起落有致地刺激。每次每个穴点刺激2~3分钟，不要扎破皮肤。此法适于手掌、手背、手腕部位诸穴点。

灸刺激法：

此法用艾条（或用香烟代替）点燃后向已找准的病理反射点灸烤，不要太贴近皮肤，以免出现烫伤。灸烤到皮肤灼热时，将艾条抬高些，使皮肤表层温度稍下降后，再放低距离。如此反复多次，每次每穴点灸2~3分钟。此法适于手掌部位穴点。

绿豆压刺按摩法：

取绿豆数粒，胶布一小块待用。将绿豆洗净擦干后取一粒敷在病理反射穴点部位，用胶布粘牢固定在皮肤上，两天后揭下。在压敷绿豆的两天内嘱患者自己不断用手按压绿豆，按摩刺激病理反射穴点。此法适于手背、手腕部位诸穴点。

指压捏揉法：

术者用大拇指、中指捏揉患者手部病理反射点，捏揉时力度要强些，使患者感到病理反射部位有股酸痛感。每次每穴点捏揉2~3分钟。此法适于手掌部位，尤适于一些应急处理，如心绞痛、晕车、头晕等。

患者如进行自我按摩，也可采取揉擦按摩法。方法：双手合掌互相揉擦，重点是大鱼际穴部位，揉擦的效果是使双手大鱼际部位发热、发火，此法对防治感冒有效。也可用一手掌揉擦另一手背，或十指环扣揉擦指根，此法对颈部疾病有效。

脚部按摩工具及按摩法

据笔者实践体会介绍两种按摩方法，即手指按摩和按摩棒按摩。

（1）手指按摩。病理反射区穴位如在脚上的皮肤柔软部位，术者宜用拇指肚进行按摩；反射区穴位如在脚的皮肤坚硬部位，术者要使用手指关节角处按摩，最好是用食指关节角。食指弯曲后用大拇指压住食指尖，其余三指捏住大拇指，就会使食指关节角更突出、有力。按摩大穴位时也可采用握拳式，用食指、中指、无名指、小指四指关节角同时行动，会增强按摩效果。如泌尿路排毒，按摩双脚后跟穴位时，也可采取拇指与其余四指捏握推按法，以增强按摩力度。颈部以上左侧病按摩右脚穴位，右侧病按摩左脚穴位。

按摩时患者的脚应放在术者膝盖上，使术者能看清脚底部，以利于准确取穴。

按摩脚趾和脚背部位，患者需曲双腿，将脚平放于术者膝盖上；按摩脚掌、脚跟、脚踝部穴位，患者应伸直腿，将脚内面或外面朝上，使术者能抓牢，推按有力。

（2）按摩棒按摩。术者如果单纯用手指按摩，手指会很快疲劳、酸软，达不到按摩力度，也影响按摩疗效，因此最好配置一根按摩棒。

过去曾用金属制造按摩棒，近几年实践证实，金属对人体有一定危害，因此改用硬木自制按摩棒。按摩棒可按以下尺码制作：长14厘米，中间直径1.4厘米，大头直径1.2厘米，磨成圆球形，小头直径0.4厘米，也要磨成圆球形。制成后用棒推摩一下皮肤表面，以不损伤皮肤为标准，如有毛刺必须用细砂纸打磨光滑。

脚部按摩注意事项：

（1）按摩前准备毛巾一条、凡士林油一小瓶、按摩棒一根；术者应剪短指甲，以免刮伤患者皮肤。按摩时应在选定穴位涂抹少量凡士林油，以润滑皮肤，防止擦伤。

（2）按摩时患者应先用热水洗脚，然后全身放松，情绪安定，仰卧床上，术者取坐势，在膝盖上置毛巾，将患者的脚放在自己膝盖上。

（3）按摩每个穴位前都应测定一下病理反射区的反射疼点。术者可用塑料棍自制一检查棒，尖端如圆珠笔尖端即可。用此尖端轻扎探测一下病理反射区，如患者有扎刺样疼感，即是病理穴点，即可在此着力按摩。

（4）按摩时手法应取轻—重—轻。如按3分钟，开始1分钟轻按，中间1分钟加重，然后再轻按1分钟。按摩进程中力量加大加强，以患者能忍受为佳。每次按摩结束都力求达到使患者感到口渴，按摩结束后让患者饮温开水500毫升以排毒。

（5）每次按摩以60分钟为度，每日1~2次，每半月为一疗程。每次按摩穴位多时，每穴按摩时间酌减；穴位少时，每穴按摩时间酌增。但每个穴位按摩时间以5分钟为佳，按摩最佳时间以就寝前和两餐中间为佳，饱餐后和空腹不宜按摩。

（6）在介绍各病理反射区穴位时，有很多读者会问"由上向下"如何理解。因为被按摩者姿势是取卧位，躺下后脚趾朝上，"由上向下"既指从脚趾向脚面方向，也指从脚背、脚掌向脚跟方向和从脚跟向小腿方向。总之，多数穴位是从脚趾向心脏方向按摩（也有个别穴位横按和由下向上按、点压）。所有穴位按摩完后，最好再从脚踝部向上推按双小腿几分钟，使患者双小腿产生热感，可以强化疗效。

（7）按摩手法、力度的轻重以患者能忍受为度，过轻达不到治疗效果，过重患者又忍受不了。

（8）以下几种人不宜采用手脚穴位病理按摩法进行治疗：神志不清或精神错乱者、患法定传染病者、孕妇及严重心、肾衰竭者。

（9）患急性小病按摩时，以取手穴为主；患慢性陈年痼疾应以取脚穴为主。多数病可手脚同时取穴。

尿疗治病法

1995年仲夏，香港卫视中文台向全世界50多个国家和地区播放了专题片《饮尿奇人》。片中主人公南京扬子石化技术服务公司总工程师朱锦富，年逾花甲，却精神矍铄，皓齿如玉。他当众表演在15秒钟内用牙齿咬开12瓶啤酒瓶盖。朱锦富的健身诀窍，就是坚持饮尿50年! 他从不吃补药，也不参加锻炼，却体魄健壮，令人羡慕。

尿，古籍称为轮回酒、还元汤，在国外被称为"生命水"。饮尿疗法，源远流长，在印度有5000年历史，在欧洲有4000年历史，我国也有2400年历史。印度20世纪70年代任职的总理德赛，65岁开始饮尿，治愈了40年的顽疾便秘; 到1994年99岁时，仍然老当益壮。他通过美联社记者向全世界宣称："我的健康秘诀是每天早晨饮自己的尿。"日本700年前从中国引入饮尿疗法。现代尿疗法倡导者、79岁的医学博士中尾良一确认: 当今能够防治人类三大疾病——癌、心脏病、脑血管病的只有生命之水（即尿）。如今，饮尿疗法已在各国悄然兴起并迅速推广。据参加今年2月世界首届尿疗大会的记者报道，实施这一疗法的，德国有700万人，日本至少有200万人，韩国有几万人，中国约有300万人。

饮尿疗法，古已有之。据医籍记载，2400年前中医就采用童尿治疗跌打、吐血、内热等症。唐代"药王"孙思邈，把人尿视为"伤科之仙药"。明代大药物学家李时珍，在《本草纲目》中盛赞人尿的药用价值，并列举了人尿能治的40多种病症。中国中医研究院著名老中医蒲辅周教授，1934年就将童尿应用于临床，疗效卓著。他倡导的"独参饮"就是以童尿为引。河北中医学院院长夏锦堂教授、原江苏中医学院院长张继泽主任医师等专家，均对尿疗法予以高度评价。广西《农村新技术》杂志1992年发表《神奇的妙药尿》一文后，百余位读者纷纷来信报喜，诉说实施饮尿疗法后，过去花了万余元也未治好的乙型肝炎，如今痊愈了："生命水（指尿）治好了40多年的顽疾……"感激之情，溢于言表。据报道，饮尿疗法能够治愈的病症有: 肝炎、肝硬化、高血压、贫血、咳血、吐血、气管炎、哮喘、心脏病、中风、结石、胃溃疡、阳痿、性病、膀胱炎、痛经、前列腺疾病、风湿性关节炎、类风湿、甲亢症、糖尿病、皮肤病、不育症以及癌症等，共80多种疾病。

饮尿疗法为什么有如此良效? 据分析，尿中含有清热、解毒、滋阴、活血、化淤和抗癌等有效成分。美国哈佛大学研究发现,清晨第一泡尿含有一种名为SUP的特殊物质,能够增强人体免疫功能。尿中含有价格比黄金贵上百倍的珍稀药物尿激酶。一旦患病,尿中还会出现宝贵的抗体。通过饮尿,让上述有益成分特别是抗体重新返回体内,从而可使疾病不药而愈。

在人们心目中,尿又脏又臊,不堪入口。其实,尿是血液经肾脏过滤之后的产物,比血液更清洁。刚排出的尿不但不脏不臊(只是在5分钟后因氧化才变臊),而且清澈无菌(除非患膀胱炎、尿道炎、性病等)。要想饮尿治病健身,必须摒弃世俗偏见。您不妨端起盛有啤酒般尿液的杯子,心中默念:"这是生命之水,为了战胜病魔,健康长寿,干杯!"

（本文作者:广西南宁市星湖路24号广西科技情报研究所　亢霞生）

独特的妙药——尿

尿,来源于血,经生物场作用后排泄,是机体代谢的最终产物之一。尿,外敷治外伤,内服治内伤,有杀菌解毒、止血生肌、消滞化淤、扶正祛邪、平衡代谢、滋阴润阳、补血益气、养精育神等功效,对人体几乎无副作用,是既能治病,又能健身的良药。

古今中外都有用尿治病的,中医中药学经典著作记载了尿能医治的多种病症。50年前,我还是幼儿时,曾遵照医嘱屙尿给正在吐血的肺结核患者饮用。我很早就学会了用尿治跌打损伤。1974年某日深夜,我的双眼突发流行性出血性血清性结膜炎(即红眼病),灼痛难忍,不能入眠。我急中生智,用新鲜尿液润湿眼睛,顿觉疼痛减轻,天亮醒来时已不见眼红。

1978年4月,我因患肝炎住院治疗一月余,回想起尿能治愈由病毒引起的红眼病,就推测尿有可能治愈病毒性肝炎。当时,我根据尿的生物化学组成和免疫学原理、化学平衡原理探讨了尿能防病治病的机理,并预言:抗原携带者和传染病患者饮自己的尿或兼服童尿(即健康婴幼儿或少年儿童的尿),有可能避免疾病发作和治愈已患的疾病;代谢紊乱(包括内分泌失调)疾病患者,如糖尿病、痛风患者等,饮自己的尿兼服健康人的尿,有可能促使代谢转入正常;早衰病患者、中老年人饮童尿或自己的尿,有可能延缓衰老,健康长寿;某些中毒性疾病患者饮健康人的尿,有可能加速毒物从体内排出;烧伤、烫伤、动物咬伤的病人和放射病患者饮健康人的尿或自己的尿,并及时用新鲜尿液淋洗创面,有可能加速康复;某些病因不明的患者饮自己的尿或兼服童尿,有可能不治而愈;癌症患者饮自己的尿和童尿,有可能抑制癌细胞的增生或使之逆转;饮尿能调节体液的生物化学组成和黏度,改善微循环,保持血液循环和淋巴循环畅通,从而可治愈多种炎症和血液系统、心脑血管系统的疾病;人们将会从人和动物的尿中提取一系列能够防治多种疾病的生物制品和药剂,并有可能用传染病患者的尿来制成菌苗或疫苗。

为了免除乙型肝炎病毒给人类带来的灾难,开辟出一条前人尚未开通的防治多种疾病的捷径,我从1978年12月2日起,即刚查出乙型肝炎表面抗原阳性后的第二天,就开始用自己那肿得又硬又大的,已经遭到了严重损害的肝脏做探索性试验,每天饮1~2次自己的尿,结果很快便恢复了健康。此后,凡仿效过此法的病毒性肝炎患者,预后都好。由于肝脏是解毒器官,且患肝病时解毒功能下降,饮尿治病毒性肝炎的成功,打开了尿治其他疾病的大门。一位腰疾久治不愈、整日躬腰成直角状的风湿性关节炎中年患者,依照我的建议,每天饮一次自己的尿,也渐渐伸直了腰杆,再未感到过腰疼。多年来,我用尿自疗感冒、痢疾、湿疹、胆囊炎、轻度烫伤、头晕头痛、耳鸣及由于空腹吃辣椒而引起的胃部剧痛,都一一见效。为防止艾滋病蔓延,我在20世纪80年代中期就提出过用尿疗法防治艾滋病的设想。我深信,按本文所给出的方法饮尿,一定能够防病健身。我们还可以通过动物试验,探索直接用鲜尿液作静脉注射或皮下注射来治疗某些疾病。如欲除去尿中易挥发的代谢废物(如氨),而又不破坏尿中对人体有益的活性物质,可以将尿液在常温减压条件下加以蒸发,应用膜技术提浓尿液。

抗病因子病中生,传染病患者、癌症患者饮自己的尿能"以毒攻毒",而不会感染上本身未患的疾病。饮尿类似于输血,是治疗贫血,速补失血的良方。童尿是滋补剂,常饮益于健康。饮健康人的尿亦有益。

尿真是独特的妙药,是值得科学家研究和患者试用的妙药。当然,尿也不是万能药。

(本文作者:湖北荆门石油化工总厂动力分厂高级工程师 陈一文)

离休干部薛柏青对尿疗的解答

(1) 尿疗有副作用吗?

日本三重大学泌尿科川村寿一教授说:"尿是比血液更干净,比水更优秀的饮料。"我尿疗一年,一天也未中断,喝了400多次,60多千克尿液,治了病,无任何不良反应。目前还在饮用。

（2）为何要饮晨尿？

饭后的尿太咸,晨尿较淡。晨尿前段起冲洗尿道的作用,后段可能有沉淀物,故饮中段最佳。无论内服外用都要接后即用。有人问,晨尿可否放入冰箱备用?其实,取尿非常容易,饭前的尿也可饮用,完全不必备用。但血尿、脓尿或尿液不正常时可暂停。另外,别人的尿不能饮用,但健康儿童的尿,质量上乘,可饮用。

（3）关于用量：

尿疗应因人、因病而异,也不是越多越好。我的建议是:病重可多饮,如每天2~4次,每次150~300毫升;一般的病或慢性病可少饮,如每天分早晚2次,每次100~200毫升;无病保健饮,每天1次或两天1次,每次100~200毫升。饮尿后应注意观察效果,以便增减数量和次数。但饮后有不良反应时,应暂停或减量,甚至停用。

（4）尿疗与服药有矛盾吗？

我的感觉是不仅没有矛盾,而且有促进药效的作用。当然,必要时应遵医嘱。

（5）关于外用：

一是采用新鲜尿液;二是要用消毒棉球蘸擦,擦后无须再用清水冲掉。日本医学家新井说:"每日用尿液漱口,可治癌症、乙型肝炎。"

我把尿液视为"咸味啤酒",觉得里面放一点冰块味道更佳。值得提醒的是,尿呈碱性,为保持体内酸碱平衡,我经常用一点醋。此外,应该保持乐观,起居饮食有度,并参加力所能及的体育锻炼。

（解答人：山东章丘市体委离休干部　薛柏青）

醋蛋液治病法

中医食疗法历史悠久,源远流长,是中医药宝库中的瑰宝之一。祖国传统的醋蛋液配方广泛应用,使全国一批被病魔折磨得痛苦不堪的人起死回生,恢复了健康。醋蛋疗法受到了成千上万的病人和健康人的重视。

醋蛋液营养及食疗价值

　　鸡蛋有很高的营养价值。它含有丰富的蛋白质、矿物质和维生素。鸡蛋的蛋白质主要为卵蛋白和卵球蛋白，含有人体必需的氨基酸——安全蛋白质。其中蛋黄富含卵磷脂、蛋白质的生理价值居牛奶、牛肉等食物之上。

　　醋在医疗上也具有很重要的作用。明朝医药学家李时珍在《本草纲目》一书中指出："醋能消肿、散水气、杀邪毒、理诸药。"日本东京大学名誉教授秋谷七郎博士科学地总结了饮服食醋的四大疗效：第一，食醋能防止和消除疲劳。人经过运动后，体液pH值由中性变为酸性，食用醋后，焦性葡萄糖、活性醋酸、柠檬酸可进入三羧酸循环，体力能较快地得以恢复。第二，食醋有降血压、防止动脉硬化之功效。第三，食醋对致病菌有杀伤作用。第四，食醋对人体皮肤有滋润美容作用。此外，食醋可促进人体对食物中钙、磷、铁等矿物质的溶解和吸收。

　　那么，醋和鸡蛋合成后，会不会改变它们原有的营养成分和食疗作用呢？不会。醋与鸡蛋合成后，会更好地发挥鸡蛋的营养食疗作用。用9度米醋浸泡鸡蛋，不仅能使污染的各种微生物处于pH值很小的环境中，其生命活动很快抑制或死亡，还可使鸡蛋中的蛋白质在醋的浸泡分解下形成分散状态，与酶的接触表面积增大，从而更容易消化吸收。

　　醋蛋液之所以能够健体强身，对动脉硬化、脑血栓、高血压、心肌梗死、胃下垂、肝炎、糖尿病、神经痛、风湿病等多种疾病有很好的疗效，主要是因为鸡蛋中含有丰富的卵磷脂。据最新研究证实，卵磷脂内有一种成分——胆碱，当卵磷脂被人体消化以后，会释放出胆碱进入血液中，它们很快会到达脑部，从而防止人体脑功能的老化。如果有控制地供给足够的营养胆碱，可避免老年记忆衰退。另外，卵磷脂还可以将脂肪和胆固醇转化成乳状液，使血液循环系统畅通，从而能减少脂肪和胆固醇在血管壁内沉积，降低血管栓塞及心脑疾病的发生。醋蛋液所具有的活血化淤作用，可扶正固本，提高人体免疫功能，它不愧为强身健体的保健佳品。

　　据来信统计，醋蛋液对高血压、脑血栓后遗症、气管炎、风湿病、失眠、便秘、慢性胃炎等疗效明显，对结肠炎、肩周炎、痔疮、鼻窦炎、心脑供血不全、牙疼、粪液自流、坐骨神经痛、肋间神经痛、肛裂、趾端麻木、神经衰弱、动脉硬化、皮炎、绣球风、头屑、三叉神经痛、十二指肠溃疡、上呼吸道感染性咳嗽、尿频、手脚皲裂、盗汗、口臭、腹泻、肾炎等病有疗效。另外，有时对冠心病、类风湿、骨质增生、肺结核、面瘫、震颤麻痹、糖尿病、白内障、肺心病、花眼、癌症、牛皮癣、老年斑等一些现代临床上棘手的病也有一定的效果。

醋蛋液制作与饮用方法

醋蛋液的制作十分简单。将新鲜鸡蛋一个用8度以上的米醋100毫升（约100克）浸泡一天半至两天，蛋壳软化后，用筷子戳破蛋膜，将流出液搅拌均匀，再放置一天后就可以用了。每天清晨起床后，用汤匙舀1~2匙醋蛋液（陶瓷汤匙），加2汤匙蜂蜜，4~8汤匙温开水，调匀，空腹一次服完。蛋膜在最后一天嚼碎吞服。

几点补充说明

（1）应选用优质米醋，如镇江白醋、上海香醋、山西老陈醋、浙江平湖酿造厂生产的专用"浸蛋醋"。普通米醋酸度只有3~4度，浸泡时不仅蛋壳不易软化，蛋黄也不易溶化。

（2）用新鲜鸡蛋，尤以农家放养鸡所生深红色壳蛋营养丰富，浸时最好洗净。

（3）如果怕酸，可以适当增加蜂蜜和温开水的量，以使酸甜可口。早晨空腹或饭后或晚上临睡前服用，具有同样的效果。初服时如出现大便稀薄，不必惊慌，一般几天以后会正常。但如长期不适，不宜服用。小孩如有大便干燥、食欲不振等，也可服用，但用量要适当减少，可为成人用量的1/4~1/3。

（4）备两个瓶子，每隔三四天制作一瓶，交替使用。

（5）夏季服用时，因天气温度太高，可以将制好的醋蛋液放入冰箱冷藏备用。

（6）有些人会有顾虑，怕服用醋蛋液引起骨质疏松，这大可不必。恰恰相反，醋蛋液中含有醋酸钙，对人的骨骼大有神益。尤其是蛋壳外层粉状物是对人体最适宜的钙粉。

医学科技人员认为,醋蛋液能调节人体免疫功能,调整饮食中营养不平衡状态,从而增强身体抗病能力。

每月4~6个鸡蛋,0.5千克蜂蜜,一瓶醋,所费不多却能强身健体,何乐而不为?醋蛋液是一种老少皆宜的大众保健饮料。

应该指出的是:贵在坚持,切勿半途而废。由于人体差异,有的人用了几个蛋之后,就有明显效果,而有的人用了几十个蛋才见效。长期服用,才能起到延年益寿,强身保健作用。

注意:醋蛋疗法对绝大多数人都是适用的,仅对少数不宜食鸡蛋或醋的人不大合适。例如,胃酸过多者和饮醋后胃部不适者,应该慎用。患有低血压病的老人饮用醋蛋液时也要注意,如不适应就不要强饮,以免导致胃部病变。肾炎病人在发病期间,胆囊切除的病人在手术后半年内,肝硬化患者,均应该慎用含蛋的各种配方。胆结石病人限用各种含有油脂配方的醋蛋液。

(引自:1996年7月5日《生活与健康》)

服用醋蛋液受益者实例

食醋、鸡蛋,只不过是人们日常饮食中两种极为普通的食品。然而当人们将鸡蛋浸入食醋,搅为"醋蛋液"之后,每天少量饮服,即有益于老年保健,对某些老年病也有意想不到的疗效。现在"醋蛋液"已成为广大老年人的时尚话题和格外青睐的佳肴。那些患有某些疾病的老人,对其更是奉为至宝。

1988年5月,山东省招远县老干部局陈同柱在信中反映老干部郭奎患脑血栓,病情已严重到"腿不能行,手不能拿"的程度。在服用了大量药物久治无效的情况下,把各种药都停下来,试饮醋蛋液。不料,刚开始饮服,便有神爽腿轻之感,似乎这醋蛋液就是专为他研制的一种"新药"。老郭满怀信心地坚持连服,不久各种缠身的病症都消失了。当饮服到第16个醋蛋液的时候,老郭已能骑着自行车行驶10多千米。他的喜悦之情,自不必说。

辽宁省离休干部郭鹤龄,原来长时间肢体沉重,手脚麻木,心率过缓,经常头昏脑涨。服了4个醋蛋液,各种症状都有了缓解或消失,到医院去复查,医生告诉他与服醋蛋液有关。

黑龙江855农场王桂芝，患胃下垂5年有余，消化不良，胃堵得难受，每天大便2~3次，手脚浮肿，体格消瘦。一天老伴拿来醋蛋液劝她试试，服用后果然病情好转。试用到5个醋蛋液的时候，胸口不堵了，大便正常了，手脚消肿了。出现了几年来没有过的好胃口，一顿饭吃2个馒头，还能再吃5个包子。老伴开玩笑说："过去吃不下，现在成了大饭桶。"

哈尔滨百货批发公司的几名离休职工，自从饮服醋蛋液后，原来患有类风湿，手臂疼痛得抬不起来的，现在已能自己洗头、梳头了；原来卧床不起的，已扔下拐棍，自己下床走路了。

广西凌云县伶站供销社赵仙，患高血压11年，血压经常为25.3/20.0千帕（190/150毫米汞柱），不能坚持工作，提前退了休。饮服了3个醋蛋液，头痛感觉消失了；饮服到8个醋蛋液时，血压已降到21.3/16.0千帕（160/120毫米汞柱），身体也随之健壮起来，继而又产生了继续工作的愿望。医生给她检查身体时，连声说："奇怪，奇怪。"

黑龙江省邮电局离休干部关玉坡，服用醋蛋液后，治好了多年的腿疼病。

醋豆治病法

长期食用醋豆对高血压病、心脏病、糖尿病和便秘有显著疗效。因而，醋豆被人们誉为具有独特功效的保健佳品。近几年，在日本及东南亚各国食用醋豆十分盛行。

大豆是一种营养丰富的食物。据测定，每100克大豆含蛋白质36.3克，脂肪13.4克，碳水化合物25克，热量1720千焦，钙367毫克，铁11毫克，胡萝卜素0.4毫克，硫胺素0.79毫克，维生素B_2 0.25毫克，烟酸2.1毫克。大豆不仅营养丰富，而且药用价值也很高。李时珍指出：大豆治肾病，利水下气，制诸风热，活血，解病毒。现代医学研究发现，常食大豆既能降低胆固醇，又可防止血管硬化。

醋是人们生活中的调味品，醋中含有20多种氨基酸，对人体保健具有独特的功效。

例如：醋中的有机酸能促进碳水化合物代谢及肌肉内乳酸和丙酮酸等疲劳物的

分解,从而解除疲劳;醋能抑制和降低使人老化的过氧化脂质的形成,并有预防脂肪肝和降血压等作用。

醋豆不仅保留了大豆的营养成分,而且经过长时间的醋渍之后,大豆变得柔软可口。经专家调查证实,长期食用醋豆对心脏病、高血压病、便秘、肝炎、糖尿病均有明显的疗效。老年人服用,还能增强体质,延缓衰老。

陕西咸阳市渭城区教育局王融说:"我是一名离休干部,69岁,身患高血压、糖尿病和冠心病。虽经治疗,病情未见好转,血压经常居高不下,尿糖三个加号,左半身沉重,心闷、心慌,走路吃力,心情很苦恼。从报上看到《小黑豆治大病》的文章后,我就买了500克小黑豆,按讲述的方法炮制。服用5个月后,到医院检查,血糖和尿糖接近正常水平。目前服用小黑豆已近1年多,糖尿病药物已停服,高血压和冠心病药物用量也很少。血压基本正常,冠心病也好多了,胸闷、心慌等症也有很大改善。睡眠很好,面色红润,气管炎在冬天也未犯。醋泡小黑豆能治疗多种疾病,同时也是老年人的保健佳品。我体会到:在服用黑豆数量方面,应根据糖尿病的病情和尿糖多少,来选择比较合适的数量。"

醋泡黄豆的制作和用法

制作醋豆时,可把生黄豆洗净晾干(不要在日光下晒),炒熟了倒进清洁干燥的空瓶里,然后加入优质9度米醋或陈醋(每500克黄豆加入1000毫升醋),盖上瓶盖,将瓶子放在阴凉处,7天以后即可食用(浸泡时间越长越好)。一般每天吃15~20粒。若是怕酸,可以适量加点糖。

另外,还有一种制作醋豆的方法:先把生黄豆洗净沥干,放入洗烫消毒过的玻璃瓶或者搪瓷罐内,然后倒入优质米醋或陈醋(每500克黄豆倒入1000毫升醋),浸泡半年到1年后即可食用。生吃即可,无豆腥气,好吃且易嚼。一般每天吃15粒左右。

由于醋豆疗法的普及时间不长,以上两种制作醋豆的方法哪一种效果更好,目前尚无定论。老年朋友们可以在制作食用中加以总结。

醋豆食疗无毒副作用,每天清晨空腹和晚上睡觉前各服1次,每次10粒,咬嚼吞服。一般病情连续服用1~2个月即可见效。

注意:有人食醋后呕吐,可用筷子夹着醋豆在开水中晃动几下,冲淡再服,但不能煮热，以免影响疗效。

醋豆疗效：在本书的各种病症中，可见治愈病例。

醋泡黑豆的制作和用法

（1）黑豆的泡制：将豆洗净、晾干，挑出杂质，每250克豆加入500毫升9度米醋（度数不够效果不好），用玻璃容器浸泡，将盖封严，放到阴凉处，待1个月后服用。

（2）服用方法：每天1次，早晨起床前空腹服。有胃病的饭后服。为了避免刺激口腔和长期吃豆使牙齿变黑，服用前后可喝口温开水。按病的轻重，轻者每次服20~25粒，重者每次服25~30粒，吃豆不喝醋。

（3）其他："醋豆"属补品，不是药，无副作用，可按一疗程3个月服用，长期服也可。如果病情严重可边服药边服豆，待病愈后逐渐撤药。

附录五

血压计量单位互算法

过去测量血压，都是以毫米汞柱为计量单位，而现在则用帕斯卡作为计量单位。

帕斯卡是法国著名科学家、物理学家，他研究了气体压力和液体压力学，提出了密闭流转体传递压强定律，是第一个用气压计对海拔高度进行测量的人。这种计量单位，是国际计量大会通过的，为世界所公认。目前的血压计，有的仍以毫米汞柱计量，有的两种计量方法同时存在。按要求，应以帕斯卡计量为准。

帕斯卡国际符号为"Pa"，中文符号为"帕"。

换算方法：1毫米汞柱等于0.133千帕，如果收缩压为120毫米汞柱，用0.133乘120就等于15.96千帕；舒张压为80毫米汞柱，用0.133乘80则等于10.64千帕。可是，血压计

中国家庭自疗 千方经典

中零点零几的血压很难测准，因此只能采取四舍五入的办法处理。比如，15.96千帕计为16帕，10.64千帕计为10.6千帕，依此类推。

我国正常人动脉血压平均值

单位：千帕（毫米汞柱）

年龄（岁）	男性		女性	
	收缩压	舒张压	收缩压	舒张压
11~15	15.2（114）	9.6（72）	14.5（109）	9.3（70）
16~20	15.3（115）	9.7（73）	14.7（110）	9.3（70）
21~25	15.3（115）	9.7（73）	14.7（110）	9.4（71）
26~30	15.3（115）	10.0（75）	14.9（112）	9.7（73）
31~35	15.6（117）	10.1（76）	15.2（114）	9.9（74）
36~40	16.0（120）	10.7（80）	15.5（116）	10.3（77）
41~45	16.5（124）	10.8（81）	16.3（122）	10.4（78）
46~50	17.1（128）	10.9（82）	17.1（128）	10.5（79）
51~55	17.9（134）	11.2（84）	17.9（134）	10.7（80）
56~60	18.3（137）	11.2（84）	18.5（139）	10.9（82）
61~65	19.7（148）	11.5（86）	19.3（145）	11.1（83）

血压概念

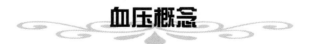

（1）血压：血液流经动脉血管时，血液对管壁所产生的压力。

（2）收缩压（高压）：心脏收缩时，血管壁所承受的压力。

（3）平均压：血管壁扩张到最大时，即血管内血液流量最大时，血管壁所承受的压力。

（4）舒张压（低压）：心脏舒张时，血管壁所承受的压力。

高血压判定标准

世界卫生组织（WHO）所规定的高血压诊断标准是：

高血压：血压高于21.3/12.6千帕（160/95毫米汞柱）。

可疑性高血压：血压为18.6~21.3/12.0~12.6千帕（140~160/90~95毫米汞柱）。

正常血压：血压低于18.6/12.0千帕（140/90毫米汞柱），而又非低血压者。

一般来说，血压有随着年龄增大而有增高的趋势，故世界卫生组织（WHO）标准对某些年龄层并不适用，只能作为参考基准，具体判定应请教医生。

相关量的折算标准

家庭用盛器的约量

家庭用盛器量	折合量
1茶匙	4毫升
1汤匙	15毫升
1茶杯	120毫升
1饭碗	240毫升

小儿用药剂量的计算方法

按成人剂量的比例计算		按体重（千克）计算
年龄	用量	
初生至1个月	1/24成人剂量	小儿用药剂量=成人剂量/50×小儿体重
6个月	1/18成人剂量	
1岁	1/12成人剂量	注：成人的体重，通常以50千克计算，故将成人所用的剂量除以50，即得每千克体重的用药量
1~2岁	1/8成人剂量	
2~4岁	1/6成人剂量	
4~6岁	1/4成人剂量	
6~8岁	1/3成人剂量	
8~12岁	1/2成人剂量	
12~14岁	2/3成人剂量	

附 录